【邢锡波 著】

XINGXIBO
YI'AN JI

# 邢锡波医案集

**整理**

邢汝雯　李妙雁
杨晓娟
杨晓翔　杨晓惠
邢楠楠　邢玮

U0335284

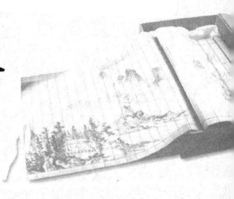

中国中医药出版社
·北京·

图书在版编目（CIP）数据

邢锡波医案集/邢锡波著.--北京：中国中医药出版社，
2012.9
ISBN 978-7-5132-1129-1

Ⅰ.①邢… Ⅱ.①邢… Ⅲ.①医案—汇编—中国—现
代Ⅳ.①R249.7
中国版本图书馆CIP数据核字（2012）第202620号

中 国 中 医 药 出 版 社 出 版
北京市朝阳区北三环东路28号易亨大厦16层
邮政编码　100013
传真　010 64405750
三河鑫金马印刷有限公司印刷
各地新华书店经销
＊
开本　710mm×1000mm　1/16　印张26　字数463千字
2012年9月第1版　2012年9月第1次印刷
书号　ISBN 978-7-5132-1129-1
＊
定价：58.00元
网址　www.cptcm.com

# 内容提要

　　本书是天津市已故著名老中医邢锡波医生的临床经验总结。其学术传人从他的临床医案中精心筛选整理近500例编著而成，是邢锡波医生临床经验的精华。全书分经方医案、内科医案、外科医案、妇科医案四大部分，每则案例后都附有按语，均系邢锡波医生对该病认识和临床治疗的独特经验。全书案例实用，理论清晰，分析精到，适合中医医生、中医院校学生及中医爱好者阅读。

# 前　言

　　邢锡波先生是我国著名的脉学专家、肝病防治专家、中医教育家，他长期从事中医医疗、教学和科研工作，对中医理论有很深的造诣，临床经验丰富。

　　邢锡波先生一生行医诊病，十分重视对脉学的研究，在长时间的临床实践中，潜心体会、验证各种脉象与疾病的关系，认真探索其中的规律，积累了丰富的诊脉经验。他对《伤寒论》的研究，突出临床实践验证，为后人理解运用《伤寒论》提供了范例，对继承和发展《伤寒论》学说有重大意义。

　　《邢锡波医案集》是邢锡波先生临床经验的总结，共载有实际临床案例500余则，每则案例后均附有详细的医案解读，或指导用药，或提供辨证思路。全书分四个部分：经方医案、内科医案、外科医案、妇科医案。经方医案，是他在临床实践中验证《伤寒论》经方的真实案例，是以经方名为纲，将医案进行归类解读，每个案例后均从理论和临床结合上深入浅出地加以论述。内科医案、外科医案、妇科医案是从他遗留下来的大量医案中精选的，根据症状进行分类，并附有西医病名，在分类时考虑到有的案例虽中医症状相同，但西医病名不同，对此则另行归类，以便条理清晰。

　　原书于1989年出版发行，得到广大读者的认可，此次重新整理出版，仍定名为《邢锡波医案集》，主要在内容上对初版中明显错误进行纠正，对一些医案评注重新进行整理，并加入新整理医案三则。本书的再次出版，希望能够使后学者从这些珍贵的资料中领略中医前辈的严谨治学精神、勤奋努力的工作态度，将中医事业更好地传承下去。

特别需要指出的是，本书所介绍的经验心得多为邢锡波先生长期临床的经验，例如对中药超大剂量的使用，乃是建立在几十年使用心得的基础上，对其适应证、有效及中毒剂量、药后反应等有着成熟的经验，更可能有因地、因时、因人而异的因素在内，非有真知卓识者不能臻此。所以，敬请读者切勿盲目模仿，无实际经验者宜慎用。对此经验，应师其法而活用其量，用量多少应视病症具体而定，不能丢掉中医辨证论治的精髓，切勿偏执某人之经验而死守其用量可也。尤其是患者或家属更要在有经验的专业医师指导下使用，绝对禁止盲目抄用。对于书中部分名词术语、计量单位、现已淘汰的检验项目和方法，以及国家已明令禁止使用的药材等，为保持原书原貌，本书未予删改，请在临床实际应用中予以注意并更正。

邢汝雯

2012 年 6 月

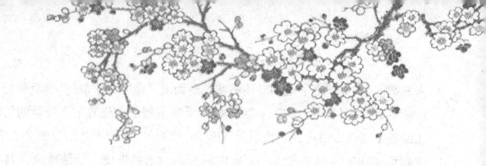

# 原　序

　　邢锡波老先生是我国著名的脉学专家、肝病防治专家、中医学教育家、名中医。他以精通中医理论、临床经验丰富、疗效卓著、医德高尚闻名遐迩。

　　邢老先生从 1925 年起到他离世，执医、执教 52 载，治愈病人逾万，培养学生数千，桃李满天下，他把自己的一生献身于祖国的中医事业。

　　他把解除人民病痛作为自己奋斗的目标，以白求恩为榜样，对患者极端热忱，对技术精益求精。他为人忠厚，待人诚恳，工作兢兢业业，勤勤恳恳，从不计较个人得失。他曾赋诗铭志："浪迹医林五十春，博览方技为医人，春深喜见桃李秀，秋朗黄花倍育情。良方济世续千金，救死扶伤一片心。留得青囊供患者，午夜凭几几沉吟。"离世 20 分钟前，他还热情接待、精心医治了两位患者，为解除他人病痛，延长别人的生命，而奉献了自己。

　　邢老先生积极贯彻执行党的"古为今用""洋为中用"的方针，努力"把中医、中药的知识和西医、西药的知识结合起来，为创造统一的新医学、新药学"而工作，坚定不移地走中西医结合的道路。他实事求是，尊重科学，他既重视经典著作，继承遗产之精华，又喜闻乐见现代医学上的新发现、新成果，并善于学习、汲取引用，提出新观点，撰写新著作。在临床工作中，他不但保持、发挥中医的长处，而且注意运用西医的科学手段，印证自己的诊断，把传统的医疗经验，建立在可靠的科学基础之上。

　　《邢锡波医案集》是他从 20 世纪 50 年代至 70 年代在临床实践中亲自积累起

来的案例,从中筛选了近 500 例病案编著而成。全书文字简练,诊断确切,辨证恰当,疗效卓著,每例医案均附有"按语",反映了邢老先生对中医药学的精湛造诣和临床经验。案例多取自经现代医学诊断,治疗无效,经服中药治愈的。书中议论精辟,审病用药均体现邢老先生辨证施治的特点,读后能使人清楚地领会其学术思想和施治办法。该书的出版,无疑对于发展、丰富祖国的中医宝库,启迪后人,具有重大意义。

胡熙明

1989 年 8 月

# 整理者的话

邢锡波老先生是我国著名中医和中医学教育家。他从医 50 余载,对中医学的丰富和发展贡献颇大。他不仅在中医界,而且在广大患者和群众中也同样享有很高的威望!

邢老生前曾任天津市第三届政协委员,第五届人大代表,天津中医学会理事等职。1989 年 9 月 15 日是他逝世 12 周年。为怀念邢老,为将他几十年的宝贵经验和研究成果传之于世,我们从他的大量遗著中,筛选出近 500 例病案,编辑成册,以供同仁参考。

本书共分四个部分。第一部分为经方医案,是以《伤寒论》所记载的方剂治证。从中可以看出邢老对《伤寒论》研究颇深,对经方加减化裁得心应手,灵活应用功力精湛。第二、第三、第四部分为内、外、妇科医案,充分体现出邢老以证为纲,善于抓主证,立法处方精确,用药灵活而有法度,所治之证,甚至疑难大证均收显效。

为了使读者加深理解和阅读方便,每例医案后附有按语,系邢老重点阐述的他对该病的认识和临床治疗中的宝贵经验,读后颇能使人清楚地领会其学术思想和独特经验,从中受到很大的裨益。由于整理者的水平有限,不妥之处在所难免,请广大读者批评指正。

邢汝雯
李妙雁
1989 年 9 月 15 日

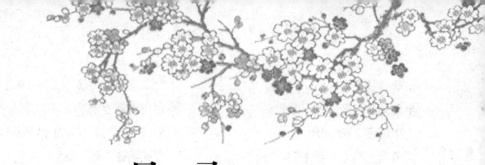

# 目　录

## 第二章　内科医案

# 第三章　外科医案

## 第四章　妇科医案

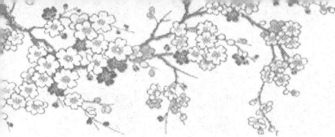

# 第一章 经方医案

## 桂枝汤证 2 例

**病例 1** 李某,男,35 岁,干部。

病史:数日前因外出遇雨,归后身感不适。继而出现头痛,发热,恶风,汗出偏左,咳嗽吐白痰,下肢沉重,溲黄,大便干燥。脉浮稍数,舌质淡,苔薄白而润。

辨证:营卫不和。

治法:调和营卫。

处方:桂枝 10 克,白芍 10 克,甘草 3 克,干姜 3 片,大枣 3 枚。温粥 1 碗,微出其汗。

服药 1 剂,漐漐汗出,表罢身爽,唯正气抗邪力在趋表,表虽解而便燥、溲赤不除,脉数,急当清肃肺胃。方以麦门冬汤加减治之。

服药 1 剂,诸恙若失。唯偏左头部稍有不适,再本前意出入,以善后调之。头部不适加蔓荆引经从标,内热已减,去石膏。服药 2 剂而痊愈。

【按】在夏令溽暑季节,当风乘凉或贪食生冷瓜果之类,以消暑取爽,有时可引起伤风。发热、恶风、鼻塞、有汗、自觉倦怠不爽、食欲不振等症,脉象多浮缓,予以桂枝汤则应手奏效。如投以辛凉之品,每使病势缠绵,这是临床治疗中的一点体会。

桂枝汤由 5 味药组成。桂枝解肌祛风,白芍敛阴和营,两药配伍,在解表中寓敛汗之意,和营中有调卫之功;生姜散寒止呕,佐桂枝加强解肌散风寒之力;甘草、大枣益气调中。诸药配用,共为解肌祛风,调和营卫之剂。

桂枝汤证,主要表现营卫不和。由于风邪侵袭,风邪侵入卫分,使卫气受风邪影响,不能正常捍卫肤表,而肤表毛孔不能正常开阖和启闭,使卫外功能失却正常职责。

桂枝汤，既能解表又能和里。卫气虚，有表邪者可用，而表不固者亦可用。心阳虚而卫气弱者可用；气血虚而营卫不和者亦可用。因此，桂枝汤是调和营卫的专方，是卫虚邪实的主方。不但治风邪侵表，更能温通和里。所以历代名医都认为此方是扶卫气、疏表邪、调营卫、和气血最好的方剂。

杂病中，凡属营卫不和而脏腑无病所引起的自汗，或发热汗出之证，亦可用本方治疗。

**病例 2** 王某，女，26 岁，工人。

病史：近 1 个月来心悸无力，周身不适，时有寒热，月经、二便、饮食均正常。舌淡少苔，脉弦缓。

辨证：中虚，营卫失和。

治法：调和营卫。

处方：桂枝 10 克，白芍 10 克，生姜 10 克，甘草 6 克，大枣 3 枚。

服药 2 剂，悸减，食增，但其身仍无力，寐中多梦，时作寒热，当为中气不足之故，复拟小建中汤加味治之。

处方：生龙骨、生牡蛎各 15 克，白芍 15 克，桂枝 10 克，当归 10 克，生姜 10 克，炙甘草 10 克，白薇 6 克，大枣 3 枚。

小建中汤以建立中气，壮其营卫生化之源，加白薇、生龙牡以滋阴潜阳，除虚热，镇惊安神。

服药 3 剂，心悸、寒热已告痊愈，只觉午后困倦，别无他证。此营卫调和，中州得以健运。仍以原方减白芍 3 克，因其营卫调和困倦已解。

【按】患者虽心悸而不惊，且兼有寒热，洒淅恶寒，抚之不热，脉弦而缓，此非外邪所为，乃中虚营卫不和之故也。治疗必先调其营卫。然营卫之源在中焦，营卫不和必影响中焦生化之源，因此处方时当顾其中州。调营卫以桂枝汤，再于方内加饴糖，甘味以建中土。法取捷径，方药灵机，病速收效。

## 桂枝加葛根汤证 2 例

**病例 1** 崔某，男，52 岁，工人。

病史：发热已 5 昼夜，发热恶寒如疟状，夜晚较甚。于 5 日前曾在某医院急诊，疑为疟疾，多方治疗服药不效。现患者发热恶寒，微汗恶风，背寒口渴不欲饮，项背强几几，脉浮略数，舌红苔薄白，体温 38.5℃。

辨证：风寒外束，经气不舒。

治法：解肌发表，调和营卫。

处方：葛根 12 克，桂枝 10 克，白芍 10 克，甘草 6 克，生姜 3 克，大枣 4 枚。

服药 2 剂，药进症减而愈。

**病例 2** 张某，男，55 岁，干部。

病史：先患感冒未解，而致偏侧头痛，汗出恶风，项背强，活动不利，饮食、二便正常。脉弦缓，舌红苔薄白。

辨证：营卫不和，经输不利。

治法：调和营卫，养血荣筋。

处方：葛根 10 克，桂枝 10 克，白芍 10 克，生姜 10 克，甘草 6 克，大枣 3 枚。

服药 2 剂，微汗，身和痛减，颈背已近自如。原方再重用葛根、白芍。

处方：葛根 15 克，桂枝 10 克，白芍 12 克，生姜 10 克，甘草 6 克，大枣 3 枚。

服药 1 剂，病大减，颈背活动自如，头痛转减、阵作，予原方 2 剂，以冀全功。

太阳经受邪，头项强痛，但项背活动不受影响。今项背拘急不舒，活动不能自如，乃由于项背经脉失于津液濡养。葛根能起阴气、生津液，且桂枝汤调和营卫，汗出恶风必当自止，头项强痛诸症自愈。

【按】汗出恶风，项背强，乃太阳之表证。太阳主一身之表，为六经之藩篱，统摄营卫，倘外邪侵袭，太阳首当其冲。太阳受邪，正气卫外，正邪相争，阴气浮外，腠理空疏，玄府不固，可出现发热、汗出、恶风等一系列表证。太阳经脉循项背而行，今风寒外束，经气不舒，故项背强几几。脉虽浮而略数，症状有入里化热之势，因表邪仍重，故当以解肌和营。

桂枝加葛根汤，即为桂枝汤加葛根，治疗太阳中风表虚证，兼项背强几几，因较头项强痛为重，故除桂枝汤外，更加葛根一味。葛根甘辛平，能解肌退热，升津止渴，柔润筋脉，则拘急得解。

本证因有汗出恶风之桂枝汤证，故以桂枝汤疏在表之风邪；因有项背强直之症状，故加葛根以治强直。

## 桂枝加附子汤证 2 例

**病例 1** 赵某，男，35 岁，工人。

病史：平素阳气衰弱，因患伤寒，发汗后，病不解。医者又以疏风宣表之剂予之，服药 1 小时，大汗淋漓，湿透浃背。过半日许，汗仍漐漐不断，烦躁不安，背觉恶寒，脉象虚弱无力，寸脉尤甚。是知平素阳气不足，而汗剂又过其量，致汗出过多，阳气外越，真阳有欲脱之象，因以桂枝加附子汤予之。

辨证：表证未解，阳气不足。

治法：扶阳解表。

处方：白芍 15 克，附子 10 克，桂枝 10 克，甘草 10 克，生姜 3 克，大枣 10 枚。

此证之所以亡阳，以汗出过多之故。如不敛其汗，而欲回其阳，恐不能很快达到目的。故方中以白芍为敛汗主药。服 1 剂后而汗减躁安，再剂而病愈。所以关于阳虚的病发汗，最宜注意。

**病例 2**　王某，男，45 岁，干部。

病史：卫气素虚，皮毛不固，动则汗出。忽感风邪，始则啬啬恶寒，淅淅恶风，继则翕翕发热，头项强痛，腰背酸楚，间感恶心，自汗淋漓。迁延两日，病势有增，四肢拘急，屈伸不和，手足发凉，十指尤甚。延余就诊，见其面色垢暗，缩手缩足，自汗颇多，气息微喘。此乃太阳表证，卫阳欲亡，故以桂枝加附子汤予之。

辨证：表邪不解，卫阳不固。

治法：扶阳解表。

处方：熟附片 15 克，赤芍 12 克，桂枝 10 克，甘草 8 克，生姜 5 克，大枣 10 枚。服药 1 剂，表解汗止而愈。

【按】桂枝附子汤，由桂枝汤加附子而成。桂枝汤调和营卫；附子温经固阳、固表止汗。此方可治疗伤风汗多阳虚之证。

## 桂枝二麻黄一汤证 1 例

**病例**　吴某，女，26 岁，家庭妇女。

病史：患太阳伤寒，服麻黄汤 3 剂，病势轻减，而冷热时有发作，病仍迁延不解。现症：发热恶寒，头眩自汗，脉浮而软。病势虽不甚重，而 1 日发作 3 次，历时约 40 分钟。当发热恶寒时，身便瑟然无汗，而脉象亦由浮变为浮数无力。因其发作有时，知其邪已欲解。故予桂枝二麻黄一汤治之。

辨证：汗出不彻，风邪在表。

治法：调和营卫，小发其汗。

处方：桂枝 6 克，白芍 5 克，甘草 4 克，生姜 3 片，麻黄 3 克，杏仁 3 克，大枣 5 枚。

1 剂后诸症大减，2 剂则症已霍然。

【按】桂枝二麻黄一汤证，在临床上不甚多见，因其主证在太阳病的末期，为表邪已趋于表层，将解而未解，故其症状发热恶寒如疟疾，一日再发，身倦无力，食欲不佳，有汗。当其热时面色发赤，口干舌燥，冷热的时间由半小时至 1 小时。发热后，周身汗出连绵，而脉静身凉。有时发作后，除身体倦怠外，亦无其他感觉。症如疟状，一日再发，是病邪趋于表层的特征。由于汗出不彻，风邪在表，邪虽不重，但留于皮毛肌肉之间与正气相争，所以寒热如疟状。因症有汗出，桂枝汤证多于麻黄证，故倍用桂枝。大汗之后，麻黄之力太峻，似不宜再用，然因有时仍有寒热发作，可用小量麻黄发汗以宣邪。故制成桂二麻一汤以和营卫，而宣表邪，使汗出而解。

## 白虎加人参汤证 1 例

**病例** 罗某，女，38 岁，售货员。

病史：产后 18 日患伤寒证，内有郁热，医予以麻黄汤治之。汗出后，不恶寒但发热，反现口渴引饮，舌绛而干，心烦不宁，大便兼日不行，饮食不思，精神困倦。医复以大剂白虎汤佐以辛凉透表之剂。服药 2 剂，不但发热不退，而大便溏泻三四次，心烦加剧，病家恐慌，邀余往诊。余见其证，确属传入阳明，而舌绛少津，脉象细数，为产后阴气未复，正气虚弱之证。故以白虎汤祛阳明之燥热，而佐以养阴扶正之品，扶正气而益真阴。

辨证：阳明燥热，气阴两伤。

治法：清阳明燥热，益气生津。

处方：生石膏 24 克，生地 15 克，元参 15 克，知母 12 克，人参 6 克，甘草 6 克。

连服 2 剂其脉数已减，身热渐退，便泻减而心不烦。后以补气养阴清热之剂，调理而愈。

【按】白虎加人参汤为补白虎汤之不足而设，适用于服桂枝汤大汗出后，大烦渴不解，脉洪大者。白虎汤原为阳明燥热伤津之主方。凡发热不恶寒，心烦口渴，热盛于里者，用之无不神效。唯热邪深入阳明之后，由于治疗失当，或因循过久，致使正气衰弱，邪犹不解。在症状上，虽阳明证具备，而脉象表现细数或虚大无力，又具大汗，口干舌燥，烦渴或大便溏稀等气虚或气阴两虚者，在用白虎汤时，必须加人参以扶正气。这样，不但热邪易于外达，而正气亦不伤。对体质素弱、脾气不健者，也不致诱起便溏和正气不支的现象。所以白虎加人参汤，是临床上常用而有效的方剂。

## 桂枝二越婢一汤证1例

**病例** 许某，男，35岁，工人。

病史：因劳动过剧，内蓄郁热，新寒外束而患病。病初自觉发热恶寒，头痛，心烦热，体痛，有时汗出，口干舌燥，面红耳赤，脉象紧而数。曾服辛凉解表剂，加味银翘散，汗未出病不解，而寒热加剧。

辨证：表邪未解，内有郁热。

治法：散表邪，宣郁热。

处方：生石膏15克，连翘12克，白芍10克，麻黄8克，生姜6克，甘草6克，桂枝5克。

服药2剂后，遍身絷絷汗出，发热恶寒已解，身觉轻松，头已不痛，唯心中仍觉烦热，身倦食少。后以清热和胃疏解之品，连进2剂，诸症霍然而解。

【按】太阳病不得解，表邪久束于外，致里热内盛，发热胜于恶寒，故用桂枝二越婢一汤以疏表清热。若见脉微弱者不可用此方。因脉弱者，实为真寒假热之象，虽有热多寒少之证候亦不可用解表清热之剂。

桂枝二越婢一汤即桂枝汤加麻黄、石膏而成。即大青龙汤去杏仁加白芍，但其麻黄量仅及大青龙汤八分之一，桂枝只四分之一。故虽麻黄、桂枝同用，但其发汗不如大青龙汤之力猛。更因为有白芍敛阴气以牵制麻黄，故不会大汗。又麻黄与石膏同用，其清热之力更大，故本方主要为疏表清热之剂，有汗及无汗者都可酌情应用。察此证本属内热为外寒所闭，辛凉之银翘等品，其解表之力甚微，不能宣散表寒，疏达郁热。用麻黄汤虽能疏散，而其辛温之性，助内热而增躁烦。于清热之中，而能宣表邪者，非得桂枝二越婢一汤所不能，因书加味桂枝二越婢一汤予之。

## 桂枝去芍药加茯苓白术汤证1例

**病例** 魏某，男，56岁，工人。

病史：素体肥胖，喜饮浓茶，每晨必饮水1壶，始能进早食。一日忽患伤风证，发热恶风，头痛自汗，周身酸楚，胸脘满闷，不思饮食，舌苔白腻，脉象浮缓。

脉症合参，谓为太阳中风。因予桂枝汤加减，连进 2 剂，遍身漐漐汗出，身虽觉爽而冷热不除，脘满如故，食欲不思。因其小便通畅，初未考虑其夹湿。及服桂枝汤，汗出不解，而见其舌苔白腻，胸脘膨闷，有夹湿的表现。问其饮水情况，自言自发病后饮水大大减少，因此可知其外邪不解，心下停湿。遂予桂枝去芍药加茯苓白术汤。因其脉象浮缓，而未化热，用茯苓 24 克，白术 12 克，而另加猪苓、泽泻利水之品以辅之。

辨证：表证不解，水饮内蓄。

治法：疏表、健脾、行水。

处方：茯苓 24 克，白术 12 克，桂枝 10 克，生姜 10 克，猪苓 10 克，泽泻 10 克，甘草 6 克，大枣 12 枚。

服药 1 剂后，汗出冷热减，而胸脘不满，舌腻稍退，连服 3 剂则愈。

【按】本证服 3 剂后痊愈，可知伤寒证服桂枝汤而表邪不解，是受停水之影响。在治表之同时，兼治其水，水行则表邪方迅速获愈。因此临床验证，虽有极轻微之兼证，亦要细心体会，加以分析，对治疗上有莫大的帮助。

桂枝去芍药加茯苓白术汤，为治表邪不解而内夹水湿之剂。在治疗原则上，与五苓散有相似之处。二方虽同为宣表行水，而其区别在于宣表行水中有轻重之不同。五苓散着重在宣表，而此方偏重于行水。水不行，可以影响外邪之宣泄；而表邪不解，也妨碍水饮之下行。因此，二方之选用应视其表里之轻重，病势之缓急。

桂枝去芍药加茯苓白术汤即桂枝汤去芍药加茯苓、白术而成。因胸满而去芍药；内饮停蓄，所以用白术助脾以利转输，茯苓淡渗以利水；表邪不解用桂枝以解表；生姜、大枣、甘草补中调和诸药。全方相配使内停之水饮尽从下去，则心下满、头疼、项强、发热诸症皆可随之而解。

## 甘草干姜汤证 1 例

**病例** 袁某，女，46，干部。

病史：9 月间，患伤寒证。患者平素有脾阳不足，消化不良之宿疾。此次患伤寒后，前医屡用辛温疏表之剂，发汗多次，而病不解。嗣即精神不振，食欲显著减少，恶寒头痛，自汗出，心烦躁，蜷伏侧卧，重被觉寒，口干不渴，舌苔白腻，脉象豁大无神。从问诊中，知其平素阳虚。因误汗，阳气外越，而症见烦躁、四肢厥冷，知为亡阳之先兆。急以大剂加味甘草干姜汤予之。

辨证：阴阳两虚。

治法：育阴扶阳。

处方：甘草 15 克，干姜 12 克，白芍 12 克，附子 10 克。

服药 2 剂，虚汗已敛，恶寒罢而躁烦宁。连服 3 剂，诸症消失，后以调理脾胃之剂，食欲渐展，恢复健康。若此时不知为阳气已虚，而仍用辛温疏解之剂，则一阵狂汗，阳气消亡，虽欲救之，已无及矣。故阳虚之人，发汗时，要时时注意到大汗亡阳。

【按】阳虚之人，最忌发汗，而阴虚之人，最忌攻下和利小便。因过汗则亡阳，误下则伤阴。伤寒证阳气不足，或妄汗误下，每致造成亡阳伤阴，轻病转重，重病致死。

本证为虚寒陷于太阴，故用干姜以振脾阳，脾阳恢复，则厥愈足温。甘草能生津液而扶脾阴，脾阴一复，则咽干润而烦躁宁，更兼甘草与干姜同用，能益心气，心气强则四肢厥逆和烦躁不宁之症，可以俱解。

## 芍药甘草汤证 2 例

**病例 1** 田某，女，61 岁，干部。

病史：因工作劳累，忽患右足拘急、疼痛，不能行动，行动时勉强以足跟着地，足尖向上，如躄者然，入夜则痛势较重，呻吟床头不能成寐，而痛处无红肿现象，按摩时亦无压痛。脉象虚数无力，舌无苔而干燥少津。前医曾以治风湿性关节炎药，服食数剂，毫无功效。今按其脉症，属于阴虚血滞，筋脉不柔。因根据《伤寒论》两胫拘急之例，予以芍药甘草汤加味服之。

辨证：阴液亏虚，筋脉失养。

治法：养阴柔筋，舒痉法。

处方：赤芍、白芍各 24 克，甘草 18 克，木瓜 12 克，牛膝 12 克，牡丹皮 12 克，桃仁 10 克。

1 剂后，痛势顿减，右足已全部着地。连服 5 剂，而诸症消失。

**病例 2** 吕某，女，50 岁，家庭妇女。

病史：因跌伤，腰部牵痛，转动困难。脉细数，舌质偏红，无苔。予芍药甘草汤加活血化瘀药治之。

辨证：阴血两虚，血脉失荣。

治法：益阴和营，活血止痛。

处方：白芍 24 克，赤芍 24 克，鸡血藤 20 克，当归 15 克，甘草 12 克。

服药 3 剂疼痛即减，转侧灵活。

【按】伤寒夹虚误汗伤津，或素体津血两虚，筋脉失滋，而见两脚拘挛、抽掣、疼痛"脚挛急"之症，以芍药甘草汤治之。

芍药甘草汤以芍药、甘草组成。用甘草的甘平以生阳明之津，芍药酸苦以和太阴之液。两药相合，酸甘合化为阴，可育阴以舒痉，缓解筋脉拘挛，治血脉拘急疼痛。对于因血虚而引起的两足痉挛性疼痛或腓肠肌痉挛性疼痛不可伸者，多有良效。对足端部的痉挛性疼痛，效果更显著。

## 调胃承气汤证 1 例

**病例** 沈某，男，39 岁，教员。

病史：平素体壮肝旺，又复嗜酒，湿热蕴蓄于胃肠之间。骤现大热，头目眩痛，身有潮汗。3 日后，热势更重，面赤唇红，左胁胀痛，心烦欲狂，时有呓语，口渴腹胀，大便燥结，3 日未行，小便灼热，脉象弦数，沉实鼓指，舌尖边红，苔色灰黄而厚。脉症相参，知为热邪陷入阳明，扰及心包，应以调胃承气汤，扫荡瘀滞之热邪。

辨证：热邪内陷，燥实阻滞。

治法：泻下燥实，调和胃气。

处方：龙胆草 12 克，大黄 10 克，牡丹皮 10 克，甘草 6 克，芒硝 6 克，柴胡 3 克。

服药后，下燥屎数枚，继以硬便，身热骤减，神志清爽。连服 2 剂，继续溏泻数次，腹部不胀，食欲渐增，而左胁已不疼痛，后以清热和胃之剂，调理而愈。

【按】太阳病，若汗出过多，邪从燥化，而出现胃中燥热，大便燥结，小便灼热和心烦欲狂，时有呓语之症状。

调胃承气汤为清热通便荡邪之剂。凡热邪内陷胃肠，用此方清泻涤荡，使内郁之热，通过攻泻由二便排出体外。胃肠为燥实阻滞，腑气不通，须泻下燥实才能调和胃气，故用大黄苦寒泻下，荡涤实热；芒硝咸寒润燥，软坚通便；甘草和中，协和硝黄能泻燥热、去腑实，而不伤胃气。本方泻下之力较轻，为泻热和胃之剂。

## 葛根汤证 1 例

**病例** 崔某，男，46 岁，工人。

病史：恶寒发热无汗，身体酸重，项背强几几，鼻流清涕，周身倦怠无力，脉沉紧无力，舌质淡红，苔薄白。

辨证：外感风寒，寒邪侵袭太阳经输。

治法：疏表邪，宣经输，柔项强。

处方：葛根 15 克，白芍 12 克，生姜 10 克，桂枝 6 克，杏仁 6 克，麻黄 3 克，甘草 3 克，大枣 3 枚。

服药后绵绵汗出，诸症均减，3 剂后痊愈。

【按】经脉为气血之通路，太阳表邪不解，经脉受邪，气血运行不畅，经脉为之不利，因而出现项背强几几的证候。若项背强几几，无汗而恶风寒者，则为伤寒表实证，是寒邪外闭，玄府不通，经脉气血不利所致。治当发汗散寒，疏通经脉，用葛根汤治之。

葛根汤即桂枝汤加麻黄、葛根。其中葛根性甘平，能启阴生津而舒筋脉，更引麻桂达太阳经脉以宣散风寒，为治项背强之主药，故用以为君。在临床上，不论何种原因造成的项背强几几，不拘有汗或无汗，重用葛根都能立见功效。更兼芍药甘草汤为柔筋舒痉之主方，与葛根相伍，则缓解项强之力尤胜。全方功在解肌、升津液、发汗，为调和表里之剂。

临床曾治有项背强几几病人 28 例，有的是在伤寒后发生的，伴有全身症状，如发热恶寒，周身疼痛，而现项背强几几；有的不通过伤寒，而突然发生项背强几几的症状，甚者不但项强，而且拘急，不敢转动，全身并无其他自觉症状，而只是局部项背强痛。这两种不同类型的病人，都以葛根汤加减治愈，甚至乙型脑炎的痉厥，用之亦有效果。葛根的用量一般是 15 克至 24 克。有全身症状的，注重疏表通经宣络；无全身症状的则疏表药可以减少，而活血宣络之药可以增多。其用药的多少，要根据病程的长短，病势之轻重来做决定。总的来说，一般新病，有 3 剂药足可以治愈，如为时稍久，则须多服，方能奏效。

## 葛根加半夏汤证 1 例

**病例** 宛某，女，18 岁，售货员。

病史：因恣食瓜菜，当风乘凉，夜间身发冷热，头痛，自汗，身疼痛。同时恶心，大便水泻，腹部胀满隐痛，脉象浮大而软，舌质淡而苔白腻。根据脉症之体现，本为葛根加半夏汤证，因以加味葛根加半夏汤予之。

辨证：表邪不解，胃肠蕴热，升降失司。

治法：疏表邪，和胃气，止呕利。

处方：鲜佩兰10克，藿香10克，葛根10克，厚朴10克，半夏10克，茯苓10克，泽泻10克，陈皮10克，甘草6克，生姜3克。

服药1剂后，汗出而冷热解，腹部轻松，恶心不作，连服3剂，恢复正常。

【按】太阳与阳明合病，为太阳之表证尚未宣解，而阳明之邪热，又复炽盛。阳明代表胃肠，邪热迫于肠，则下注而为利；邪热迫于胃，则上逆而为呕；邪热迫及于肠胃，则吐利并见。此类病在治疗上应以解表为首要。外邪得解，里气自和，升降复常，吐利亦当自止。

葛根加半夏汤证，是太阳、阳明二经，同受寒邪，故用麻黄以疏太阳，葛根以疏阳明。因身无汗，不是风邪，所以不是桂枝加葛根汤证。本证除太阳、阳明表证外，唯有恶心，故用葛根汤以解太阳、阳明之表，用半夏以止呕。表解呕止，而病自愈。

感冒而夹吐泻，在夏令为常见之证。太阳病不解，而又发生吐利，即太阳病而夹吐利之方。本例处方以佩兰、藿香、葛根疏表邪而清暑热；厚朴、生姜、半夏、陈皮消积滞而止呕逆；茯苓、泽泻、甘草健脾气，利水止泻。也就是在疏表止呕药中加消胀止泻之品，师其法而不用其药，只需脉症相符，法度合拍，亦能收到较好的疗效。

## 葛根黄芩黄连汤证4例

**病例1** 王某，女，28岁，职员。

病史：夏令因过食生冷，忽患痢疾，下利赤白，日数十次，里急后重，腹部滞痛。初起时，身发冷热，头痛身痛，不思饮食，精神困顿不堪。医以下利严重，兼不能食，谓为噤口痢，未予处方。余往诊，延迟已有8日，症状如故，脉象沉数，舌质红而苔黄腻。此乃湿热内郁，风邪外束。如蕴蓄之热毒，不能外达，迫于肠，则下利无度；壅于胃，则饮食不思。因予加减葛根芩连汤疏表邪，以清湿热。

辨证：风邪外束，湿热内郁。

治法：疏表升陷，清热止泻法。

处方：马齿苋30克，白芍30克，金银花15克，葛根15克，黄连12克，白头翁10克，焦槟榔10克，鲜佩兰10克，甘草10克。

服药后汗出而冷减，身体轻松，精神清爽。3剂后，便数已减，而冷热不作，大便由十五六次减至七八次，血色减少，食欲增进。唯腹部仍觉坠痛，便下不爽。在前方中加大黄10克，通滞气而解后重。

3 剂后便已无血，每日仍大便四五次，多系脓液，杂以稀便，食欲恢复，精神正常。后以清湿热、化滞止痢法，调理而愈。

**病例 2** 袁某，男，41 岁，干部。

病史：于 7 月中旬忽然发热，腹痛便泻。初起为水样便，后混有黏液，逐渐加剧，一昼夜达 23 次，并伴有头痛恶寒，周身酸痛，倦怠无力，口渴，食欲减退，小便短少。

检查：体温 39℃，中度脱水，神志清楚，精神委靡。脉象沉数，舌苔黄腻。下腹部有明显压痛，肠鸣音亢进。粪便检查为黄色稀便，脓细胞（+++），白细胞（++），黏液（+++）并有黏膜脱落，阿米巴（−），粪便培养有大肠埃希菌（+++）。遂确诊为急性肠炎，以葛根芩连汤加减治之。

辨证：风邪外束，湿热内蕴。

治法：疏表清热，解毒止泻。

处方：金银花 15 克，连翘 15 克，黄芩 15 克，葛根 10 克，黄连 10 克。

服药 1 剂后，汗出热解，头身不痛，大便次数也显著减少。后又连服 2 剂，腹不痛，便泻每日仅三四次，精神清爽，食欲增加，后以原方加利水和胃导滞之剂，调理 1 周而愈。

**病例 3** 刘某，男，51 岁，干部。

病史：患腹泻证，初起发热恶寒，腹痛，已有两日。便泻稀水，中有黏液，每日十五六次，腹部雷鸣，尤以便前为甚。口渴，恶心，小便赤涩，脉滑数，舌质红苔黄腻，下腹部有压痛。粪便检查：脓细胞（++），白细胞（+++），黏液（++），阿米巴（−），大便培养有大肠埃希菌生长，确诊为急性肠炎，西医曾以磺胺胍及苏打片等药服食后，腹痛减轻，而身热腹泻不减少，改用中药。身热不退，食欲不好，遂于葛根芩连汤中加芳香解秽、清热解毒之剂。

辨证：外感寒邪，湿热内结。

治法：芳香解秽，清热解毒。

处方：金银花 15 克，连翘 15 克，黄芩 15 克，黄连 10 克，葛根 10 克，藿香 10 克，鲜佩兰 10 克，甘草 3 克。

服药 2 剂，微汗出身热减，腹痛便泻减轻，大便已减至四五次。5 剂后，诸症均减，食欲增加，大便已减至二三次。后佐以和胃导滞之品，服 5 剂而愈。

**病例 4** 王某，男，14 岁，学生。

病史：入院因神志不清，家属代诉。谓患病 20 余日，初起发热恶寒，曾服西药发汗不愈，服用中药亦不见效。渐至病情加重，谵语，昼夜大声呼叫不宁，日晡时，谵妄尤甚，耳聋。迁延五六日，病情继续发展。诊查时上午 8 时体温 39℃，下午 2 时体温 40.8℃，按之肌肤灼热，舌尖红，舌根黄燥，口渴欲饮，小便赤涩。经检查诊断为肠伤寒，因予加味葛根芩连汤治之。

辨证：表邪内陷，里热偏盛。

治法：疏表清热，芳香开窍。

处方：生石膏 24 克，黄芩 15 克，葛根 12 克，黄连 10 克，连翘 10 克，麦冬 10 克，莲子心 10 克，甘草 6 克。水煎服，同时送服安宫牛黄丸 1 丸。

服药后精神稍安，呻吟亦减，体温下降，体温早晨 38℃，晚上 39℃，唯耳聋如故。原方加栀子 10 克，竹叶 6 克。连服 2 剂，送服安宫牛黄丸 2 丸。复诊时，身热不显，早晚体温均正常，因予竹叶石膏汤加减以善其后。

【按】葛根黄芩黄连汤，为治疗表邪内陷，里热偏盛，协热下利之主方。太阳经主一身之表，而内合于肺，肺主皮毛，而大肠又与肺为表里之脏，故太阳之邪热内陷，侵入大肠则为协热下利；而壅于肺则郁闭成喘。在临床上，葛根芩连汤为协热下利必用之方。协热下利相当于现代的急性肠炎，属实热者用之为宜。因黄芩、黄连味苦性寒，能清内陷胃肠之热，葛根能解肌表，开腠理，又能升发下趋于肠之水液，所以对协热下利，而外兼表证的，用之尤擅独胜。所以余在治疗痢疾身发冷热、倦怠、不思饮食时，每以此方加减，并辅以佩兰、柴胡、薄荷之类，均收到很好的效果。不论是急性肠炎、痢疾或肠伤寒，都要依照这个方剂加减化裁。

## 麻黄汤证 3 例

**病例 1** 尤某，男，38 岁，干部。

病史：在夏令溽暑季节，当风乘凉，于夜深之际，为爽风熏陶，不觉蒙眬入睡，及醒后感周身凛然不适，身倦骨楚。次日便发热恶寒，头痛，周身关节疼痛，鼻塞作咳。医者以为伤暑，予加味香薷饮 2 剂。汗不出，而症状不减，诊其脉浮紧有力。以时在盛暑，按时节论不当用麻黄汤，而宜以清暑热，疏表邪之剂以宣之。今连服加味藿香饮 2 剂，汗不出，而症状如故，是清暑宣表之剂不能奏效矣。按其脉症原为典型的麻黄汤证，因拟加味麻黄汤予之。

辨证：寒邪闭塞，营卫不和。

治法：发汗散寒，解表逐邪。

处方：藿香 10 克，佩兰 10 克，杏仁 10 克，茯苓 10 克，甘草 10 克，川芎 10

克，桂枝 6 克，苏叶 6 克，麻黄 5 克，生姜 3 克。

服药 2 小时便觉周身漐漐汗出，头疼、身痛骤然减轻，而发热恶寒亦大减轻。后以清暑透邪之剂调之。连服 3 剂，诸症消失，食欲恢复而愈。

由此而知，中医的辨证施治，要根据脉症的表现用药，决不可受季节时令的限制舍麻黄汤而不用，使对证之良方，迁延而不敢用，以致病势加重，延长病程。

**病例 2** 楚某，女，48 岁，工人。

病史：患伤寒证，初起发热、恶寒、无汗、周身疼痛，服疏风清热之药而痛不解。3 日后逐渐浮肿，两腿胫部按之指痕凹陷，凹而不起，腹部胀，小便短涩，脉象浮而有力。此是水饮停蓄，寒邪外束，非麻黄汤不足以疏在表之寒邪，宣体内之水饮。因予以加味麻黄汤，重用麻黄，疏邪以行水，复佐以行水消胀之品。

辨证：水饮停蓄，寒邪外束。

治法：疏表散寒，宣肺行水。

处方：麻黄 12 克，桂枝 10 克，杏仁 10 克，生姜皮 3 克，冬瓜皮 24 克，茯苓 15 克，大腹皮 12 克。

服药后，身觉烦热，历两小时，身上见汗，冷热顿减，疼痛亦轻。连服 2 剂，小便通畅，肿亦见消。后将麻黄减至 6 克，连服 4 剂，肿势全消，诸症痊愈。由此可见，因伤寒而诱起之水肿，用麻黄汤亦有良效。

**病例 3** 张某，女，32 岁，工人。

病史：患者于 1 周前感寒，发热、鼻塞、流涕 5 日。身感乏力，恶寒无汗，干咳无痰，身沉身重。两日后恶风寒加重，体温 39℃，目眩，头身痛，尤以腰及骨节疼痛为重。曾用青霉素、复方阿司匹林、土霉素、消炎片及羚翘解毒片治疗，虽稍有汗出，但体温不降，症状不减，又出现咳嗽气急、胸痛等症。脉浮紧，舌质淡红，苔薄白。

辨证：风寒外束，兼有湿邪。

治法：辛温解表，宣肺祛湿。

处方：羌活 12 克，桂枝 10 克，防风 10 克，川芎 10 克，麻黄 6 克，甘草 6 克。

服药 1 次后，覆被而卧，15 分钟后周身漐漐汗出，1 小时后汗出透，两小时后体温 38℃，傍晚热轻。又服药 1 次，体温 37℃，神爽少力，口干思饮，脉略数而不浮，舌淡红，苔薄黄。表邪已尽，阴津乃伤，予清热养阴药予之。

处方：生石膏 18 克，天冬 12 克，知母 10 克，石斛 10 克，黄芩 6 克。

服药 2 剂，下午体温正常，邪除正复，无不适感。

时值冬季，外出感寒，伤于太阳经脉。太阳主一身之表，风寒外束，阳气不伸，故一身尽痛；太阳脉抵腰中，故腰痛；太阳主筋所生病，诸筋者，皆属于节，故骨节疼痛。从风寒得，故恶风；风寒客于表，则皮毛闭，故无汗。患者头痛身重，苔腻，为夹有湿邪，故需麻黄汤中加羌活、防风、川芎，助表散之力，并祛湿邪。

【按】太阳伤寒证，以头痛，发热，身体疼痛，腰痛，骨节疼痛，恶风无汗而喘，脉浮紧为主要脉症。是寒邪外束于肌表，太阳经气不得畅通所致，为太阳表实证。因风伤卫，寒伤营，营伤则腠理闭，病邪不得宣泄。故宜麻黄汤开腠理发汗，以疏在表之风寒。凡发热、恶寒、无汗者用之宜。

麻黄汤辛温解表，主治风寒在表，是太阳伤寒证之主方，为发汗散寒、解表逐邪之峻剂。麻黄发汗散寒，开毛窍，启闭平喘；桂枝通阳，助麻黄以发散风寒；杏仁利肺平喘，并助麻、桂解表发汗；甘草发散而和中，内和气血以抵御外邪。

麻黄汤是临床常用之方，其应用范围甚广，除一般治疗伤寒外，对于咳嗽喘促，周身浮肿等症亦往往用之。伤寒证如有发热、恶寒、头痛、周身关节疼痛等用之尤为神效。

麻黄虽属发汗之品，必须患伤寒后，玄府不开时，服麻黄3克至10克，温服后，玄府得启才能漐漐汗出。若正常人服食10克至12克往往亦不见汗。余曾亲自尝试，煎服麻黄15克，连服3日，亦未见汗出。所以古人用麻黄发汗，用小量，必须温服，取其利水，往往冷服，而不温服。古人用药每因目的不同，而用药之方法亦不同。

## 大青龙汤证2例

**病例1** 许某，男，40岁，教员。

病史：患伤寒迁延日久，寒从热化，津液受伤，发热恶寒，头项强痛而无汗，口渴引饮，小便短赤，大便旬日未通，异常烦躁。诊其脉两关洪数鼓指，舌质淡红，苔边白中黄而少津。此乃表证未解，里证又急，即仲景所谓大青龙汤证之候也。遂以加减大青龙汤予之。

辨证：外感风寒，内有郁热。

治法：外解风寒，内清郁热。

处方：鲜茅根30克，生石膏18克（研细），光杏仁10克，甘草6克，麻黄5克，桂枝尖3克。

连服2剂，得汗热减，脉滑数而洪象稍减，是病势已有转机，唯口渴烦躁不除。又仿仲景竹叶石膏汤，加减续进，在原方中减去半夏，因不呕也，加陈皮、白芍行气活血，较原方灵活。

处方：粳米30克，生石膏18克，金银花15克，吉林参6克，淡竹叶10克，白芍10克，麦冬10克，生甘草6克，鲜姜3片。

连服3剂，诸症均渐痊愈。伤寒邪气在表，首宜宣达表邪，因郁热较盛，必须佐以清里，故仿大青龙法，轻用麻、桂，重用石膏，解表清里，始能符合透表宣热之目的。故服后能得汗热解，病有转机。唯在发病初期，由于热伤津液，口渴烦躁未止，故用竹叶石膏汤，清热生津除烦渴。病势虽发作较猛，由于用药合拍，短期即可治愈。

**病例2** 麦某，男，15岁，学生。

病史：发热无汗，咳嗽吐白痰，夜轻昼重，病已两周，周身酸懒，纳呆，烦躁，口干欲饮水，大便干，小便黄，体温39.8℃，舌质红，苔白厚腻，脉浮紧略数。

辨证：寒邪在表，内热在里。

治法：外解表邪，内清郁热。

处方：生石膏30克，麻黄10克，杏仁10克，清半夏10克，桂枝10克，甘草10克，大枣4枚，生姜3片。

服药2剂，汗出热退，咳嗽亦轻。后又重感新邪，又觉发烧，体温39℃，宜原方加玉竹10克以滋阴，服药2剂，诸症减而病愈。

患者发热恶寒，身疼痛，不汗出者，寒邪在表，烦躁者为内热在里，阳气拂郁不得泄越故也。

【按】太阳病脉浮紧，发热恶寒，身体疼痛，汗出不得而烦躁，为风寒在表，郁热在里之证。本证脉浮紧、发热、恶寒、身疼痛、无汗，种种症状，原系麻黄汤表实证，所不同者只是多一烦躁证候。本证属实属热。太阳病的发热恶寒，本为正邪相争的抗病功能表现，正胜邪负得汗而解。今本证亦显示正气尚充与邪相争，但不得汗出，郁热不得外泄，表邪遏闭不解。阳气失于温濡运枢之功，郁于胸中，必致心神不安而烦躁。故用麻黄汤开腠理发汗，用石膏兼清里热，使表寒内热一并得解。

大青龙汤是麻黄汤重用麻黄，再加石膏、生姜、大枣而成，为发汗之峻剂。倍用麻黄，佐桂枝、生姜辛温发汗散寒以启表闭，加石膏辛寒，一可配麻黄解肌以开阳郁，又可清热以除烦躁。甘草、大枣和中以滋汗源。

大青龙汤为临床常用之方，凡中风、伤寒初起，内有郁热，发热恶寒而伴有烦躁不安，或面色正赤，脉象滑数，较重者，有时杂以轻度的谵语，此时如不用大青龙汤疏表邪而宣郁热，很快转入阳明。所以对宿有郁热，外感风寒之患者，在初起时，只见脉浮大滑数，身发壮热而烦躁，在冬令季节，即宜大青龙汤予之，以疏表热；在春令即可用辛凉解表，清宣郁热之剂，如加味银翘散、桑菊饮或大青龙汤予之，方不致热邪遏闭，转生他变。至于大青龙汤的用法，要根据病势之轻重，年龄之大小，在剂量上予以适当的调配。是方以清热疏表为主，如表邪重的，麻黄用量可以稍重，成人一般用量可由 3 克到 10 克，必须配以大量的生石膏。因麻黄与生石膏同用，能宣散内郁之热，息息以透表而出，热邪外达，不但可以疏邪外出，更可以阻止病势发展之趋势。因热邪郁于内，可以助长疾病的发展。如内热已清，病邪外排，内外分解，病可自愈。石膏用量，要视热势之轻重，一般的用量，常为麻黄之 3 倍，即用 3 克麻黄，10 克石膏。如热势盛者，石膏之用量还可以递加。麻黄为辛燥之品，如内有郁热，服之每感烦躁不安，而佐石膏，则无此弊。若脉象微细弱，汗出恶风者，虽有烦躁，亦不可服大青龙汤。因大青龙汤为表里同解的峻剂，用之得当，效如立竿，用之不当会造成恶果。脉象微弱，汗出恶风，属少阴阳虚之证，只可温补，不可发汗，更不可清里。若误服大青龙汤发汗清热之品，则阳气愈失，轻则四肢厥逆，重则筋肉失于温煦，而成筋惕肉𥆧之证。如遇这种情况，宜急扶少阴之阳，以挽救之，轻者桂枝加附子汤，重者真武汤。

## 小青龙汤证 2 例

**病例 1**  曲某，女，48 岁，工人。

病史：10 年来于每年冬季发病，咳嗽喘促，吐黏痰，而于夏季自愈。近 5 日来感受风寒，咳嗽发作，倚息，不得平卧，吐白色泡沫黏痰，咽痛而干，不欲饮水，有轻度发热恶寒。脉滑数，舌质红，苔薄白。

辨证：风寒外束，痰饮内发，蕴热郁结。

治法：解表寒，除痰饮，清肺之蕴热。

处方：生石膏 30 克，半夏 10 克，白芍 6 克，桂枝 5 克，五味子 5 克，细辛 3 克，麻黄 3 克，甘草 3 克。

服药后咳嗽大减，寒热消退，已能平卧入睡，痰色黄，量少，咽干。可知表寒已解，痰饮已化，内热亦减。仍以原方加知母 12 克，麦冬 10 克。

服药 3 剂，病自愈。

**病例 2**  宋某，女，36 岁，职员。

病史：患哮喘病近 20 余年，由于治疗不当，以后每逢气候突变即发作，冬春季节最为频繁，每次发作持续数日，用药后缓解。于半月前，汗出当风，引起发作，气急，哮鸣，咳嗽，吐泡沫稀痰，量多，不能平卧，倦怠，动则出冷汗。曾用氨茶碱、异丙嗪及肾上腺素等药物不能缓解。口唇轻度紫绀，脉两寸浮而略数，关尺无力，舌质淡红，苔薄白。

辨证：阳虚气弱，外感寒邪。

治法：温阳益气，宣肺定喘。

处方：生赭石 18 克，瓜蒌 15 克，地龙 15 克，生黄芪 15 克，干姜 12 克，白前 10 克，桂枝 10 克，浙贝 10 克，五味子 10 克，清半夏 6 克。

服药 3 剂，喘息平，咳痰少，食欲增加，大便正常。舌红苔薄黄，有阴伤化热之势。遂去半夏，加玉竹 10 克、知母 12 克、元参 2 克。

连服 3 剂，喘咳止，胸膈满闷，口干便燥，脉沉，苔少薄黄。宜降胃气，滋肺阴之剂服之。

处方：生赭石 30 克，麦冬 24 克，生黄芪 15 克，玉竹 15 克，肉苁蓉 15 克，知母 10 克，旋覆花 10 克，元参 10 克，枳壳 10 克，白前 10 克，枇杷叶 10 克，桔梗 10 克。

连服 3 剂，诸症已除而愈。

哮有热哮、冷哮之分，冷哮多由痰喘久延，肺胃阳气日耗，复感外邪所诱发。本例即属冷哮，初诊以温化宣散，小青龙汤加减。

【按】小青龙汤由麻黄汤去杏仁，加干姜、细辛、五味子、芍药、半夏所组成，麻黄发汗解表，宣肺平喘，兼以利水，配桂枝可增强宣肺散寒，通畅阳气的作用；干姜配半夏，温化中焦的水寒之邪，治心下水气；细辛辛辣而散，温散上中下三焦水寒之邪。

小青龙汤，一般在临床上习用的有两种疾患：一为表不解而内有停饮；一为风寒性喘促及一般常见的哮喘。而现在习惯用小青龙汤治停饮的不如用以治哮喘的多。以小青龙汤治支气管性哮喘的发作，一般多现热的症状。所以在用小青龙汤时，如夹热而烦躁者，宜酌量加石膏，方能免去热和烦躁的反应。有的病势严重，呼吸窒息，虽吸氧、注射肾上腺素，亦不见减轻，后用小青龙汤加减治愈。凡身体健壮、脉象滑数、痰涎涌盛、不能平卧者，多为热型哮喘，可用小青龙汤加石膏。如属虚性哮喘，脉沉细无力者，可用小剂的小青龙汤加蛤蚧尾 1 对，分 3 次冲服，服后可使喘息顿减，亦能平卧，诸症消失。若用小青龙汤加石膏，服后不但不能见效，反促进病的发展，使病势加重。虽同属一个方剂，因辨证不同，加减法不同，就可有相反的作用。因此，凭脉辨证，随证加减，是中医治疗的关键。

## 干姜附子汤证 1 例

**病例** 甄某，女，28 岁，工人。

病史：身发高热，不恶寒，体温 40.5℃，自汗出，口渴舌燥，有时谵语，脉滑数有力。属伤寒病，由太阳转入阳明，而为阳明经病，予大剂白虎汤，加金银花、连翘之品。服药 3 剂后，身热全退，而食欲不思，精神困倦，汗出心烦，有时躁扰不安，中午尤甚，入夜则精神安静，手足逆冷，大便溏稀，脉象沉微。因患者平素体质衰弱，气血亏损，在抗病期间，由于发热和苦寒药的影响，使心肾之阳受到损耗，而成阳气衰微之证，予加味干姜附子汤治之。

辨证：阳气衰微，气血亏损。

治法：扶心肾之阳，而益脾气。

处方：党参 15 克，干姜 12 克，白芍 12 克，茯苓 12 克，生龙齿 12 克，附子 12 克，炒白术 10 克，甘草 10 克。

服药 1 剂后，手足渐温，心烦稍宁，汗敛气畅。连服 3 剂，诸症均减，食欲增进，后以补气健脾之剂调理而愈。

【按】太阳病误下复汗，阳气大伤，或素体阳虚，阴寒内盛均可发生本证。由于阴寒内盛，虚阳外扰，故见烦躁不安，身无大热；阳气衰微，无力鼓动脉道，故脉沉微。至于昼日烦躁不得眠，夜而安静，是因为白天阳旺，虚阳尚能与阴相争，夜间阴气独盛，微阳不能与阴相争的缘故。其安静只是与烦躁相对而言，实际是烦躁过后精神疲惫已极，似睡非睡之状，并非安静如常。病属少阴阳微，病情较急，故急用干姜附子汤急救回阳。这种症状在急性传染病的末期，屡见不鲜。本证的出现，大部分是在气血极度衰弱，将要发生虚脱之前的一种严重证候。

干姜附子汤由干姜、附子组成。姜、附大辛大热，以复先后天脾肾之阳。附子生用，力更竣猛，一次顿服，使药力集中，收效迅速。

## 桂枝加芍药生姜人参新加汤证 1 例

**病例** 岳某，女，59 岁，干部。

病史：患中风证，发热，恶寒，自汗出，鼻塞作咳。服加味桂枝汤 2 剂，汗出多，寒热解，而痛不解。继之身倦，神疲，周身疼痛，食欲减少，口干咽燥，舌白少津，脉象浮缓无力，因予桂枝新加汤方以宣表解肌，育阴和胃。

辨证：营卫气血不足。

治法：调和营卫，益气和营。

处方：当归15克，白芍12克，甘草6克，川芎6克，吉林参4克，桂枝3克，生姜3片，大枣10枚。

服药1剂后，汗出敛，冷热不作，身痛减轻。连服3剂，身痛痊愈，诸症消失。

【按】桂枝加芍药、生姜、人参新加汤，为治疗发汗后身疼痛，脉沉迟之方。汗法本为表证而设。表证常见身疼痛，但汗后表解，身疼痛自应消失。此为汗后仍有身疼痛，脉沉迟或浮缓而无力，属发汗太过，损伤营气，以致不能营养四肢百骸所致。如认证不清，用药不当，反助长病势发展。

本方为调和营卫，益气生阴之剂，故在桂枝汤基础上，加重芍药用量，以滋养营血，加重生姜用量，以宣通阳气，并加人参益气养营而补汗后之虚。此方除治疗汗后身痛，对气血虚损，外感风邪之证，疗效亦佳。余常用此方治疗老年气血衰弱自汗脉沉之感冒，稍加秦艽有殊功。

## 麻黄杏仁甘草石膏汤证4例

**病例1**　余某，男，2周岁。

病史：患麻疹已5日，身热不退，咳嗽音嘶，面垢舌赤，头面麻疹隐隐，而不透达，有壅闭内陷之势，下肢和胸背已隐晦不清。前医曾予辛凉解表之剂，如薄荷、蝉蜕、前胡、白前之属，连服3剂，疹点仍不明显，而体温下降，神疲气促，大便泄泻，烦躁不宁，脉象细数，是邪已内陷，若不速用宣邪透疹之剂，则热邪内陷肺中，而喘促立作矣。遂以麻杏石甘汤予之，以宣邪透疹。

辨证：邪热壅肺，疹不透达。

治法：疏表宣肺，散热透疹。

处方：麻黄4克，杏仁6克，生石膏12克，甘草6克，紫背浮萍6克，前胡6克，金银花12克，连翘6克，葛根6克。

服药后1小时，烦躁不宁剧，体温增高，面呈现一种缘缘正赤的面色，是热邪和疹毒有外达之趋向。其烦躁不宁，是汗剂宣邪外出之先兆。少顷必行汗出，而疹可随之外透。两小时后，果然漐漐汗出，麻疹遍身殷红，身热渐退，呼吸调匀。连服3剂，疹已遍体显露，身凉气爽，便亦不泻。

**病例2**　冯某，女，58岁，家庭妇女。

病史：患伤寒证，发热恶寒，咳嗽无汗，心烦口渴而不引饮，脉象滑数。此本为大青龙汤证，而医以辛温之剂发其汗。汗出后，发热恶寒稍减，而心烦不宁、咳嗽加重，有大量黄色脓痰，胸部胀满不适，喘促时作，甚至不能平卧，脉象沉滑有力。此时曾请西医会诊，确诊为肺炎，用青霉素两日，疗效不显，改服中药。根据中医辨证，系热邪陷入肺中，不能外宣，以致发生喘咳，遂以加味麻杏石甘汤予之，以疏肺热，而止喘咳。

辨证：热邪蕴肺，肺失宣降。

治法：清热宣肺，降气定喘。

处方：麻黄 6 克，杏仁 15 克，生石膏 24 克，甘草 10 克，连翘 15 克，金银花 12 克。

服药后，身见微汗而咳嗽减轻，喘促缓解，亦能平卧，然咳痰仍多，食欲不展。后加瓜蒌仁 18 克，前胡 10 克，浙贝 10 克，茯苓 10 克，陈皮 10 克，以宣肺止嗽，豁痰健胃。

连服 4 剂，诸症消失痊愈。可见麻杏石甘汤对肺热喘咳，为有效之剂。

**病例 3** 郝某，女，23 岁，工人。

病史：患者自幼患哮喘，每遇烟尘或杀虫药剂，或患感冒，均可引起发作。发作时喉中有水鸣声，呼吸困难，面部及口唇青紫，张口抬肩，口干欲饮，胸膈满闷，心悸，头痛，头晕，食欲不振，视物昏花，大便干燥，小便色黄量少，恶心欲吐。近两年来病情加重，发作次数频繁，冬重夏轻，脉沉细数，舌深红有芒刺，苔薄黄。

辨证：风热犯肺，肺失肃降。

治法：清热宣肺。

处方：麻黄 8 克，杏仁 8 克，生石膏 30 克（先煎），生甘草 6 克，知母 12 克，地龙 12 克，五味子 10 克，清半夏 10 克。另蛤蚧 1 对去头足，分成 3 份，每 1 份与 1 剂中药同煎。

连服 3 剂喘促明显减轻，痰量减少亦易咳出，大便正常，脉沉滑，舌深红，唯觉乏力，两腿发沉，予益肾补气之剂调理之。直到转年春节未再发作。

本例患者为阴虚津亏，痰热素甚，肺气郁滞不宣，痰浊夹热阻塞气道，发为热哮，故以麻杏石甘汤加味治疗。

**病例 4** 于某，女，1 岁半。

病史：患儿于 5 日前感冒，发烧，咳嗽，喘促。经用抗生素体温下降，病情好转。近日体温再度升高，达 40℃ 左右，咳嗽，恶寒，有白黏痰，肺部两侧满布中小水泡音。X 线胸片显示：右肺门及双侧肺下叶呈大片絮状、浓淡不等的阴影，痰培养为金黄色葡萄球菌，药敏试验对各种抗生素均耐药，而以中药治疗。

检查：患儿喘促，鼻煽，汗出嗜睡，口唇发绀，口渴欲饮，舌红苔黄，脉滑数。指纹紫暗，透气关。

辨证：热邪壅肺。

治法：清热宣肺。

处方：生石膏15克，杏仁10克，重楼10克，白茅根10克，地龙6克，黄芩6克，桔梗6克，金银花6克，连翘6克，生甘草6克，羚羊角粉0.6克（用汤剂冲服）。

服药1剂后，体温38.5℃，精神转佳，紫绀消除，喘促减轻，鼻翼不煽，脉细数，舌绛，苔黄少津。为热势减，阴液伤。拟上方加养阴药知母6克、元参6克。连服3剂，体温减，面色稍红，喘促已止，稍有咳嗽，脉细略数，指纹不似前紫暗，仅达风关，拟养阴清肺以消余热。

处方：鲜芦根12克，炙枇杷叶10克，黄芩10克，玉竹6克，桔梗6克，前胡6克，杏仁5克，浙贝5克，甘草3克。

连服3剂，喘平咳止，体温正常，而痊愈。

【按】风寒在表，发汗可解。但当外邪郁闭，肺有蕴热时，若用辛温发汗，常易使肺热加重，邪热迫肺，肺失清肃，而见喘息；肺热蒸腾，逼迫津液外泄，故见汗出；热伤津液，故口渴，苔黄、脉数等均为内热之象。麻杏石甘汤由麻黄汤去桂枝加石膏而成，因辛温之桂枝不可用于表已解，热邪内陷于肺者，故去之。石膏辛甘而寒，清里热；麻黄辛温，开泄肺气；杏仁苦降，宣肺平喘；甘草甘缓和中，故本方有清热、宣肺、定喘之作用。

麻杏石甘汤，原为辛凉解表剂。凡外有表邪，内蓄郁热者用之适宜，疗效都很好。肺中郁热不能外达，身热、咳嗽、喘促等，用之效果尤为显著。在临床使用上，麻杏石甘汤的功用，一般可分为两种：一为表散郁热。凡风热客于太阳，发热无汗，气促心烦，以及小儿麻疹初起，身发高热，麻疹不出，而现心烦气促，有郁闭内陷之势，服辛凉疏表之剂无效的，予麻杏石甘汤都能宣通郁热，解表透疹，使内蕴之热息息透表而出。二为善于疏肺定喘。凡属肺中郁热而诱起喘咳，服之确有止嗽定喘之效。麻黄为辛温发汗药，与石膏同用，则化辛温为辛凉，能使肺中蕴蓄之热，息息透表而出。麻黄除疏表之外，能止嗽定喘，由于性较温燥，必佐以大量石膏，如有热象者，还可以适当酌增。石膏不但济麻黄之燥，而主要是清肺中之郁热。

邪锡波医案集

## 桂枝甘草汤证1例

**病例** 黄某，男，58岁，教员。

病史：平素心脏衰弱，患太阳中风，服疏表解肌之剂，汗出多，而病不解。迁延多日，屡经发汗，胸阳损伤，有时心悸气短，头部眩晕，心悸重时则慌乱不敢仰息，身倦食少，精神不展。诊其脉沉细无力，左寸尤甚，此乃患病日久气血较虚，更兼屡次发汗，心阳虚损，故心悸气短，头部眩晕。《黄帝内经》云："上虚则眩。"上虚即心阳虚不能迫血上行所致，心悸气短是其明证。故以桂枝甘草汤，佐以养心安神之品。

辨证：过汗亡阳，心气不足。

治法：益心气，扶心阳。

处方：甘草15克，肉桂6克，茯神12克，当归10克，党参12克，生姜3克，大枣10克。

服药后，心悸稍安，气短、头眩减轻，唯夜间不能安然入睡，必须辗转床头历两小时，方能蒙眬入睡。此心气浮越不敛之故，于前方加酸枣仁15克，元参12克，育阴气而敛虚阳。连服3剂，则诸症均减，食欲增加，精神逐渐清健。后以养心健胃之剂，调理而愈。后遇此证多例，用时方柏子养心丹，变丸剂为汤剂，效果亦很好，即是师其意，而不用其方。

【按】病邪在表，发汗是驱邪外出的唯一途径，但发汗要根据体质之强弱，病势之盛衰，病程之长短，而有一定的尺度和一定的方法，不可妄予发汗，以免造成不良后果。汗为心液，心液指血液中的津液而言。心液外泄，必须通过心阳的鼓荡，肾阳的蒸发，方能循经脉，透皮肤，达汗孔，以宣泄于体外。汗出愈多，阳气宣散亦愈甚。汗出过多，必损伤胸中阳气。胸阳已伤，则心阳失于凭借，而现心下悸动不宁之象。在心阳极衰弱之际，机体为了自卫，常常出现一种不自觉的防御反应，医者就常用这种不自觉的自卫反应，作为鉴别疾病虚实的依据。实证皆不喜按，按之或胀或疼；虚证则喜按而不痛，或不自觉地用手和器物着于患处。叉手自冒心，就是一种不自觉的自卫现象，是由于过汗亡阳，心气不足所致，宜桂枝甘草汤，益心气而扶心阳。

桂枝甘草汤为治心阳不足、心悸之方，使用时以脉沉细或沉微为适宜。若脉虚数，服后常有心烦不宁之现象。若脉微弱，自汗出，四肢逆冷的心阳衰弱证，必须加附子，效果方能显著。

桂枝除辛温解肌之外，《神农本草经》谓其能"补中益气"，《名医别录》谓能

"温筋通脉"，是其有促进血液循环，补益心阳之功，故在临床上常视其为一种滋养强壮药。以前老年人，有的经常服食，经余亲身体验，本品（油桂）确有畅通循环，扶益心阳的作用。甘草，《神农本草经》谓其可"坚筋骨，长肌肉，倍力气"，为健脾益气之品，而对心气的补益，从临床体验中，确有显著效果。故《伤寒论》治心悸动、脉结代，用甘草为君药；四逆汤治四肢厥逆，亦将甘草置于首位，都说明甘草有促进循环，补益心气的作用。

桂枝与肉桂用法：温补降纳之剂，例用肉桂；而疏风宣表，概用桂枝。根据本方使用范围，仍以肉桂为适宜。所以此例患者在处方中使用的是肉桂而不是用桂枝，取得满意的效果。

## 茯苓桂枝甘草大枣汤证 1 例

**病例** 刘某，女，55 岁，家庭妇女。

病史：患奔豚证已六七个月，外观尚健壮，而脉细弱，每日下午觉腹部有硬块物，自少腹上冲心胸，发作突然，发作后神志昏愦，呼吸窒息，憋闷欲死，历时二三分钟。病过后，唯觉头眩、身倦，腹块消失，气不上逆，其余皆如常人。此证症状与奔豚完全相似，遂拟茯苓桂枝甘草大枣汤加减治疗。

辨证：心阳不足，肾水上逆。

治法：温通心阳，化气行水。

处方：桂枝 18 克，白芍 15 克，茯苓 12 克，紫贝齿 12 克，龙齿 12 克，磁石 12 克，甘草 10 克，大枣 10 枚，生姜 6 片。

连服 3 剂，症状轻减，后以育阴潜阳镇摄之剂，调理而愈。

【按】过汗后，心阳损伤而影响肾阳，致下焦潴水，出现上虚下盛的不平衡局面，而现脐下悸欲作奔豚之征兆。人身之功能，原是互相调剂，互相制约的，当心阳骤然受到损伤时，往往影响到肾阳。肾阳伤每累及小便之排泄，使水气在体内过分潴留。水气留滞下焦，当逆气上冲时，必至扰动下焦之水气，故有脐下悸欲作奔豚之象。而水气之所以上冲，是由于心阳和胸阳不足所致，亦即上下阴阳调剂之必然趋势。

茯苓桂枝甘草大枣汤，为预防奔豚之方，非治疗奔豚之剂。桂枝与甘草同用，能益心阳，而降冲逆。茯苓长于利水，水利则饮行，不但脐下不悸，而奔豚亦不致上冲。大枣能健中养营，佐桂枝、甘草，能补益心气。因此心阳不足，脾气虚弱，不能作中州之堤防，而使逆气上冲，水邪上凌者，用之有效。本方为上虚下盛欲作奔豚之方，若已作奔豚，则非此方所能治矣。

余常用此方治心阳衰弱，而诱发之水肿，颇著功效。然只限于初期，两脚水肿，髋部亦按之有指凹痕者。若肿势较甚，延及腹面，必须于此方中加黄芪，效果方能理想。黄芪的用量，一般 24～30 克，如量小，效果则不显著。余在很多病例中，除加黄芪之外，还辅以利水之品，如泽泻、车前子之类。因此在临床体验中，以此方治心阳不足，而诱起轻度水肿或水停，服之有效。

## 茯苓桂枝白术甘草汤证 2 例

**病例 1** 吕某，男，46 岁，干部。

病史：患太阳中风，屡用汗下之剂，表邪退而痛不解，身倦气短，胸脘满闷，腹部有时辘辘作声，头眩，动则尤甚，食欲减少，大便溏稀，小便短少，舌苔白腻，脉象沉细无力。因患者平素脾阳不足，而又屡经汗下，出汗则损伤心阳，下则损伤脾气，心脾已伤，心下最易水停，故以加味苓桂术甘汤治之。

辨证：脾阳不足，水停心下。

治法：健脾行水，扶阳降逆。

处方：茯苓 20 克，桂枝 6 克，炒白术 12 克，甘草 10 克，陈皮 10 克，半夏 10 克，厚朴 6 克，砂仁 6 克。

连服 3 剂，胸满顿减，食欲增加，头眩、气短之症亦随之消失。后以调理脾胃，疏气行湿之剂服之而愈。

**病例 2** 王某，男，35 岁，职员。

病史：两个月前感冒至今未愈，头晕目眩，背寒如掌大，周身无力，气短，有时胁痛，脘闷纳呆，时有肠鸣，口渴不思饮水，面色苍白。舌淡苔白滑，脉沉滑。

辨证：脾阳不振，水停中焦。

治法：温阳化饮。

处方：茯苓 12 克，桂枝 10 克，白术 10 克，甘草 6 克，陈皮 10 克，厚朴 10 克，泽泻 10 克，半夏 10 克，砂仁 6 克。

服药 3 剂后，病人自述顿觉豁然，心情舒畅，诸症皆去而愈。

根据脉症合参，可知本病当属痰饮无疑。脾为生痰之源，脾虚水湿不运，聚液成痰；中阳被阻，阳气不能温煦，而背恶寒；阳气不伸而出现胁痛；水饮留于胸中，影响呼吸而短气；水停中焦，气不化津，不能上承而口渴不欲饮；饮邪从胃下流于肠故有肠鸣；饮为阴邪，脾阳不振，运化无力而脘闷纳呆，周身重滞乏力。

方中加陈皮、半夏、砂仁、厚朴、泽泻醒脾和胃，以助温阳化饮之力。

【按】患伤寒后，如屡用吐下之法，每易损伤脾阳。脾主运化，如脾阳伤，则往往呈现心下停水之证候，如胸满气短，消化不良等症。又有脾阳素弱，即不经吐下，出现脾虚停水者。所以治疗平素脾胃衰弱的患者，要时时防御汗下伤阳。

此证是脾阳不足，不能运化水气，使水停心下，故胃脘膨胀，辘辘作声，虽脾阳不足，而心肾之阳尚未受到损伤，故无发热、身𥆧动、烦躁之症状。此种头眩，亦与真武汤证有所区别。真武汤证之头眩为汗出阳虚所诱起，每现于发汗之后。而此证之头眩为水饮停蓄，逆气上冲所致，每为发病初起即现，动则尤甚。如脾阳损伤过重，而水气上凌，则现身振振摇之症矣。此方着重在健脾利湿，降冲扶阳，故健脾行湿之白术、茯苓皆须重用，另以行气祛满之厚朴、砂仁、陈皮佐之。

## 芍药甘草附子汤证 1 例

**病例** 白某，男，34岁，工人。

病史：平素阳气衰弱，因患感冒，前医连用防风、羌活之剂，汗出多，而表邪不解，身倦体痛，恶寒转甚，虽身被重棉，而仍觉不暖，两手微厥，漐漐汗出。诊其脉，两手沉细而微。按脉测证，知为平素阳虚，汗后又重伤其阳，致表阳不固而寒汗出。此时若不扶其阳，恐有亡阳之变，若不止其汗，绝不能回其阳。因亡阳由汗出而造成，如不止其汗，而妄想回其阳，犹无底之壑，而灌以使满，不可得也。

辨证：卫阳外泄。

治法：敛阴扶阳。

处方：白芍 18 克，附子 15 克，甘草 15 克，桂枝 10 克，大枣 10 枚。

连服 3 剂，汗敛而恶寒自罢，两手亦温，诸症均减。后以扶阳和胃之剂，调理而愈。

【按】太阳病发汗病不解，为阳气外泄，卫气不固，而产生恶寒之证象。如汗出过多，则不仅损伤阳气，而阴液亦必遭到一定程度的劫夺。所以在治疗时，要侧重扶阳，但在特殊情况下，亦应酌情益阴。

芍药甘草附子汤为阴阳双补之方，以附子扶心阳而祛恶寒，补阳气之损伤。由于过汗之亡阳，故扶阳必先止汗，若汗不止，而妄图固其阳，犹诸漏壶置水，难望充盈也。辅以芍药以酸敛止汗，尤其芍药与附子同用，除止汗外，兼固表阳，表阳固，则汗不出，汗不出则阳气得以滋育。止汗为标，固阳为本，标本兼顾，方能收效迅速。芍药和甘草同用，取其酸甘化阴，以滋育阴液之耗伤。

余在本例处方中予以大剂芍药甘草附子汤，芍药用至 18 克，附子、甘草各 15

克，另加桂枝、大枣之类。因芍药有止汗的作用，汗止，然后才可以阳复，重用不但能增进其止汗之效，其酸平之性，尤能济附子之燥，用大量附子，而不致有烦躁之反应。

## 茯苓四逆汤证 1 例

**病例**　吴某，男，52岁，干部。

**病史**：患伤寒病已近月余，迭换数医，连续发汗，而病不解。后腹满便燥，六七日不更衣，医复用承气汤下之。连服二三剂，腹满虽减，而现烦躁不宁，脉细数，舌赤无苔，而光泽少津，神倦体疲，饮食少思，不能入寐。因思汗后亡阳，脉象不虚细数，又兼无下利、肢厥之亡阳证，舌赤唇燥，确诊为阴伤无以维阳，而成茯苓四逆汤证。遂以茯苓四逆汤加减予之。

**辨证**：阴阳两虚，虚阳上扰。

**治法**：补气生津，扶阳止烦法。

**处方**：茯苓18克，白芍10克，甘草10克，附子6克，干姜6克，阿胶6克，人参3克（研末分两次冲服）。

连服2剂，烦躁已平，渐能入睡。然仍不思食，口干舌燥，因于原方中，增益和胃进食之品，如生山药、鲜石斛、鸡内金之类。连服3剂，食欲渐展，精神恢复。后以扶脾益阴之剂，调理而愈。

【按】伤寒经过发汗、攻下后，若病不解而现烦躁，是因发汗外伤阳气，下之内伤阴气，阴阳俱伤而发生烦躁，其特点为在汗下之后，不但昼日烦躁，夜间亦不得安静。

本方即四逆汤加人参、茯苓而成。以茯苓养阴、安神为君，有益阴潜镇作用；人参是在补气血之外，尚有镇心安神之效；附子功能强心复阳；甘草生津益液；干姜能扶脾阳而健中气。此方着重扶脾阳而安心神，使阳复阴长，精神安静，烦躁不作。

## 五苓散证 1 例

**病例**　吕某，女，48岁，干部。

**病史**：患外感证，发热恶寒，肢体酸痛，自汗出，心烦，腹胀，小便不利，四肢浮肿，两腿胫部按之指痕凹陷，口干，舌苔白腻，脉象浮软。因予五苓散，变散剂为汤剂服。

辨证：表邪外袭，水饮停蓄。

治法：疏表利水。

处方：泽泻 15 克，茯苓 15 克，猪苓 12 克，桂枝 10 克，白术 10 克。

服药后再服热水 1 杯，以助药力，温复以取微汗。1 剂后，汗出，寒热减，小便稍畅，腹部轻松，而心烦较重，脉象略数，此系邪已化热。以桂枝为辛温之品，能助热增烦。因外邪已解，遂减桂枝为 5 克，加滑石 15 克，大腹皮 12 克，以清热消胀利水。连进 3 剂，小便畅通，口亦不干，四肢肿消，腹已不胀而愈。因此知五苓散之用桂枝是取其疏散表邪。

【按】太阳表证不解，病邪循经入腑，以致膀胱气化失职，水道失调，故小便不利，少腹满。由于膀胱不能化气行水，津液不布，故口渴心烦，发热恶寒，汗出，苔白，脉浮等，提示表证已罢。

五苓散为健脾利水之剂，如表邪不解，而内部停水者，用之尤为适宜。本方重点在于化气行水，不论有无表证，只要是膀胱气化失常，小便不利，水停下焦即可酌情应用。方中茯苓、泽泻、猪苓味淡渗利，以利小便；白术助脾除湿，以促进水湿运化；桂枝疏表，以宣未尽之风邪，使水行表达而证自愈。

临床实践中，关于无表邪、热证积水，用五苓散时，必须去桂枝加栀子、黄柏，则利小便的作用更为显著。对肾阳不足而出现的小便不利，必须改桂枝为肉桂，方能收到良好效果。

## 茯苓甘草汤证 1 例

**病例** 程某，男，48 岁，干部。

病史：平素脾气衰弱，常患噫气胃满，消化滞呆之证。后在溽暑季节，贪食瓜果，而患腹泻。服健脾利水之剂，腹泻止，而胸脘满闷异常，逆气上冲，烦躁不宁，头眩欲呕，心下辘辘作水声，四肢逆冷，舌质淡，苔白腻，脉象沉弦。

辨证：脾不健运，水湿停潴。

治法：扶阳温胃利水。

处方：茯苓 24 克，桂枝 15 克，生姜 15 克，甘草 3 克。

方中以桂枝扶胸阳，而降冲气上逆。气逆由胸阳不足所致，扶胸阳即缓上冲之势，而其降冲之力，可以制止水气之上冲。扶阳是治上冲之本，降冲是治上冲之标，所以标本兼治，桂枝可一味当之。茯苓不但行水，而更能镇静止烦，行水为治烦之本，止烦为治水之标。生姜温胃行水，夹桂枝可以温胃扶阳，同茯苓以行水湿，甘草和中而调剂药性。故本方药仅 4 味，而可以左右逢源，相互为用。

连服 2 剂，烦躁不作，脘闷消失，冲逆平息，脉象虚软。后以健脾行水之剂调理而愈。

【按】太阳病，若汗后胃阳被伤，胃失腐熟之权，以致水停中焦，因其无关下焦气化，故口不渴而小便自利，治以茯苓甘草汤温胃化饮，安心下之悸。

茯苓甘草汤系扶阳温胃利水之剂，凡属胃阳不足，心下停水之证，不论有无表邪，都能用之。而水邪上逆，心中不烦者有效，心中烦躁不安者亦效如桴鼓。

茯苓甘草汤由茯苓、桂枝、生姜、甘草组成。本方用生姜意在温胃通阳以散水邪，生姜重用，不但行心下之水，而其辛辣之性更可以开脾祛满，一般用量以 12 克至 15 克为宜，如用量太小，病不服药，则无斯效。桂枝用量亦须要大，但用量太大，往往引起烦躁，辅以甘草则无是弊。由于胃脘停水不易连消，故可连续多服几剂，或与健脾药交替服用，才可使疗效提高并得以巩固。

此例患者系脾不健运，水湿停潴之证。以脾居中州，可调剂上下之枢纽，若脾阳不振，水气壅滞中州，不但消化滞呆，而上下之阴阳，亦无法维持平衡。水为阴邪，水盛则阳感不足，其趋势易成上虚下盛，往往产生水气上冲之证。烦躁不宁，为水邪上冲所形成，故以扶阳、温胃、行水之茯苓甘草汤治之。

## 栀子豉汤证 1 例

**病例** 靳某，男，26 岁，干部。

病史：患太阳伤寒，五六日不解，发热恶寒，头痛，周身疼痛，恶心作呕，脉象浮数。此乃寒邪抑郁化热所致，应用辛凉解表之法。医者在治疗时，只根据症状而未参照脉象，予麻黄汤以疏表散寒。汗出后寒热身痛俱解，而现心烦不宁之症状。口干咽燥食少，不得眠，脉象滑数有力，此系表邪不解，余热未清之证，遂以加味栀子豉汤予之。

辨证：虚热郁结。

治法：清郁热，止虚烦。

处方：生栀子 10 克，淡豆豉 10 克，青连翘 12 克，黄芩 10 克，润元参 10 克，麦冬 10 克，粉甘草 10 克。

服药 1 剂后，心烦渐宁，已能入睡。连服 3 剂，诸症均减，精神恢复。

【按】太阳病，经过发汗、呕、下之后，外邪虽去，内热未蠲，而现虚烦不得眠之症状。若虚烦甚,必至反复转侧而不安,心中懊憹而不宁。这种虚烦懊憹之发生,乃由于汗、吐、下后的余热内侵,陷入胸中,精神受热邪侵扰,而呈现出一种烦躁不安的现象,故以栀子豉汤清内热,而滋津液。

栀子豉汤,主要治邪热陷于胸中,心中懊憹。栀子有清热止烦的作用,豆豉能清热除烦,益阴济热。栀子、豆豉虽同为止烦之剂,因烦生于热,热祛则烦止,栀子之除烦,以长于清热;豆豉之祛烦,重在益阴。阴生热退,则虚烦自解,故此方为治心中虚烦之主方。

唯在汗后心烦之时,首先要注意的是虚烦和烦躁的鉴别。因汗后的烦躁,有的属于汗后亡阳,虚阳外越之阴证。如系虚阳外越之烦躁,而不设法制止,迨至大汗一出,则亡阳立至,挽救无及矣。所以对汗后烦躁,第一,要查脉象的虚实。虚证的烦躁,脉多虚弱沉微,或浮弱无力,而邪热留滞胸中,脉皆滑数沉实。第二,要辨清症状之虚实。虚烦多属于实证,病程较短,身体衰弱,或有慢性病史表现。阳虚之烦躁,病程较长,身体衰弱,或有慢性病史,或经误治等有一系列的虚弱过程和虚寒症状。此为汗后心烦应注意之点,在临床上绝不可忽视。

## 栀子甘草汤证 1 例

**病例** 钱某,女,37岁,教员。

病史:中风表解后,由于热邪未清,滞于胸膈,心烦不得眠,口干不欲食,食少神倦,舌苔淡黄,脉象虚数,因拟栀子豉汤予之。连服2剂,心烦减,而仍不能眠。自觉气短不足以息,精神困顿,大便微溏。此乃患者平素中气虚弱,经过发汗之后,中气已伤,而再以苦寒之栀子豉汤予之,更伤胃气,所以出现气短、神疲之证。此时本可用补气健脾安神之剂,以热邪未净,温补之药恐增其烦,故仿栀子甘草汤例以加味栀子甘草汤予之。

辨证:热邪壅迫,中气不足。

治法:清烦热,益中气。

处方:麦冬12克,玉竹12克,生山药12克,甘草12克,生栀子10克,豆豉10克,茯苓10克,琥珀1.5克(冲)。

连服4剂,则气短愈,心烦宁。后以健脾清虚热之剂,调理而愈。

【按】虚烦不得眠,或心中懊憹,如认证清楚可迅予栀子豉汤,即可应手而愈。唯有脾胃素弱,或心气不足之人,服苦寒泻热之剂,常产生一种中气不足的现象,而感到气短不足以息。此种病人治疗虚烦时应考虑到中气,用栀子豉汤时应加扶中气之药。

栀子甘草汤为栀子豉汤加甘草，以栀子、豆豉祛热以止虚烦，甘草以健脾胃、补中气。所以凡属脾胃素弱，或心气不足而又热邪郁结之人，用之效如桴鼓。

## 小柴胡汤证 2 例

**病例 1** 雷某，女，36 岁，干部。

病史：初感寒邪，置之未理，仍继续坚持工作。迁延数日，身现寒热往来，胸胁胀满，头眩，心烦，食少，作呕，脉弦细而数，舌腻无苔。上述症状中以头眩较为严重，眩时不但不能起立，即使闭目静卧，亦觉天旋地转。此系邪入少阳，郁热上冲之象，遂以小柴胡汤加减予之。

辨证：邪郁半表半里。

治法：和解半表半里。

处方：嫩柴胡 6 克，条子芩 15 克，清半夏 10 克，野党参 6 克，广郁金 6 克，瓜蒌仁 12 克，青蒿 15 克，生姜 6 克，甘草 3 克。

服药后身热、汗出，寒热稍减，头眩见轻，不但闭目不眩，而慢慢亦能起立。再服时去郁金、减黄芩 6 克。

连服 2 剂，胁胀满消失，心不烦而食欲展，后以扶正和胃，清热宣邪之剂调理而愈。

**病例 2** 郭某，男，49 岁，工人。

病史：两个月前曾患感冒，治疗后遗间断发热，最初每于晚间发作，近来移于午后。发作时先有渐渐恶寒，继而寒去，内外皆热，全身作烧，体温 38.5℃～39℃，渴欲饮水而嗜睡，终则遍身汗出，热退身凉，唯余身体酸楚疼痛。现饮食欠佳，不思纳谷，时有口苦咽干，胸中满闷不适，二便如常，面色红赤。舌淡红稍紫，苔白腻，两脉弦滑，不任重按。

辨证：邪郁半表半里。

治法：和解少阳，兼清郁热。

处方：生石膏 30 克，柴胡 20 克，半夏 15 克，黄芩 12 克，党参 12 克，厚朴 10 克，知母 10 克，焦槟榔 10 克，生姜 10 克，甘草 10 克，大枣 5 枚。

服药 2 剂，发热已减，体温 37.8℃，持续时间减短。唯肢体酸楚疼痛，仍是客邪在表，当加解表药，使邪由表而解。继用原方加青陈皮、秦艽、羌活、独活各 10 克，知母加量为 18 克，生石膏加量为 45 克。

服药 3 剂，发热未作，体温稳定，下降为 37℃，身体酸痛愈，饮食转佳，精神大为振作，脉象转缓，唯四肢稍有胀感，拟原方柴胡减为 15 克，生石膏减为 30 克，加枳壳 10 克。又服 2 剂，病遂痊愈。

本病类似疟疾寒热往来，休作有时，或一日发，或间日发，或三日发。本病则是初期晚间发作，继又有白天发作，甚时一日数发，无有定时，故非疟无疑。

【按】小柴胡汤是治疗伤寒少阳证之主方。少阳病主要症状有四，即寒热往来，胸胁苦满，默默不欲饮食，心烦喜呕。这四种症状在临床上，如见其一，即应考虑是否为少阳病。大部分患者，少阳病发作，由于正气先伤，表邪乘虚内犯，从表入里而未达于里，由里还表而未出于表，所以称之为半表半里，宜用和解之法。和解之意义，谓不可发表，又不可攻里，而采用清解宣散之法。

小柴胡汤用量，一般补药和清药相等。少阳证先因正气稍虚，外邪方能内犯，所以苦寒之药不宜多用。今此证头眩较重，而脉象弦数，是少阳之热已循经上犯，非重用黄芩不足以清少阳之热，而止其头眩。少阳之邪虚实兼半，苦寒之剂，中病即止。故此方服 1 剂后，即减黄芩之量，恐苦寒伤其正气，而易使邪深陷也。

小柴胡汤尚能治疟疾，凡疟疾初起，病情不重，身体素弱，不任常山、草果之燥烈，而用此方治之，都有较好的效果。若体壮病势较重者，则以截疟饮为佳。如用本方治疟，柴胡用量须大，最低不能少于 10 克，方能见效。

## 小建中汤证 1 例

**病例**　王某，女，42 岁，售货员。

病史：素日经常胃脘疼痛，注射吗啡一两次方可缓解。此次因感寒胃痛又作，较前倍剧，曾注射吗啡数次，只能缓解一时。痛时辗转呼号，势不可支，因之住院治疗，每日注射吗啡，后病势加剧，注射后痛亦不减。邀余往诊。病者脉象弦涩，右手尤甚，两尺脉于弦涩之中，稍见滑象。口中和，腹部柔软，按之毫无痛感，胃部透视无异常，月经兼月未行，青蛙试验阳性。脉症合参，知为妊娠致使胃痛加剧，此种胃痛，属于虚寒性胃痉挛作痛，因予加味小建中汤服之。

辨证：脾胃虚弱，外感寒邪。

治法：健脾和胃，温中散寒。

处方：饴糖 18 克，桂枝 10 克，白芍 24 克，生姜 10 克，甘草 6 克，元胡 6 克，没药 6 克，生山药 18 克，大枣 8 枚。

连服 2 剂，痛势顿减，食欲渐展。连服 5 剂，病势霍然，经 1 周而出院。

【按】小建中汤为中气虚弱，外邪内侵，正不胜邪，而以扶正为主，宣邪为辅之方。凡属脾胃不足，营卫气弱，虚劳损伤，失精亡血等证，都可加减用之。而治虚寒性腹痛，效果尤为显著。

小建中汤即桂枝汤倍量芍药加饴糖而成。桂枝汤即可调和营卫气血，又能调和脾胃阴阳，在此基础上加饴糖甘温补中以缓气，倍用芍药酸甘益阴而于土中平木，即在补脾之中而兼平肝胆之横，又有缓解筋脉拘挛的功用。诸药合用，能使脾胃健运，气血得充，阴阳平调，营卫协和，则其病自愈。今人用小建中汤，而不用饴糖，大失仲景之意。饴糖为大麦制成之糖质，对身体衰弱，消化不良实为一种极有价值的营养药。此方以饴糖温润滋养，缓中止痛为君，以芍药柔肝舒痉，缓解疼痛为臣，桂枝温中散邪，甘草、姜、枣辅益中州，而散寒邪，虽药味殊功，然总以健脾为主，故名之为建中汤。

## 大柴胡汤证 1 例

**病例** 白某，女，39 岁，教员。

病史：平素体质健壮，因与邻居发生口角，盛怒后，两日未食，夜间亦不能入睡，3 日后患伤寒证。初起寒热往来，头眩不能起立，两胁膨满，食物作呕，当身冷时，四肢厥逆，虽覆棉被，犹战栗鼓齿，历 20 分钟，便身发壮热，饥渴，心烦不宁。发热最高时常伴发谵语，脉象弦数，舌苔白腻，予以小柴胡汤加清热之剂。服药后遍身絷絷汗出，寒热之势稍减，然有时发作，胁满头眩不少减，食物不思。因循 3 日连服小柴胡汤 3 剂，而病不少减，每日发热后，周身大汗淋漓，大便 4 日未行，腹胀胁痛，口干少津，舌苔黄燥，心中烦躁不宁，辗转床头不能入寐，脉象弦数有力，此乃少阳表邪未解，因肝中郁热伤津，又复陷阳明，因予加味大柴胡汤，以解少阳之邪，而宣阳明之热。

辨证：少阳与阳明同病。

治法：和解少阳，兼通阳明。

处方：嫩柴胡 10 克，条黄芩 10 克，清连翘 15 克，杭白芍 12 克，京半夏 10 克，小枳实 10 克，川大黄 10 克，生栀子 10 克，淡豆豉 10 克，粉甘草 6 克。

服药后大便连下两次，腹部胀满顿减，胸胁亦觉松畅，寒热不甚明显，心烦稍定，亦能入睡。后去大黄，原方连服 2 剂，诸症减轻，饮食增加。后以清热和胃疏肝剂，连服 6 剂而愈。

【按】少阳病属于实中夹虚证，如元气素健，卫气充盛，一般不易发生少阳病。若因生活不规律，夜间失眠或饮食不节，或情绪波动，致使精神调剂失衡，则人体卫外之气会发生捍卫不密。在此时期，如遇外邪侵袭，往往能直中少阳，而成少阳病。少阳病是半表半里证，是实中夹虚证。所谓虚是谓较太阳为虚，也就是卫阳比较虚弱。这种虚弱的程度，与三阴证之虚不同，不能认为是纯虚证，而不用苦寒清下之品。

病已属少阳兼阳明里实，故用小柴胡汤已无能为力，只有用大柴胡汤才能双解少阳、阳明两经之邪。根据临床观察，此种由小柴胡汤证进一步演变为大柴胡汤证的并不少见。因为少阳肝胆气郁时久，常可化热、化燥，使胃气不和而敛结成实。舌苔由白腻变为黄腻、燥，即是标志之一，见舌苔黄即可放手用大柴胡汤。若仍见白苔，说明阳明里热尚未形成，仍属小柴胡汤证。一旦病至大柴胡汤证，无论胀满或疼痛诸症，都很急迫难忍。

大柴胡汤为小柴胡汤与小承气汤合方加减而成。用小柴胡汤和解少阳，但因里气不虚，腑实已成，故于小柴胡汤中去人参、甘草之甘缓，以免缓中留邪。因实邪壅滞，心下急痛，故用大黄、枳实攻泻热结。芍药敛阴和营，缓腹中急痛。诸药合为外解少阳，内泻热结之剂。

大柴胡汤既可疏利肝胆之气滞，又可荡涤肠胃之实热，既治气分，又调血分。属肝胆胃肠不和，气血凝结不利的病证，在临床比较多见，因此本方临床应用亦较广泛。临床经验证明，用此方治疗急腹症和消化道疾患，功效卓著。

## 柴胡加芒硝汤证 1 例

**病例** 徐某，男，58 岁，工人。

病史：患太阳病八九日，曾服疏表散邪之剂 3 付，汗出而表邪已解，无发热恶寒之症状，唯身倦默默不欲食，两胁膨闷，有时作呕。前医认为是食热壅滞，予加味承气汤 2 剂，便不下，而腹满益甚，心烦不宁，日晡潮热，大便 5 日未行，腹部拒按，饮食不思，舌苔黄燥少津，脉象沉弦有力。此本少阳证，以因循失治，津液损伤，遂由少阳而陷入阳明，为少阳与阳明并发，宜用大柴胡两解之法，疏少阳之邪，以清阳明之燥热。前医认为食热壅滞，用承气汤以荡热消积。由于大便燥结，用少量之大黄不足以荡壅滞之燥结，所以连服 2 剂，便不行而胀满益甚，舌苔黄燥、日晡潮热。症状已有阳明燥实之特征，从连用承气而便不行，已知其大便燥结，遂拟柴胡加芒硝汤予之。

辨证：少阳兼阳明腑实。

治法：和解少阳，泻热润燥。

处方：嫩柴胡 5 克，条子芩 10 克，京半夏 10 克，小枳实 10 克，糖瓜蒌 15 克，广郁金 10 克，生大黄 10 克，生姜 3 克，甘草 3 克，元明粉 12 克（冲服）。

服药后 3 小时腹部隐隐作痛，4 小时后便开始溏泻，连续泻下溏便两次，胸胁及腹部胀满均渐减轻，心烦稍宁，安然入睡。连服 2 剂，潮热不作，精神清爽，胀满退而食欲渐展。后以和胃清热之剂调理而愈。

【按】考此证，虽无寒热往来之表证，而胸胁胀满，心烦作呕，是少阳证仍然存在，若只予承气汤以清泻阳明，每至将少阳之热邪全部内陷，故此方用柴胡以宣少阳之邪，加大黄、芒硝以荡阳明之燥热。庶内外兼顾，一举双平。对此种症状，古人有采取两个步骤分开治疗者，即先用小柴胡汤以解外，后以承气汤下之，二者异曲同工。后遇此证多例，变经方为时方用凉膈散加柴胡皆迅速治愈。

附：凉膈散方：疏表——连翘、葱白、薄荷；清热通便——大黄、黄芩；止呕祛满——大黄；益阴扶正——大枣、甘草。

柴胡加芒硝汤即小柴胡汤加芒硝而成。用小柴胡汤和解少阳；芒硝咸寒，泻热润燥。因正气较虚，里实不甚，故不用大黄、枳实之峻猛，而留人参、甘草、大枣以扶正。

## 桃仁承气汤证 3 例

**病例 1** 吴某，女，28 岁，家庭妇女。

病史：月经来潮时，因与人生气，月经骤然中止。嗣后，即腹部胀痛，两胁膨闷，时发冷热，其疼痛之甚，如同刀刺，坐卧不宁，胀闷欲死，腹部按时有压痛，脉沉紧。因知此证系当月经来潮之时，受情绪波动，使血壅滞不行。欲治其痛，必先通其经，遂拟以通经破瘀下血之剂，以加味桃仁承气汤予之。

辨证：肝郁血瘀。

治法：疏肝活血化瘀。

处方：桃仁泥 12 克，生大黄 6 克，嫩柴胡 6 克，桂枝尖 3 克，当归尾 15 克，红花 12 克，元明粉 10 克，京三棱 10 克，粉甘草 3 克。

服药后腹部胀痛顿减，冷热稍退，夜间亦能安眠。连服 2 剂，月经来潮，为黑色血，量多，腹胀全消，精神清爽。后以调经养血化瘀之剂，调理而愈。

**病例 2** 屠某，女，25 岁，工人。

病史：先患外感热病，因医者治疗不当，病情转变后，面色微黄，少腹胀满，按之作痛。身无寒热，小便通利，坐片刻，即怒目注人，手拳紧握，如欲击人状，少顷即止，须臾又作。脉象沉涩，舌质鲜红，苔黄。此系邪风内陷，热入血室之证。《黄帝内经》云："血在上善忘，血在下如狂。"此证之如狂，发于寒热之后，小腹胀满，按之作痛，系《伤寒论》之热结膀胱，其人如狂，因拟桃仁承气汤予之。

辨证：邪风内陷，热入血室。

治法：解表疏风，清热活血化瘀。

处方：桃仁 12 克，生大黄 10 克，元明粉 10 克，桂枝 6 克，甘草 3 克。

服药 1 剂症状减轻，3 剂症状消失。后以逍遥散加牡丹皮、栀子、生地黄之类，调理而愈。

**病例 3** 田某，女，34 岁，家庭妇女。

病史：月经来潮，感寒中断。初起往来寒热，少腹及胁下疼痛如被杖，有时狂言乱语，啼笑无常，少腹硬满，小便如故，脉象弦数，舌质暗紫，苔白。脉症相参，此即《伤寒论》所谓热入血室之证。因症现往来寒热，遂以小柴胡汤和桃仁承气汤予之。

辨证：表里不和，热入血室。

治法：和解少阳，活血化瘀。

处方：黄芩 10 克，半夏 10 克，桃仁 10 克，生大黄 10 克，赤芍 10 克，红花 10 克，柴胡 6 克，甘草 3 克。

服药 1 剂，症状减轻，2 剂月经来潮，寒热退，精神清爽，少腹不胀。后以活血清热之剂，调理而愈。

【按】太阳病不解，热邪结于膀胱，气血受邪热之搏结，则太阳病不解，循经内入于腑，往往出现蓄血或蓄水之症状。蓄血证是热邪与血相搏结，宜桃仁承气汤。蓄水证是热邪与水气相搏结，宜五苓散。

王孟英谓热入血室有三证：如经水适来，因热邪陷入，搏结不行者，此宜破其血结；若经水适断，而邪乘血舍之空虚以袭之者，宜养营以清热；其邪热传营，逼血妄行，致血未当期而至者，宜清热以安营。这三种说法，是临床经验之谈，临证时宜奉为准则。本法除此以外尚能治跌打损伤，内有瘀血停留，以及一切因瘀血而造成之疾患，用此方加减施治，都有较好之疗效。

桃仁承气汤系调胃承气汤加桃仁、桂枝而成。大黄苦寒，芒硝咸寒，功能泻热破结。大黄本可去瘀生新，但力尚不足，故加滑利之桃仁，活血化瘀以破蓄血。桂枝辛温通阳行气，用于本方其意不在解表，而在理气通阳，通阳即可行阴，理气则能行血，血行而结散，则病自解。可见在寒凉药中酌加温热药，在血分药中稍配气分药，确实有其妙用。

## 柴胡加龙骨牡蛎汤证 1 例

**病例**　穆某，男，49岁，教员。

病史：患少阳伤寒七八日，寒热往来，胸腹烦满，头眩。医者误为疟疾，以常山截疟饮服之，汗出多而病不解。后连换数医，统以辛温疏散之品，以迫其汗，汗出多而寒热仍不退，迁延至十四日。现仍胸胁满而不思食，口干而不欲饮，精神困倦，卧床不起，昏愦中有时烦惊、谵语，有时清醒，转动困难，大便燥结，两脉弦细而微，舌苔淡黄，干燥少津。此本小柴胡汤证，而医者误以疏表发汗之剂，劫夺津液，以致病邪未退，而正气先伤。若不速用宣邪清热，安神镇惊之剂，不足以宣少阳之邪，以清热扶正，遂拟柴胡加龙骨牡蛎汤予之。

辨证：伤津化热，气虚水停。

治法：宣邪清热，安神镇惊，扶正。

处方：嫩柴胡6克，条子芩10克，京半夏10克，生龙齿15克，生牡蛎15克，朱茯神12克，粉甘草10克，吉林参6克，生大黄6克，生姜5片，铅丹3克。送服局方至宝丹半丸。

服药后，身絷絷汗出，寒热稍减，烦惊亦宁，精神亦渐清醒。连服2剂，大便溏泻2次，寒热退，精神清爽，食欲倍增，夜间亦能入睡。后去大黄加扶胃生津，清热醒神之剂。连服3剂，病势减轻三分之二，后减局方至宝丹，连服5剂，诸症痊愈。

【按】柴胡加龙骨牡蛎汤证，是少阳证误治的一种最严重的证候。由于少阳证几经误治后，不但耗伤津液，摧残正气，而且少阳之邪乘虚内陷，呈现出一系列的严重危笃症状。当此时期，如不细心体察，善为挽救，往往发生危险。

此方以小柴胡汤宣少阳之邪，黄芩、至宝丹清内热而醒神明；大黄减内热以止其谵语；人参、甘草生津液，以扶元气，患者平素虚弱，几经误治后，不但津液虚损，元气摧伤，而抗病能力，亦必随之而削弱，用之补元气，以扶益自身抗病之功能。龙骨、牡蛎、铅丹止虚烦而敛正气，故能邪祛而正气不伤，热退而胃气不损。此方虽攻补兼施，方义驳杂，而按证施治，奏效迅速，经方配合之妙，令人叹止。

## 桂枝去芍药加蜀漆龙骨牡蛎救逆汤证 1 例

**病例** 彭某，男，58岁，工人。

病史：患伤寒证 11 日，虽经发汗 3 次，而发热恶寒不解，身体困倦不支，食欲不思，夜不能寐，口干舌燥，脉浮数。此系过汗损伤津液，而外邪不解，阳气已伤。此时应以扶阳育阴之法，辅以宣邪外达之剂，助正以祛邪。医者不知，认为阳虚而邪不透，予以辛温补阳散邪法治之，参附和荆防并用。服药后，心中躁烦，惊狂不安，辗转床头，起卧叫喊。余诊其脉细数而浮，按之无力，舌质绛而少津，此乃平素阳气不足，病后因汗不如法，经过多次发汗，津液先伤，阳气耗损。当津气两败之际，病邪仍胶结不解，不经误治，已感困顿不堪，而医者，复以温燥辛散之品，竭阴助热，不但外邪不解，而辛温燥热之药，又复内迫以助病势，故现惊狂不安之症状。若不速为救治，则一阵大汗，将变为虚脱之证矣。遂予桂枝去芍药加蜀漆龙骨牡蛎救逆汤。因患者汗出不禁，防止大汗淋漓，造成虚脱，故处方时，未去芍药。

辨证：表邪不解，虚阳浮越，火毒内迫。

治法：疏表扶阳，清热镇静。

处方：桂枝 5 克，生龙骨 15 克，生牡蛎 15 克，蜀漆 6 克，白芍 12 克，茯神 15 克，甘草 10 克，生姜 3 克，小枣 15 枚。

连煎 2 剂，隔 4 小时服 1 次，服药后，精神逐渐安静，略能入睡，惊狂之象不再发作。然胃呆仍不能食，遂以此方加养胃育阴之品，连服 4 剂，症状好转，食欲渐展，连服 20 余剂，方始恢复正常。

【按】用火劫的方法，强迫其汗，致汗多而亡阳。在出汗的过程中，阳气损伤，阴液劫夺，而身体已困顿不支，濒于垂危，火劫之热毒，仍随经内迫，致精神失常，成惊狂不安之状。惊狂不安之证，多发于过汗损阳伤阴之后，再受热邪侵袭；亦有素体阴虚，内蕴郁热，再经火劫，或辛热药之刺激。这种惊狂不安症状的产生，不论由何原因造成，都属于病势较为严重的情况。

本方用桂枝以解太阳未尽之邪，同时扶心脏垂危之阳，佐甘草以养心气。精神惊狂不安，固由于火毒内迫，而与虚阳浮越亦有密切关系。龙骨、牡蛎有镇静安神之作用，又为收涩之专药，可以止汗固脱。惊狂不安系受火毒之影响，蜀漆能清热散逆，是一种釜底抽薪的办法。

## 桂枝加桂汤证 1 例

**病例** 项某，女，58 岁，家庭妇女。

病史：平素心阳衰弱，心悸气短。于夏令季节，当风乘凉，饮水较多，至夜忽发少腹胀痛，气上冲胸。气上时自觉气息窒塞，不足以息，两手拽被而不敢动，气息梗塞僵滞不能作声，痛苦之状笔墨殊难形容。同时恶心欲呕，舌苔白腻，脉象沉迟，两寸尤甚。此乃平日心阳不足，在暑热之际，又因饮食过多，贪凉过度，致脾阳不运，水湿停滞下焦，乘胸阳不振而上冲，其机制与奔豚证同，因拟桂枝加桂汤予之。

辨证：心阳不足，外感风寒，水气上逆。

治法：疏表邪，扶心阳，降冲逆。

处方：桂枝 15 克，白芍 12 克，茯苓 10 克，半夏 10 克，陈皮 10 克，生姜 10 克，炙甘草 10 克，大枣 15 枚。

服药后气逆缓和，恶心不作，已能入睡。连服 3 剂，诸症均愈。后以补心阳，健脾降逆之剂，调理而愈。

【按】奔豚证，每由发汗过度，心阳受伤，再外感寒邪引起水气乘虚上冲，犹如奔豚之状，从少腹上冲心胸，故名之为奔豚证。

桂枝加桂汤治奔豚，在临床上为罕用之方，因奔豚证在临床中很少见到，而用此方治阴气上逆，有一定疗效。

桂枝加桂汤，即桂枝汤加重桂枝之量。用桂枝汤以解太阳未尽之风邪，加桂枝以降其冲气之上逆。因冲气上逆，是奔豚证的主要症状，降冲气之逆即可减轻奔豚上冲之势。冲气之上逆，多由于心阳虚损，胸阳虚衰，上焦之气不能与下焦之气取得平衡，形成上虚下盛，阴盛阳衰之趋势，往往诱起阴气上冲而现奔豚之证。桂枝除降冲逆外，更能扶益心阳，因心阳不足是冲逆之本，气上冲胸是冲逆之用，桂枝既扶心阳，又降冲逆，标本兼治，故能防奔豚之发作。

## 抵当汤和抵当丸证 5 例

**病例 1** 于某，女，35 岁，干部。

病史：闭经 8 个月，腹部胀满时痛，胃脘膨闷，饮食减少，倦怠无力，时作寒热，身体日渐消瘦。脉象沉涩，舌质暗，苔薄白。此系素有肝气郁滞，久则气滞血瘀，导致闭经，将成瘀血痨瘵之证。宜用抵当汤下血破瘀，因病程稍久，非三五剂药所能见功，长期服食又恐损伤脾胃，造成不良后果，属证实体虚，遂于补气养血健脾药中，加以化瘀破血之剂。

辨证：气血不足，气滞血瘀。

治法：补气养血，活血化瘀。

处方：生箭芪18克，当归尾15克，大生地黄24克，生山药15克，赤芍10克，桃仁泥10克，炒白术10克，生水蛭8克，粉甘草6克，生大黄5克。

连服3剂，腹部胀满消失，食欲渐展，寒热亦减，脉渐趋浮大。是郁滞渐开，脾胃健壮之兆，遂于原方重用化瘀之品。连服4剂，诸症均减，寒热不作，能食不胀，精神好转。继服14剂，月经来潮。后以养血调经之剂，调理而愈。

患者平素肝气郁滞，久则血瘀而闭经，脉沉涩，为体虚血瘀，如不速祛其瘀，非但病不能愈，势必日益体衰。然因体虚不任攻逐，故加生地黄、生黄芪、白术、生山药、当归尾、赤芍、甘草之品，以养血补气，健脾固中，攻补兼施而获速效。

**病例2** 吕某，女，45岁，干部。

病史：患伤寒证，发热恶寒，周身疼痛，恶心，不思饮食，脉浮数。医以辛凉之剂发汗，连服2剂汗不出，病亦不解，迁延五六日，而表证如故。适值经期，月经未行，而少腹胀满拒按，大便燥结，小便自利，时或精神错乱，呼号狂叫，脉沉伏。此系太阳伤寒，因迁延失治，热邪内陷，当其行经期间，月经为热邪壅滞，瘀而不行，即伤寒所谓热入血室之证，即《伤寒论》125条"太阳病，身黄，脉沉结，少腹满硬，小便不利者，为无血也，小便自利，其人如狂者，血证谛也，抵当汤主之。"

辨证：热入血室，瘀滞不行。

治法：清热凉血，破血化瘀。

处方：当归尾15克，虻虫12克，桃仁泥12克，怀牛膝12克，京三棱10克，生水蛭10克，牡丹皮10克，生大黄8克，甘草6克。

服药后腹胀满减，神志清醒，脉变浮弦，是瘀滞已渐疏通，仍以原方加和胃之剂。连服4剂，月经来潮，呈黑褐色，腹部轻松，精神如常，后以活血和胃之剂，调理而愈。

因伤寒失治，适值经期，致表邪随经内陷下焦，与血相搏，而现少腹胀满拒按，大便燥结，精神如狂，脉象沉伏，当是蓄血证。先以辛凉解表不效，故应先治蓄血急证，以抵当汤化瘀血而清内热，服药后奏效而精神如常。由此可见，抵当汤治疗伤寒证太阳病热邪内陷，热入血室，效果尤佳。

**病例 3** 杨某，女，23 岁，工人。

病史:闭经 9 个月，时觉腹部胀痛，食少身倦，时作寒热，脉象左尺弦涩而劲，按之腹部有压痛。此属瘀血阻结胞宫，当治攻逐，拟抵当汤加减。

辨证:瘀血停滞。

治法:活血化瘀。

处方:当归 15 克，丹参 15 克，赤芍 15 克，桃仁 12 克，生水蛭 10 克，三棱 10 克，莪术 10 克，牡丹皮 10 克，大黄 8 克。

连服 4 剂，月经来潮，诸症消失而愈。可见抵当汤之破血化瘀，不论在机体何部，用之皆效。尤于妇女之闭经，效果更为显著。

**病例 4** 常某，女，28 岁，工人。

病史:患者体质素弱，因肝气抑郁，月经 3 个月未行，腹部胀满，消化不良，身倦无力，脉沉涩。此系肝气郁滞，瘀血不行。因患者平素脾胃虚弱，不任攻下，遂改用寓攻于补之法。

辨证:脾虚失运，气滞血瘀。

治法:补气健脾，活血化瘀。

处方:生山药 24 克，生黄芪 18 克，生地黄 18 克，桃仁泥 15 克，生水蛭 12 克，红花 12 克，党参 12 克，炒白术 10 克，生大黄 6 克，甘草 6 克。

共为极细末，炼蜜丸，每丸 10 克重，每服 1 丸，每日 2 次。服药 1 剂后，腹胀全消;2 剂后月经来潮。后以养血化瘀之剂，调理而愈。

患者平素脾胃素弱，内有蓄血，不便使用峻烈之品，而拟抵当汤加减，改汤剂为丸剂久服，使患者病愈，且不伤胃气。可见，对于瘀血证，壅滞稍久，不宜剧下者，可用抵当丸为缓攻之计。

**病例 5** 金某，男，58 岁，干部。

病史:经常头部眩晕，心中烦躁。一日，于工作期间，突然昏厥于地，不省人事，历时 40 分钟，方始回苏。语言不清，精神不振，左半身麻木不仁，血压不高，脉沉涩，舌苔垢腻。初用通经活络之剂，连服 20 余剂，肢体稍能活动，尚不能起立，神志尚清醒，但神情痴呆，语言不清。因其脾胃功能调理逐渐恢复，遂予活血破瘀通络之剂，宜加味抵当汤配成丸药，予之久服。

辨证:气虚血瘀，脉络闭阻。

治法:益气活血，破瘀通络。

处方:生水蛭 15 克，桃仁 12 克，虻虫 10 克，生大黄 10 克，牡丹皮 15 克，红花 15 克，生山药 15 克，生黄芪 12 克，广郁金 10 克，甘草 10 克。

共为细末，炼蜜为丸。每丸 10 克重，每次 1 丸，每日 2 次。服药 1 周，肢体活动显著灵活，已能扶杖缓行，语言亦见清楚。后以原方配活络丹连服 70 余日，语言清楚，步履如常人。可见抵当汤除可治胞宫瘀血外，对脑血栓亦有效。

患中风昏仆后遗症者，其脉沉涩是瘀结在里，阻滞脉道，经服活血通络药 20 余剂而无显效，知非一般活血通络之剂所能奏效，故改服抵当汤。因病深势缓，不宜峻攻，改用抵当丸方。因虻虫、水蛭化瘀破气久服伤胃，常有胃脘不适故加山药、黄芪、甘草等扶脾胃以防中气受损。

【按】抵当汤和抵当丸，都是破血逐瘀之剂，由于瘀血的程度有轻重之不同，病情有缓急之差异，治疗时就必须根据具体的情况，而予以适当的方剂。瘀血证之轻者，用桃仁承气汤；重者用抵当汤；蓄血的程度介乎两者之间的用抵当丸。抵当汤，是行血破瘀最有效的方剂，尤对瘀血凝滞，时间不久之新证，用此方疗效尤为显著。若时间稍久，瘀滞坚积，宜变汤剂为丸剂经常服用。抵当汤中之水蛭、虻虫，对胃有刺激，连续服用，常感到胃脘不适，消化呆滞，因此抵当汤不宜经常服用，作丸常服，亦需加健脾和胃药以佐之，方能瘀血祛，而脾胃不伤。

## 大陷胸汤证 2 例

**病例 1** 康某，男，52 岁，干部。

**病例** 患者身体素健，11 月间，因患伤寒而发热恶寒，身痛体倦，虽服疏表发汗之剂，汗不出，而冷热不解。五六日胸部骤觉硬满疼痛，不任重按，口干苔腻，饮食减少，两脉弦滑，寸部尤甚。根据其发病过程和现有的症状，系属结胸证。因病情较轻，而拟小陷胸汤予之。连服 2 剂，病情不减，且胸部硬满更甚，按之如石硬，疼痛不能就枕，发热恶寒，呼吸困难，心中烦躁。凭脉审证，系典型的大陷胸汤证，遂以加味大陷胸汤予之。

辨证：表邪内陷，热与水结。

治法：宣胸清热泻水。

处方：瓜蒌仁 24 克（捣碎），大黄 10 克，芒硝 10 克，郁金 10 克，甘遂面 1.5 克（冲服）。

服药后，水泻 7 次，胸部硬满轻松，而呼吸亦觉通畅，饮食增加。因此药性烈，连服恐伤中气，遂嘱其服此药 1 剂后，继服疏胸和胃之剂，俟胃气稍复，再以加味大陷胸汤予之，交替服用 3 次，而胸中硬满消失，疼痛亦较前顿减，呼吸自如。

后以疏胸通络清热之剂，调理而愈。

**病例2** 吕某，女，29岁，家庭妇女。

病史：因患传染性肝炎住院治疗，10日后自觉胸膈膨闷，叩之呈实音，气短不足以息，不咳不渴，食欲稍差，舌润多津，而脉寸部沉郁。医生认为有水饮停蓄胸腔，因令胸透，透视后为胸腔积液，拟以大陷胸汤泻胸水，而疏膨闷。

辨证：热邪内陷，水邪停潴。

治法：清热解毒，驱逐水饮。

处方：茯苓15克，瓜蒌仁15克，葶苈子12克，大黄10克，甘遂面1.5克（冲服）。

注：甘遂面宜早晨空腹时服，因该药对胃刺激性颇强，如食后服之，不但效果不好，有时可能引起呕吐。

服药后15分钟，胃脘隐隐刺痛，恶心欲呕，20分钟后腹中阵痛，辘辘作声，40分钟后开始水泻，3小时内约计泻水1 800毫升。胸膈顿觉轻松，气亦不短，饮食觉快。嗣后每隔2日服大陷胸汤1次，连服3剂，胸膈胀满消失，呼吸正常，食欲恢复，再胸透胸部积水已不明显。

【按】太阳病宜疏表以散风邪，而医者不知，反以泻药下之，以致表邪内陷。外邪陷入胸膈，影响胸阳之通畅，使脉象由动数而变成迟缓。邪热陷入胸膈，与水气相结，则壅滞于中，作满作痛，阻碍呼吸，则气短。热邪上蒸则烦躁，甚者烦乱不宁。并在攻下之后，胃气空虚，致使外邪内陷，与水气搏结，心下遂硬满，而成结胸证。故用药以排水荡积为主，水祛则胸中硬满疼痛亦消失。

大陷胸汤由大黄、芒硝、甘遂三药组成，其主要功用宣胸清热泻水。甘遂为泻水逐饮之峻药，尤善于泻胸腹之积水；大黄、芒硝泻热荡实，软坚破结，三药为泻热逐水之峻剂，可使大量水液从大便泻下。凡邪热内陷，胸腹有积水者均可应用。但因甘遂有毒，泻下峻猛，凡素有胃病者，服之往往作呕，故应注意中病即止。临床体会以送服药面为佳。大陷胸汤，不但治胸膈湿痰停滞有效，而用之治胸腔积液效果尤为显著。

## 大陷胸丸证1例

**病例** 范某，女，28岁，工人。

病史：初起身觉发热恶寒，颈痛身倦。四五日后，寒热仍有时发作，而胸部逐渐胀闷气短，脉象两寸弦。八九日后，胸部硬满疼痛拒按，气短不足以息，上部尤甚。由于胸部满痛，俯仰不便，从外观看如柔痉状，应服陷胸丸。因无此成药，拟加味陷胸丸方煎汤予之。

辨证：痰热互结胸上。

治法：荡热宣肺，攻逐水饮。

处方：瓜蒌仁 24 克，葶苈子 10 克，杏仁 10 克，芒硝 10 克，枳壳 10 克，大黄 10 克，甘遂面 1 克（冲服）。

服药后，水泻五六次，胸满轻松，呼吸通畅，而上部之满痛不减，项背强滞，俯仰不便。后变汤药为丸药，每日 10 克，隔日服 1 次，连服两次，上部之满痛消失，俯仰自如，而柔痉症状已不明显。后以疏胸、清热、和胃之剂调理而愈。

【按】大陷胸汤和大陷胸丸，同为治结胸证之主方。结胸证是膈中拒按，心下硬满疼痛，气短心烦。陷胸丸证大部分与此相同，并在此种症状上又出现项亦强如柔痉状，邪结偏高，迫使颈项不能前屈后仰，故项强似痉。由于病邪郁结于胸之上部，上部满痛，强直而不敢俯，致如患痉之状。这两个方剂，主证大致相同，只在治疗时根据病势缓急不同、病位不同酌情选用。大陷胸汤证其来势急，病邪盛于下；大陷胸丸证，其来势缓，而病邪盛于上。用药应按其轻重缓急，而审慎选用。

若病势较缓，病位较高，发热汗出，颈项强如柔痉状者，宜用大陷胸丸。方中大黄、芒硝、甘遂荡涤实热，攻逐水饮；杏仁宣降肺气；葶苈子泻肺行水。并用蜜煎丸，有润养之义，取峻药缓攻之意。服法：以前 4 味捣为丸，每丸 6 克，取 1 丸合甘遂末 0.6 克，配蜜适量，煎服。两者均清晨空腹 1 次服下，中病即止，不可久服。

## 小陷胸汤证 1 例

**病例** 樊某，女，41 岁，家庭妇女。

病史：因肝气郁滞，心中烦闷，胃脘胀痛，奄奄似不相续。五六日后，胀痛延及胸膈，按之尤剧，饮食不思，心中烦热，舌苔黄腻，脉象沉弦。此乃肝中郁热影响脾胃，而肝胃之热上蒸胸膈，是以胸膈满痛。舌苔黄腻为热痰壅滞，脉象沉弦为胃热气郁。故以小陷胸汤之黄连清胸胃之热而消痞满；瓜蒌、半夏豁痰饮而荡胸滞；更佐以疏肝宣气之品。

辨证：热邪内陷，痰饮互结。

治法：清热化痰开结。

处方：瓜蒌 24 克，白芍 12 克，枳壳 10 克，郁金 10 克，青皮 10 克，黄连 6 克，姜半夏 6 克。

连服 3 剂而腹痛消失，食欲渐展。后以疏肝和胃化痰之剂，调理而愈。

【按】小陷胸汤证因热邪内陷与痰饮互结于心下，故心下满闷，按之则痛。痰热内阻，胃气上逆，故呕恶。本证仅限于心下，部位较小，疼痛不甚，不按则不痛。而大陷胸证则部位较大，胸胁、心下疼痛剧烈，甚则从心下至少腹硬满而痛，手不可近。大陷胸是水结在胸腹，故脉沉紧；小陷胸是痰结于胸下，故脉浮滑。大、小陷胸汤证不但在硬满上有程度之不同，在疼痛的性质上也有轻重之别。余常用大陷胸汤治胸胁的积水，而用小陷胸汤治心胸分饮，尤其对胸膈及心下胀满效果显著。

小陷胸汤证，虽病势较轻，亦系因误下热邪内陷所造成。故用黄连清热以消痞，瓜蒌治胸痹涤痰饮，半夏治胸胀、心下坚。这三种药物虽都有治胸痹，消痞之作用，然性各不同。黄连之消痞，主要是清热消痞。因热邪侵胃，自觉有痞闷满痛之感，用黄连以清热，热祛则痞胀自消。瓜蒌长于荡胸中之痰饮，痰饮祛则胸痹自除。半夏之作用，长于化痰涤饮。与瓜蒌的差别，在临床体验上，只是部位的不同。瓜蒌长于荡胸中之痰饮，故治胸痹有捷效；半夏长于豁胃中之痰饮，故止呕为专功。所以邪热壅滞心下，痰饮停于胸膈，小陷胸汤辛开苦降，是治疗痰热互结之常用方剂，确有消痞涤饮之效。

## 文蛤散证 1 例

**病例** 薛某，男，61 岁，工人。

病史：身体素健，嗜茶好饮，于 8 月间，因乘凉感受暑邪，身发高热，头痛如劈，身痛有汗，不思饮食，脉象浮数，舌苔白腻。予香薷饮，加芳香清暑祛热之剂，服后热退身凉，头身痛减。但口渴心烦，小便不畅，胸中膨闷，遂以文蛤散加芳香清暑之品予之。

辨证：水热郁闭。

治法：清热利湿。

处方：文蛤 24 克，鲜藿香 10 克，益元散 10 克，鲜佩兰 6 克。

煎汤予服。连服 4 剂，诸症消失而愈。

【按】病在表，当用汗法解表，如"反以冷水潠之，若灌之"。潠为以口含冷水喷之，灌为以冷水浇浴，皆属古代物理降温退热之法。此法施于太阳表证，则为治不顺理。

由于阳热被冰水闭郁，皮毛腠理收敛，寒凝于外，热郁于内，故肌肤上起如粟粒状的"鸡皮疙瘩"。同时有发热、无汗、身体酸痛，故虽口渴但又不愿喝水。治用文蛤散，既可清在表的阳郁之热，又能行皮下之水结。

文蛤散，在临床上为不常用之方，以其药物单纯，疗效不甚显著，仲景多用为利水止泻除烦之剂，除此处应用外，治"吐后，渴欲得水而贪饮者"用之。都取其清热止渴，除烦行水的作用。余在临床从未单用此药，而于溽暑季节，对于伤暑之患者，常常配以清暑祛热之品，大量用之，常见卓效。

## 三物白散证 1 例

**病例**　王某，男，26 岁，工人。

病史：素有咳嗽气促，呕吐黏痰，冬历 11 月间，天气骤寒，朔风凛冽，咳喘不能平卧，舌苔湿润，脉象沉郁，重按有力。据脉断证，认为是寒实结胸，应用疏胸豁痰之剂。患者谓因感寒而增剧，用攻泻之药，恐不相宜，以致因循 3 日未能用药。谓如系感寒，脉应浮紧或浮弦，而脉不浮而反沉，不滑而反郁，是寒痰郁滞，肺气不宣之明证，如用疏表散寒之剂，必至胸阳愈伤，而寒痰之壅滞必益甚。因患者犹豫而不敢服，后至某医院就诊，经过检查，确诊为胸腔大量积液，肺受水之壅迫，所以咳嗽喘促，呕吐黏涎。因予三物白散。

辨证：寒痰壅闭胸中。

治法：化水寒，破结实。

处方：桔梗 15 克，浙贝 15 克，巴豆霜 0.6 克。

共研细末分 3 次服，每晨空腹白水送服 1 次。隔三四日服 1 次，其中每日服疏肺止嗽、化痰行饮之剂 1 付，以宣肺涤饮止嗽。

处方：茯苓 15 克，瓜蒌仁 12 克，干姜 10 克，浙贝 10 克，紫菀 10 克，白芥子 6 克，葶苈子 6 克，半夏 10 克，杏仁 10 克。

服三物白散后，历 30 分钟，恶心作呕，吐出黏涎约 1 茶杯，隔 1 小时，腹痛作泻，连续水泻 4 次。泻出物为水样便并杂以涎液，约计 1 500 毫升，胸中顿觉舒适而咳喘已减，亦能平卧安眠。下午服疏肺止嗽涤饮汤，咳喘逐渐恢复，共服三物白散 2 次，汤剂 4 次。后以疏肺豁痰、健脾止嗽之剂，调理而愈。

【按】结胸证中亦有胸满痛，气短不足以息，四肢逆冷，脉象弦实，舌苔白腻，而无烦热之症者，临床上称之为寒实结胸。此证以痰饮壅闭胸中，使胸中硬满胀痛，故用桔梗开肺气之闭，能疏肺、祛痰，使积滞于气道或内部的痰饮易于咯出。

肺气之闭，系由于痰饮之闭塞，痰祛则肺无壅滞，故曰开肺气之闭。贝母味辛平，能清肺热而散痰结，巴豆辛热凶猛，服食后，能刺激胃肠作剧烈之吐利。白散方之桔梗、贝母虽能祛胸中之痰饮，以其性较缓，未能达到骤启壅闭之目的，故用性猛气烈之巴豆以佐之，使胸中痰饮随吐泻而一扫荡尽。若服后不利，可进热粥以助药力；若过利不止，可进冷水以解之，其利即止。因巴豆之性见热则涌吐，遇冷则缓解。

巴豆之服法亦应注意，煎汤和冲服，其效力区别甚大。煎服用量为 3 克至 5 克，如煎煮时间较长则催泻作用不显，有时仅水泻一两次，有时根本大便不行。若送服巴豆霜 0.3 克，能剧泻三四次，甚至七八次，尽属于水样便。所以在服食时必须注意。

## 柴胡桂枝汤证 3 例

**病例 1** 范某，女，31 岁，工人。

病史：患太阳伤寒病，发热恶寒，身倦关节痛，二三日仅用银翘解毒丸服之，汗不出而病未解。嗣后身热较重，而仍有时恶寒，身倦不思食，胸胁胀满，心中烦躁，舌苔微黄，脉象浮弦而数。此是病邪由太阳已转入少阳，成为太阳和少阳并病。在《伤寒论》中，少阳病禁汗，今太阳证在，仍不得采用两解之法。然证时发热较重，心中烦躁，舌苔微黄，是邪已化热，更加脉象弦数，尤为热盛之明证。治疗伤寒之正法，凡邪已化热，禁用辛温之品。柴胡桂枝汤虽为太阳、少阳双解方，但因里热已盛，辛温宣表之桂枝也不宜采用，遂予柴胡桂枝汤两解之法治之。因邪已化热，正气不虚，故去桂枝、人参，加辛凉之品予之。

辨证：太阳、少阳并病。

治法：疏散太阳，和解少阳。

处方：柴胡 6 克，薄荷 6 克，金银花 10 克，连翘 10 克，黄芩 10 克，半夏 10 克，白芍 10 克，生姜 3 片，郁金 6 克，甘草 3 克。

服药后身热顿减，胸胁松畅，连服 3 剂，诸症均减。后以和胃、宣邪、清热之剂，调理而愈。

**病例 2** 曲某，女，50 岁，工人。

病史：触冒风雨，即发寒热，头痛且晕，无汗身痛，肢节烦疼，咳嗽痰多色白，口渴不欲饮。素有喘痰，今因感冒诱发咳喘，不能平卧，胸胁苦满，不欲饮食，心烦欲呕，口苦咽干，便干溲赤，呼吸气粗，气短不足以息。脉浮弦，舌质微红，苔薄白微腻。

辨证：太阳、少阳合病。

治法：疏表和解，降逆定喘。

处方：柴胡 10 克，半夏 10 克，白芍 10 克，杏仁 10 克，桂枝 10 克，厚朴 10 克，黄芩 6 克，生姜 3 片，大枣 3 枚。

服药 1 剂，诸症大减，但咳嗽未去，胃痛食少，脉弦数。拟原方去甘草、大枣，因其助满，加党参以补其虚，加白蔻 2 克、陈皮 6 克、桔梗 6 克以健脾燥湿和胃。

服药 2 剂后证愈。

自云：素体虚弱，常有心悸、夜寐易惊之症，一并治之，药方如下。

处方：桑寄生 12 克，茯神 12 克，白芍 12 克，党参 10 克，黄芪 10 克，杏仁 10 克，柏子仁 10 克，白术 10 克，川续断 10 克，牛膝 10 克，远志 10 克，五味子 10 克。连服 2 剂痊愈复工。

太阳为开，阳明为阖，少阳为枢，今太少合病，当调其枢机，使邪外达。然表邪不解，宿疾引发，喘咳兼作，故以柴桂解表宣肺治其本，用朴、杏肃肺降气治其标。病体素虚，复感外邪，邪居太、少两经。遵仲师之训"夫病痼疾，加以卒病，当先治其卒病，后乃治其痼疾也。"故以柴桂合剂先治其卒病，后以调养心脾祛其痼疾，丝丝入扣，故取效亦捷。

**病例 3**　刘某，女，43 岁，干部。

病史：感冒周余未愈。头晕，恶风，自汗，眉棱骨疼，鼻塞流涕，咳则痰出，耳微聋，胸中满闷，默默不欲饮食，口苦咽干，呼吸气弱。脉弦数，舌红，苔薄微黄。

辨证：太阳、少阳合病。

治法：疏解表邪，和解少阳。

处方：白芍 12 克，桂枝 10 克，柴胡 10 克，半夏 10 克，黄芩 10 克，党参 10 克，甘草 6 克，生姜 6 克。

服药后，头晕、胸闷、自汗、耳聋等症均减。仍口干苦、不欲食、鼻塞、喷嚏、体倦纳少、口中无味，舌红少苔，脉弦缓稍数。此为邪未尽除，再剂而愈。

本系太阳表证，因失治未愈，转属少阳，邪入少阳而太阳未罢，故为太阳、少阳合病。其头晕，鼻塞涕出，自汗，恶风，为太阳中风未除之表证。耳聋，胸中满闷，口苦，咽干，默默不欲食，脉弦者，为少阳之见证。故治太阳可取桂枝汤之半，治少阳取柴胡汤之半。桂枝汤和营解肌表，小柴胡主和解转枢。一方有两用，分经图治，使邪无稽留之所，故两剂而病愈。

【按】柴胡桂枝汤是治邪入少阳，而太阳病仍在，也就是太阳、少阳并病。这种证候的出现，多由于病势发展，由太阳侵及少阳，故在治疗时既要和解少阳，亦要照顾到太阳。此方既能调和营卫气血，又能和解表里，疏利肝胆，故临床治疗范围颇广，应用机会甚多。

柴胡桂枝汤，即小柴胡汤与桂枝汤剂量各半的合方。桂枝汤外解太阳之邪，以治发热微恶寒，肢节烦疼；小柴胡汤内和少阳枢机，以治微呕，心下支结。此发表与和里兼用之法，乃为少阳权变治法之一。

## 半夏泻心汤证 2 例

**病例 1** 袁某，男，18 岁，学生。

病史：患伤寒证初起，寒热往来，心烦作呕，脉弦细。此系少阳小柴胡汤证，拟以小柴胡汤予之。患者服后寒热解，而现胸满，因而转医，予以攻下祛满之剂，服食后胸满不但未减，而心下痞闷加重，为此邀余诊治。按其脉浮滑而软，心下膨闷，食少身倦，头眩，腹部柔软，按之不痛。此乃少阳之邪尚未尽解，因误下而为痞证，遂疏半夏泻心汤予之。

辨证：表邪不解，邪热入里。

治法：扶正宣邪，清热消痞。

处方：半夏 10 克，党参 10 克，黄芩 10 克，干姜 6 克，黄连 6 克，甘草 3 克。

服药 1 剂后，胸满顿减，知饥能食。3 剂后痞闷消失，饮食正常。

**病例 2** 吴某，男，48 岁，干部。

病史：素有胃脘胀满，食物不消，有时呕酸作痛。经某医院检查确诊为慢性胃炎，曾服中西药多日，无明显效果，后邀余诊治。胃脘胀满，食后加剧，腹部隐隐作痛，气短，头眩，嗳气，吞酸，大便时干时溏，脉弦细，舌红苔薄白。据脉症之表现，颇与《伤寒论》之痞证相似，遂以加味半夏泻心汤予之。

辨证：邪热内陷，脾胃虚弱。

治法：清热消痞，健脾和胃。

处方：生山药 15 克，生牡蛎 12 克，半夏 10 克，干姜 10 克，党参 10 克，甘草 10 克，五灵脂 6 克，黄连 6 克，枳壳 6 克。

连服 3 剂，胀满渐消，胃脘部感觉舒适，隐痛亦不复发。后加健脾消食之剂。

处方：生山药 12 克，半夏 10 克，生牡蛎 10 克，黄芩 10 克，鸡内金 10 克，甘草 10 克，干姜 6 克，黄连 6 克，炒白术 6 克，郁金 6 克，没药 6 克。

连服 20 余剂，诸症消失，历半年后追访仍未复发。

【按】本证因表邪不解，邪热入里，或误下损伤胃气，表邪内陷，寒热之邪错杂于中，使升降失职，气机不畅，故心下痞满。因非实邪阻结，故按之柔软不痛。本证亦可由少阳证误下而来。若下后少阳证俱在，仍用小柴胡汤治疗；若下后见心下满而硬痛者，属结胸证；若下后心下痞满不痛，呕而肠鸣者为痞证，可用半夏泻心汤。

痞证因胃气虚弱，再受攻下药之克伐，伤其胃气，使邪热陷于下。心下，古人多指胃而言，邪热入胃，故心下膨闷不舒。用黄芩、黄连之苦以清内陷之热，而消其痞；半夏、干姜以散其满，且长于降胃逆，可恢复胃之功能，其辛温之性，又能佐芩、连之苦寒，使痞消热清而又不影响胃之消化功能。人参、甘草、大枣甘温，用以健胃补脾，理下后之虚，故服后痞满自消。

半夏泻心汤是临床常用之方剂，不但治疗各种不同原因造成的痞满，对慢性胃炎用之尤有捷效。

## 十枣汤证 2 例

**病例 1**　董某，女，33 岁，干部。

病史：产后 1 个月，因生气后，感觉上腹部不适，食欲不振，身倦不欲起床，逐渐感觉腹胀，小便减少，两下肢浮肿。

检查：体温 37.2℃，皮肤有轻度黄疸，腹部膨隆，肝脾未触及，有明显移动性浊音，两下肢有指凹性水肿，右胸下部呈浊音，呼吸音消失。胸透可见胸腔积液。脉弦滑，舌质红，苔薄白。肝功能检查：麝香草酚浊度试验 20.6 单位，总蛋白 6.3 克%，白蛋白 1.65 克%，球蛋白 4.65 克%，胆红素 1.6 克%，凡登白直接（−）、间接（+）。

因患者腹胀难忍，脉弦滑，遂用急则治标之法，不顾产后之体质而予以泻水消胀之剂，以十枣汤治之。

辨证：水邪凝结。

治法：逐水消痞。

处方：芫花、甘遂、大戟各等分，大枣 10 枚。共 8 克，内服。

服药后水泻 1 500 毫升，小便亦逐渐加多，腹胀渐消，食欲好转，体力略增。隔 3 日再服 1 次，量同前，共服 3 次，腹水全消，腹围由 94 厘米减至 78 厘米，体重由 70 公斤减至 48 公斤。胸腔积液大量减少，食欲大增，体力如常。

**病例2** 杨某，男，42 岁，干部。

病史：两年前开始腹胀，经某医院检查确诊为肝硬化，曾用中西药治疗，及服用臌症丸、舟车丸，腹胀时好时坏，而腹水也时增时减。近 1 个月腹胀，身倦无力，两胁膨胀，消化滞呆，阴囊肿胀，但不痛。

检查：面部有蜘蛛痣，腹部膨隆，振荡有水波感，肝未触及，脾大肋下 3 横指，X 线透视可见食道静脉曲张。脉弦滑，舌质红，苔黄腻。肝功能检查：麝香草酚浊度 11.2 单位，总蛋白 6.3 克%，白蛋白 3.12 克%，球蛋白 3.18 克%。

辨证：水邪凝结。

治法：泻水消痞。

处方：十枣丸 6 克。隔五六日服 1 次。

服药后每日可排泄水便七八次，约计水量为 2 000 毫升。同时小便增多。服 3 次后腹胀大减，行动如常人，精神清健，体力增加，胃脘不胀，两胁胀满消失，移动性浊音已不明显。唯肝功能尚不正常，后以补气健脾、疏肝化瘀之加味复肝汤恢复肝功能。

处方：生黄芪 24 克，丹参 20 克，大腹皮 18 克，泽泻 18 克，蚤休 15 克，牡丹皮 12 克，生山药 12 克，山慈菇 12 克，青皮 12 克，栀子 10 克，三棱 10 克，白术 10 克，二丑面 6 克，吉林参 2 克，琥珀 1.5 克，血竭 1 克，麝香 0.2 克。后 4 味研面冲服。

根据脉症的变化，前方略有加减，总以疏肝健脾为主，活血化瘀为辅，利水消胀以防腹水再发，连服 25 剂，症状完全消失，肝功能恢复正常。

【按】凡外有表邪，内有水饮者，治疗时当先解表，后再攻饮。中风证出现下利呕逆，不是单纯的中风，可考虑是否有水饮停于胸中。如果系水饮停于胸中，可用泻水之剂下之。若其人漐漐汗出，发作有定时，这种汗出就不是中风之汗出，而是水饮作祟。漐漐汗出是内积之水向外作间歇性排泄，头疼为水毒上攻，如溃入胸膈，则心下痞满，牵引作痛；水饮犯胃则作呕，影响呼吸则气短。若患者虽漐漐汗出，而不恶寒，是知其表证已解，仅为水饮溃于胸胁之中，使里气不和，当以十枣汤泻水以和里。

十枣汤为泻水之重剂，芫花、甘遂、大戟皆是苦寒泻水有毒之药，三药合用，可谓集泻下逐水药之大成，其性峻烈迅猛，可直达胁下水巢，一鼓而破之，使水饮之邪溃泻而下。又佐以大枣以健脾和胃，方能达到祛邪不伤正，扶正不留邪之目的。临床体会，不论体腔和（或）组织大量停蓄水饮，适当用十枣汤治疗，都有显著效果。余用十枣汤治疗肝硬化腹水数十例，都有很好的效果。

## 大黄黄连泻心汤证 1 例

**病例** 汪某，男，39 岁，干部。

病史：平素体质健壮，因饮食不节，胃脘胀满甚剧，心中烦热，气短头眩，不思食物，大便日益不行。

检查：腹部按之濡软，重按有轻度压痛，舌苔黄腻，脉象滑而无力。脉症合参，此乃饮食不节，损伤胃气，食热滞于胃而发生痞满。

辨证：热邪内陷。

治法：泻热消痞。

处方：生大黄 10 克，川黄连 6 克，枳壳 10 克，半夏 10 克，陈皮 10 克，广郁金 6 克，生姜 3 克。

服药后溏泻 2 次，胃脘膨满减，气息舒畅。连服 3 剂，痞满消失，知饥能食。后以和胃消食之剂，调理而愈。

【按】大黄黄连泻心汤为清热解毒降逆之剂，凡热邪上逆、胃肠蓄热所引起的各种疾患，如能运用适宜，都有立竿见影之效。余常用此方治疗心热上冲之吐血、奇恒痢和热蓄壅闭烦躁、谵语等证，以此方加减治之，都有很好的疗效。

方由大黄、黄连组成。大黄苦寒，为推陈致新，清热通便，荡涤肠胃之药；黄连苦寒可清心胃之热。两药相配，使热邪得泻，痞满可除。

## 附子泻心汤证 1 例

**病例** 牛某，女，51 岁，工人。

病史：平素心阳不足，偶有行动过多，劳累过度，便心悸气短，头眩自汗。后因饮食不节，胃脘痞满，泛酸，头眩气短，腹软喜按，饮食胀满加剧，历时两小时后症状减轻，四肢逆冷，大便溏稀，脉象沉微，舌苔滑润。曾在某医院诊断为慢性胃炎，服药多次，效果不显。余根据脉症，认为此证属心阳衰弱，胃气伤，如用消痞祛满之苦寒剂，必致损伤心阳，用辛温扶阳，又有碍于胃中之郁热。如取其扶心阳，消痞满，唯有附子泻心汤最为适宜，别无良方，因此予以加味附子泻心汤。

辨证：阳虚胃热。

治法：扶心阳，清热消痞。

处方：黄连15克，茯苓12克，生山药12克，莱菔子12克，炙附子10克，半夏10克，枳壳10克，大黄6克，黄芩6克，甘草6克。

连服3剂，心下痞满轻松，四肢回温，心悸气短稍差。

连服7剂，诸症消失。胃脘舒畅，饮食增加，精神清爽，胃部隐痛之症，亦不复作，继续服至4周，恢复工作。

【按】附子泻心汤，为治心下痞满之方。因心下痞满，而又恶寒自汗，是心阳不足的表现。心阳不足，不但容易出现自汗，往往有四肢厥冷的现象，而脉亦必沉细无力，或细微沉弱。治疗时，既用苦寒之药以清热消痞，又须用辛温补阳之品，以扶心阳，始能痞满祛，而心阳不伤。在用药时各有主证，各有原则，虽寒热并投，而不相违。余曾运用这种原则，以附子泻心汤加味，治疗慢性胃炎并素有阳气不足者多例，皆有良好的效果。如临床见患者有胃脘痞满，消化不良，腹部柔软，重按有压痛，四肢厥冷，畏寒喜热，身倦无力，食少嗜卧，脉象沉微，都属阳气不足，心气虚弱。故用三黄清热以消痞，加附子强心以复阳。

附子泻心汤由附子、大黄、黄连、黄芩四药组成，专煎附子，取其味厚，意在温心阳以固表。另用三黄，取其气薄，意在清胃热以消痞，一温阳，一消痞，寒热并用，使阴阳调和，则诸症自愈。

## 生姜泻心汤证1例

**病例** 霍某，女，36岁，工人。

病史：患者素有胃脘疼痛，消化不良之证。后因感冒发热，诱起胃脘胀满，食物不消，气短恶心，有时哕泛黏涎，腹中辘辘作响，如积水作泻之势。舌苔白腻，脉象弦细而软。此为平素脾阳虚弱，消化和吸收能力不足，故消化迟钝，水分停潴，而现心下痞满。吐哕黏涎，腹中辘辘作响，是停水之明证。古方中能健脾胃，行水消胀之剂，莫如生姜泻心汤。故以此方加消胀祛满之品予之。

辨证：胃阳虚，水饮内停，饮食停滞。

治法：扶胃阳，行水，消痞。

处方：生姜10克，茯苓12克，党参10克，干姜10克，半夏10克，厚朴6克，生薏苡仁12克，黄芩12克，黄连3克，甘草10克。

服药3剂，痞满顿觉减轻，疼不复作，腹部辘辘之声亦不明显。5剂后诸症消失，食欲增加。后以健脾和胃之剂，调理而愈。

【按】泻心汤诸方都是寒热并用，或攻补兼施。因痞满多由于热邪内陷，阻滞了消化和运输之功能，因而发生痞闷。故治疗时，除健运消痞外，都佐以苦寒之芩、连清热以消痞。苦寒药之用法，应根据体质、症状、脉象酌其用量。痞满属于虚证，苦寒之剂宜于实而不宜于虚。然在热邪未尽，虚寒较重之病人，必须在大量温补之中，佐以少量的苦寒药，使邪祛而正不伤。如热邪较重，则必重用苦寒，这种增减方法，是治疗痞满的关键。

生姜泻心汤是治疗胃阳虚不能行津液而致痞者，此方行水消痞，以扶胃阳。所谓开结导热，即《黄帝内经》所谓"辛以散之，苦以降之"的原则。生姜泻心汤以生姜为君，其目的是取生姜能行水散结，半夏、生姜同用，除止呕之外，尚能宣散胁下水气，人参、干姜、大枣、甘草，能扶脾胃之阳，振奋消化功能。因汗出之后，脾胃损伤，出现消化迟钝、痞满、干噫、食臭等症状，若脾阳健壮，消化能力恢复，则诸症自退。黄连、黄芩为清热消痞之药。古人所谓之痞，多为邪热内陷所造成，用清热药以消痞满，其意义即在于此。

生姜泻心汤，在临床上是一个常用的方剂。中气虚弱停水，消化迟钝，而发生的胃脘痞闷，用之治疗，都有很好的疗效。

## 甘草泻心汤证 1 例

**病例**　吕某，男，58 岁，工人。

病史：因患痔疮，医用苦寒通泻法治之。每次药方中均有大黄 10 克，有时增至 12 克，连服两周。因患者平素脾胃虚弱，饮食逐渐减少，心下痞满。医以为胃中郁滞，复以承气汤泻之，因之痞满益甚，食物不思，气少不足以息，身倦不欲行动，脉弦细无力，舌润无苔。知为过服苦寒攻泻之剂，损伤中气，以致运化失职，浊气壅塞不行，故宜重用扶胃消痞之剂。拟加味甘草泻心汤。

辨证：中气损伤，心下痞满。

治法：补中、降逆、消痞。

处方：甘草 15 克，干姜 10 克，半夏 10 克，厚朴 6 克，生山药 12 克，炒白术 10 克，黄芩 6 克，黄连 3 克。

服药 3 剂后，食欲稍好，痞满不减。后将甘草加至 25 克，厚朴改用 10 克，连服 3 剂，痞满轻减，饮食增加。后以健脾、和胃、消痞之剂，调理而愈。

【按】本证为脾胃虚弱，寒热错杂，升降失常所致，故有心下痞硬而满。其症状大致与生姜泻心汤同。只因屡次攻下之后，中气损伤较剧，心下痞满较前加重，同时出现气短，身倦，心悸而烦的现象，故宜扶中消痞之甘草泻心汤主之。

此方与生姜泻心汤，组成上大致相同。因生姜泻心汤证主要治停饮，故以生姜健脾行饮为主；此方重在缓中气以益损伤，故以甘草为君，取其调中补虚。

本方以培补中气为主，而辅以消痞、清热、止烦。伤寒在误下后，而复下之，使脾胃损伤，心下痞硬，故本方以甘草为君。甘草性甘平，功能健胃和中，而与大枣、干姜同用，其健胃之力尤强；大枣和甘草同用，能益脾胃之阴，干姜能扶脾胃之阳。阴阳俱健，则消化之功能可以恢复。下利乃脾虚所致，脾能运化水湿，脾健则水行下利自止。半夏能降逆止呕，芩、连能消痞止烦，使脾胃恢复，痞消利止，而证自愈。

## 赤石脂禹余粮证 1 例

**病例** 郝某，女，32 岁，工人

病史：患痢疾 4 个月，时轻时重。轻时每日溏泻二三次，稍有不适，便泻多达至五六次。排泄之粪便，无浓液，腹部不痛，便时不坠，小便清澈，脉象沉细无力。食少身倦，面色苍白。余以为泻久脾虚，予以健脾、升阳、止泻剂服之。

处方：炒白术 10 克，生山药 15 克，茯苓 12 克，干姜 10 克，泽泻 10 克，党参 10 克，白芍 10 克，诃子 10 克，甘草 6 克，柴胡 3 克。

连服 3 剂，胃纳较好，倦怠稍差，而大便次数仍不减。因思如系脾虚之泻，服健脾升阳止泻之剂，便数应随之而减，今连服 3 剂，次数不减，定由便泻过久，大肠不固，而成滑泻之证。滑泻证，宜温中固脱，《伤寒论》赤石脂禹余粮汤最为合拍，遂拟此方，加健脾升阳之剂。

辨证：滑脱下利，脾虚气陷。

治法：涩肠固脱，健脾升阳。

处方：赤石脂 15 克，禹余粮 15 克，生山药 15 克，茯苓 12 克，炒白术 10 克，甘草 10 克，干姜 6 克，升麻 6 克。

服药 1 剂后，便数骤减，每日只泻两次，便亦稍稠。3 剂后，便减至每日 1 次。连服 10 剂而痊愈。

【按】此方以固肠为主，健脾升阳为辅。久泻脾阳损伤，故以白术、干姜扶脾阳；脾阳虚，则中气下陷，故用升麻，以升阳之法升提脾阳。赤石脂、禹余粮均为收涩固肠药，用以治滑泻，有显著效果。所以此方治滑脱下利，配合健脾升阳之法是一个最合乎理想的方剂。

伤寒下利，在三阴篇中，有虚寒下利和热邪下利两种。不论虚寒下利和热邪下利，如迁延过久，往往都能造成滑脱性下利，使身体逐渐消瘦，倦怠无力。其消瘦和倦怠的原因，系由于脾胃运化失司，水谷入胃肠后，其营养部分尚未充分消化吸收，即由大肠排出体外。

脾阳不足之下利，多为水泻，而泻时腹中雷鸣，心中痞满，或食不化，或腹中微有绞痛，或有腹中坠痛。肠气不足之下利，多发于久泻不愈，其排泄物，多为溏便，而非稀水，量不多而次数频繁，无下坠及腹痛之感觉，这种滑脱下利，用收涩之剂，不易收功。

赤石脂禹余粮汤由赤石脂、禹余粮组成，两药均属收涩固脱之药，尤对久泻滑脱之证更为适用。赤石脂性甘酸而温，自古认为是一种敛涩之品，酸温敛气，用以治久利肠澼。禹余粮涩肠止泻，能固涩胜湿。

本方在临床上，不仅治疗滑脱下利，还可治脱肛、带下等证。赤石脂、禹余粮两药煎汤不如以末服为好。喻嘉言曾以本方为末与饭拌和服用，治疗下焦下利，效果甚佳。

## 旋覆代赭石汤证 2 例

**病例 1**　罗某，男，52 岁，干部。

病史：患慢性胃病已有两年，时轻时重，胃部不痛，但经常痞满，食后尤甚。发作重时，食后如心下堵塞不可言状，必须以拳擂胸，方能呼吸通畅，不然即憋闷欲死，擂胸经过 20 分钟，由胃中噫气上出，胸脘膨闷可稍减，嗣后噫气之声，连续不绝。因此饮食减少，形体羸瘦。在病势轻时，只觉胃脘痞闷，噫气连续不绝。诊其脉两侧细涩无力，而左部略显弦细，舌质淡红，舌苔滑润。此为中气虚弱，浊气填胸的征象，因拟加味旋覆代赭石汤予之。

辨证：中气虚弱，浊气不降。

治法：补益健脾，降逆消痞。

处方：旋覆花 10 克，生姜 10 克，半夏 6 克，生山药 15 克，生赭石 12 克，厚朴 6 克，茯苓 10 克，莱菔子 10 克，炒白术 10 克，甘草 10 克，枳壳 6 克，吉林参 1.5 克（研面冲服）。

连服 3 剂，痞闷减轻，不需食后擂胸，噫气减少。连服 10 剂，症状完全消失。后以健脾和胃，降逆消痞之剂，调理而愈。

**病例2** 袁某，女，28岁，工人。

病史：妊娠恶阻，恶心呕吐，饮食下咽旋即吐出，已有一旬，水米未入。曾服和胃降逆止呕剂1周，未见效果。连更数方，呕吐仍照常发作，伴有口干舌燥，眩晕，身倦不欲起立，脉象虚缓，两尺沉弱。此乃受妊之后，冲脉之气上逆犯胃，发生呕吐，因予加味旋覆代赭石汤服之。

辨证：冲气上逆，胃失和降。

治法：降逆止呕。

处方：旋覆花10克，生赭石18克，半夏12克，党参10克，黄连10克，生姜10克，竹茹10克，枇杷叶10克，甘草10克，蜂蜜30克（兑服）。

服药后，并未吐出，次日略进稀粥，而呕吐减轻。4剂后，呕吐只间断发作。连服两周，呕吐便未复发。可见本方对妊娠恶阻，亦有良好效果。

【按】旋覆代赭石汤，常用于脾胃衰弱，消化不良，胃中气虚产生一种浊气充塞其中，使胃气不能正常下行，而发生心下痞满，噫气不止等证。它的主要作用，在于除噫气，健脾降逆。余用此方治疗慢性胃病（包括慢性胃炎和神经性胃痛），都于服药后二三周，症状完全消失，食欲恢复，体力增加。

方中以旋覆花为主药。旋覆花能升能降，花者质轻在上，有上行的作用，又味咸有降下的作用，升降利，则气机畅，即能疏肝利肺，又能散凝结之气，而治心下之痞。赭石为一种矿物药，入肝经，有镇肝降逆的作用，配旋覆花之疏利，使肝气条达以下行为顺。半夏、生姜为辛辣之品，能健胃散水，去痰饮之凝结，故有消痰涤饮，降气和胃的作用。人参、甘草、大枣甘温补虚，补中益气，扶正益胃。诸药配伍，既治痰气，又疏肝气，同时还可以补脾胃之气，扶正与祛邪并用，使脾胃调和，气机畅通，痰气得消，则痞噫自除。

病例1，经常痞满，食物难下，是由于脾胃衰弱过甚，消化能力不足，食物入胃停滞不消，而产生的一种浊气。这种浊气充塞心下，成为痞满的主要原因。痞满过甚，更影响胃的运化功能。擂胸觉快，是胃部由于擂胸之振动，可以增加胃之运化。噫气是胃中浊气上逆，是胃运化开始后，排除不应有的物质的必然现象。本方以扶胃中气、健脾胃为主，故除原有的人参、生姜、甘草、大枣之外，加白术、生山药、茯苓以增加健脾的作用。唯白术一味系健运中州的主要药物，原方舍而不用，是以白术于健脾之中，尤能升阳。今此证虚弱之中，重在浊气不降，浊气之产生，虽以脾弱为主因，但浊气之冲逆成为本病的重要症状，故此方以降逆消痞为主，而辅以健脾，因此不用白术，防其升浊助满。今医脉细弱，需加白术助脾之健运，恐其升浊助满，加厚朴、枳壳、莱菔子以排浊祛满。

病例 2 的处方中有半夏、赭石，在习惯上和妊娠禁忌上，大多数医生都有顾虑而不敢用。余治妊娠恶阻，曾大量用此二药，治愈患者 43 例，从未发现有堕胎及类似流产之现象。

## 桂枝人参汤证 1 例

**病例** 霍某，女，63 岁，家庭妇女。

病史：素有脾胃衰弱之证。因感寒而身发冷热，头痛无汗，心下痞满，医者用辛温解表之剂，而佐以苦寒消痞之法。服药后，汗未出，表不解，而溏泻数次，痞满加剧，渐至不欲饮食，腹痛，肢厥，脉象沉微，舌苔滑润。此乃脾阳素虚，因误用苦寒，邪转内陷。由于脾阳不运，故痞益甚，而下利不止。应疏散表邪，温健中州，宜用桂枝人参汤予之。

辨证：脾阳素虚，复感外邪。

治法：疏散表邪，温健中州。

处方：桂枝 10 克（后下），炒白术 10 克，党参 10 克，干姜 10 克，甘草 6 克。

服药后，啜稀粥一碗，以助药力。服药 2 剂，身见小汗，冷热消，痞轻，下利已减。连服 5 剂，痞消泻止，诸症痊愈。

【按】本证多因表证未解而误用下法，损伤脾阳，或因素体脾阳不足，复感外邪，表里同病所致。邪犯太阳，故身发冷热，头痛无汗。脾阳不运，气机阻滞，故心下痞满，腹痛肢厥。脾虚清阳不升，则腹泻不止。

伤寒表邪不解，最忌攻下之剂。因误下之后，不但损伤中气，尤能打乱机体抗病功能。外邪侵袭人体，人体正气为抗御病邪外出，而驱使气血趋向于表，医者此时应因势利导，用疏表之剂，协助正气以驱邪外出。若误用攻下之法，不但分散了驱表抗病的趋势，并可引邪内陷。因攻下之剂，系通过对胃肠剧烈刺激而产生泻下，当攻泻药侵入胃肠，无异于外来异物给胃肠以重大刺激，人体气血则趋向于里，即分散了驱邪于表的力量，导致外邪内陷。故《伤寒论》中关于表邪不解，谆谆告诫医者不可轻用下药。若表邪不解，因误下而邪陷心下，往往发生心下痞满、下利不止之症。医者若不熟悉病情，每认为协热下利，而用黄芩汤治之，致犯虚虚之祸。

桂枝人参汤即理中汤加桂枝，治虚痞下利。方中桂枝疏解表邪，人参、干姜、甘草以扶正，温中健脾；白术、甘草健脾止泻。本方用理中汤，健脾之阳。脾胃健壮，不仅能行水止泻，兼能排除浊气。心下痞满，是在下利不止以后才产生的，可知在未下利之先，并无心下痞满之证。下利后而发现痞满，是由于脾阳不能健运所致，故脾胃健而痞满解。桂枝不但能疏在表风邪，其温补作用又能强心脏，畅循环，助脾阳。桂枝气味辛香，若长时间煎熬，其辛香之气可随热气蒸发而失去作用，或使桂枝芳香走表之力变为温里之用，而达不到表里双解的目的，故桂枝须后入。

桂枝人参汤与葛根芩连汤，同治误下而利不止之证，彼因实热，而用清邪，此因虚邪，而用补正；彼得芩、连而喘汗安，此得理中而痞满解；彼得葛根以升下陷而利止，此借桂枝以解表邪，而利亦止矣。本证以屡次误用攻下，损伤脾胃，致表邪不解，中气先伤，而现下利痞闷之症状。

## 瓜蒂散证 1 例

**病例** 张某，男，59 岁，干部。

病史：因平素性情暴躁，更加思虑过度，经常失眠，后遂自言自语，出现精神失常状态。有时咆哮狂叫，有时摔砸杂物，嬉笑怒骂，变幻无常。月余后渐至见人殴打，因此将其锁闭室中，不敢令其出屋。百般医疗，均无效果。邀余治疗。古人对精神错乱的认识，谓系痰涎蒙蔽清窍，须用涌痰之剂，使痰涎涌出，方能有效，余遂疏瓜蒂散予之。

辨证：寒痰壅塞胸膈。

治法：涌吐寒饮结满。

处方：赤小豆 30 克，瓜蒂 10 克，豆豉 10 克。煎汤顿服。

连服 2 剂，共呕吐痰涎 3 次，毫不见效。后因锁开乘机蹿出，竟将邻人殴伤，并将所有杂物尽行砸碎，家人苦闷无法维持，故一再强余设法治疗，遂又以大剂瓜蒂散予之。

处方：赤小豆 30 克，瓜蒂 20 克，豆豉 20 克。煎汤顿服。

服后隔半小时即开始作呕，连续两昼夜共呕吐 20 余次，尽属黏液。自呕吐开始便不思饮食，1 日后现周身困顿不欲活动，困睡至第 3 日忽然清醒，后以豁痰通窍安神之剂，调理而愈。

【按】瓜蒂散为催吐药，催吐药在应用上会给患者增加痛苦，所以在临床上很少使用。但凡胸中有实邪，并有欲吐之势者可用。若患者素有咯血、吐血以及体弱、老年、孕妇当禁用。瓜蒂极苦，赤小豆味酸，相须相益，能疏胸中实邪，为吐剂中第一品也。而与香豉汁合服之，借谷气以保胃气。瓜蒂虽为有毒之品，服后并不吸收，只刺激胃肠黏膜，无中毒之患。唯服之过量，则引起胃肠炎，使吐利不止。

瓜蒂催吐，能使寒饮呕吐而出，寒饮外出，不但胸中痞硬自解，而气冲不得息之症，亦必霍然消失。赤小豆可健脾胃，除烦满，通气利水，是协助瓜蒂行水以祛胸中之满，又能和胃气，防瓜蒂损伤。

## 黄芩汤证 2 例

**病例 1** 骆某，男，39 岁，工人。

病史：因饮食不节腹痛便泻，小便赤涩，心中烦热，排泄之便热气灼肛，脉象沉滑，舌燥少津。余以协热下利治之，予加味黄芩汤。

辨证：协热下利。

治法：清热止利，和中止痛。

处方：白芍 15 克，黄芩 10 克，泽泻 10 克，滑石 10 克，枳壳 10 克。

服药 3 剂，小便清长，大便泻亦减轻。后以清热导滞之剂，调理而愈。

**病例 2** 罗某，女，21 岁，学生。

病史：因饮食不节，当风露宿，诱发腹痛，下利水泻无度，心烦厌食，恶心，头眩。赴某医院就诊，确诊为急性肠炎，予磺胺药，连服数次，而腹痛水泻不见减轻。腹部阵痛，便泻每日十六七次，口燥心烦，饮食无味，小便短赤。邀余诊治，其脉沉弦而数，舌苔黄腻。脉症相参，此即中医所谓协热下利，因以加味黄芩汤予之。

辨证：协热下利。

治法：清热止利，和中止痛。

处方：黄芩 12 克，白芍 18 克，猪苓 10 克，茯苓 12 克，生薏苡仁 15 克，泽泻 10 克，藿香 10 克，甘草 3 克。

服药 2 剂后，腹痛减，而便泻亦轻，小便通畅。后以清热利水止泻之剂，调理而愈。

【按】热邪内陷，袭于肠中则为协热下利，如兼侵及胃，则发生吐逆，即吐逆而复下利，古人把这种症状列入霍乱之中。所以霍乱门有急性胃肠炎，也包括食物中毒。凡因饮食而发生之吐利，古人多称之为霍乱。若为热邪陷于肠，而现急剧下利者，可用黄芩汤治之；若犯及胃而作呕者，必加降逆止呕之剂。

协热下利是热季常见症状，重时常伴有呕吐，在病情剧烈的情况下，从症状上很难与伤寒太阳病区别。然太阳病脉象沉微，而此证脉多沉滑或沉滑数，如病势稍重时亦发现四肢厥逆。此证的鉴别，不但在脉象上要分清虚实，而在大小便的颜色、臭味上，应作具体分析，方不致为病情所蒙混。

黄芩汤系治热邪陷入肠中，而成协热下利。黄芩有清肠热、止下利之功；芍药可止泻利，缓中止痛，两味药古今都是治下利的要药。甘草、大枣能调中气，以缓解下利。若作呕者是邪不下走而上逆，邪犯胃中，气逆而为呕，故加半夏之辛温，生姜之辛散，为涤饮止呕之专剂。黄芩汤是治热痢之专方，后世治痢之方剂大都由此方脱化而来。如朱丹溪用以治热痢腹满，更名黄芩芍药汤；张洁古于本方中加木香、槟榔、大黄、黄连、当归、肉桂名为芍药汤，治赤白痢疾，有显著的效果。

## 黄芩加半夏生姜汤证 1 例

**病例** 吕某，男，52 岁，干部。

病史：因饮食过度而发生吐利之证。初起时腹部剧痛，继发吐利，气势汹涌，吐利无度。家人认为霍乱，急送医院治疗。经过详细检查，确诊为急性胃肠炎，服西药效果不明显，仍不断作呕，大便隔 20～30 分钟泄泻 1 次，饮水即吐。邀余诊查，脉弦滑，舌苔黄腻。

辨证：协热下利，胃失和降。

治法：和解表里，降呕止泻。

处方：黄芩 12 克，白芍 15 克，枳壳 10 克，半夏 10 克，泽泻 10 克，生姜 6 克，藿香 10 克，猪苓 10 克，茯苓 10 克，佩兰 6 克，厚朴 6 克，甘草 3 克。

服药 3 剂后，呕止，腹泻减轻，心烦宁，小便顺利。后以和胃理肠止泻之剂，调理而愈。

【按】若少阳邪热逆于胃，胃气上逆并夹有痰饮而作呕者，于黄芩汤中加半夏、生姜，以和胃降逆，蠲痰止呕。以黄芩清热止利，白芍缓中止痛，大枣、甘草调中和胃，半夏、生姜以降逆止呕。

本例系时值夏令，饮食不节，伤及胃肠，而脉象弦滑，心中烦热，为热邪内犯所致，宜黄芩加半夏生姜汤为主以镇呕止泻。

## 黄连汤证 2 例

**病例 1** 朱某，男，26 岁，工人。

病史：患下利证，心中烦热，恶心不欲食，头眩，大便水泻日 10 余次，两手厥冷，脉沉细，舌质淡而苔微黄。

辨证：脾阳不足，胃中积热。

治法：清上温下，交通阴阳。

处方：黄连10克，干姜10克，肉桂6克，党参10克，半夏10克，甘草10克，大枣8枚。

服药后，便泻顿减，烦热亦轻，食欲较前好转。连服3剂，泄泻止，烦呕之症亦消失。后以健脾和胃法调理而愈。

该患者平素胃肠虚弱，而热邪乘虚陷入胃中，故呈现心中烦热，恶心、厌食、胃脘拒按之热证。根据胃热的症状，宜用苦寒泄热之品。大便泄泻，脉象沉细，舌质淡而苔微黄，为脾阳不足。古方既能清胃热，又可健脾扶阳者，只有《伤寒论》之黄连汤可为对证之方。

**病例2** 周某，女，18岁，学生。

病史：素有胃病、嗳酸、消化不良之病史，经医院检查谓系慢性胃炎。曾服西药多日，时好时发。后因琐事与家人争吵，症状复发。初起胃脘胀闷，两胁串痛，食物下咽，痞满不消化，头眩气短，心下有时作痛、拒按，四肢厥冷，大便溏泻，小便清长，脉象沉微。

辨证：脾虚胃热，升降失调。

治法：清胃消痞，扶脾健运。

处方：黄连6克，甘草6克，干姜10克，桂枝6克，党参10克，半夏10克，五灵脂10克，郁金6克，厚朴6克。

服药1剂后，胀满稍减，胃痛不作。4剂后两胁串痛消失，腹部轻松柔软，按之不感压痛，大便亦不溏，四肢温暖。唯胃纳不展，气短，头眩。此脾阳虽复而中气不振，改用健脾和胃，镇肝消食之剂，连服20余剂，恢复健康。

该患者胃部素有慢性炎症，因肝气横逆影响脾胃，肝属木，胜则能侮土，故现一系列胃病症状。因平素中气虚弱，脾阳不振，所以始有溏泻和四肢厥冷之症状。

【按】黄连汤是寒热并用之方，临床上对胃热肠寒或胃肠有热、胃阳虚寒之证，都宜黄连汤治之。本方以黄连为君，清胸中之热，佐干姜以温胃肠之寒。半夏降逆，佐黄连可除因烦热而引起之呕吐。人参补中益气，佐干姜以祛胃肠之虚寒。桂枝攘外，甘、枣扶中。此寒热并用，甘苦互投，在清上温中之中寓协调阴阳之意。

## 桂枝附子汤证1例

**病例** 关某,女,36岁,工人。

病史:患风湿证,身体疼痛,不敢转侧,入夜尤甚,不能入寐,脉浮细而软,舌苔滑润。

辨证:脾阳素虚,湿寒留滞。

治法:温补脾阳,祛寒逐湿止痛。

处方:桂枝6克,炮附子10克,生姜6克,茯苓12克,生薏苡仁15克,泽泻10克,甘草6克。

服药2剂,效果不明显,疼痛仍不能睡眠,不敢转侧,因而改服黄芪防己汤加减。

处方:桑枝24克,生黄芪15克,防己15克,桂枝6克,炮附子10克,生姜6克,川芎10克,甘草6克,细辛3克。

服药1剂后,周身漐漐汗出,疼痛轻减,略能入睡。连服3剂,疼痛减轻大半,转侧虽仍觉疼痛,然自己可以翻身,精神清爽,食欲增加。后于原方加通络活血之品,调理而愈。

【按】桂枝附子汤为治阳气虚弱,湿寒侵袭之方,若内无虚寒,脉象弦数或滑者,予清热、行湿、通络之品共同使用,更相得益彰。桂枝、附子能疏风湿、畅循环而镇疼痛,为治风湿痛之要药。因以前药中对附子制不遵法,经过屡次泡洗,将原有的有效成分已大部损失,故用时效果不甚明显。因此余用附子时常改用生川乌,止痛作用妥善可靠。

## 甘草附子汤证1例

**病例** 刘某,女,41岁,干部。

病史:因患感冒,冷烧后,诱起周身疼痛。初起消化迟钝,脘满,关节掣痛,屈伸不便,痛剧时,彻夜不能入寐。脉弦细无力,舌苔白腻。前医按一般风湿痛的治法,予以独活寄生汤,连服3剂,毫不见效。余诊视,见脉症之象,都属于太阳湿寒之证,因予以甘草附子汤。

辨证:风湿相搏,留着关节。

治法:温经散寒,祛湿止痛。

处方:炮附子12克,炒白术12克,桂枝尖10克,甘草10克。

连服2剂,胃满轻减,疼痛稍安,夜能入寐。后于此方加宣络止痛之品:松节 15 克，生薏苡仁 15 克，威灵仙 12 克，五加皮 10 克。连服 5 剂，关节疼痛大见轻减，胃不满，食欲增加，关节灵活，下地缓步亦不甚觉痛苦。后以此方连服 20 余剂，逐渐恢复。

【按】风湿性关节痛，如病势初起，未能及时用大剂疏风祛寒湿之品治疗，则可酿成慢性疾患，常迁延一二年不愈。凡湿寒性关节痛，如辨证清楚，在初发时予以附子、白术宣其湿寒，则多迅速治愈。附子为辛燥峻猛之品，重用不但能宣散湿寒透表而出，又能协白术以逐在里之湿寒，湿清寒散则疼痛自减。同时附子之性又善于止痛，所以关节痛属于湿寒者，用之最为相宜。然有的医者治热性关节痛，用附子佐以黄柏、木通之类，亦往往收效。可知附子对于风湿痹痛有一定的疗效，如用得其宜，不论寒热，皆能应用。

甘草附子汤，由甘草、附子、白术、桂枝组成，为治风湿之邪外搏肌表，内流关节、表里皆伤之证。本方用甘草、白术健脾胃以祛内湿；桂枝、附子疏散风寒以助卫阳。

## 白虎汤证 6 例

**病例 1**　王某，女，38 岁，干部。

病史：由于夏令劳碌过度，暑邪内伏，至深秋 9 月，感新凉而身发壮热，无汗，口渴引饮，唇焦口燥，舌质红，舌苔灰燥，两脉洪大。

辨证：表里俱热。

治法：解肌宣表，清热生津。

处方：生石膏 30 克，粳米 15 克，金银花 12 克，青连翘 12 克，肥知母 12 克，薄荷 10 克，粉甘草 6 克。

服药 1 剂后，得汗热减；3 剂后，诸症痊愈。

该患者因外感而诱起伏热，证候属于阳明之经，因表邪郁闭，应于白虎汤内加解肌宣表之剂，宣表邪以清热。可见白虎汤对伏暑有疗效。

**病例 2**　任某，女，32 岁，工人。

病史：平素阴虚阳亢，初夏因受外感，前医误用辛温发散之剂，致病势加剧。头痛、面赤，咽喉焮红肿痛，两侧溃烂肿大，口渴欲饮，因咽喉疼痛汤水难下，心中烦躁不安，周身壮热，皮肤殷红，皮下隐约有瘀疹，大便秘结，小便赤涩，脉数大无伦，舌质绛紫而无苔。病势至为严重，唯神志尚清，急以白虎汤加解毒利咽之剂，犹可挽救。

辨证：阴液虚损，热毒壅闭。

治法：清热生津，解毒利咽。

处方：生石膏 30 克，肥知母 12 克，润元参 12 克，金银花 15 克，青连翘 12 克，板蓝根 12 克，净蝉蜕 6 克，牛蒡子 12 克，薄荷 10 克，鲜茅根 30 克，甘草 6 克。

服药后，温痧遍布，身体发热，烦躁不得眠，喉痛难忍。复服原方，并外吹锡类散，加研牛黄、冰片、薄荷吹喉中，每日 3 次。2 剂后，温痧透齐，身热渐退，夜寐甚安，咽喉肿痛已消失大半，此时已能进稀糜。后以清热、解毒、利咽之剂，调理而愈。可见白虎汤治烂喉痧有效。

**病例 3** 金某，男，28 岁，干部。

病史：因平素嗜酒蕴热，秋燥白喉盛行感之。初起恶寒发热，头目眩痛，腰背胀痛，全身骨关节疼痛，咽喉燥痛，继则周身壮热，咽喉疼痛加剧，势不可忍。喉间有白块，糜烂状，外周微肿。口干而渴，头部剧痛，声音嘶哑，不能发音，目赤唇焦，气逆喘急，气热而臭。神志烦闷，睡卧不宁。左脉洪而弦，右脉浮数，体温 40.5℃。经医院诊查，谓为白喉重证，因以白虎汤合仙方活命饮加减。

辨证：热毒壅闭咽喉。

治法：清热解毒利咽。

处方：生石膏 30 克，肥知母 15 克，粳米 12 克，元参 18 克，板蓝根 15 克，生地黄 24 克，金银花 15 克，青连翘 15 克，马兜铃 10 克，瓜蒌仁 10 克。

外用瓜霜散加牛黄频吹：西瓜霜 0.3 克，飞朱砂 1 克，冰片 0.3 克，雄黄 1 克，人中白 0.6 克，西牛黄 0.6 克。研极细面吹喉内白点上。

连服 2 剂，身热大减，神志清爽，唇舌渐润。5 剂后，白喉已退，咽润津复，略能言语。后以清热解毒，生津利咽之剂，连服 20 余剂，病除食进，元气恢复。

**病例 4** 黎某，男，18 岁，学生。

病史：身体素健，时当暮春，因赛球汗出当风，诱起风热犯肺。初起身发冷热，汗出后不恶寒，而周身灼热，气逆喘促，咽干口燥，烦躁欲狂，证颇危急。诊其脉，右洪而数，寸脉尤甚，舌质红，苔薄黄少津。脉症合参，此属风热犯肺，非重剂泻火清金不足以清肺热而挽危局。因予白虎汤加味治之。

辨证：风热犯肺，肺失宣降。

治法：养阴清热，宣泄肺气。

处方：生石膏 60 克，粉甘草 30 克，润元参 15 克，肥知母 12 克，桑白皮 10 克，葶苈子 6 克，桔梗 6 克。

服药 2 剂,气喘烦躁解,咽不痛,精神清爽。后减石膏为 20 克,加宣肺豁痰之剂,连服 3 剂,诸症痊愈。

**病例 5** 虞某,男,20 岁,学生。

病史:素勤学,读书恒深夜不懈,由于苦志伤肾,阴精不足,至邪气内伏,时常出现腰痛。后因感受风邪,初起身热微恶寒,四肢倦怠,口渴,小便赤。医生谓为感冒风寒,予辛散之剂,无效。身热不退,汗出而不恶寒,头上汗出,面目俱赤,语声重浊,舌苔燥黄,烦渴引饮,大小便闭满,至下午灼热尤甚,体温达 40℃ 以上,神志有时昏愦,脉象浮洪。此系郁热内伏,时邪外束所致。在初起之时,误服辛散之品,以伤胃津,津液已伤则口渴便燥,热邪上冲故面目俱赤,语声重浊,宜诊为热郁于阳明,治宜辛凉重剂,以宣邪透表,因书白虎汤加轻解之品予之。

辨证:热邪郁于阳明。

治法:辛寒清热,宣邪透表。

处方:生石膏 30 克,肥知母 18 克,粳米 15 克,金银花 15 克,连翘 15 克,粉甘草 6 克。

服药 1 剂后,见微汗出,热退,烦渴止,右脉较为和缓,左脉变为细数,唯心烦不减。后以养阴清热止烦之剂,调理而愈。

**病例 6** 董某,男,24 岁,工人。

病史:由于肺胃蕴热燥及血分,而遍身发斑。初起大热无汗,周身皆赤而现斑点,大小不一,神志昏愦,夜间有时谵语,口渴溺赤,大便燥结,舌苔黄燥,尖边绛紫,脉左弦数,右洪数。脉症合参,应以白虎汤清肺之热,加金银花、元参、犀角以清血解毒化斑。

辨证:热毒火盛,气血两燔。

治法:益气凉血,解毒化斑。

处方:生石膏 30 克,肥知母 12 克,金银花 18 克,润元参 18 克,粳米 15 克,粉甘草 6 克,犀角片 3 克。

服药 2 剂,得微汗而身热畅解,神清烦止,斑已渐退。3 剂后赤斑均退,脉象亦变为虚弦而较数。后以清余热养阴之剂,调理而愈。

【按】发热是机体感受外邪所诱起的一种病理反应。由于外邪侵袭的程度不同、部位不同,而有种种不同的热型。太阳病,有恶寒发热之热型;少阳病,有往来寒热之热型;阳明病,有不恶寒但发热之热型。但热不寒的热型,在各种热性病和传染病中,显示病势进入了较为严重的阶段,不但身发高热,往往具有神昏谵语等神经症状，所以治疗时，首先要解除高热，以防止神经症状的发生，阻止病势的发展。中药解除高热的方剂，一般常用的为白虎汤。白虎汤适用的范围有四个特征：一为发热不恶寒；二为口渴引饮；三为心烦自汗；四为脉洪大。这4种脉症，在各种传染病发展到一定的程度，都可能出现。如肠伤寒、乙型脑炎、猩红热、麻疹、白喉等。不论何种疾病，只要出现这类症状，都称之为白虎汤证，以白虎汤治之。而在白虎汤证的4种主要脉症中，脉洪大有力是辨证论治的关键，尤其是右手的脉较左手更为显著，因左脉代表血分，右脉代表气分。病势发展到白虎汤证，是气分热邪十分充盛，必须用白虎汤泻气分之热，即阳明经之燥热。

白虎汤中，以石膏味辛寒，不但清内热，而且能退皮肤之热，同时还能解肌疏表，使内蕴之热息息透表而出。知母治"消渴热中"，石膏与知母同用，退一切高热都有很好的效果。唯寒凉之品，久服易伤脾胃，脾胃伤则邪易内陷，故以甘草、粳米和胃气，以攘外邪。

通过以上病例说明白虎汤如选用适当，对各类发热心烦症状，都有显著效果，而退热作用的大小，与石膏用量有密切的关系，在用小量不能退热时，用大量往往随手奏效。

## 炙甘草汤证 1 例

**病例** 王某，女，43 岁，干部。

病史：素有神经衰弱之证，如活动略多，便心悸气短，倚伏而不敢动。后由于工作稍累，睡眠少不得休息，病发较前加重。口干，气短，心悸，足面微肿，身倦无力，饮食减少，脉每七八次一停，且细弱无力。

辨证：心肾虚损，脉络失养。

治法：养阴益气，通阳复脉。

处方：炙甘草 15 克，人参 6 克，生地黄 15 克，麦冬 15 克，紫油桂 3 克，阿胶 10 克，天冬 15 克，生山药 12 克，生姜 3 克。

连服 3 剂，心悸轻减，气觉充畅，脉象亦由结代而变为虚软。后以此方加养血之品，调理而愈。

【按】患者由于血液太虚，心气不足，心脏衰弱，而现结代虚损之脉和心悸、气短、足面微肿、身倦无力之症。

炙甘草汤为治疗心悸动的主方，治疗伤寒后津血两伤，心气衰弱，出现脉象结代，心中悸动不安，有显著的疗效。方中以炙甘草为君药，是有其强心作用，然必用大量方能有效，若用 3～5 克往往难以收效。甘草治疗心脏疾患，不但在津血两虚的情况下用之为主药，而在心阳虚微，阳气欲脱的情况下，亦用之为扶心阳以救危急。配大枣，以补中益气；配人参，气血双补；配生地黄、阿胶、麦冬、麻仁以滋阴养血；配桂枝、生姜以通阳复脉；加少量清酒，以加强行血通脉之力。使心气足，阴血复，则心悸、脉结代自愈。

## 大承气汤证 5 例

大承气汤在疾病危急时，常为挽急救危之要方。因病势发展到严重阶段，生死在于顷刻，不用重剂以泻热荡积、清血解毒，无以挽危局而转生机。大承气汤之清热解毒，是通调大小便，将体内或血液中的毒邪扫荡而出。所以服食承气汤后，不但小便红赤而其黏稠度亦格外明显，通过攻下，可以使瘀滞消散，毒邪外排。兹将临床用此方治疗的有效病例介绍如下，以供参考。

**病例 1** 郑某，男，13 岁，学生。

病史：初因伤暑发热，腹痛水泻，服固肠丸，泻虽止，而热与痛更甚，继服青蒿饮加白虎汤，亦不见效。迁延七八日，午后发热益甚，夜则谵语，舌苔黄厚焦燥，口渴引饮，脐腹绞痛。诊其脉沉滑而数，右手重按有力。

辨证：郁热燥实。

治法：峻下热结。

处方：生大黄 10 克，芒硝 10 克，知母 10 克，枳实 6 克，甘草 6 克。

服药后 3 小时，大便下坚屎数枚，服 2 煎后，又下秽粕很多，腹痛顿止，是夜谵语未作。但余热尚需进而清之，乃改用清热养阴之剂，调理而愈。

此患者属阳明郁热燥实之证。《伤寒论》中谓阳明病谵语有潮热，反不能食，因肠中有燥屎。热盛上蒸则发谵语，燥屎在肠则腹痛。下午潮热是阳明郁热之特征。盖病势初起，因伤暑自泻，邪可下解，但反治而用药止泻，热邪留于胃肠，伤津烁液，非急下救阴，必至酿成不救，因疏大承气汤加清热之剂。可见大承气汤治疗积滞化热，用之适当，效如桴鼓。

**病例 2** 吕某，男，28 岁，工人。

病史：因平素不讲究卫生，过食生冷，致消化不良，食物留滞胃肠，蕴湿郁热。又因冷水洗浴，寒邪外束，以致火热内郁，正气不畅，血运迟滞而发。初起恶寒战栗，四肢厥冷，腹中胀满，大便不行。继则人事不省，面青唇白，目直口闭，脉厥气微，指甲青白。舌苔黄燥少津，舌质暗紫。因脉象郁闭，不可依据，只就其发病急促，来势凶猛，舌质紫暗而苔黄燥少津，断为真热假寒，因予羚犀莲珀汤以清热醒神，大承气汤以通闭泄热。

辨证：真热假寒，热扰心神。

治法：通闭泄热，清热醒神。

处方：莲子心25克，生大黄12克，元明粉12克，枳实10克，磨犀尖10克，厚朴6克，血琥珀3克，甘草3克。

煎好频频灌下，历数小时药灌完后，脉象隐隐微微可以摸到。次日又灌1剂，脉已起而现弦数，面唇红润，目已转睛，肢体不厥，略能言语，而大便未见。后将大黄加至15克，令其煎服，服后大便连泻2次，先燥后溏。泻下后，精神清醒，思食能睡，腹不满，口渴欲饮，大部分症状消失。后以清热和胃生津之剂，调理而愈。

《黄帝内经》云："诸禁鼓慄，如丧神守，皆属于火。"今病势初起，恶寒战栗，发作猝暴，皆为真热假寒之特征。在病初起时，前医谓为中寒之证，予以温中扶阳，服后不但不好转，反至昏愦。以热郁之证，过服温燥，使热邪攻心，关窍闭塞，心灵不运，故现昏愦肢厥，内闭外寒之象。若非速用清热通闭，必至造成闭脱。由此可见，真热假寒，因郁闭而发，用通闭清热的承气汤有很好的疗效。

**病例3** 于某，女，14岁，学生。

病史：初因伤风发热，头痛、自汗、恶寒、心烦，余以麻杏石甘汤加金银花、连翘1剂而愈。后因食肉过多，病又复发。初起目肿如桃，头痛如劈，烦躁谵语，大渴引饮，潮热自汗，小便短涩，大便不通，腹胀拒按，舌绛苔燥，两脉滑实。

辨证：阳明燥实。

治法：泻热通下。

处方：生大黄12克，厚朴12克，芒硝10克，枳实10克。

服药1剂，下燥屎数十枚，诸症霍然痊愈。后以清热和胃之剂，调理而愈。

脉症合参，此患者属于胃家实证。胃热上冲，则头目肿痛；胃热壅闭，则心烦谵语；胃津灼烁，则口渴引饮；阳明热伏，则日晡潮热。据证属阳明燥实，宜用急下之法，以泻燥热之气，予大承气汤服之。可见，春温夹食，用大承气汤亦有效果。

**病例4** 张某，女，19岁，学生。

病史：因思虑过多，经常失眠。后遂言语失常，见人詈骂，不避亲疏。饮食亦不规律，有时食不知饱，有时终日不食。心烦不宁，有时绕街狂跑，发作已有月余，越延越重。诊其脉右侧沉滑有力，大便三四日1行。

辨证：痰涎蒙闭清窍。

治法：通闭清热，豁痰开窍。

处方：生大黄20克，枳实12克，厚朴10克，元明粉12克，瓜蒌30克，石菖蒲12克，广郁金10克。

连服2剂，每日溏泻二三次，无明显效果。后将大黄加至30克，服药后，每日便泻七八次，服至3剂，已疲惫不欲起立，精神逐渐清醒，不似以往之狂言乱语和心烦不眠，后以镇逆化痰和胃之剂，调理而愈。由此可见，大承气汤治疗痰涎壅闭清窍，精神错乱，疗效亦佳。

**病例5** 安某，女，30岁，工人。

病史：妊娠6个月，在溽暑天气，因中暑而身现发热，面红齿燥，斜目弄舌，神志昏厥，口臭喷人，手足瘛疭，腹热如烙，舌胀出口约有半寸，便结尿无。诊其脉，寸关洪数鼓指，两尺沉细如无，舌质青紫，边尖鲜红如朱。

辨证：热入血分，损伤胎气。

治法：清热泻下。

处方：鲜生地黄30克，生大黄15克，元明粉10克，枳实12克，赤芍15克，牡丹皮12克，厚朴10克，甘草3克，犀角15克（冲）。

连服2剂，胎落，果已臭烂，形色青紫。患者神志清醒，身热已退，舌色青紫已逐渐消失，尺脉已起。后以养阴活血通络之剂，调理而愈。

患者寸关洪数鼓指，两尺沉细如无，舌质青紫，边尖鲜红如朱，此乃暴热深入血分，损伤胎气，口臭舌青为胎死的特征。如今之治宜先下死胎，清热毒，或可治愈。若犹豫保胎，不但胎不可保，孕妇生命亦恐难全。

附：胎死腹中的鉴别方法，在《咎氏产宝》上说："面赤舌青，其子必死，面青舌赤，其母必亡，若舌面俱青，口角两边流涎，则子母二命俱不能保。"这种说法通过临床实践，亦不尽然。在面赤舌青之病历中，往往儿胎下之后，母命亦随之而殒者甚多，必须腐胎下后，热退身清，别无变证，方称进入坦途。然如认为胎死腹中，必须急下，切勿使毒秽上冲心胸，造成急速死亡。在鉴别之际，必见其舌青面赤，肚腹胀大，腹冷如冰，口中有臭气，方可议下。堕胎时必须考虑患者的虚实寒热，或宜寒下，或宜温下，应随其宜而用之，方不致贻误。

【按】阳明腑证为"胃家实"也，其性质属里、热、实证。由于热邪盛而传入胃肠之中，使津液耗损，燥热与糟粕秘结，壅而为实，以致燥屎形成于胃，使气机不通，气有向里、向下之趋势，因此用下法治之，实邪顺其势而随大便下泻外出。否则燥实不去，非但邪热无从肃清，更兼耗损津液，以致燥实更结，里热更甚，病证日益严重，故下法亦为使津液免于更伤的一种积极措施。下法应用范围很广，但须掌握时机，若用之适当，邪除病愈；如用之不当，可使病证加重，造成危候。

大承气汤用厚朴之苦温，行气以消满；枳实之苦寒，下气以消痞。两药均为气分药，可通达肠胃之气。又用芒硝之咸寒以软坚、开热邪之凝结；大黄之苦寒以泻下热结。硝、黄两药在枳实、厚朴的推动下，有荡涤肠胃，推陈致新的作用。用以治阳明腑实痞满、燥实俱备，效如桴鼓。因本方可泻热破结，化燥软坚，顺理腑气，攻下燥屎，力大而峻，故名"大承气汤"。

大承气汤为攻下之峻剂，用时须严格注意以下事项：①必须具备痞、满、燥、实、坚，方可用之，缺一不宜；②患者必须内有燥屎，或便硬，或热结旁流，用之方为合拍；③呕多，胃气上逆时，虽具备其他可下之症，亦不宜用大承气汤；④服后如大便已得通畅，余药勿再服。

## 小承气汤证 1 例

**病例** 尹某，男，25 岁，工人。

病史：下腹部胀痛两个月，近 1 周加剧，恶心，呕吐，发热。患者经常高温作业，汗出过多，大便干燥，常每四五日 1 行，下腹满，胀闷，食欲减少，烦躁不得卧。脉沉滑有力，舌质红，苔薄黄。X 线钡剂灌肠检查：可见充盈钡剂的袋状突出，诊断为结肠憩室炎。

辨证：胃热炽盛，燥屎初结。

治法：泻热通便，破滞除满。

处方：生大黄 15 克，枳实 12 克，厚朴 10 克。

连服 2 剂，泻燥屎甚多，继又泻稀便 4 次，热退神安，但腹胀如故，嗳气不食，脉缓而濡，腹部喜按，叩之呈鼓音。此为脾虚作胀，积食停滞，拟健脾以除虚胀，治当攻补兼施，枳术丸加减治之。

处方：炒白术 24 克，生山药 15 克，枳实 12 克，茯苓 12 克，厚朴 10 克，青皮 10 克，紫豆蔻 10 克，大腹皮 10 克，莱菔子 10 克，二丑面 6 克，木香 6 克。

服药 10 剂，腹胀减轻，饮食恢复，痞闷已消，诸症均消。嘱患者注意调养，1 年来大便一直正常，腹胀未再复发。

【按】本例为典型的阳明病之小承气汤证。方中以大黄攻积泻热，厚朴行气宽中，枳实破结除满。本方泻下作用较慢，适用于阳明腑实而以气滞胀满为甚，燥热次之的证候。

本方与调胃承气汤相比，调胃承气汤以治胃肠燥实为主，痞满不甚，故不用枳实、厚朴以行气破滞，只用硝、黄、甘草泻热软坚。本方以治痞满为主，燥实不甚，故不用芒硝软坚润燥，只用枳实、厚朴破结除满。

## 蜜煎导方证 1 例

**病例**　汪某，女，68 岁，家庭妇女。

病史：大便经常七八日 1 行，甚至 10 余日不见大便。平素饮食很少。服泻药后，每觉脘满，气短，心悸，食物更不消化，因此对泻药怀有戒心。便秘不行，往往胃脘膨闷，小腹胀满，饮食不思。诊其脉细弱而尺沉涩，是气血俱虚，阴津枯竭之证，下之不但伤胃，更能损津。

辨证：阴虚便燥。

治法：养阴润燥。

处方：蜜煎导通便，隔 3 日导便 1 次。

用蜜煎导后隔半小时即大便溏泻 1 次，不但无腹满之患，而食欲逐渐好转，患者甚觉满意。以后经常使用，半年未断，而健康逐渐恢复。

【按】老年人或久病者虚弱，肠中津液枯燥而发生之便秘，禁用苦寒通便剂。因久病者或老人，多属脾胃衰弱，不胜苦寒通便之剂，尤其对于苦寒之大黄利便更不相宜。以大黄通便，通利后必有继发的一度便秘，屡通则损伤胃气。因此老年久病之人，不宜过用下剂。然老年久病便秘之患者，采用蜜煎导法，是一种比较稳妥的办法。既不似下剂损伤胃气，又可以达到通便的目的。因此年老体弱之患者，用之通便最为适宜。这与现代用甘油栓意义相同，而疗效过之。唯蜜煎之用，只限于用润直肠之燥。待燥屎已输至魄门，而有欲便之感时，可用蜜煎导润便滋燥，导而利之。

蜜煎导方，是用食蜜 60 克（7 合）煎成饴状，做成长六七厘米之长条状栓剂，放入肛门内。

## 猪胆汁导方证 1 例

**病例**　牛某，男，46 岁，工人。

病史：患伤寒证，经过多次汗下，而心中烦热不宁，腹满不思饮食。口干舌燥，精神委靡，有时发生谵语，大便 5 日未行，饮食有时作呕，药物下咽，旋即吐出，舌苔黄燥少津，脉象豁大而空。

辨证：邪热炽盛。

治法：泻热通便。

处方：鲜猪胆 1 枚，置温水中俟温，灌入米醋 30 克，溶化后，胆囊口置一竹管系紧一端，放肛门中，将胆囊汁和醋导入肠内。

隔 20 分钟，觉腹中隐隐作痛，下燥屎十数枚，后杂以臭秽之大便，腹满减，而烦热宁，呕不作，心觉快，而略思饮食。后以清热和胃之剂，调理而愈。

【按】猪胆汁灌肠法，在习惯性便秘及年老体弱者，肠中津液枯燥之病中，甚少用。伤寒末期，大便燥结，多日不行，腹部胀满，食欲不思，脉象细弱，热邪潜伏未清，胃气又复衰败，攻邪则中气不支，不攻则邪热不解。在此期间，可采用猪胆汁灌肠之法。以猪胆汁不但可以通便，而苦寒作用更能清热解毒。所以温热病，胃气颓败，肠中热结不解，用之每收捷效。

## 茵陈蒿汤证 1 例

**病例** 方某，男，41 岁，干部。

病史：初起身发冷热，恶心作呕，头眩，身倦无力，心悸气短，失眠多梦。食后胃脘胀满，右肋胀痛拒按，小便殷红，脉弦数，巩膜发黄，肝大，于右胁下 1 指半。化验：麝香草酚浊度 8.2 单位。凡登白直接、间接均阳性，黄疸指数 80 单位，诊断为黄疸型肝炎，予加味茵陈蒿汤服之。

辨证：湿热内郁。

治法：清利湿热。

处方：茵陈蒿 24 克，生栀子 10 克，生大黄 10 克，金银花 15 克，连翘 15 克，鳖甲 15 克，半夏 10 克，赤芍 10 克，郁金 10 克，龙胆草 6 克，柴胡 6 克。

服药 3 剂，冷热退，呕吐不作，胃脘轻松，略思饮食。然右胁胀痛不减，原方加犀黄丸 6 克，白水送下，以解毒、通络、止痛。连服 5 剂，胃胀全消，胁痛大减，巩膜黄色渐退，能食，身较有力，但小便仍黄。遂将大黄改至 12 克，服后每日溏泻一两次，身体不但不倦，而食欲倍增。连服 8 剂，小便色淡，巩膜不黄，肝区痛亦不显，因减大黄 3 克，加生山药 15 克，去半夏。连服 5 剂，症状消失，肝缩小至半指，压痛不显，黄疸指数 10 单位，凡登白直接阴性、间接阳性，麝香草酚浊度降至 5.6 单位。后又加党参 15 克，连服 8 剂，肝功能各项检查，皆已恢复正常范围。

【按】中医学称黄疸型肝炎为黄疸病，黄疸病还包括现代医学中的多种疾病。不论何种原因，使血液中黄疸指数增高，巩膜发黄，皮肤发黄，统称之为黄疸。黄疸分为阳黄、阴黄。阳黄证，黄色鲜明如橘皮色，身热烦渴或烦躁不宁，或消谷善饥，或小便赤涩、热痛或大便秘结，脉象滑数有力。患者元气尚强，脾胃未伤，而湿热更盛，皆宜清湿热，利小便，消黄疸法治疗。阴黄证，面色晦暗，神志困倦，言语轻微，畏寒不食，四肢无力，喜静恶动，脉象虚软或细弱无力，宜用温补行湿利疸法治疗。

茵陈蒿汤为治阳黄之方。以茵陈蒿清利湿热、退黄疸；大黄通泻郁热，由二便排出；栀子苦寒以除烦热，清泻三焦，三焦通利，湿热得去，则肝胆不受熏蒸，故黄疸可去。

通过临床体验，加味茵陈蒿汤不但消黄疸较速，对消缩肝大和缓解右胁疼痛，都有明显效果。对肝功能的恢复和主要症状的消除，也有较好的效果。凡黄疸型肝炎，黄疸症状较重者，重用大黄和茵陈，不但黄疸消退快，而且对伴有的身倦脘闷、消化不良等症，亦有明显效果。因黄疸证患者的倦怠，并非由于气衰脘满、消化不良，亦非由于脾胃衰弱，故用大黄后，不但倦怠症状可以缓解，而脘满亦逐渐消失，食欲增加。故治阳黄证，重用茵陈、大黄是一种最好的方法。

## 吴茱萸汤证 2 例

**病例 1**　薛某，女，26 岁，干部。

病史：平素胃气虚弱，饮食稍有不当，即发生脘满气短，食物不消，嗳气填胸之症。后在溽暑季节过食瓜果，发生胃脘胀满，隐隐作痛，气闷不舒，食欲减少等，迁延五六日，服健脾消食之剂无效。后遂头部眩痛，胃脘膨满较甚，嗳气连绵，呕溢泛沫，因之身体倦怠，精神委靡。诊其脉沉细无力，舌苔滑润多津。

辨证：胃气虚寒，冲气上逆。

治法：温中降逆，健胃散寒。

处方：吴茱萸 10 克，半夏 10 克，生赭石 10 克，陈皮 10 克，茯苓 10 克，生姜 6 克，甘草 6 克，厚朴 6 克，人参 3 克（单煎）。

连服 2 剂，脘满气短减轻，嗳气亦轻，头部虽眩晕已不作痛。5 剂后胃脘不满，头不眩，食欲增加，嗳气、呕逆均消。后以健脾和胃降逆之剂，调理而愈。

**病例 2** 温某，女，46 岁，农民。

病史：因肝火炽盛，有头眩、心悸、失眠，血压 195/125mmHg。用清肝、镇逆、潜阳之剂，连服 28 剂，血压显著下降，头不眩晕，心不悸而能眠。后按此方继续服用，渐至胃脘膨闷，四肢厥冷，食欲减退，消化不良，头部眩痛，不敢起立，有时呕吐涎沫。医者认为血压又复升高，及检查血压时并无上升情况，血压 140/100mmHg。诊其脉则弦细无力，舌苔白腻多津。

辨证：肝胃虚寒，寒浊上逆。

治法：暖肝温胃，降逆止呕。

处方：党参 12 克，生赭石 12 克，吴茱萸 10 克，半夏 10 克，厚朴 6 克。

连服 3 剂，症状消失。后以和胃降逆之剂，调理十数日，恢复正常。

据脉断证，患者系因过服苦寒清肝之品，损伤肝阳，摧残胃气，肝脏虚寒，寒浊上逆所致。宜暖肝温胃，降逆止呕法，以吴茱萸汤加减治之。方中以吴茱萸暖肝温胃，生赭石、半夏、厚朴降逆止呕，党参补虚和中。

【按】吴茱萸汤是治脾胃虚寒，胃气上逆之方。方中以吴茱萸苦温，能降逆止呕，温中散寒；人参、姜、枣补心脾之阳，使中气充盛，则吐利自止。如吐利不止，不但损伤胃肠津液，尤能摧残心脾阳气，且能造成阴阳离决之危证。故以参、姜健胃止泻，泻止呕除，而心脾之阳方能逐渐恢复。

由于胃气虚寒而出现的干呕、吐涎沫、头痛、脉细弱或沉微，亦可用吴茱萸汤加减治之。

## 栀子柏皮汤证 1 例

**病例** 曹某，男，42 岁，干部。

病史：患早期肝硬化，午后轻度潮热，胃脘满，巩膜及皮肤发黄，小便赤涩。肝功能检查：黄疸指数 32 单位。脉弦数，舌苔滑腻而黄。以栀子柏皮汤加疏肝和胃之剂治之。

辨证：湿热蕴于肝胆。

治法：清泻湿热。

处方：茵陈 15 克，桃仁 15 克，生栀子 12 克，黄柏 10 克，甘草 3 克。

服药 3 剂，午后潮热不作，小便增多，巩膜及皮肤的黄疸逐渐减轻。后服 13 剂，巩膜、皮肤和舌苔黄色均已减退。血液检查：黄疸指数已降至 3 单位以下。后以健脾和胃之剂调理。

【按】黄疸多属于湿热郁蒸，故以栀子泻三焦之热。三焦热清，则小便自畅，不但热可由小便下行，而黄疸亦可由小便排出体外，栀子对消除黄疸有很好的效果。黄柏治胃中结热，消黄疸，是一种清热燥湿药，而黄柏和栀子同用，消除黄疸之力尤强。唯栀子柏皮属于苦寒之品，多用、常用恐伤其胃，故用缓中益胃之甘草和之。

《伤寒论》治阳黄证共有三方。由于湿热部位、程度不同，而在药物的选用上，根据具体情况，应加以适当配伍。在三方中有的偏重于表，有的偏重于里，有的独取于中。栀子柏皮汤证，是取中的方法，是消灭病因的基本治法。栀子、黄柏都属苦寒清热之品，苦以燥湿，寒可清热。此外，二者都有利尿的作用，湿热消除，则黄疸自然逐渐消失。

## 麻黄连翘赤小豆汤证 1 例

**病例**　骆某，男，38岁，教师。

病史：因患流感而发热恶寒，身痛，脉浮数。医以辛温疏表剂治之。服药2剂，而寒热不减，渐至胃脘满闷，消化不良，食后作呕，右胁胀痛，周身倦怠。肝大右肋下两横指，有压痛，巩膜、皮肤有较深黄染。肝功检查有肝炎样变化。脉弦数，舌质红，苔黄腻。

辨证：表证未解，湿热蕴结。

治法：清泻湿热，宣透外邪。

处方：麻黄3克，连翘15克，赤小豆15克，生梓白皮10克，广郁金10克，赤芍10克，青皮10克，京三棱10克，甘草3克。

服药后，汗出而冷热解，脘满稍差，呕减，略能进食。原方加生大黄6克，生薏苡仁15克。

连服1周，脘满消失，食欲增进，右胁疼痛亦渐轻减，黄疸逐渐消退，精神清爽，体力增加。后又连服10剂，诸症消失，黄疸亦退除净尽，肝缩至半指，肝功已接近正常。后以清热祛湿、疏肝化瘀之法调理而愈。

【按】本证为湿热郁于表层，故用麻黄汤疏表邪以宣在表之湿热，赤小豆除湿热、下水肿而利小便。然用麻黄时，有表证者可以暂用，证退即止，不可连续使用。若脉象现浮，是病势趋向于表，如配合适宜，可以长期用之。梓白皮能清热燥湿；连翘能清热解毒，兼利小便，而其解毒之力，尤能消除热毒，帮助肝脏恢复。在临床实践中，连翘必须剂量稍大，方能达到理想的效果。而麻黄不可连续使用大量，以防损卫伤阳。以上诸药，除麻黄汤发汗之外，都属于清热利水、解毒疏肝之药。

黄疸，古人谓发生于湿热，用清热利水之品清除湿热，湿热退而黄疸自除。

## 桂枝加芍药汤证 1 例

**病例** 吕某，女，18 岁，学生。

病史：于溽暑季节当风乘凉，由于身心清爽，不觉入睡，及醒后便感啬啬不适。入夜后身发寒热，头部眩痛，身倦脘满，不思饮食，医予加味香薷饮。服药后汗出，恶寒稍减，而心中烦热，口干思冷饮，家中不解汗出后不宜骤进冷食，遂与冰棍，连食 2 枚，汗骤回而身瑟缩如故，腹胀满作痛，舌苔白腻，脉弦细无力。

辨证：里虚邪陷。

治法：宜暑和里。

处方：鲜佩兰 10 克，藿香 10 克，香薷 6 克，白芍 15 克，厚朴 6 克，枳壳 10 克，紫菀 6 克，生姜 6 克，甘草 6 克。

连服 2 剂，汗出而冷热减，腹胀痛消。又连服 3 剂，诸症痊愈。

【按】此患者平素脾胃虚弱，在感暑之后，湿热郁蒸，心中烦热，思冷食。但由于患者脾阳虚弱，不足以胜寒冷，故腹胀痛。当暑之后，机体抗病功能趋向于表，以排出在表之暑邪，骤进冷食致使中寒，而在表抗病之正气必因中气反常，而趋向于内。气陷于内则卫外之气即感不足，故表邪将解而今反又加重。治疗时，除解表之外必加和里，而仿桂枝加芍药汤，药味不同而其法则一。本方以佩兰、藿香芳香化浊、宣表祛暑为君；以芍药和里缓解腹痛；以厚朴、紫菀行气祛满；以姜、草健胃。

桂枝加芍药汤是表里双解之剂，即太阳之表邪未解，而又陷入太阴，有表证复有里证，可用表里双解之法，疏表以和里。

桂枝加芍药汤即桂枝汤倍用芍药。以桂枝汤调脾脏气血阴阳，加芍药既能益脾阴，和脾血，又能于土中伐木，缓急以止痛。此方在临床上经常运用，有的虽不用其方，而袭用其法，效果很好。凡见腹满胀痛，脉弦细，舌质偏红，苔薄白等，多属脾家气血阴阳不和，选用本方治疗，每能取效。

## 桂枝加大黄汤证 1 例

**病例** 翟某，男，26 岁，农民。

病史：平素腹部有时胀满，泛酸。因露雨捕鱼感寒而发热恶寒，头疼身痛，服辛温疏表之剂，汗出后头身痛解，寒热亦轻。在此表邪未尽、内热未清之时，恣意饮酒食脍，因之恶寒又作，腹部剧痛、膨胀不能平卧，按之痛不可忍，四肢厥逆，面色苍白，舌苔腻，脉象沉微。在此表邪未解、里证又急之际，攻里又恐表邪内陷，疏表则胀痛不支，更兼证实脉虚，急攻又恐引起剧变，于病情错综中审慎处之。

辨证：表邪内陷，脾胃积滞。

治法：双解表里，温通食滞。

处方：白芍15克，桂枝12克，生姜10克，大黄10克，枳实10克，干姜10克，甘草6克。

服药后，大便连泻3次，腹部胀、满、痛均减，能安卧沉睡一夜，周身不断汗出，而冷热不作，次日精神清爽，知饥思食。后以健脾、消食之剂，调理而愈。

【按】此证本为表邪不解，而现脉象沉微，四肢厥逆，是由太阳陷入太阴。太阴证腹满，不胀痛拒按，且其疼痛亦时疼时止。若是痛势急剧、拒按，是为脾胃素虚表邪未解。此时恣饮无度，食积胃肠，以致造成此虚中夹实之证。以加味桂枝加大黄汤两解表里，温通食滞，可称对证之剂。

桂枝加大黄汤即桂枝汤倍加芍药，再加大黄而成。此方既可调脾脏气血，又能通结扫荡，泻胃家之实，用于太阴病腹痛、大便不利，较为适宜。

## 麻黄附子细辛汤证1例

**病例** 杨某，男，60岁，干部。

病史：于严寒之时，因肾阳虚衰，无力抵御外寒，致寒邪深入。初起头痛腰疼，身发热恶寒较重，虽厚衣重被，犹觉瑟缩恶寒。舌质淡而苔黑润，脉沉细而紧。

辨证：表里同病。

治法：温经散寒。

处方：炙附子10克，生麻黄6克，北细辛3克，生甘草3克。

服药1剂，汗出至足，诸症皆愈。

脉症合参，知其为少阴伤寒。身热恶寒，即所谓热在表、寒在里，宜用麻黄附子细辛汤，以扶阳散寒。

【按】机体抗病能力之强弱，全视其元气之盛衰。故人初感外邪，首先要察脉象是否有力，其次再看两尺脉的盛衰。浮以候阳，阳气衰者，其脉多沉细无力，或沉微。尺以候元阳，元阳虚者，无以温养脾阳，脾阳虚，即无以奉心阳，心阳是卫阳的发源地，所以心阳虚则周身之阳俱虚。尺脉以候元阳，因此尺脉微者，则元阳即感不足，表邪即易内陷。所以同患太阳伤寒，在脉象浮紧或浮缓，则为太阳伤寒；若脉沉细或沉微，即属邪入少阴。患太阳病，尺脉沉微，也应防止陷入少阴。因此，诊病在脉的变化上，应格外注意。

少阴之表邪，非用疏散之药不能宣解。麻黄、细辛能祛太阳、少阴在表之风寒。唯发汗之剂可摧残真阳，若阳气不足者用之，则有亡阳之患，故佐附子以扶心肾之阳，使表邪祛，阳气不伤。麻黄附子细辛汤，是治阳气虚微而表邪外袭，用温经散寒的一个主要方剂。

麻黄附子细辛汤由麻黄、附子、细辛三药组成。方用麻黄发汗以解太阳之表；附子扶阳以温少阴之里；细辛则既能解在表之寒，尤能散少阴之邪，与麻黄、附子相伍，可兼有表里两治之功。三药合用，温少阴之经而发太阳之表，具有扶正祛邪，温阳解表的作用。但麻黄、细辛毕竟辛散有力，走而不守，易伤正气，故本方只适用于少阴始病之时，而以正虚不甚者为宜。

## 黄连阿胶汤证 1 例

**病例** 严某，女，35 岁，干部。

病史：因工作冗忙，日夜劳作，一经感寒，病即深入少阴，而从火化。初起身壮热不能言语，心烦不眠，舌质红绛，苔黑且燥，脉象微细而数。

辨证：阴虚火旺。

治法：育阴清热。

处方：黄连 12 克，阿胶 10 克，黄芩 10 克，白芍 10 克，鸡子黄 1 枚。

连服 2 剂，热势渐平，但仍觉烦热口干，不欲饮食。此乃热邪略见减轻，而阴气尚未恢复之证。宜按原方，减黄连、黄芩各 3 克，加元参 15 克。服 3 剂，诸症皆退，唯两脚拘急。后服芍药甘草汤 2 剂而愈。

【按】脉微细为少阴病之提纲，微为阳亢，细为阴虚。凡操劳过度，阴气先伤，虚阳偏旺，一感寒邪迅即陷入少阴，而从火化，故患者身及手足壮热，心烦不眠，此系虚火偏盛，真阴耗损之证。宜育阴清热法，以扶阴抑阳。

少阴病由于体质、病邪及治疗方法之不同，有的可以从水化而为寒，有的可以从火化而为热。从寒化的谓之少阴病的正型，从火化的为少阴病的变证。人体在抗病期间，由于发热蒸耗，病邪之破坏，汗下误治之损伤，都能使人体的阴分受到严重的摧残，而见阴虚之证。

此证心热炽盛，阴津灼伤，故以黄芩、黄连清上焦之热以祛心烦。由于热邪熏灼，而使神气烦扰不宁，津液损伤，为发生心烦的重要原因。所以在清热之外，必须大力滋阴养血。用白芍、阿胶以养血，鸡子黄补津益液，使热邪肃清，津血充盛，而心烦自止。

## 桃花汤证 2 例

**病例 1** 程某，女，46 岁，农民。

病史：患者有吗啡之癖，又在溽暑季节，过食瓜果，生冷食物伤胃，忽患痢疾。初起下利赤白，久则纯下清血，杂以稀粕，日六七行，胃脘满闷，饮食减少，病延月余，诊治不愈。渐至面色萎黄，两足浮肿，身倦无力，唇红如朱，脉沉细数而扎，尺部无力，舌质红绛，舌苔黄腻。

辨证：气血两虚，中气下陷。

治法：补益气血，温中固涩。

处方：赤石脂 12 克（研细），干姜 10 克，炒白术 10 克，杭白芍 12 克，当归 12 克，制附子 6 克，甘草 6 克，吉林参 3 克（单煎）。

连服 3 剂，便血即止，胃满亦减，知饥能食，但腹部下坠、便数不减。此乃阳气仍陷而不举。遂去吉林参，加补气升阳之黄芪 15 克。连服 10 剂，精神逐渐恢复，浮肿消退。后又服 10 余剂，大便正常，身体健壮而愈。

痢疾日久，脾阳虚弱，肠气滑脱，又须用温涩之剂，医者不可不知。

此例患者为下利过久，气血两虚之证，《黄帝内经》云：肠澼便脓血，身热则死，寒则生；肠澼下血沫，脉沉则生，脉浮则死。若久病而现身热、脉浮，为正虚邪盛，正不胜邪，必死。若身寒、脉沉为正气虚弱，而邪气亦微，则为可治。今由于下利多日，阴气损伤过重，无以维阳，而虚阳上泛，故唇舌绛红。脾阳衰惫，健运失职，因而足面浮肿。种种危象，将成戴阳。前医只知见积治积，见血治血，殊不知积虽去而正亦虚，血下多而气亦陷。故虽服行滞化利之药多剂，而病不见愈。所幸胃气尚存，脉象沉数而扎是正邪俱虚，可用温涩之剂，佐以温中补血，因以桃花汤加味予之，疗效较佳。

**病例 2** 汪某，女，21 岁，教师。

病史：患痢后，大便每日六七次，腹不痛，无里急后重现象，便中无脓血，胃满食欲欠佳，身倦无力，舌质淡苔滑润，脉沉微。

辨证：脾阳下陷，肠气不固。

治法：温中固肠，健脾升阳。

处方：生石脂 12 克，干姜 10 克，炒白术 10 克，生山药 15 克，生黄芪 15 克，诃子 10 克，甘草 10 克。

连服 3 剂，食欲进展，便泻减至二三次，胃脘不满，身体较健。后以此方连服 5 剂而愈。

桃花汤治疗虚寒滑泻，为常用之方。凡脾胃虚寒、肠气不固而发生之滑泻，用之有显著效果。

此患者为下利损伤气血，使脾阳下陷，肠气不固所致。方中以生黄芪补气升阳，以生山药滋补脾阴，以生石脂、诃子固肠止泻。赤石脂为收敛固肠之药，用于慢性泄泻。干姜散寒，温脾健运，甘草补虚缓中，调和诸药。

【按】桃花汤由赤石脂、粳米、干姜三药组成。赤石脂性温而涩，入下焦血分，收涩固脱；干姜守而不走，温中焦气分而散寒；粳米益气调中，补久利之虚。临床用之对纯虚无邪、下利滑脱不禁之证常可取效。

本证下利便脓血，多由下利或湿热痢迁延日久，损伤脾阳所致。因中气不足，寒湿内阻，以致大肠气机不利，亦可损伤络脉，故利下脓血，其色暗淡。由于证属虚寒，故腹痛喜温、喜按，里急后重较轻。若日久不愈，则脾肾两虚，中气下陷，关门不固，因而利下滑脱不禁。小便不利，并非气化失职，而是泻下过多，水分不足所致。至于神疲身倦，舌淡，苔白滑，脉缓弱等，均为脾虚寒战之证。

本证和白头翁汤证均为下利便脓血。但前者为中焦阳虚，统摄无权；后者为湿热壅结于肠，热伤血分。二者证候性质不同，治法亦异。

《伤寒论》中所谓下利便脓血，在临床体验中即今日赤白下利之病，大多数皆由于湿热所致，治宜用清热燥湿、导滞止痢之法，绝不可用辛温收涩之剂。如痢疾初起，误用温涩，每造成毒邪留滞，轻者胸满不食，重者酿成不治。因此，治痢忌用温涩之剂。


## 猪肤汤证 1 例

**病例** 邓某，女，10 岁，学生。

病史：素体阴虚肝热，至秋感燥气而发喉证。初起恶寒发热，满喉皆粉白，咽痛鼻塞，面青神倦，大便溏泻。脉浮细无力，舌燥少津。咽膜干燥，与少阴猪肤汤证吻合。因而师其法不用其方，以加味养阴清肺汤予之。

辨证：阴虚火盛。

治法：养阴生津，利咽解毒。

处方：生地黄 18 克，麦冬 15 克，白芍 10 克，元参 18 克，牡丹皮 10 克，浙贝 6 克，薄荷 6 克，金银花 10 克，山豆根 10 克，板蓝根 6 克，甘草 6 克。

外用：雄黄 10 克，朱砂 10 克，人中白 8 克，牛黄 8 克，梅片 5 克，西瓜霜 3 克，研极细面频吹喉内白点上。

连服 2 剂，神志清爽，白块缩小。5 日后溏泻亦减，7 日白膜退尽，饮食如常。后以竹叶石膏汤加解毒利咽之剂，两旬而愈。

【按】咽喉疼痛一证，由于原因不同，表现症状也不一致。治疗时必须根据症状和咽部的具体情况，以及脉象的表现，而予相应的治疗。猪肤汤为清热润燥、解毒利咽之剂。凡因热性病伤阴过重，劫夺津液，咽喉黏膜失于濡润，而发生咽喉疼痛、吞咽困难者，皆可运用此方，或宗其法，而不用其药，治疗咽喉疼痛之证，都有很好的疗效。余曾运用此法，治疗因燥气而诱起之白喉，亦有显著效果。

猪肤汤，即由猪肤 500 克，加白蜜、白粉组成。猪肤即猪肉之外皮，其性咸寒而且黏腻多脂，故能滋肾水、清虚热、润燥生津。白粉即米粉，甘缓和中可以养阴滋液，扶脾止利。白蜜，性甘寒，能润燥生津，清上炎之火而利咽。以上所用之药，都是生津润燥之品，所以治因津液枯燥发生之咽痛，用之有效。其煎法即以猪肤汤拌米粉和白蜜，合成稀糊，使黏腻之物，附着于黏膜上，以滋润清解，使局部之燥痛，通过滋润、清热、消肿而得到缓解。

余曾用养阴清肺汤和仙方活命饮二方，治疗白喉 48 例。其中白膜稍轻，身热不重者，一般都以大剂养阴清肺汤治之；若病势较猛，咽痛较剧者，则加仙方活命饮。试用以来，都有很好的疗效。唯养阴之药，用时必须大量，成年人生地黄、元参一般都用到 30 克左右，必要时加清热解毒之金银花、连翘、板蓝根、桔梗、牛蒡子之类。在毒邪方盛，身热较重时，可放胆使用白虎汤，以控制热邪的高涨。如热邪不退，势必耗伤津液，促进白喉发展。白喉一证，古人皆谓为燥证。燥证最怕伤阴，治疗白喉亦是针对病因，施以润燥解毒之疗法。吹咽药亦属于外治必要之品，对于解毒、消炎起着一定的作用，故对白喉之治疗，有满意的疗效。

## 甘草汤和桔梗汤证 2 例

病例 1　丁某，男，25 岁，工人。

病史：冬令 11 月间，天暖无雪，气候温燥，致冬温盛行。更因家人众多，同居一室，煤炭之气弥漫，室内空气不洁，燥热炽盛，吸之入肺，熏灼咽喉，致发头眩身热，咽喉肿痛，左右扁桃体亦红肿胀大，疼痛难忍，呼吸困难，饮食不进，脉象浮数有力，舌苔中黄边白。

辨证：肺热壅闭，津液亏虚。

治法：清热解毒，养阴利咽。

处方：连翘15克，山豆根15克，赤芍10克，黄芩12克，生栀子10克，苦桔梗10克，升麻6克，麦冬15克，金银花12克，板蓝根12克，生石膏12克，牛蒡子10克，甘草6克。

上药水煎服。同时外用冰硼散，频吹喉际肿处。

连服2剂，咽喉肿痛渐消，身热亦退，能进饮食。后以此方连服2剂，诸症痊愈。

本例患者是冬温内蕴，壅闭肺胃，上灼咽喉，而现此咽喉肿痛之证，故以清热解毒，养阴利咽之剂，连翘散加减治之。

**病例2** 费某，男，41岁，教师。

病史：因素有燥热，晚间外出遇寒，随即恶寒战栗，喉中微痛，咯出血沫。前医谓为热郁不达，以清肺胃、泻热之剂予之。服后恶寒不解，而咽喉肿痛益甚，渐至壅闭不通，呼吸困难，茶水点滴不能下咽。脉象沉伏有力，舌苔黄燥少津。

辨证：风寒外束，肺胃蕴热。

治法：疏表宣闭，清热解毒。

处方：金银花15克，板蓝根15克，元参15克，牛蒡子12克，黄芩10克，桔梗10克，陈皮10克，甘草10克，麻黄10克，柴胡6克，羌活6克。

服药1剂后，身见微汗，发热恶寒顿减，咽痛略轻。后去羌活、柴胡，加连翘15克。连服3剂，同时外用锡类散加研牛黄、冰片，频吹喉中。2日后，咽喉肿痛大大减轻，能进饮食。后以此方加减，连服4剂，诸症痊愈。

察此证原为肺胃之热，为外寒所郁闭，医者宜先宣表寒，使内蕴之热，得以外宣。今反用苦寒之剂，以遏闭其热，致肺胃之热不得外泄，反而上越，致使咽喉肿痛加剧，而成为严重不治之症。为今之治，宜疏表宣闭，清热解毒，使热毒得以外宣，咽喉肿痛方能消解，故以加味甘桔汤予之。

【按】《伤寒论》之甘草汤与桔梗汤，皆为治疗客热咽痛的祖方。凡症见咽痛，局部轻度红肿，病情较轻者可用生甘草1味，名为甘草汤，为治疗咽中燥痛的方剂，以清热解毒而缓痛。若服后不减，是肺热壅闭，可加桔梗，名为桔梗汤，以利肺豁痰，清热缓痛。桔梗辛开苦泄，而有宣肺、开结、排脓、解毒的功效。后人在此方的基础上，根据不同的症状，有不少的加减方剂。

咽喉肿痛，身现发热恶寒的治法宜疏表清热利咽。如外无发热恶寒之症状，只是咽喉肿胀疼痛，宜用清热解毒利咽之剂。桔梗汤和甘草汤之治疗原则，为清热利咽，养阴解毒。凡咽喉肿痛，外无表证的，用之都有很好的效果。如感有恶寒现象，必须在现有的药物中加宣肺疏表之剂，然以选用辛凉解表之品最为适宜。由于肺气通于喉，所以治咽喉肿痛常辅以宣肺疏表之品，这是中医治疗咽喉肿痛的一般常用方法。

## 白通汤证1例

**病例** 余某，女，42岁，家庭妇女。

病史：因平素脾胃虚弱，夏令食瓜果，诱起大便水泻，服导滞醒脾利水之剂，便数虽减，但大便滞痛，终未痊愈。每日仍泻稀便二三次，迁延近3个月。后因夜间受凉，又发生剧烈腹痛脘满，饮食不思，渐至四肢厥逆，精神恍惚，心烦不安，身出凉汗，脉象隐伏欲绝。

辨证：心脾阳衰，中气下陷。

治法：温补心脾，通阳止泻。

处方：炮姜15克，附子12克，葱白5寸，吉林参6克。

服药后精神安静，四肢温暖，脉象弦细无力，情况已渐好转。连服3剂，下利止，腹痛不作。后以温中健脾之剂，调理而愈。

【按】白通汤即四逆汤以葱白易甘草，去甘草之缓敛，加葱白之辛通。姜、附健脾阳，并可补心阳，心脾之阳足，下利厥逆自愈。葱白能行气通阳，可输姜、附之热，急达四肢，又兼能启阳上行止泻。

虚寒下利，多由于脾阳虚损，失去运化功能而发生。如肾阳不足，命门衰微时，亦可有下利。其原因不外由肾阳虚损，影响到脾阳，即古人所谓火衰不能生土之理。然心肾之阳衰竭欲脱之际，常见有下脱上越之证，是患者在病势垂危时，自觉难以形容的一种痛苦现象，可见上部恶心反胃，下部气坠下利。这种下利，便是心肾之阳欲脱的一种征象，要用温中回阳之剂补心肾之阳，俟阳气回复，则下利自止。所以下利一证，系由脾阳虚弱而发，宜用理中汤，以温脾阳；由心肾阳衰而诱起者，宜用附子汤或四逆汤以扶心肾之阳；如心脾阳衰，中气下陷，脉不至者，宜以白通汤通阳止泻，温补心脾之阳。

此例患者为滞泻日久，脾阳损伤，而又感寒发生剧泻，不但脾阳欲脱，而且心肾之阳，亦有摇摇欲坠之势，若不急为止泻回阳，则危险立至，故以白通汤予服。

## 白通加猪胆汁汤证 1 例

**病例** 杨某，男，48 岁，农民。

病史：患虚寒下利，初起由于饮食不节，发生滞泻，后则由泻转利。前医用苦寒化滞之品，服食多剂，不见效果。后病势转剧，烦满腹痛，饮食不思，目赤唇焦，而面色反清白，昼夜下利 50 余次，神志昏沉，默默不语，病延 20 余日，病势垂危，时有烦躁不安。诊其脉寸关豁大无力，两尺沉微。

辨证：阴盛于下，虚阳上越。

治法：温中升阳，育阴清热。

处方：炙甘草 12 克，黑附子 10 克，猪胆汁 10 克，干姜 3 克，葱白 5 寸，人尿半茶杯，猪胆汁 3 克，水煎凉服。

1 剂后，夜间便数顿减，只泻四五次。连服 3 剂，则下利已减至三四次，略思饮食。脉象为沉缓无力，是气血虚损之候，因予健脾补气利尿化滞之法，调理 20 余日而愈。

【按】白通加猪胆汁汤系由葱白、干姜、附子、人尿、猪胆汁所组成。本方用附子、干姜以回阳，葱白温下元通阳气，人尿除育阴之外，能引虚阳下行，猪胆汁滋阴消瘀。

少阴病下利脉微，是阴寒内盛，阳气不支，故用白通汤通气以复阳。若服白通汤，下利不但不止，而且厥逆无脉，心烦，目赤唇焦，面色青白，此乃阳气不能与阴相济，上越泛泛欲脱之势。故真寒之厥逆，与假热之心烦同时俱见，是寒热阻隔，阴阳离决之先兆。所以用白通汤通气回阳，加入人尿、胆汁以引阳入阴，育阴以止烦，使阳气下济，稳定而不上泛，或可转危为安。如服药后，脉象暴出，是脉为药力所逼，药力尽，则脉象乃绝。如服药后脉微续出，乃正气自复，正气复，则再生有望。

痢疾属于气血两虚者，多起于胃肠运化失职，如肠内病毒炽盛，可按一般痢疾的治疗原则清热导滞理肠法治之。如虚冷者可温化之，虚热者可清润之，以调理胃肠为正当的治法。若仍执湿热壅滞之剂，妄行扫荡胃肠病毒，则病邪未尽而中气先伤，致病势鸱张莫如所止。这类病例，每致造成虚脱厥冷困惫之症，此系由于误治而促进了病势之发展。从此例演变可作医者前车之鉴。

## 真武汤证 1 例

**病例** 黎某，女，36 岁，工人。

病史：因饮食不节，过食生冷，消化不良，脾胃蓄湿，凝寒积冷，正气衰弱，又当风乘凉，感受风寒，致恶寒发热，头目眩痛，口渴咽干，清涎涌溢。前医曾用疏风清热之剂，汗出后，而热不减。近两周，精神困顿，食欲不振，心悸脘满，精神烦躁，有时汗出淋漓，身体阵发瞤动，脉象两手浮数无力，舌质胖嫩而苔白滑。脉症合参，知为真阳欲脱，真寒假热之危证。前因过食生冷瓜果，蓄湿积寒，水不运化，进而又发汗以伤其阳，不但脾阳不支，而心肾之阳亦有振振欲脱之势。若不急予真武汤扶阳镇水，则顷刻大汗淋漓，阳气虚脱，挽救无及矣，故急以真武汤予之。

辨证：脾肾阳虚，水饮停蓄。

治法：扶阳健脾，敛阴行水。

处方：桂枝尖 6 克，杭白芍 12 克，云茯苓 24 克，炒白术 10 克，乌附子 10 克，清半夏 10 克，鲜生姜 6 克，甘草 3 克。

服药后身热退，烦躁宁，汗渐敛。连服 2 剂，食欲渐增，脘满消失，精神爽健。后以补气和胃育阴之剂，调理而愈。

【按】伤寒初起有太阳证者，当用疏表之剂，以宣邪外出。然在发表之前，必察其人本气阴阳有无亏损，方可大胆使用发汗或解肌之剂。若阳气素虚，平日恶寒喜热，经常服食辛温补益之品，大便溏滑，四肢冷厥，此类体质属于阴胜，如患伤寒须用发汗之剂时，宜于疏表药中，加干姜、附子、黄芪、白术之类，以补气固阳，庶免汗多亡阳，虚阳外越之弊。

真武汤证多由于脾肾之阳素虚，而过用发汗之剂所造成。主要症状为汗出后而热不解，心下悸而头眩，身瞤动，振振欲擗地。伤寒的一般症状，发热恶寒，汗出后身热渐退。今汗出后不但身仍发热，且又发现头眩、心下悸之证候，是汗出亡阳，虚阳外越之象。本方以扶阳固表为主，而以健脾行水辅之。尤其茯苓一味在健脾行水之中，尤能安神、止烦，故重用之，以收捷效。现各地治慢性肾炎，多用此方，肾阳虚水肿不消者用之，往往有效。而对肾功能恢复，尚无明确效果。

真武汤方为治阳气衰微，水饮停蓄之剂。故以茯苓、白芍健脾利水以行饮。白术、茯苓虽都有行饮作用，唯茯苓之行水，在于利尿，而白术之行水，在于燥湿。白术与茯苓同用，其健脾之力，相辅相成。水之所以停蓄，在于阳气衰微，故用附子以扶心肾之阳。阳之所以衰微，在于汗出过度，芍药酸寒能敛汗，兼能养阴，以过汗之后，阳气因以消之，而阴液亦必损伤。生姜能扶脾行水，又能助附子以固阳，故真武汤为温中镇水、回阳消翳之方。

## 通脉四逆汤证 3 例

**病例 1** 徐某,女,24 岁,工人。

病史:平素体质衰弱,又兼贫血,曾流产 1 次。此次妊娠将近 3 个月,忽然阴道出血过多,即住院治疗。因失血过多,出现心悸,头眩,烦躁不安,脉豁大而空,予养血安神止血之剂,药未煎好,患者已手足厥冷,烦躁欲脱,身发热而汗自出,两颊绯红,口舌干燥,脉微细欲绝,血压下降。若不急予治疗,必至发生危险,若煎药不及,先予人参面 3 克送服,并予通脉四逆汤服之。

辨证:阴寒内盛,阳气欲脱。

治法:破阴回阳,通达内外。

处方:附子 12 克(大者 1 枚,生用),干姜 10 克,甘草 6 克。

服药后精神稍安,四肢温暖,热退身凉,面色苍白,而现安静的状态。

**病例 2** 霍某,男,53 岁,教师。

病史:平素体质衰弱,夏令过食瓜果而致下利。经医院治疗两日,时好时坏,渐至骨瘦如柴,饮食少思,身体困倦,精神委靡,每日溏泻四五次,自汗淋漓,气短不足以息,心烦不能入寐,有时面色绯红,四肢时发厥逆,脉象沉微,两尺似有若无。

辨证:气血虚惫,阳气欲脱。

治法:温中回阳,止利固脱。

处方:干姜 18 克,甘草 15 克,乌附子 10 克,赤石脂 10 克,茯苓 10 克,人参 6 克。

1 剂后,肢温厥回,便泻已减,脉象略显有力,精神稍安,可以入寐。3 剂后,下利止,而食欲渐复,精神好转,后以健脾回阳固脱之剂,连服 20 余剂,诸症方始痊愈。

**病例 3** 房某,男,53 岁,干部。

病史:平素气逆痰多,近日复感暴寒。初起发热恶寒,舌苔黑润,口虽渴而不思饮。越三日,气急痰鸣,头面嫩红,神昏不语,手足厥冷,大汗淋漓,脉象两寸浮滑而细,两尺豁大而空。

辨证:阴寒于下,格阳于上。

治法:破阴逐寒,扶正回阳。

处方:生牡蛎 15 克,炙甘草 10 克,茯苓 12 克,附子 10 克,干姜 10 克,人参 6 克,清半夏 6 克,老葱白 5 寸。

服药 2 剂后，立即喘平气顺，汗止能言，手足温和。唯神志未清，有时自言自笑，是心阳尚未复原，又以前方连服 2 剂，至第 3 日，诸症均退，月余恢复健康。

此乃伤寒戴阳证，由于寒邪激动水饮，以致水气泛滥，故痰声辘辘；真阳飞越，故面赤汗流，手足如冰，舌黑口渴，此乃真阳衰微，如釜底抽薪，津液不能升腾之象。急予以扶正回阳，先用黑锡丹 10 克以镇其上脱之阳，复拟加味通脉四逆予之。

【按】通脉四逆汤是在四逆汤的基础上，倍加干姜用量，改用大附子 1 枚而成。因病势危急，已有阴寒内盛，阳气欲脱之四肢厥冷，脉弱欲绝，面现赤色的表现，非用辛热剽悍之药，益真阳而驱阴寒，不能达急救之目的。干姜健脾阳，护心阳；附子补心肾之阳以胜寒邪，并助脾阳；用甘草协助附子之功能，并具有阴柔多液的作用，能济姜、附的燥性。所以此方有逐阴回阳，通达内外的作用。

## 四逆散证 1 例

**病例** 丛某，男，39 岁，干部。

病史：因工作不遂致心中抑郁，逐渐发生寒热，脘满身倦，不思饮食五六日。猝然神志昏厥，四肢逆冷，面色苍白，脉象沉伏，舌苔黄垢，口唇焦燥，小便赤涩，大便 3 日未行。

辨证：肝郁热壅。

治法：疏肝解郁，清热醒神。

处方：杭白芍 12 克，广郁金 10 克，小枳实 10 克，粉甘草 10 克，嫩柴胡 6 克，送服紫雪散 3 克。

服药 1 剂后，身得微汗，四肢回暖，脉象由沉伏变为弦数，神志逐渐清醒。2 剂后，大便溏泻 1 次，精神清楚，然口干思饮，心中烦热，睡眠不安，头部眩晕，胸胁胀满。此乃肝滞尚未疏达，郁热尚未肃清。后用四逆散加清热育阴疏肝之剂，调理而愈。

【按】四逆汤和四逆散证，从四逆的症状来分析，大致相同，但从疾病的性质来审定，确有基本的区别。四逆汤证属于心脾之虚寒，而四逆散证多为肝壅热郁。这两个方剂如审证不清，一经误用，往往造成不可估量的损失。四逆汤证病情虽属严重，但脉症一致，不易误诊。四逆散证，由郁热壅闭而呈现的四肢厥逆实属假象，宜透过假象看本质，方不至误。用辛温散寒之剂，本系热郁，若再用温补以劫阴助热，必至促进疾病恶化与发展，所以辨证时须特别审慎。

四逆散乃大柴胡汤之变法。柴胡能宣肝郁，而达郁热；枳实泄心下之滞，血

088

液所以不能外达，系由阳气郁结，用柴胡、枳实破其滞，达其郁，而血行自畅。芍药疏泄经络壅闭之血液，甘草和中气而生津液。血行气畅而手足自温。由四逆散药物的作用，知其为宣通壅闭之方，药物既不偏于热，又不偏于寒，皆属苦平清凉之剂，治热深厥深之热厥属扼要对证的良方，厥回郁开之后，宜根据具体情况加以辨证处理。

本例患者根据病情发展情况，发病猝暴，转变凶猛，脉象沉伏，口唇焦燥，可以诊断为热郁神昏。由于肝中郁热，气血不能畅达，热邪无以宣泄，致使郁热伤阴，津枯液涸，不能宣泄于外，而反壅滞于中，所以昏厥无知。若系虚寒厥逆，虽至亡阳阶段，亦不见有昏迷症状的发生，因此诊断为热郁昏厥，以四逆散加清热醒神之剂。

## 乌梅丸证2例

**病例1** 韩某，男，18岁，学生。

病史：1周来，身体倦怠，善饥，腹中钝痛，大便秘结，面色苍白，身体消瘦。经医院检查，大便中有蛔虫卵，曾服食山道年和硫酸镁数次，效果不好。

辨证：胃寒蛔扰。

治法：温脏安蛔。

处方：乌梅丸15克，1日2次。另用乌梅24克，煎汤，早晨空腹时送服。

连服两次，至第2次服食后，隔两小时，复煎服生槟榔18克。服后两小时许，腹中阵阵作痛，经4小时，排下蛔虫16条，以后腹痛不作，腹中亦不觉饥饿。后每隔4周服食1次，3个月后，体力恢复，面色红润，体重增加，后再检查大便并未发现蛔虫卵。

**病例2** 兰某，女，36岁，工人。

病史：患者大便不正常历时8年，每日一两次或三四次不定。如饮食不节或过食肥腻，则便数必显著增加。有时便中杂以脓血样物质，腹中经常隐隐作痛。数日前医院按阿米巴痢疾治疗20余日，曾注射依米丁及服食呋喃唑酮均未见效，后经医院反复检查，确诊为结肠炎，因无特效疗法遂转中医治疗。患者体质虚弱，大便每日水泻三四次，脉弦细无力，舌苔润滑。

辨证：脾胃虚寒，湿热内蕴。

治法：温补脾胃，酸敛固肠。

处方：干姜 6 克，黄连 10 克，当归 15 克，党参 15 克，附子 6 克，黄柏 6 克，蜀椒 3 克，细辛 3 克，桂枝 15 克，乌梅 15 克。

连服 3 剂，症状好转，大便每日 1 次，精神清爽，饮食增加。连服 9 剂，诸证皆愈。

【按】乌梅丸，是古人用治蛔厥的有效方剂。蛔厥，是由于蛔虫扰动，而现心中烦躁不安、四肢厥逆，与虚寒证之四肢厥逆根本不同，因此古人治疗蛔虫病都用乌梅丸。此方治疗寒热之邪错杂于肠中，同时尚有蛔虫之骚扰而设，以寒热错杂之剂治厥热而呕蛔。尤在泾言："古云蛔得甘则动，得苦则安"，又曰："蛔闻酸则静，得辛热则止，故以乌梅之酸，连柏之苦，姜辛归附椒桂之辛，以安蛔温脏，而止其厥逆。"

通过临床体验，乌梅丸治疗小儿和成人的蛔虫病确有很好的疗效。乌梅丸不但为有效的肠中驱蛔剂，而用以治疗胆道蛔虫，也有较好疗效。治疗时可完全采用乌梅丸，服食方便，但见效缓慢，临床时常采用乌梅汤收效较速，但安蛔后常需以驱虫药收全功。在治疗过程中最好禁服香、甜、生冷、滑、臭之物，尤其不能进食甜品，注射葡萄糖亦为禁忌。因在临床观察中，有个别病例，吃过甘蔗后，即有疼痛发作的现象。乌梅丸之所以有效，主要在配伍中运用了酸苦辛的性味。中医学对蛔虫的特性观察，掌握了"闻甘即起，闻酸即止，闻苦即定，见辣则伏头而下"的规律。

乌梅丸除治疗蛔虫病外，对结肠炎也有一定疗效。

## 当归四逆汤证 2 例

**病例 1** 冯某，女，42 岁，家庭妇女。

病史：由于精神抑郁不舒，发生胸膈胀闷，头部眩晕，食欲减少之证。因循 20 余日不以为事，渐至后背经常恶寒，四肢有时厥逆，大便秘结二三日行，经某医院检查，未能确诊。又隔四五日，忽然恶寒较甚，虽身覆重棉，犹周身战栗，寒颤鼓齿，按其身不热。舌红无苔，面无热色，小便赤涩，脉象沉伏欲无。

辨证：肝气拂郁，血滞不行。

治法：疏肝解郁，疏气行血。

处方：当归 15 克，白芍 15 克，通草 6 克，桂枝 6 克，甘草 6 克，细辛 3 克，大枣 15 枚。

服药后，手足返温，恶寒减轻，而脉象由沉伏变为沉弦。2 剂后，身见微汗，恶寒不作，精神清爽。后以疏肝养血之剂，调理而愈。

根据该患者脉症表现，小便赤涩，大便秘结，知非虚寒之寒厥。脉象沉伏欲无，其面色、唇、舌亦不似虚寒之证；舌无苔而滑润，唇不燥而殷红，又不似热深厥深之热厥。而是由于平素肝气拂郁，血滞不行，气机闭塞，血不外达，以致发生寒栗厥逆之症状，治时宜行血宣郁，疏气行血，以导血外行，宜当归四逆汤予之。

　　**病例 2**　吕某，男，54 岁，售货员。

　　病史：患痢疾 20 余日，服香连化滞之药不效，仍每日夜下利脓血 10 余次，里急后重，腹部滞痛，渐至周身恶寒，四肢逆冷，心烦脘闷，饮食减少，舌苔薄黄湿润，脉象沉伏不扬，必须细为寻按，始觉指下沉弦，然有时模糊不清。

　　辨证：湿热壅闭，气血不行。

　　治法：清利湿热，行气活血。

　　处方：白芍 30 克，当归 24 克，通草 10 克，甘草 10 克，黄连 6 克，桂枝 5 克，细辛 3 克。

　　服药后脉出肢温，精神较好，腹部坠痛减轻，下利大减，脓血不见。后去细辛、桂枝，加木香、枳壳，调理而愈。由此可见，用当归四逆汤加黄连对湿热郁滞之痢疾，亦有疗效。

　　【按】当归四逆汤，用当归配芍药补肝养血以调荣；用桂枝、细辛通阳疏肝以散寒；桂枝配归、芍又可和营卫气血；大枣、甘草补脾胃、生津液，兼制细辛之过散；而通草通利阴阳以利血脉，治疗手足厥寒，脉细欲绝之血虚寒厥证。

　　四肢厥逆，由于病因之不同，有种种不同的治疗方剂。心肾之阳不足而发生四逆，宜温中回阳，为四逆汤证；阳气郁遏不能外达而发生之四逆，宜疏通血液以宣血外行。四逆散和当归四逆汤虽都由郁遏而发生厥逆，其区别在于，四逆散证者是由于热郁不达，当归四逆汤由于血郁不畅。故当归四逆汤中以养血行血为主，而辅辛温宣表之品，使内郁之血液随宣表之药由里以达于表。

## 当归四逆加吴茱萸生姜汤证 1 例

　　**病例**　丛某，女，44 岁，家庭妇女。

　　病史：由于家务不遂，经常抑郁不舒，肝郁则影响消化功能，经常胃脘膨闷，食欲不好。后因饮食不节，胃满加剧，噫气连绵，呕吐涎沫，食少体倦，四肢逆冷，大便二三日行，小便赤涩，舌苔润滑，左脉沉弦，右脉沉伏。

　　辨证：肝郁不畅，冲气上逆。

治法：柔肝和血，温经降逆。

处方：当归24克，白芍15克，通草10克，甘草10克，桂枝6克，半夏10克，吴茱萸6克，生姜10克，细辛2.4克。

服药后，四肢温暖，脉不隐伏。连服3剂，胃满消失，呕吐不作，涎沫减少。后加健脾、疏肝、降逆之剂，调理而愈。

【按】当归四逆加吴茱萸生姜汤即当归四逆汤加吴茱萸、生姜，为血虚寒厥，内有久寒的治疗方剂。以当归四逆疏表散寒，宣阳行血，以治手足厥寒。脉细欲绝，胸中停饮，则另加吴茱萸、生姜以排胸膈之停饮。方用当归、芍药之润以滋之，甘草、大枣之甘以养之，桂枝、细辛之辛以温之，借通草之入经通脉，以续其绝，而止其厥。若内有久寒者，必加吴茱萸、生姜以散之。

本例患者从二便和脉象来判断，知非脾胃之虚寒，而系肝郁不达，血行不畅，致使胃气不行，冲气上逆，故以柔肝和血、温经降逆之当归四逆加吴茱萸生姜汤予之。

## 麻黄升麻汤证1例

**病例** 黄某，女，21岁，售货员。

病史：患者身发高热，头痛，咽喉肿痛，身现隐约痧疹，颜色暗淡而不显明，有的深匿皮下。医院检查，确诊为猩红热。经中西医治疗20余日，无明显效果。渐至饮食不思，精神委靡，咽喉糜烂，身热不甚，遍体痧疹，隐约皮下，呈黑褐色，面色苍白，舌燥唇焦，口出腐气，腹部胀满，大便水泻，不进饮食已有两日，脉细数无力，舌质光亮少津。

辨证：寒热错杂，上热下寒，正虚热郁。

治法：宣表清里，温中暖下，生津解毒。

处方：麻黄5克，升麻10克，当归15克，桂枝6克，茯苓24克，知母10克，黄芩10克，葳蕤15克，白芍15克，天冬12克，生石膏18克，白术10克，干姜10克，金银花30克，板蓝根12克。

外用吹喉散：真猴枣0.6克，大濂珠0.6克，犀角0.3克，西月石10克，薄荷冰0.3克，梅片0.15克。研细面吹喉中。

服药1剂后，通身絷絷汗出，头、面、前胸痧疹外布，发热达38℃，大便泄泻已止，精神似觉清爽。3剂后，咽痛减轻，身已不热，略思稀糜。后减干姜、桂枝、麻黄。连服5剂，咽痛大减，饮食增加，精神恢复。仍以清热解毒，和胃生津之剂，调理而愈。

【按】麻黄升麻汤用麻黄、升麻透发内陷的阳郁之邪,升麻兼以升举下陷之阳气;用黄芩、石膏、知母清肺胃在上之热;用桂枝、干姜以温中通阳;用当归、芍药以养血和阴;用天冬、葳蕤以养阴生津,滋补阴液不足;白术、茯苓、甘草健脾补中,交通上下之阴阳。本方宣发阳郁之邪,滋补脾胃之阴,温养下后阳气之虚。虽主治寒热错杂,但偏重于宣发升散,故以麻黄升麻为方名。

根据本例患者的脉症,诊断为热毒壅闭不能外达,而上壅于咽喉,故咽喉糜烂肿痛。由于热毒郁闭,身发高热,致使体内的津液尽被劫夺。更兼医者过用苦寒之剂损伤中气,以致元气大伤,脾胃颓败,机体抗病能力降低,不足以抵御病邪侵袭,故身热不甚,而病势垂危。当此邪盛体弱之际,攻邪则正气不支,补正则邪气壅滞,更兼中土颓败,泄泻不止,不固中气则无以扶正气,温补中气,对咽喉肿痛不利。在此复杂垂危下,只有用寒热并投、清补兼施之法,同时宣散郁毒,使毒气外泄,以分散其上攻之势。这种宣表清里、温中暖下、生津解毒的方剂,只有麻黄升麻汤称为适用之方,因用此方予以挽救危急。方中以黄芩、知母、石膏清热解毒,以利咽喉,并佐以葳蕤、天冬、甘草生津液利咽喉,解毒止痛。升麻后世谓为"疮家圣药",具有清热解毒的作用,若与石膏同用,可上清咽喉之热,故治咽喉病。姜、桂性辛温,能扶脾阳而暖下寒;归、芍除养阴补血之外,能行血滞而疏血毒;芩、术健脾胃,而利水止泻;麻黄能疏表散寒;另加金银花、板蓝根,以加强清热解毒之功。

## 干姜黄芩黄连人参汤证 2 例

**病例 1** 吕某,女,39 岁,干部。

病史:患者平素脾阳虚弱,大便经常溏泻,后因情感抑郁,肝气郁结,而头眩作呕,连续两日,不以为事。继而病势加剧,饮食入口即吐,心中烦闷,饮食减少,舌苔滑润中现薄黄,口不渴,脉象沉细无力。

辨证:脾肾虚寒,热壅于胃。

治法:清热祛寒,回阳救逆。

处方:干姜 10 克,黄芩 10 克,黄连 6 克,生赭石 10 克,陈皮 10 克,姜半夏 10 克,甘草 6 克,吉林参 6 克。

服药 1 剂后,呕吐大减,可以进食,心烦解而能安。服 3 剂后,呕吐不作,知饥能食。后以健脾和胃药,调理而愈。

此患者属脾肾虚寒，阻隔胸阳不得下行，郁热壅滞胃中，而现此下寒上热之症状，故治宜温下清上，调理阴阳，因拟干姜黄芩黄连人参汤加镇逆止呕之剂治之。

**病例2** 魏某，男，21岁，学生。

病史：因饮食不节，胃脘胀满，有时隐隐作痛，嗳气泛酸，头眩气短，口臭，苔腻略现薄黄，脘部按之作痛，大便溏稀，多为每日两次，脉弦滑无力。在某医院检查诊断为慢性胃炎。

辨证：脾胃虚弱，胃热郁痞。

治法：温补脾胃，清热消痞。

处方：干姜10克，人参6克，黄芩10克，姜半夏10克，甘草10克，五灵脂10克，黄连4.5克。

连服3剂，满胀痛消，症状均退。后以和胃理气健脾之剂，调理而愈。故干姜黄芩黄连人参汤治疗胃炎亦有效。

【按】干姜黄芩黄连人参汤是治疗阴盛于下、格阳于上的方剂，只要表现症状是上热下寒都可采用温下清上的原则。由于其上下寒热轻重程度不同，在用寒热药物之比重上，必须审慎。使所用的药物完全符合病情，才能收效迅速，而不致有其他反应。干姜黄芩黄连人参汤证主要为脾阳虚寒，热邪泛胃，而致肠中下利，胃中食入即吐，此方温补脾阳以止下利，清泄胃热以镇呕逆。

本方以黄芩、黄连苦寒泄上热，干姜温脾以祛下寒，人参健脾补虚，以复中焦升降之能。本方寒热并用，苦降辛开，干姜又可从其上热，引导芩连入内，使之不发生格拒。脾胃升降正常，则吐利自止。


## 白头翁汤证3例

**病例1** 吕某，男，51岁，农民。

病史：夏令因饮食不节，发生痢疾。初起身倦不适，腹部绞痛，里急后重，下利日10余次，排泄之物纯属黏稠紫褐色之血便。小便赤涩，食欲锐减，脉象左关弦长，右脉虚缓。

辨证：湿热蕴结，运化失司。

治法：清热燥湿，解毒止利。

处方：白头翁12克，黄柏10克，白芍24克，当归15克，秦皮10克，木香6克，甘草6克，黄连5克。

此方服2剂后，赤痢已大见轻减，精神觉好，食欲好转，粪便中杂以少量暗淡之血色，腹痛减轻，次数亦少。5剂后，诸症均退，霍然而愈。

此患者为湿热陷于肠中，为饮食所诱起，故以加味白头翁汤予之。

赤痢初起，如夹有外感症状，宜于白头翁汤内加辛凉解表之品或芳香宣表之剂，方可使表邪易于外解而收效迅速。如此时不先解其表，而以白头翁汤治其里，几次冷热之后，食欲必至锐减。治疗时必须先宣表解热，然后才能进一步治疗赤痢，不然必至迁延病程，贻误病机。

**病例2** 于某，男，51岁，工人。

病史：素因肝阳偏盛，于仲冬季节，略受感冒，触动伏热，便陡发赤痢。初起发热恶寒，腹中绞痛，里急后重，大便初下殷红夹滞，渐至纯下鲜血。口渴少津，小便赤涩，脉象左部弦长，右脉浮大，舌红兼紫。此系心营素虚，伏热内袭，而又为外邪所感，治宜先宣表邪，以退冷热，再辅以清热、宣滞、化痢之品。医者不知治疗顺序，骤用化痢导滞品，服后不但痢不见效，而冷热反加，因之不思饮食。连延数医，皆认为是噤口重证，诿为不治。余至时发热38℃以上，身仍恶寒。

辨证：表邪未解，湿热蕴结。

治法：宣表清热，导滞化痢。

处方：佩兰叶10克，金银花15克，连翘16克，白头翁10克，黄柏10克，当归15克，白芍15克，生地榆10克，秦皮10克，黄连6克，槟榔6克，甘草3克。

连服2剂，身见微汗，身热退，不恶寒，脉象浮大弦长之势略和缓。去佩兰、金银花，增白芍为30克，当归改用24克。连服5剂，诸症大减，食欲恢复。后以此方加减，连服10余剂，诸症痊愈。

据患者脉症，知为表邪未解之发热，非下利身热者死之证。身热不退，则影响食欲，食欲不复，则抗病能力无由增强。为今之治，必须先宣表退热，兼导滞化痢之剂，表里兼顾，方能不致贻误。遂以辛凉宣表和加味白头翁汤予之。

**病例3** 于某，男，58岁，农民。

病史：患剧烈性痢疾，下利赤白色脓便。于某医院内科诊断为阿米巴痢疾，经西药治疗，症状减轻。然仍经常腹痛，稍凉食或过食即下利，有时排血便，有时排黏液便，延绵十年半之久，终未根治。3个月前症状加剧，腹部疼痛，下利每日五六次，甚至10余次，不能劳动。到某医院内科住院，注射吐根素30余针及静脉注射痢特灵溶液50余次，未见大效。近3日来全身倍加酸软，下利每日14～18次，黏液血便，腹部疼痛，尤以脐部及左侧下腹部为甚，里急后重，食欲减少，后由内科转中医科治疗。现症：营养不良，颜貌憔悴，皮肤干燥，每日下利14次，呈血色黏液便，恶心呕吐，食欲不好，大便检查有阿米巴变形虫，滋养体运动活泼，乃予白头翁汤治之。

辨证：湿热相搏，壅滞肠道。

治法：清热燥湿，解毒止利。

处方：白头翁 10 克，黄柏 10 克，黄连 10 克，秦皮 10 克，生山药 15 克，炒白术 10 克。

因其脉象细弱，所以在用白头翁汤时，加白术、山药以扶中气。服食 3 剂后，下利减至 5 次，腹痛减轻。服食 7 剂，大便转为正常，食欲增进。后连服 15 剂，便中原虫消失，以后每隔 1 日检查 1 次，4 次均为阴性，并培养 1 次亦为阴性。可见白头翁对阿米巴痢疾亦有效。

【按】白头翁汤以白头翁为主要药物，苦寒善清肠热，治毒痢，并能凉血疏肝，为治毒热赤痢的要药。黄连、黄柏清热燥湿，最能厚肠止利；秦皮苦寒，能清肝胆及大肠湿热，并可坚阴以止利。

本方治疗热利下重。热利是因热邪而发生之下利，不但可以治疗痢疾，亦可治疗泄泻。下重是里急后重，为痢疾的特征。在临床上用以治疗因热邪而发生的赤痢或阿米巴性痢疾，都有很好的疗效。


## 四逆加人参汤证 1 例

病例　裴某，男，58 岁。

病史：夏令因饮食不节，患急性胃肠炎。初起发热恶寒，头痛，脘闷，继则吐利交作，腹痛烦躁不安。曾服导滞分利止呕药两剂，仍吐利不止。渐至四肢厥逆，心烦，身出冷汗，口干舌燥，饮食不思，脉象微细欲绝。

辨证：阴阳两伤，津液内竭。

治法：扶阳救逆，益气生津。

处方：甘草 18 克，炮附子 10 克，干姜 10 克，吉林参 6 克。

服药 1 剂后，四肢回暖，吐利不作，心不躁烦，能安然入寐。3 剂后，症状消失，精神安静，食欲渐展，脉象虚缓。后以和胃化滞之剂，调理而愈。

【按】四逆加人参汤即四逆汤加人参。用四逆汤以回阳，人参既可益气固脱，又可生津滋阴。故本方用于亡阳虚脱而脉不起，以及阳损及阴，阴阳两伤者，最为妥当。

在各种热性病，及各种慢性病的末期，出现恶寒四逆，或下利之症状，比较严重时有脉象沉微，甚至无脉，都属于心肾阳虚，不能达于四末，应以温中回阳的四逆汤为主要方剂。本方以四逆汤扶心脾之阳为主，但阳损之同时均有阴耗，故必须在扶阳救逆的同时，加以补气血、生津液之人参，方能扶阳益阴两尽其妙。

该患者即为吐利之后，中气大伤，心阳衰竭，阴气不佳之证。如不迅速扶心脾之阳，恐一阵躁烦狂汗，继有阳气虚脱之患。因此证之阳气虚竭，为吐泻造成之结果，吐泻不但损伤津液，同时伤阳，所以治疗时扶阳救逆固属于重要，而补中气生津血，又属于刻不容缓，因此根据病人的脉症和吐利伤津的情况，以四逆加人参汤治之。

## 理中汤（丸）证 2 例

**病例 1**　吴某，男，52 岁，军人。

病史：因冬令严寒季节，冒寒远征，而感伤寒。初起恶寒甚剧，而不发热，战栗震齿，虽烘以烈火，亦不觉暖，舌苔边白，中黑而滑，脉象沉紧。

辨证：表里俱寒。

治法：温中散寒。

处方：乌附子 10 克，干姜 10 克，炒白术 10 克，吉林参 6 克，生姜 6 克，甘草 6 克，葱白 9 寸。

服药后漐漐汗出，寒证悉退而愈。

患者脉紧为寒，沉为在里，脉症合参，知为《伤寒论》中所谓无热恶寒，发于阴经之证，遂以加味理中汤予之。

**病例 2**　孙某，男，36 岁，售货员。

病史：因饮食不节，过食生冷，损伤中气，又因夏令天气失和，阴雨连绵感受风寒而发。初起发热恶寒，食少身倦，头目眩痛，口渴咽干，清涎涌溢，胸膈胀满，腰腹疼痛，心神烦躁，小便微黄，唇焦舌燥，苔色黄腻，脉象浮数无力。

辨证：阴结于内，阳越于外。

治法：温中散寒，壮阳降逆。

处方：乌附子 10 克，干姜 15 克，炒白术 15 克，茯苓 12 克，京半夏 10 克，白芍 10 克，甘草 6 克。

连服 3 剂，胸膈胀满减轻，知饥能食。1 周后，清升浊降，渴止体和，元气略缓，后以补气和血、温中降逆之剂，调理而愈。

据脉测证，此为真寒假热之证。此证因过食生冷，损伤脾胃，脾气已伤，则蓄湿积寒；脾土不运，则上下痞寒，遂致上焦热燥，中下凝寒，阴结于内，阳越于外；中下凝寒，故清涎泛溢；阳越于外，则脉数、唇焦、舌黄、烦躁，表面虽热，里实中寒。为今之治，宜壮阳降逆，温中散寒，因疏加味理中汤予之。

【按】理中汤用人参、甘草健脾益气，干姜温中散寒，白术健脾燥湿。脾阳得运，寒湿得除，则升降调和而吐利自止。本方为治太阴虚寒证的主方，因其温运中阳，调理中焦，故取名"理中汤"。凡由于寒邪内侵，恶寒厥逆或呕吐下利都可以此方治之。原为丸剂，亦可作汤服，为一方二法。病缓需久服者，可用丸，病急或服丸效差者，应用汤剂。

## 枳实栀子汤证 1 例

**病例** 许某，女，28岁，工人。

病史：曾患春温证，治疗近月余，病体才得恢复正常。初愈后，终觉腹空而索食，家人因遵循医师告诫，始终给容易消化之食物，后因想吃水饺，家人认为病愈近旬，脾胃恢复而予食。由于患者贪食不节，午后感觉胃脘膨闷，嗳气不除，入夜心烦不寐，身现发热，体温38℃，头部眩晕，不思饮食，脉象浮大，此时家人恐慌，认为气血虚弱至此，而宿疾复发。

辨证：食热壅滞。

治法：消滞清热。

处方：枳实10克，生栀子10克，淡豆豉15克，建曲10克，生山药15克，广郁金6克，生姜3片，甘草3克。

服药1剂后，热退而烦满大减。连服两剂，诸症消失。后以养阴清热和胃之剂，调理而愈。

【按】凡大病之后，元气虚弱，津液损伤，必须谨慎调摄，方能逐渐康复。此时如稍有饮食不节，思虑过度，愤怒忧抑等扰动，最容易诱起发热，以致病复发。因久病之后，阴气大虚，阳气浮越，稍有不适最易引起内外疾病的发作。尤其在病体初愈之后，体内气血都待恢复，而需要的营养就较迫切，机体为了维持人身生理的需要，每出现善饥嗜食的现象。此时由于脾胃运化功能尚未完全恢复，多食之后，常常发生停食、发热的症状。因此在病后，令病人节食澄思，愉快地调摄疾病，是医者最宜谆谆告诫的。

此患者由于饮食不节，停食化热，食热壅滞则心烦，食滞不化则发热。脉症相参，知为食复，宜予枳实栀子汤，以消滞清热。

枳实栀子汤，即栀子豉汤加枳实，用枳实宽中行气，栀子清热除烦，豆豉透邪散热。枳实栀子汤对于病后停滞发热，是非常有效的，甚至对郁滞动火，怒火壅滞，都可用来消滞宣郁，以清余热。

临床所见，大病差后，因劳作不慎，而发劳复；或因饮食不节，而发食复，均不少见。其他如结核病、肝硬化腹水等病，经治疗得以缓解，却因不忌房事而使病情复发致死，也曾有所见。因此，病后宜慎养，避免过劳、过食，忌房事。

## 牡蛎泽泻散证 1 例

**病例**　朱某，女，53 岁，干部。

病史：患脾虚下泻，缠绵月余，经服用健脾利水固摄之剂，20 余剂下利始愈。愈后不到两周，下肢逐渐水肿，两踝部按之有很深的凹痕，之后腹部亦肿，脘满气短，小便不畅，脉象沉浮有力，舌苔滑腻。因予牡蛎泽泻散，用补气健脾消胀之剂送服。

辨证：脾肾虚损，水邪停潴。

治法：补气健脾，利水消肿。

处方：生黄芪 15 克，炒白术 10 克，厚朴 6 克，大腹皮 10 克，茯苓 15 克，生山药 15 克，生薏苡仁 15 克，木香 6 克。送服牡蛎泽泻散 10 克。

服药 3 剂，小便量逐渐增多，下肢水肿似见松皱，腹满减轻，食欲较好转。后黄芪加至 30 克，连服 20 剂，肿消病愈。

【按】凡大病愈后，气虚者则头面皆肿；脾虚者则胸腹胀满；肾虚者则腰以下水肿。此方是治疗大病之后，损及下焦之肾气，水气不行壅滞于下、于内，致从腰以下、膝胫足面等处而现浮肿沉重的证候。因患水邪结聚，故其脉现沉而有力。治当利小便，逐水邪，方用牡蛎泽泻散。

牡蛎泽泻散为利尿消肿之剂，用海藻、牡蛎入肝软坚去水；葶苈子泻肺以利水；商陆根逐水之结，与葶苈子相配，则使上、中、下三焦之水荡然无遗；蜀漆一药，有劫痰破结之效，可开痰水之凝结。本方消痞、软坚、破结、泻水，力量较大。唯此方因药物中有蜀漆、葶苈、商陆，行水较为猛烈，偏于寒泻，所以在临床上一般不常应用。若形体充实者用之，当可水消肿愈；若病后脾虚不运，或肾阳不足，气化失司，此类苦寒行水之剂，不可轻服。近世用时多配以补气健脾之剂合用，方不致发生不良后果。

## 竹叶石膏汤证 1 例

**病例** 缪某，男，34 岁，工人。

病史：因家境清贫，营养不良，致暑邪内伏，郁而不发。迨至天气新凉，为寒邪所搏，猝然暴发。病初起，觉背微恶寒，历两小时则身发热，而恶寒消。诊病时见患者袒胸而卧，面色殷红，大渴恶热，气粗心烦，遍身絷絷汗出，脉洪大而数，舌苔薄黄。

辨证：燥热伤津。

治法：清热、生津、补虚。

处方：生石膏 30 克，天花粉 15 克，麦冬 15 克，竹叶 15 克，知母 12 克，粳米 12 克，甘草 10 克，人参 6 克。

服药 2 剂后，热退身凉。后以清热、生津、和胃之剂，调理而愈。

【按】竹叶石膏汤即白虎汤去知母，加人参、麦冬、半夏、竹叶，变大寒之剂为清补之方。竹叶性寒，而止烦热；石膏清阳明之燥热；半夏涤痰饮而止呕逆；人参生津液，以补体质之虚；麦冬生津润燥。然寒凉黏腻之品久服，恐伤胃气，故以甘草和之，以粳米补之。此方为气虚津伤，余热不退之最好清补剂。不论任何疾病，凡是邪入阳明之经，灼伤津液而现身热心烦、气短、口渴、呕逆之证，统宜此方为主。余曾用竹叶石膏汤治疗伏暑陷入阳明，有桴鼓之效。

此患者即为阳明热病，据脉症判断是热在阳明之经，而不在腑，邪在气而不在营。在此新凉气节，而见此大热烦渴之症，其人必阳气素盛，抗病之力甚强，治疗时应按伏暑暴发、燥热伤津之例，用竹叶石膏汤加减，以驱阳明经气分之伏热。

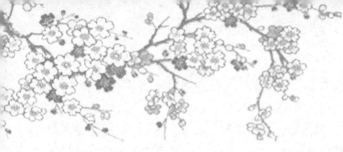

# 第二章　内科医案

## 感冒（流行性感冒）1例

**病例**　张某，男，37岁，工人。

病史：患者于入院前1日突然恶寒战栗，继则身热高烧，口干咽痛，头疼无汗，恶心欲呕，饮食无味，身重乏力，骨节酸痛。用西药后症状未减而住院。

检查：急性病容，面赤气促，语声重浊，脉浮数，舌红苔薄白。

辨证：寒邪化热，湿邪内蕴。

治法：辛凉解表，苦寒燥湿。

处方：金银花30克，连翘30克，黄芩15克，牛蒡子10克，薄荷10克，桑叶10克，菊花10克，豆豉10克，竹叶6克，桔梗6克，黄连6克，蝉蜕5克。

服药1剂，热退，但仍肠鸣腹泻，脉象弦滑，舌苔白腻，皆为湿邪作患，故前方减少解表药，加入化滞渗湿之剂。

处方：车前子18克（包），金银花12克，连翘12克，牛蒡子10克，桑叶10克，前胡10克，佩兰10克，扁豆10克，陈皮10克，枳壳10克，桔梗6克，益元散18克（包）。

连服3剂，腹泻止，脉弦细。但身懒无力，鼻流清涕，以轻清之剂调理。

处方：连翘12克，鲜芦根12克，牛蒡子10克，僵蚕10克，桔梗10克，枳壳10克，桑叶6克，佩兰6克，藿梗5克，苏梗5克。

服药2剂，痊愈出院。

【按】流行性感冒，中医称为"时行感冒"，亦称"重伤风"，其表现症状与感冒相似，但病情较重，具有很强的传染性，常可引起广泛的流行。本病多由体质虚弱，生活失调，卫外功能不固，风邪侵犯肺卫而发病。风邪虽为六淫之首，但在不同季节中，往往夹有时气或疫气。病邪入侵，自呼吸道首先犯肺，肺气失宣，卫表调节失司，因而出现肺系卫表证候。若夹有秽浊毒烈的疫气，则全身症状在起病时即较显著和严重。

此患者素有湿邪内蕴，复感风寒之邪，风寒束表，卫气不利，故初起恶寒发热，语声重浊，脉现浮；湿邪内蕴，故恶心欲呕，纳呆身重；又寒邪郁久化热，脉浮数，治宜解表祛湿。

## 感冒 2 例

**病例 1** 张某，女，32 岁，工人。

病史：因不慎外感风寒，即觉发热恶寒，头项强痛，身痛无汗，周身倦怠无力，食欲不振，曾以西药治疗，虽稍有汗出，但症状不减，且有加剧，故求中医治疗。

检查：体温 39℃，心肺正常。脉浮紧，舌质淡，苔薄白。

辨证：外感风寒。

治法：辛温解表。

处方：麻黄 10 克，桂枝 10 克，杏仁 10 克，防风 10 克，川芎 10 克，藁本 10 克，甘草 6 克。

服药 1 剂，并饮热汤 1 碗，约 1 个小时，周身微汗出，身觉轻松舒适，热退，头身痛消失，自觉全身无力，口渴思饮。脉微数，舌苔薄而微黄。是郁热未尽，热伤胃阴，治宜清热养阴。

处方：生石膏 18 克，知母 10 克，天冬 10 克，石斛 10 克，黄芩 6 克。

服药 3 剂，体温正常，食欲正常，诸症消失而愈。

【按】本例为伤寒之表实证，治宜汗解，虽经西药汗出热减，但汗出未彻。太阳表实证俱在，故仍可用汗法。风寒之邪在肌表，应以辛温发汗为正治，故以麻黄汤加减，1 剂则汗解。2 诊以石膏、知母等养胃阴清热，以调善后。

**病例 2** 梁某，男，7 岁。

病史：患儿平素体健，热天在外玩耍，受热较重，晚间冷水淋浴后，渐发热，无汗，食欲略减。服 APC 等药无效，仅出汗。

检查：心肺正常，脉数，舌尖红，苔白略腻。

辨证：邪热内闭。

治法：透表邪，清内热。

处方：佩兰 15 克，金银花 12 克，蚤休 12 克，板蓝根 12 克，连翘 6 克，黄芩

6 克，薄荷 6 克。

服药 1 剂，热略退，但喉部疼痛，为热邪冲咽之证。脉数，舌尖仍红，苔微黄，宜前方加利咽喉、清内热之药。

处方：鲜茅根 30 克，金银花 12 克，黄芩 10 克，板蓝根 10 克，生石膏 10 克，锦灯笼 10 克，生栀子 10 克，豆豉 10 克，薄荷 6 克。

服药 2 剂，诸症全无，患儿恢复健康。

【按】患儿在暑天受热，未能发散，又以冷水淋浴，邪热内闭而致干热无汗，虽用 APC 出汗，但未能透热外达。故拟透表邪、清内热法治疗，服药 3 剂，诸症消失。

## 咳嗽 3 例

**病例 1** 刘某，女，2 岁。

病史：患儿于 1 周前感冒，现咳嗽而喘，并伴有下午发热，大便干燥，食少纳呆，睡眠欠佳，精神倦怠，脉滑数，舌质红少苔。

辨证：风热犯肺，肺气不宣。

治法：清热宣肺，化痰止咳。

处方：豆豉 10 克，黄芩 10 克，杏仁 10 克，前胡 10 克，桑叶 10 克，地龙 6 克，生栀子 6 克，桔梗 6 克，枇杷叶 6 克，清半夏 6 克，枳壳 6 克，浙贝 6 克。

服药 2 剂后热退，咳喘大减，大便 1 次量多，睡眠、精神亦好。脉较数，舌质较前为淡，是肺热未净，清肃不行。仍用原方，继服 2 剂，病乃痊愈。

【按】咳嗽为呼吸系统常见的一种症状，多由肺脏本身疾患所引起，但其他脏腑病变累及肺脏时，同样也可以发生咳嗽，所以《素问·咳论篇》篇中有"五脏六腑皆令人咳，非独肺也"的说法。肺司呼吸，外合皮毛，主一身之表，开窍于鼻。如肺的卫外功能不强，遭受外邪侵袭，特别是风、寒、燥、热等邪气，从皮毛、口鼻而侵袭人体，必内犯肺脏，使肺失宣降，肺气郁闭或上逆而为咳嗽。外感咳嗽必以驱除外邪为主，邪去则正安。其证候又可分风、寒、暑、湿、燥、火，所以必须做到辨证准确，治疗方能取得良效。

患儿发病于暮春初夏之时，气候万变，最易发生外感。因未得适当治疗，致邪热郁闭，表邪未解，风邪郁结，肺气不宣，引起咳嗽、喘息、发热、便燥等现象。方中以豆豉、桑叶、前胡疏风邪，黄芩、生栀子清热，清半夏、桔梗、枇杷叶、浙贝、杏仁、地龙止嗽化痰，枳壳消积化痰。

病例2　曲某，女，41岁，工人。

病史：每年冬季犯咳嗽喘息、吐痰已10年，于夏季自愈。近5日来感受风寒，咳嗽又作，倚息不能平卧，吐白色泡沫黏痰，食少，二便如常，咽痛而干，但不欲饮，有恶寒与轻度发热。脉沉细数，舌质胖嫩有齿痕，苔薄白。

辨证：风寒外束，湿痰内蕴。

治法：解表宣肺，清热豁痰，止嗽平喘。

处方：生石膏18克，地龙15克，黄芩12克，浙贝10克，清半夏10克，五味子10克，麻黄6克，桂枝3克，白矾3克，甘草3克。

服药5剂，咳嗽大为减轻，寒热消退，能卧平安睡，痰变为黄色，量少，咽痛减轻，胸亦不闷。但自觉服药后短气，动则加重，并有胸热之感，脉沉细数，舌质淡红，少苔。是内热已减，肺气不畅，心阴不足之象。仍宜清热宣肺，养心化痰，止嗽平喘法治疗。

处方：清半夏15克，生石膏15克，玉竹15克，瓜蒌仁12克，枇杷叶12克，白芍10克，黄芩10克，前胡10克，五味子10克，地龙10克，牛蒡子10克。

服药3剂，咳嗽已基本痊愈，短气已好，但痰液干而不易咳出，食欲恢复，自觉有力。脉沉细稍数，舌尖红无苔，是肺胃余热未清，肺清肃之令未行，仍宜原方调理。

【按】患者素有脾虚痰盛之证，今受风寒而复发，虽季节不同，仍是风寒外束，痰湿内蕴所致。以病人有咽痛，脉滑数，是肺中蕴热郁结，为脾胃虚弱所蒙蔽。

病例3　卢某，女，46岁，工人。

病史：3个月前因感冒诱起咳嗽，吐痰咽痛，服中药感冒愈而咳嗽不减，渐至咽痛声嘶、痰带血痕，夜不能寐，曾服中西药多日而症不减。现咳嗽胸满，心烦热，咳痰不爽，咽痛声嘶，入夜咳嗽尤剧，食欲减退，身体稍瘦，精神委靡，大便干燥，小便赤涩。脉细数不扬，重按有力，舌质红，苔黄燥少津，中心有裂痕，咽红肿，有糜烂。

辨证：燥热上燔，痰湿内蕴，肺失宣降。

治法：清热宣肺，润燥化痰。

处方：元参15克，前胡15克，枇杷叶15克，沙参12克，杏仁12克，瓜蒌仁12克，生石膏12克，知母12克，桑叶10克，浙贝10克，甘草6克。

连服3剂，烦热顿解，胸脘舒畅，咽不肿痛，咳减痰爽，夜能安睡，舌红苔黄渐退，津液滋生，脉细而软。是肺热渐退，津液渐复，仍宜大力生津，而辅以清热化痰止嗽法治疗。

处方：元参 24 克，麦冬 15 克，生石膏 15 克，瓜蒌仁 15 克，生山药 15 克，沙参 12 克，杏仁 12 克，玉竹 12 克，浙贝 12 克，枇杷叶 10 克，五味子 10 克，生赭石 10 克，甘草 10 克，原皮参 1.5 克，蛤粉 1.5 克，青黛 1 克。后 3 味同研冲服。

连服 5 剂，咳嗽减轻，食欲增加，精神好转，体力恢复。舌质淡，苔不黄，脉不数弦大软。是热退津复，而中气不足，后以此方小其量，复加甘柔益脾之品。连服 2 周，诸症消失，身体恢复而痊愈。

【按】患者平素阴虚体弱，感受风寒，侵入肺中，抑郁不解，化热伤肺，津液灼伤，肺燥致咳。舌燥津少，中有裂痕，舌赤不润，咽喉红肿糜烂，均属燥热上燔所致；五心烦热，为津伤阳泛之症；肺燥则清肃不行，而反夹虚热刑金，肺愈燥而气愈逆，津亦愈伤，三者相互影响，遂致胶固不解。医者此时用辛燥苦寒之药，辛燥伤津，苦寒劫液，助燥益火，服药后每使症状加剧。古人之苦寒化燥，正是此意。为今之治宜宣肺清热，润肺化痰之清肺救燥汤加减治之。

上焦燥热肺气不宣，方用石膏、知母以清肺胃之燥热，知母性虽寒而黏腻多液，能清燥热而不伤津，沙参、麦冬、杏仁、瓜蒌仁同具润肺降逆作用，而对化痰止嗽都有专长，且沙参、麦冬、元参同用除润肺生津外，更能清肺中之虚热，枇杷叶、前胡、桑叶能宣肺化痰止嗽。

## 哮喘（过敏性哮喘）1 例

**病例** 任某，男，38 岁，干部。

病史：15 岁时因吃蟹过多而发生咳嗽喘促，重时连续咳喘 3～5 日，轻时 1～2 日即愈。以后不断发作，已 20 余年。近年来因体弱，精神不振，失眠，喘促发作较剧。近月来，饮食不当，而喘息持续连日不停，月余不能平卧，腰酸头晕，身倦纳呆，失眠多梦，记忆力减退，面色苍白，消瘦，脉细数，舌质红润。

辨证：肺肾两虚，肾阴损伤。

治法：疏肺定喘，养阴固肾。

处方：肉苁蓉 24 克，地龙 12 克，五味子 12 克，杜仲 12 克，白芍 12 克，生石膏 12 克，杏仁 12 克，麻黄 10 克，半夏 10 克，浙贝 10 克，厚朴 10 克，紫河车 10 克，甘草 6 克，细辛 3 克。

连服 3 剂，喘息减轻，能平卧，睡眠好，食欲增。是肺气畅达，阴气渐复之象。

宜大剂养阴固摄，使肾气充实，肺气下降，则喘促渐平息。治宜养阴宣肺，降气平喘。

处方：熟地黄 24 克，肉苁蓉 24 克，狗脊 20 克，何首乌 15 克，生石膏 12 克，五味子 12 克，杏仁 12 克，地龙 12 克，沉香 10 克，枳壳 10 克，浙贝 10 克，紫河车 10 克，清半夏 10 克，甘草 6 克。

连服 2 周，喘息不作，身体逐渐恢复，饮食如常，精神清健。后配成丸剂继服，未再复发。

【按】过敏性哮喘以肾阴虚为主。肾虚精不化气，肺损气不归精，气息短促，如遇气温之变化、异常物质之刺激，或某种饮食之摄入，即出现过敏现象。故治疗以养阴固肾为主，疏肺定喘为辅，方能取效。哮喘证，在肾为虚，在肺为实。肾气充实之人抵抗力强，虽有外界各种因素侵扰，不致发病。余治各种过敏时用五味子、桑寄生、乌梅、银柴胡、防风等佐以对应药剂，都有较好效果。

## 哮喘（哮喘性支气管炎）3 例

**病例 1** 史某，女，39 岁，家庭妇女。

病史：近 20 日来，发热恶寒，无汗，口渴，咳嗽喘促，吐白痰，胸满闷，喘息不能平卧，食欲不振，大便燥，小便赤涩。

检查：胸部透视心肺正常，听诊两肺满布小水泡音。化验：白细胞 $18.5 \times 10^9$/L，中性粒细胞 0.87。脉浮数，舌淡红，苔薄白。

辨证：风热犯表，肺失宣降。

治法：清肺透表，止嗽平喘。

处方：生石膏 15 克，杏仁 10 克，浙贝 10 克，桔梗 10 克，前胡 10 克，地龙 10 克，桑白皮 10 克，生麻黄 6 克，白矾 3 克，甘草 3 克。

连服 2 剂，身冷热退，喘息大减，咳轻，胸已不闷，食欲稍好，二便通利。听诊两肺略有少许干性啰音，白细胞 $7.8 \times 10^9$/L。是肺热已宣，余热未尽。仍宜清热宣肺，化痰止嗽之剂。

处方：生石膏 10 克，清半夏 10 克，前胡 10 克，枇杷叶 10 克，浙贝 10 克，旋覆花 10 克（包），桔梗 10 克，杏仁 10 克，甘草 3 克。

连服 4 剂，咳嗽平息，食欲恢复，精神清健，恢复工作。

【按】本病初起发热恶寒，咳嗽喘促，系外感风邪，邪热闭肺。如系风邪化热，热壅于肺而咳喘，则舌质应红，苔多黄燥；今舌淡红而苔薄白，脉浮数，是风邪在表，邪热内犯，肺失宣降，故以麻杏石甘汤加味治疗。本方是清宣肺热的主要方剂，对发热恶寒而喘，无汗、有汗均可应用。临床常用治疗急慢性支气管炎、肺炎等病。气喘加桑白皮、地龙，祛痰加贝母、桔梗。旋覆花开结消痰，治风热痰喘常与桔梗、桑白皮同用。白矾化痰稀涎，多服损伤心肺，不宜久服，本例仅用2剂。

**病例2** 桂某，女，62岁，退休工人。

病史：咳喘20余日，不思饮食，恶心，大便干，小便黄，曾服中药2剂，自觉症状稍减，仍发热不恶寒，喘促，不能平卧。

检查：听诊两肺满布小水泡音，胸部透视，心肺正常。化验：白细胞$17.8×10^9$/L，中性0.89，脉弦数，舌红苔薄黄。

辨证：风热犯肺，肺失宣降。

治法：清宣肺热，化痰止嗽平喘。

处方：生石膏15克，黄芩12克，地龙12克，清半夏10克，麻黄10克，桔梗10克，杏仁10克，枇杷叶10克，前胡10克，浙贝10克，甘草6克，白矾3克。

连服2剂，已无发热，喘息已平，仍有轻度咳嗽。听诊双肺有少量干啰音；化验：白细胞$9.8×10^9$/L；脉沉细无数象。仍以前方加润肺化痰止嗽之品，金银花15克，蛤粉10克，款冬花10克。

服药3剂，肺气宣畅，喘咳自息。观察1周，未复发。

【按】本病系肺热喘咳夹外感而诱发。患者素有阴虚肺热，热蕴于内，又外感风寒，热为表寒所束，肺气不得宣透，喘咳遂作。宜清宣肺热，化痰止嗽平喘法治疗。

**病例3** 赵某，女，4岁。

病史：发热四五日，初起流涕，喷嚏，次日咳嗽，气粗，纳呆，大便干，小便黄涩，咳甚吐食，睡眠不宁，烦躁，口干欲饮，不恶寒，身汗出，热不解。曾在某医院用青霉素、链霉素等抗生素治疗未见效。

检查：精神倦怠，面色潮红，身热有汗，两眼发红，呼吸稍粗不促，唇干。肺部听诊：两侧散在干鸣及中小水泡音。叩诊无浊音。体温39.7℃，舌质红，苔黄腻，脉滑数，右脉呈浮象。

辨证：风热犯肺，肺失宣降。

治法：清热解毒，宣肺平喘。

处方：鲜茅根30克，生石膏15克，金银花15克，蚤休12克，桑白皮10克，清半夏10克，黄芩10克。

服药2剂，体温正常，唯有轻咳、吐白痰、气粗之症。用清热化痰理肺法。

处方：赭石12克，枇杷叶12克，陈皮12克，杏仁10克，浙贝10克，前胡 10 克，枳壳 10 克，旋覆花 10 克（包），桔梗 6 克，黄芩 6 克，甘草 6 克。

连服 3 剂，身体恢复健康。

【按】患儿发热不恶寒，兼有咳嗽气粗之症，属新感温热犯肺。本应解表，清热宣邪，因治疗不当，致邪未从汗出而现烦躁之症，为邪由卫分转气分之兆，但脉尚浮，不现洪大，汗出不多，故用清热解毒，宣肺止嗽法治疗。

## 热喘（支气管哮喘）3 例

**病例 1** 鲁某，男，42 岁，工人。

病史：5 年前因冬季感寒，发冷热，咳嗽喘促。嗣后每年冬季天气骤寒，喘息即作，有时迁延二三周，或近月余，时轻时重，经常连续发作。今因天气骤变，朔风突起，当即呼吸不利，咳嗽，喷嚏，次日身发冷、发热，体温 38.5℃，咳嗽转重，有泡沫痰，咽中痰声辘辘，呼吸困难，不能平卧，呼吸时抬肩鼓胸，鼻翼煽动，胸满心烦，饮食不思，大便燥结，小便黄赤。虽经吸氧，用盐酸麻黄碱、肾上腺素及氨茶碱等治疗，无明显效果。

检查：脉右侧滑数有力，寸部尤甚，左弦数而软，舌质红绛，苔黄腻，口唇紫绀。

辨证：肺热壅盛，痰火郁闭。

治法：疏肺清热，豁痰定喘。

处方：生石膏 24 克，瓜蒌仁 24 克，桑白皮 15 克，枇杷叶 15 克，知母 15 克，杏仁 12 克，黄芩 12 克，前胡 10 克，浙贝 10 克，清半夏 10 克，葶苈子 10 克，麻黄 10 克，甘草 6 克。

连服 3 剂，身热退，胸不烦满，咳嗽减轻，痰不上涌，知饥索食，大便溏泻 2 次，身觉轻松，脉滑不数，舌苔黄腻渐退。是肺热宣散，痰热下行，仍宜疏肺平喘，清热化痰法治疗。

处方：生石膏 18 克，瓜蒌仁 15 克，白芍 15 克，丹参 15 克，桑白皮 12 克，地龙 12 克，浙贝 10 克，杏仁 10 克，黄芩 10 克，麻黄 8 克，葶苈子 6 克，甘草 6 克，细辛 3 克，白矾 3 克。

以此方为基础，随脉症之变化，略为加减，连服 10 剂，喘息不作，饮食如常，精神清健。后以补肾纳气，生津清肺法，调理而愈。

【按】哮喘虽为感寒诱起，但寒已化热，故有咳嗽痰涌，胸中烦闷，身热不退，脉右侧滑数，舌红绛，苔黄腻之症，皆属肺热壅盛，痰火郁闭之象。热郁肺中，痰涎壅盛，阻碍气机，不但肺脏清肃之令不行，而肺清肃之力亦受到阻滞，虽经吸氧，服用各种定喘药，均无明显效果。哮喘初发，由于外邪剧烈刺激，使肺无法耐受，而现喘促，迨屡次发作，肺不论遭受到何种异常刺激，都可使它不能维持正常，引起哮喘发生。今肺中郁热炽盛，不能外宣，如不清肺豁痰，则清肃之令不行，哮喘即无由息宁。

**病例2** 邓某，男，12岁，学生。

病史：3年前因冬季感寒，身冷热，咳嗽喘促，经医院打针服药而愈。嗣后每年冬季天气骤寒，哮喘必发，连续3年未间断。

检查：胸满气促，咳嗽痰不多，发作时即喘促不能平卧，凭几伏坐，方能维持呼吸，食少，心烦热，两手心灼热。发作3日，不能入睡，脉弦大而坚，舌红苔黄燥少津。

辨证：虚热上犯，肺失宣降。

治法：疏肺益肾，降逆定喘。

处方：生地黄15克，地龙15克，生石膏12克，苏子12克，杏仁10克，五味子10克，清半夏10克，厚朴10克，黄芩10克，麻黄10克，甘草6克，蛤蚧1对（去头足）。蛤蚧捣碎，每汤药1剂，煎蛤蚧1包。

1剂后，喘即减轻，能平卧，胸不满，知饥索食。3剂后喘息不作。连服3周，喘未再发。后以补气养阴，疏肺定喘之药，做成丸药，每日服用，连服3个月，精神恢复，身体健壮。以后3年喘促终未复发。

补气养阴、疏肺定喘方：生石膏30克，麻黄24克，沙参24克，肉苁蓉24克，五味子15克，紫河车15克，清半夏15克，浙贝15克，细辛10克，人参10克，蛤蚧2对。上药共研细面，炼蜜为丸，丸重10克，每服1丸，每日2次。

【按】冬季哮喘，常见的有虚、实两种。凡病史较长，发作较重者多属于虚性哮喘。今患者发病3年，每冬发作，发病时影响饮食、睡眠，使病体无法恢复，致脉大虚软，体质衰弱，舌苔黄燥。从表面看，是肺中实热，实为喘促肺气上逆，心阳不能下行，致虚热上泛，灼烁津液，虽虚证亦现假热之象。且喘促已作，不能睡眠，使阴气不得恢复；不能饮食，后天资源不能补充，而成阴虚阳亢之势。

哮喘的发生，初起多由于外因对肺剧烈刺激，使肺内发生突变，致不能维持自身平衡。如这种突变不能迅速予以解决，必须给肺以安闲修复过程，方能使之逐渐致愈。在治疗此病时，必先控制本病的发作，以消除旧病的痕迹，然后再以培补肺阴、肾气的方法以补肾纳气养肺降逆，以培补肺气之正常功能。今患者哮喘正在发作，应先疏肺定喘以缓解症状，然后再补气育阴以防复发。

**病例 3**　宋某，女，36 岁，干部。

病史：自幼患咳喘，每于气候变化，则有发作，迄今已 30 余年。时有头晕、气短已数年。近半月来咳喘、痰黄量多，不能平卧，出虚汗，身不热，纳呆，睡眠欠佳。脉两寸浮数，关尺不能寻按，舌苔白稍黄。

辨证：风热郁闭，肺气不宣。

治法：清宣肺热，止嗽化痰平喘。

处方：生石膏 18 克，赭石 18 克，地龙 15 克，瓜蒌 15 克，麦冬 15 克，麻黄 12 克，浙贝 12 克，生山药 12 克，五味子 10 克，黄芩 10 克，前胡 10 克，清半夏 6 克。

服药 2 剂，咳喘减轻，夜能平卧，脉沉滑无力，舌红苔黄。是肺热未净，宜清宣肺热，止嗽化痰平喘。

原方再服 2 剂，喘止稍咳，胸膈满闷，口干便燥。脉沉滑，舌红苔薄黄。原方加肉苁蓉 15 克，枳壳 10 克，磁石 10 克，连服 3 剂，喘咳缓解而愈。

【按】本例患者自幼患哮喘，病程较长，多因六淫外感或七情内伤而致哮喘发作。肺为气之主宰，而肾为气之根蒂。肺主呼而肾司吸，肺气之清肃下行，全赖肾气之收纳，故肾气足则吸气深亦长，肾气衰则气浮而短。本例体质虚弱，身无热象，畏寒，自汗，脉浮而数，按之即无，乃阴阳两虚，又外感风邪，郁遏肺气，清肃不行，故为喘息。病兼咳痰，稀薄而多，乃风热郁闭，肺气不宣所致。治宜清宣肺热，止嗽化痰平喘。处方以麻黄、麦冬、生石膏、地龙、黄芩等清宣肺热；半夏、麻黄、前胡、浙贝、生山药等平喘润肺化痰；五味子以防肺气之耗散。喘止咳轻后，再以益肾为主治疗，辅以止嗽平喘之药。本例自汗，用麻黄宣肺平喘，喘平则汗出自止。因此治实喘时，以清降肺气为主，虚喘宜益肾纳气。至于过敏性哮喘，应责之肾不收摄，宜育阴益肾法治之。

## 寒喘（支气管哮喘）2 例

**病例 1**　关某，男，35 岁，工人。

病史：有哮喘病史已历 6 年，此次发作已 3 周。每遇气候变化和情绪冲动，随时可以发作，经常服食西药，效果不明显。此次发作病情较重，咳嗽，哮喘，身发冷热，喉间痰鸣，气粗欲塞，不能平卧，胸满气促，鼻煽肩抬，精神委顿，不思饮食，面色苍白。曾服氨茶碱、肾上腺素，效果不好。

检查：肺呼吸音粗糙，有啰音、哮鸣音，胸部透视见支气管影深。诊断为支气管哮喘。脉弦紧，舌淡苔白腻。

辨证：寒痰壅滞，肺失宣降。

治法：疏肺散寒，降逆平喘。

处方：麻黄 10 克，干姜 10 克，清半夏 10 克，杏仁 10 克，地龙 10 克，桂枝 6 克，甘草 6 克，细辛 3 克，送服寒喘丸 0.12 克。

服药 2 剂，咳喘减轻，夜能入寐。连服 5 剂，病情好转，但仍有咳痰、胸闷、少食，脉由弦紧变为弦滑，舌转红，苔黄腻，此乃寒痰壅闭化热之证。宜疏肺平喘、豁痰止嗽法。

处方：杏仁 12 克，地龙 12 克，枇杷叶 12 克，清半夏 10 克，浙贝 10 克，黄芩 10 克，前胡 10 克，生石膏 10 克，麻黄 6 克，甘草 6 克。

连服 4 剂，咳减喘止，胸不满，食欲恢复，精神清爽。后以此方加减，连服 5 剂恢复正常。

【按】风寒袭表，内合于肺，邪实气壅，故胸满气促。寒痰内阻，肺气不宣，则咳嗽痰白而稀薄起沫。身发冷热，为风寒表证。舌淡苔白，脉浮紧，为邪在肺卫，风寒紧束之证。方中麻黄散寒平喘；杏仁、甘草降气化痰；枇杷叶、半夏清肺化痰、止咳；干姜温肺化饮，用于肺寒痰饮咳喘；桂枝散寒解表，配麻黄治表寒证；地龙平喘。

病例 2　裴某，男，25 岁，学生。

病史：患者自幼即患咳喘，每至气节变化即发作加剧。今因天气骤热，汗出贪凉而诱发。初起咳嗽喘促，喉中有水鸣声，呼吸困难，不能平卧，唇面有时紫绀，张口抬肩，鼻翼煽动，喘轻时亦有痰声，其痰呈泡沫状，胸满不舒，头眩痛，食少纳呆，大便干燥，小便短赤，烦热自汗出，冬轻夏重。脉沉弦细，舌质淡苔薄白。

辨证：寒饮内蕴，升降失职。

治法：散寒涤饮，平喘宣肺。

处方：白芍 12 克，桂枝 10 克，杏仁 10 克，葶苈子 10 克，五味子 10 克，清半夏 10 克，麻黄 8 克，干姜 5 克，细辛 3 克，甘草 3 克。

连服 2 剂，咳喘显著减轻，胸闷舒畅，喉中已无痰声，食欲好转，脉现沉滑，舌质红润，是寒饮已蠲，伏邪化热之象，仍宜疏肺平喘、豁痰清热。

处方：生石膏 15 克，杏仁 12 克，麻黄 10 克，葶苈子 10 克，炒苏子 10 克，清半夏 10 克，桔梗 6 克，五味子 6 克，瓜蒌仁 6 克，细辛 3 克，甘草 3 克。

连服 4 剂，咳喘已平，头不眩痛，呼吸顺利，食欲增进，精神恢复。后以疏肺化痰、健胃降逆之剂，调理而愈。

【按】咳嗽多年，每逢夏季发作较重，痰声辘辘，为泡沫状之稀痰，脉沉细而弦，舌苔薄白，皆属寒饮内蓄阻碍气机作喘。寒饮之所以停潴，皆由脾阳不振，浊气填胸，升降失职，胸满纳呆，痰涎冲逆，喉中水鸣声，头部眩晕，呼吸不利。治宜散寒涤饮，平喘宣肺，以小青龙汤加减。

小青龙汤为疏表涤饮之剂，服后表解饮消，症状自然向愈。方中麻黄、桂枝、白芍、甘草宣肺平喘，调和营卫；细辛、干姜、五味子温肺止咳平喘；半夏化饮降逆。组合成方，具有外以表寒解表，内以温肺化饮的作用。同时，麻黄、桂枝之辛温解表与白芍、甘草之酸甘为伍，是"散中有收"，使温肺卫又不致耗卫表的阳气，细辛、干姜之温肺祛寒与五味子之酸敛为伍"开阖肺气"，使辛温开肺又不致耗散肺气。此方适合于久咳久喘，寒饮留伏而肺失温煦之病情的，且重点还在于温肺化饮。

## 虚喘（支气管哮喘）5例

**病例1** 裴某，男，54岁，农民。

病史：咳嗽喘促已有45年，四季均犯，以冬季为剧。咳重时常痰中带血，喘甚则倚息不能平卧，平时稍微劳动，即喘咳不已，虽经中西医治疗，都无明显效果。此次咳喘发作已兼旬，咳嗽有痰，呈清稀样黏液，呼吸气促不能平卧，喉中辘辘有痰声，形体消瘦，面色深红而不光泽，精神困顿，食欲不思，步履迟缓，腰背酸痛，两足痿软无力。脉左沉弦，右沉滑，舌质红，苔黄厚。

辨证：肺中郁热，肺失宣降。

治法：清宣肺热，降逆止嗽平喘。

处方：生石膏18克，鲜茅根15克，地龙12克，黄芩12克，麻黄10克，杏仁10克，浙贝10克，枳壳10克，前胡10克，桔梗6克，甘草6克，白矾3克。

连服2剂，咳喘减轻，夜能平卧。齿龈肿痛，颈部两侧淋巴结肿大。脉沉数，舌苔黄腻，是肺胃郁热尚未外宣。原方加清热解毒之品：板蓝根15克，连翘15克，蚤休15克，金银花12克。

连服2剂，牙龈肿痛及颈淋巴结肿大均已消失，咳喘亦轻，食欲好转，精神清健，脉沉弦虚，是肺胃之热已被肃清，而肾阴犹未充实，遂以育阴宣肺、降逆定喘剂予之。

处方：生山药15克，狗脊15克，生杜仲12克，枸杞子12克，麦冬12克，紫河车10克，清半夏10克，前胡10克，生石膏10克，杏仁10克，桔梗6克，麻黄6克，浙贝6克。

连服 5 剂，咳喘不作，腰腿酸痛亦显著减轻，精神恢复，食欲增进。后以此方配成丸药，调理而愈。

【按】哮喘夹肾阴虚之证，初起时应宣肺化痰、止嗽定喘以治标，迨咳轻喘平，方能育阴润肺以固本。若治标而固，喘息稍定，旋即复发。若肾气以固，翕纳力强，可以逐渐痊愈，经久不发。唯患病较久，肺气虚弱，肾阴损伤，必需宣肺平喘，补肾纳气，同时并用。若疏肺降逆平喘，肺肾两虚，效果不显。

麻杏石甘汤为清热宣肺平喘之方，用时必须用量与病机相适应。脉虚者，用量宜小；脉实者，用量宜大。阴虚甚者，应以滋阴纳气为主，而辅以宣肺降逆平喘。如肾虚不甚者，亦应以育阴与宣肺降逆平喘药同时并用。其用量之比重，配伍之君佐，都应与病情、机体的具体情况和脉象虚实的变化相适应，决不可拘定一方，机械用药，否则，失去辨证的意义，并给病人带来不应有的损失。

止患者患病已 45 年，是肺气已伤，肾虚不敛，故咳喘气促，形消神疲。如纯系肺气虚损之咳喘，不应有时暴发痰涎壅盛。今面色深红，舌苔黄厚，舌质殷红，皆属肺中郁热，清肃之令不行，痰浊壅塞，肺失清降。更兼腰背酸痛，两腿痿软无力，皆为肾阴虚损之明证。左脉沉弦，为水不涵木，肝阳上泛，右脉沉滑，为脾肺热郁。治宜清宣肺热，降逆止嗽平喘以治标，迨肺热肃清，气机不行，再用养阴潜镇以治本。

**病例 2** 韩某，男，58 岁，农民。

病史：哮喘 10 余年，秋冬季节必发。曾服肾上腺素、氨茶碱，仅暂时控制。曾做过组织疗法，封闭疗法、移地治疗等，都不能减少发作。近因气候变化和情绪冲动，咳嗽气逆不时发作，又因劳累喘息发作，咳嗽胸闷，呼吸困难，痰涎涌溢，夜间不能平卧，喉间痰嘶喉鸣，咳呛频频，痰白稀薄，虚汗淋漓，面色苍白，形容憔悴。两肺听诊均布满哮鸣音。脉弦虚沉滑，舌尖红，苔黄腻。

辨证：肾阴虚损，肺热郁闭。

治法：补肾纳气，清热宣肺平喘。

处方：生石膏 12 克，地龙 12 克，瓜蒌仁 12 克，麻黄 10 克，五味子 10 克，清半夏 10 克，杏仁 10 克，浙贝 10 克，前胡 10 克，枳壳 10 克，沉香 6 克，蛤蚧 1 对（去头足，同捣碎，每汤药 1 剂，煎蛤蚧 1 包）。

连服 2 剂，咳嗽喘促大见减轻，倚伏已能入睡，气机平静。原方又服 3 剂，喘逆全平，咳痰亦爽，肺部哮鸣音消失。唯食少脘满，大便燥结，脉象虚数，舌质偏红，苔黄腻。此乃肺热宣散，肾阴虚损之证，宜宣肺平喘、育阴润便法治疗。

处方：肉苁蓉 15 克，元参 15 克，瓜蒌仁 12 克，地龙 12 克，杏仁 10 克，清半夏 10 克，黄芩 10 克，浙贝 10 克，甘草 6 克。

连服 3 剂，喘平咳止，大便下行，知饥索食，精神清爽而愈。

【按】喘促日久，体瘦身疲，形容憔悴，为病深及于肾，肾阳衰微，则动后喘甚，虚汗淋漓，今又舌尖红，苔黄腻，属肺中郁热。故治先清热宣肺平喘，后再补肾纳气以固其本。

**病例 3** 郝某，女，23 岁，工人。

病史：患者自幼即患咳喘，并有水鸣声。喘重时，口唇及面部紫绀，张口抬肩，鼻翼煽动；喘轻时亦有痰鸣，吐泡沫样痰，胸闷。同时伴有心悸，头痛头晕，食欲不振，视物不清，大便干燥，小便黄、月经提前、量少、色淡，有痛经，白带不多，腰酸腿痛，失眠多梦，胃脘不适，恶心，易感冒。其喘冬天重，夏天轻，头身沉重多汗，下肢浮肿。胸透心肺正常，脉沉细数，舌红苔薄黄。

辨证：肺热郁闭，肾不纳气。

治法：清热宣肺，益肾纳气，止嗽平喘。

处方：生石膏 15 克，肉苁蓉 12 克，地龙 12 克，桂枝 10 克，清半夏 10 克，杏仁 10 克，五味子 10 克，麻黄 8 克，甘草 5 克，蛤蚧 1 对（去头足，捣碎，分 3 包，每汤药 1 剂，煎蛤蚧 1 包）。

连服 2 剂，喘咳明显减轻，胸不闷，喘息无痰声，脉沉滑，舌尖红。继以原方加桔梗 10 克，何首乌 15 克，茯苓 15 克，琥珀 1 克，朱砂 1 克。后 2 味同研冲服。

连服 3 剂，咳喘已完全消失，1 个月后仍未复发。

【按】本例患者脉细数，舌红苔薄黄，为阴虚肺热。阴虚则肾不纳气，肺热则清肃不行，肺气上逆而为哮喘，治宜清热宣肺，益肾纳气，止嗽平喘。

**病例 4** 佟某，女，40 岁，干部。

病史：自幼患咳喘，每逢气候变化、季节交替发作较频。近半月来喘促又作，咽中痰鸣，喘息不能平卧，痰多，呈稀白色，身倦神疲，自汗出，身不热，胸满纳呆，面色苍白，身体消瘦，心悸，气短，头眩，夜寐欠安。脉虚数而浮，关尺不任寻按，舌质淡，苔薄腻。

辨证：胸阳不敛，气虚冲逆。

治法：补气固脱，降逆豁痰。

处方：瓜蒌 15 克，钩藤 15 克，生赭石 12 克，地龙 12 克，白芍 12 克，生牡蛎 12 克，杏仁 10 克，胆南星 10 克，浙贝 10 克，磁石 10 克，五味子 10 克，清半夏 10 克，吉林参 4 克（冲服）。

连服 2 剂，咳喘皆减，汗止，食欲增加，大便正常，略能平卧，脉象略敛，是胸阳稳固脾胃犹虚，遂于原方去瓜蒌之滑润，加健脾和胃之剂。

处方：生赭石 15 克，生山药 15 克，生薏苡仁 15 克，茯苓 12 克，地龙 12 克，生牡蛎 12 克，杏仁 10 克，浙贝 10 克，清半夏 10 克，芡实 10 克，沉香 6 克，甘草 6 克，吉林参 3 克（冲服）。

服药 2 剂，咳喘已不显著，食欲恢复，大便正常。后以此方去龙骨、牡蛎加桔梗，调理而愈。

【按】该例患咳喘已 30 余年，平素常现头眩不寐，气短怔忡，可知其胸阳素虚。今喘息半月，气促不得平卧，畏寒肢厥，虚汗淋漓，胸阳衰弱之象已完全毕露，况脉象寸虚而浮数，不任重按，是胸阳不敛，有摇摇欲脱之象，必须迅予补气固脱，降逆豁痰，使胸阳充盛固摄，逆气下行，痰不上泛，再用祛痰平喘之剂，则正气固而邪气平。若先不固正，而以化痰宣肺平喘之剂予之，追胸阳涣散，正气虚脱，则治救无及。

**病例 5** 张某，男，45 岁，教员。

病史：患者 20 多年来，心悸、气短、胸闷、咳喘，多在晚间及晨起时较重，全身无力，头身沉重，恶寒多汗（盗汗及自汗），食欲尚可，大便不畅，时溏，睡眠欠佳，小便发黄。既往有风湿性心脏病史，并有时脱肛。

检查：面色苍白，消瘦，语言无力，喘促不能平卧，脉弦细无力，舌质淡，舌苔薄白。

辨证：中气不足，肾不纳气。

治法：温补中气，育阴安神，化痰止嗽平喘。

处方：生山药 15 克，山茱萸 15 克，五味子 10 克，磁石 10 克，陈皮 10 克，紫河车 10 克，枳壳 10 克，胆南星 10 克，浙贝 10 克，杏仁 10 克，甘草 6 克，蛤蚧尾 1 对，人参 2 克，琥珀 1 克，朱砂 0.6 克。后 3 味同研冲服。

服药 2 剂，显著好转，食欲渐展，夜能安寝，身觉有力，脉弦虚较前有力，舌尖红。此乃肾阴虚损不能纳气而现气促似喘，肺气失降的虚喘证。治宜补肾纳气，养肺降逆，止嗽平喘法治疗。

处方：麦冬 15 克，沙参 12 克，杏仁 12 克，百合 10 克，五味子 10 克，清半夏 10 克，浙贝 10 克，黄芩 10 克，紫河车 10 克，款冬花 10 克，枳壳 10 克，甘草 6 克。

连服 4 剂，喘平咳止胸不闷，睡眠好，身觉有力。后以此方配成丸药常服，以资巩固而防复发。

【按】肺为气之主，肺虚则气无所主，故气短，胸闷、短气息急、语言无力。肺气虚弱，卫外不固，则自汗恶寒，甚至心脾阳虚，心悸肢冷。舌淡脉细，亦为阳气虚损之象。喘促日久，体瘦神疲，为病深及肾。本例根据脉象诊为心肾气虚作喘，兼有湿邪不化，其病因为中气不足，肾不纳气，治宜温补中气，育阴安神，化痰止嗽平喘法。

## 风温（支气管肺炎）3 例

**病例 1** 邢某，女，2 岁。

病史：患儿身发高热 4 日，咳喘，在某医院诊断为肺炎，用抗生素治疗，3 日后体温正常，症状消失，准备出院。突然又发高热，咳嗽喘促，咳痰淡黄色，小便短赤，大便 2 日未解，又用抗生素治疗，5 日来发热不退，转中医科治疗。

检查：体温 39.5℃，气急喘促，鼻翼煽动，口唇微绀，面色苍白，手足微冷，精神委靡呈嗜睡状。X 线检查，见右侧肺门及下肺均有阴影。脉沉数，指纹达风关，呈紫绀色。舌质红，苔薄黄。

辨证：痰热上壅，肺失宣降。

治法：清热宣肺，化痰降逆。

处方：鲜茅根 15 克，生石膏 12 克，金银花 10 克，连翘 10 克，黄芩 10 克，白前 10 克，浙贝 10 克，地龙 10 克，杏仁 10 克，桔梗 6 克，清半夏 6 克，前胡 6 克，麻黄 4.5 克，羚羊角粉 1 克（冲服）。

连服 2 剂后，身热渐退，体温降至 38℃，咳喘显著减轻，鼻翼已不煽动，精神恢复，四肢转温，面色转红，唇色仍绀，指纹尚偏紫。此乃温热已外宣，血行尚未通畅。宜前方加活血降逆之品。

处方：鲜茅根 15 克，金银花 12 克，生石膏 10 克，黄芩 10 克，桃仁 10 克，牡丹皮 10 克，白前 10 克，桔梗 6 克，浙贝 6 克，麻黄 3 克，羚羊角粉 1 克（冲服）。

连服 3 剂，体温正常，咳喘平息，唇指绀退，精神、食欲恢复正常。

【按】本病多由风温或风热之邪犯肺，郁久化热。外为风寒侵袭，热盛痰阻，肺失清肃，故出现发热、咳喘等症。

本例所表现之身发高热，不恶寒，咳嗽喘促，系属温热深陷肺中，急用宣肺清热解毒之品，使肺中温热从表而解，并补以止嗽定喘药。在临床中常用麻杏石甘汤加减治疗，此方为清宣肺热的主方，具有辛凉宣泄，清肺平喘功效。对风温初起，发热不恶寒而咳喘，有汗或无汗均可用。无汗用生麻黄，取其发汗宣肺；有汗用炙麻黄，取其宣肺平喘，加黄芩、金银花、连翘以清热解毒，用于急性热病。前胡可降气消痰、宣肺散风；白前降气消痰止嗽；桔梗宣肺祛痰止咳；浙贝性寒泄热润肺化痰，用于表邪实证；杏仁宣肺除痰、止咳平喘、泄热；半夏燥湿化痰、降逆止呕；鲜茅根清热生津，与石膏同用可治高热口渴；地龙清肺平喘咳；羚羊角凉肝息风，温病热盛易引动肝风，小儿高热可用以退热，防止痉风。

**病例2** 于某，女，14个月。

病史：患儿高热咳喘5日，入院后诊断为肺炎，用抗生素治疗。3日后体温正常，一般情况良好。又于1周后发高热，咳嗽喘促，经X线检查，确诊为支气管肺炎复发。经用广谱抗生素治疗，高热仍持续不退，遂请中医会诊。

检查：体温39℃，呼吸急促，面色苍白，精神不振，手足发凉，唇红微紫。X线检查：见右肺门及肺下叶均有阴影。指纹达风关，色紫。

辨证：风温犯肺，外感寒邪，郁久化热。

治法：清热宣肺，止嗽平喘。

处方：生石膏15克，连翘15克，鲜茅根15克，鲜芦根15克，金银花12克，蚤休12克，地龙12克，黄芩10克，薄荷6克，桔梗6克，麻黄6克，甘草6克，羚羊角粉1.2克（冲服）。

1剂分3次服。1剂服后，体温38℃，精神好转，咳喘减轻，痰少。继原方加知母10克。连服3剂，体温正常，咳嗽减轻，不喘，痰少，指纹色红，舌微红，苔薄白。唯肺有余热，宜清热、宣肺、化痰法治疗。

处方：鲜芦根10克，黄芩10克，浙贝10克，杏仁10克，白前6克，桔梗6克，甘草6克。

服药1周，症状消失，恢复健康。

【按】患儿属风温犯肺，外感寒邪，郁久化热，以辛凉宣肺，清肺平喘之麻杏石甘汤加减。蚤休清热解毒，并治小儿高热惊风；薄荷疏散风热；鲜芦根清热凉血生津。鲜芦根和鲜茅根相似，但鲜芦根甘寒生津，主走气分；鲜茅根甘寒清热，主走血分。此例风温尚在气分，故用薄荷解表，鲜芦根清气分热而生津液，使肺中郁热宣泄外出，防止热毒郁闭肺中而生他变。

**病例3** 孙某,男,4岁。

病史:患儿咳嗽4日,发热2日而入院。入院前4日,咳嗽流涕,打喷嚏,咳吐白色黏痰,量多,伴有呕吐。近日来咳嗽加重,发热,食欲不振,睡时多汗,曾用中西药效果不明显,并加重而住院。

检查:体温38℃,精神不振,呼吸急促,面赤,唇淡不干,两肺满布中、小水泡音,叩诊不浊,皮肤肌热,手温脚凉。舌质红,苔薄黄,脉滑数,右脉偏浮。

辨证:风寒袭肺,肺气失宣,郁而化热。

治法:辛凉解表,宣肺清热,化痰上嗽。

处方:鲜芦根30克,金银花15克,连翘12克,前胡10克,桑叶10克,杏仁10克,黄芩10克,桔梗6克,浙贝6克,甘草3克。

连服3剂,身热退,咳喘不明显,饮食好转,脉弦而数,舌红,苔薄黄微腻。再以原方继服。

连服3剂,咳嗽减轻,面部红润,口唇淡红,舌质淡红,苔白微腻,脉滑,两肺有中、小水泡音。仍宜清热宣肺,化痰止嗽法治疗。

处方:连翘12克,桑叶10克,杏仁10克,浙贝10克,黄芩10克,枳壳10克,桔梗6克,前胡6克,陈皮6皮,半夏曲6克,甘草6克。

连服3剂,肺部湿性啰音消失,两肺呼吸音清晰,痊愈出院。

【按】患者系由风寒袭肺,肺气闭阻,郁而化热,而出现发热、咳嗽、呼吸急喘、喉中痰鸣等症。治以辛凉解表,宣肺清热,化痰止嗽法。方以金银花、连翘、黄芩清热宣透;桔梗、前胡、杏仁、浙贝、甘草宣肺气,以除痰止嗽;桑叶疏风解表,宣透风热;鲜芦根生津、养阴以除热。故以此方加减连服10剂,症减病除,痊愈出院。

## 风温（大叶性肺炎）6例

**病例1** 许某,男,18岁,学生。

病史:发热恶寒2天,头痛,咽痛,体温39℃,咽部充血,扁桃体肿大,胸部透视心肺无异常,诊为扁桃体炎。用西药治疗体温不降。发热,头痛,日轻夜重,并有口渴,腹痛,便溏。3日后体温升至41℃,血沉72～120毫米/1小时,伤寒血清凝集试验阴性。因身热不退,腹痛不止,而来就诊。

检查:体温39.4℃,急性病容,两肺呼吸音粗糙。胸片见左下大叶肺炎。腹部无固定压痛。脉弦滑而数。舌质红,苔黄腻。

辨证：暑热袭肺，郁闭不解，酝热酿毒，损伤肺脏。

治法：清热解毒，宣肺开郁。

处方：生石膏 30 克，金银花 24 克，蚤休 24 克，黄芩 24 克，滑石 24 克，连翘 15 克，鲜佩兰 12 克，菖蒲 12 克，瓜蒌仁 12 克，麻黄 10 克，郁金 10 克，清半夏 10 克，乳香 10 克，甘草 3 克，羚羊角粉 1.2 克，琥珀 1 克。后 2 味冲服

连服 3 剂，身热减轻，体温 37.5℃，腹部不痛，夜能安睡，知饥思食。脉弦虚数，舌质燥少津。是热毒外宣，津液亏耗，仍宜清宣肺热，养阴生津法。

处方：金银花 24 克，生石膏 20 克，蚤休 15 克，元参 15 克，鲜石斛 15 克，滑石 15 克，菖蒲 12 克，黄芩 12 克，佩兰 12 克，连翘 12 克，浙贝 10 克，牡丹皮 10 克，枳壳 10 克，甘草 3 克。

连服 3 剂，症状消失，食欲恢复，身觉有力。脉弦虚，舌红润有津。后以此方连服数剂而愈。

【按】风温为阳邪，侵犯肺卫，肺失宣降，郁闭不解。本例患者系暑热袭肺，肺气闭阻，郁而化热酿毒，故起病急骤，发热恶寒。风温之邪，化热最速，易伤津液，故出现口渴引饮之症；阴伤甚则见舌质红，苔黄腻。根据脉症宜宣肺疏表，清热解毒，化郁祛湿法治之。

方中金银花、连翘、生石膏、麻黄清热宣透；蚤休、黄芩清热解毒；菖蒲、郁金、瓜蒌仁豁痰宣窍，解郁宽胸，止渴生津；佩兰、清半夏清肺开胃，宣肺解郁，除湿化痰。俟热退，诸症减轻，但仍舌红少津，脉象弦虚数者，为热毒外宣，阴津耗损，治宜清宣肺热，解毒生津。原方中可加元参、鲜石斛，以达滋阴降火，生津液之功。

病例2　邢某，男，32 岁，工人。

病史：入院前 3 日劳动时即感头晕，自觉微热，劳动后汗出受风，夜间突然寒战，约 1 小时后肌肤灼热，周身疼痛。次日热而不寒，出现咳嗽，吐痰，气短而喘，无汗，口渴欲饮，胸痛，咳吐铁锈色痰，偶夹有血丝，来院就诊。

检查：上午体温 38.9℃，下午 4 时体温 40.5℃，急性病容，神疲气促，口唇指甲尚无发绀，巩膜无黄染，全身淋巴结无异常肿大，心律整，无杂音，左侧肺部可闻及水泡音。X 线透视见左侧肺下部有大片云雾状、密度增重之阴影。白细胞 $18.9 \times 10^9/L$，中性粒细胞 0.96，淋巴细胞 0.4。舌质红，苔白中部稍黄，脉洪数。

辨证：风热犯肺，肺气郁闭。

治法：清热解毒，宣肺平喘。

处方：生石膏 24 克，连翘 18 克，蚤休 15 克，象贝 15 克，瓜蒌仁 12 克，知

母 12 克，杏仁 10 克，黄芩 10 克，白芍 10 克，桑白皮 10 克，枳壳 10 克，麻黄 6 克，桔梗 6 克，甘草 3 克。

连服 2 剂，汗出，体温下降 38.5℃，自觉较前舒适，咳喘减轻，仍左胸痛，痰黏色白，脉浮数，以原方加金银花 30 克，连翘 30 克。

连服 3 剂，体温正常，稍咳，痰黄，左胸痛。上方继续服用。

又连服 2 剂，体温虽然恢复正常，但胸痛加重，甚至不能转侧，不敢深呼吸，咳嗽加重，痰黄偶有铁锈样痰，头汗出，卧床呻吟，脉浮紧，苔薄白。此为郁火熏肺，有蓄热成痈之势，以清热泄肺，化痰排脓之千金苇茎汤加减。

处方：苇茎 15 克，生甘草 15 克，生薏苡仁 15 克，冬瓜仁 5 克，金银花 15 克，连翘 15 克，蚤休 15 克，瓜蒌仁 15 克，鱼腥草 15 克，桃仁 10 克，贝母 10 克，枳壳 10 克，桔梗 10 克。

服药 5 剂后，胸痛逐渐减轻，痰不黏，口不渴，食欲恢复。X 线透视，见左下肺部炎症已吸收。白细胞恢复正常值，治愈出院。

【按】肺炎的主要病机是肺气郁闭。这是因为外有表邪外束，肺气不宣，内有热痰壅阻于肺，而食滞也可化热生痰，上犯于肺，这样内外合邪，互为因果，造成肺气郁闭，引起发热、咳嗽、喘憋等症状。

肺炎初起，以宣肺疏表、清热解毒、化痰止嗽加味麻杏石甘汤主治。病情进展为肺热痰阻，则以清热解毒、宣肺化痰、降逆平喘法治之。进而热毒深陷，出现高热不退、躁动不安、咳嗽气促、神志昏惑、头热肢冷等症，脉象由滑数弦大，转为沉弦细数，舌质红绛。此属毒热炽盛，深陷营分所致，宜清营解毒、辛凉宣散法治疗，此时的治疗以清热醒神为主。如现虚脱症时，又当以回阳固脱为主，宜独参汤和苏合香丸加减治之。迨病情发展到正气衰微，毒热未解时，祛邪则正气不支，扶正则助长邪热，此时治疗较为困难，应审慎辨证正虚邪实的真实情况，用扶正祛邪、补清相济、宣解适中的办法，慎重处理，方能消除病邪，挽救危急。

**病例 3** 许某，男，42 岁，干部。

病史：患大叶性肺炎身热不退，咳喘呼吸困难，不能平卧，咳痰，呈铁锈色，曾住某医院治疗，服中、西药身热不退。突然心烦不宁，额汗出，脉伏，肢冷，神志昏惑，爪甲掌肤紫绀，苔色焦枯。

辨证：热毒陷肺，伤及心阳。

治法：急扶心阳，清养宣肺，解毒平喘。

处方：蚤休 15 克，大青叶 12 克，沙参 12 克，地龙 12 克，乌附子 10 克，浙贝 10 克，杏仁 10 克，清半夏 10 克，蛤蚧尾 2 克，羚羊角粉 1 克，猴枣 1 克，朱砂 0.6 克。后 4 味同研冲服。人参 12 克，另煎兑服。

连服 2 剂。1 剂后喘促减轻，肢温汗止。略能平卧入寐，体温稍降，神志清醒，脉象转浮虚数，舌尖红燥少津。此乃阳回邪透，郁热外宣之佳象。唯心悸气短，胸部闷痛，不思饮食，是郁热未净，心气未复，胃失和降。仍宜益阴养心，宣肺清热和胃法。

处方：玉竹 24 克，蚤休 18 克，麦冬 15 克，沙参 15 克，五味子 10 克，黄芩 10 克，射干 10 克，浙贝 10 克，前胡 10 克，杏仁 10 克，甘草 6 克，人参 1 克，羚羊角粉 1 克，猴枣 1 克。后 3 味同研冲服。

连服 3 剂，诸症消失，知饥索食，精神清爽。后以此方去猴枣、羚羊角粉，加健脾和胃之品，连服 1 周恢复正常。

【按】发热、咳喘说明外邪仍盛，神志昏惑、脉伏身冷为阳气不足，此为正虚邪实。治疗应扶正祛邪同时兼顾。方中以前胡、杏仁宣透肺气；半夏、蛤蚧、地龙、浙贝降气平喘祛痰；黄芩、蚤休、大青叶、羚羊角清热解毒；人参、麦冬、五味子、沙参益气敛肺；附子温阳通脉。

**病例 4** 陈某，女，33 岁，工人。

病史：入院前 2 日，突然冷热发作，伴有恶寒战栗，随即全身高热，持续不退，轻度头痛，倦怠，右胸疼，吸气时加剧，咳嗽，吐大量黏痰。当即在本厂保健站就诊，注射青霉素，并服用中、西药，未奏效，且症状转剧，出现气短，略吐铁锈色痰，烦渴，小便短赤，大便 3 日未解，于第 3 日晨急诊入院。

检查：体温 39.8℃，面色潮红，急性病容，身有潮汗，神志清晰。右胸呼吸动度减低，叩诊实音，语颤增强，可闻及明显管状呼吸音。心界正常，心尖部可闻及 Ⅱ 级收缩期吹风样杂音。X 线检查，见右下肺大片致密阴影。白细胞 $13.2 \times 10^9/L$，中性粒细胞 0.90。脉浮数有力，舌质红，苔黄燥。

辨证：风热犯肺，郁闭酿毒。

治法：清热解毒，宣肺透邪，祛痰止嗽。

处方：金银花 30 克，生石膏 30 克，连翘 24 克，知母 15 克，蚤休 15 克，板蓝根 15 克，黄芩 12 克，枇杷叶 12 克，杏仁 10 克，浙贝 10 克，清半夏 10 克，桔梗 6 克，甘草 6 克，紫雪散 2 克（冲）。

服药 2 剂，身热减遇，体温 37.8℃，咳减痰少，但口渴不减，身觉困倦不适。至下午忽阵寒壮热，神昏嗜睡，心烦躁扰不安，咳嗽气促，额汗出肢冷，鼻煽肩抬，脉象由弦滑变为沉弦细数。此乃热毒炽盛,深陷营分,影响心脏所致。治宜清营解毒,养心宣散法。

处方:金银花24克,蚤休24克,生石膏24克,元参24克,丹参18克,地龙15克,黄芩12克,黄连10克,麻黄6克,人参3克,羚羊角1.5克,犀角粉1.2克。后3味同研冲服。送服局方至宝丹1丸。

服药2剂,身热退,神志清爽,喘平渴减,夜能安睡,肢温,心不烦躁,脉象虚数,舌红。为毒热外宣,心阴渐充,肺气通畅,仍宜清解毒热,养心宣肺法治疗。

处方:玉竹24克,金银花15克,蚤休15克,元参15克,丹参15克,瓜蒌皮15克,沙参12克,黄芩12克,清半夏10克,浙贝10克,五味子10克,白前10克。

连服1周,诸症消失,食欲恢复,精神清爽。白细胞$7.8 \times 10^9$/L。X线检查,除右侧胸膜有少许粘连外,阴影全部吸收。休养5日出院。

【按】本证为风温之邪化热入里,痰热上壅,肺失宣降所致。既化热入里,故高热不退,舌苔亦由白转黄。津液耗伤故见烦渴,小便短赤,舌苔黄燥。热蕴肺络,血行瘀滞,卫气不利则见寒战高热,胸痛,吐痰如铁锈色。热毒炽盛,深陷营分,热陷心包,而现高热,神昏嗜睡,心烦躁扰不安,额汗出肢冷,鼻煽肩抬,脉象由弦滑而变为沉弦细数。治宜清热解毒,宣肺透邪,化痰止嗽法。迫热毒炽盛,深陷营分,影响心脏时,治宜清热解毒,养心宣散法。方中以犀角粉、羚羊角、局方至宝丹清营凉血,开窍息风;麻黄宣通肺气;金银花、蚤休、黄芩、生石膏、黄连清肺解毒;元参养阴;人参养心益气,使毒热外宣,肺气通畅,心阴渐充,诸症消失,身体逐渐康复。


**病例5** 兰某,男,35岁,工人。

病史:患身热,咳嗽,胸痛已有2日。现头痛,恶心,咳嗽喘促,咳痰初为白沫状,后则带有少量血丝,精神疲惫,身发壮热,有汗而热不解,发病时曾有寒战,周身酸痛。

检查:体温39.2℃,面色潮红,神志清楚,下唇角有疱疹,心音节律正常,右侧呼吸运动稍差,右上侧叩诊呈浊音,呼吸音减低,有轻度干性啰音。白细胞$1.6 \times 10^9$/L,中性粒细胞0.80。X线检查:见胸部右上侧密度增加。脉滑数,舌质红,苔黄腻。

辨证:热毒壅闭,肺气不宣。

治法:清热解毒,疏气降逆,止嗽平喘。

处方：生石膏 20 克，金银花 18 克，连翘 18 克，鱼腥草 18 克，黄芩 12 克，桑白皮 12 克，杏仁 10 克，浙贝 10 克，前胡 12 克，麻黄 8 克，甘草 6 克。

连服 2 剂，身热退，胸不痛，胸部松畅，咳减喘轻，夜能入寐。脉象弦滑而脉力较软，数势缓解。此乃肺热外宣，胸气畅达之象。仍宜清热解毒，宣肺祛痰平喘法治疗。

处方：生石膏 15 克，金银花 12 克，板蓝根 12 克，杏仁 10 克，前胡 10 克，黄芩 10 克，枇杷叶 10 克，半夏 10 克，桑白皮 10 克，竹沥 10 克，麻黄 6 克。

连服 5 剂，热退身凉，咳减喘平，胸不满痛，知饥能食，夜能安寝，精神清爽，身觉有力。脉象弦虚不数，舌淡无苔。后以清热宣肺，降逆祛痰止嗽药，调理而愈。

【按】大叶性肺炎，典型者起病急，寒战高热（体温多在 39℃～40℃），咳嗽喘促，吐铁锈色痰，病侧胸痛、腹胀，每随呼吸、咳嗽而增剧。病侧肺部叩诊浊音，呼吸音减低，有管状呼吸音及湿性啰音。X 线检查：病变部呈密度增深而均匀的阴影。脉象、舌苔：本病初起振寒发热、咳嗽、胸痛时脉多滑数、洪大或弦数，舌质红，苔黄腻，或口唇紫绀。当热邪深陷，神志昏厥时，脉多沉弦数，右脉盛于左脉。宜宣肺疏表，清热解毒，化痰止嗽法，以加味麻杏石甘汤主之。


**病例 6** 刘某，男，32 岁，工人。

病史：发热恶寒七八日，大汗出热不解，口渴引饮，咽干，齿龈肿痛，咳嗽较重，吐黄色稠黏痰，头痛头晕，纳呆，大便燥结 2 日未解，小便短赤，夜寐不安。入院前曾给予 APC、阿尼利定、祛痰剂、青霉素、土霉素等药治疗无效而入院。

检查：体温 39℃，神志清楚，皮肤无黄疸与斑、丘疹，心、肺、腹未见异常。化验：血、尿、便常规正常，脑脊液常规与生化检查正常，肥达氏反应及外斐氏反应阴性。X 线检查：右下肺纹理增多。脉浮数，舌质红，苔黄厚而干。

辨证：热犯肺胃，深陷气分。

治法：辛凉解表，清肺胃解毒，化痰止嗽。

处方：金银花 30 克，鲜芦根 30 克，生石膏 24 克，蚤休 15 克，杏仁 10 克，牛蒡子 10 克，板蓝根 10 克，知母 10 克，生大黄 10 克，薄荷 6 克，甘草 3 克。

服药 1 剂，身热退，体温 37.4℃，大便已通，心不烦热，夜能入寐，知饥思食，胸部轻松。唯气短龈肿，不时作咳，痰稀白，脉弦数，舌红不燥。为肺热外宣，胃清气平之象。仍宜清解热毒，宣肺止嗽法治疗。

处方：金银花 30 克，鲜芦根 30 克，连翘 24 克，生石膏 15 克，蚤休 15 克，板蓝根 15 克，枇杷叶 12 克，浙贝 12 克，薄荷 10 克，牛蒡子 10 克，桔梗 10 克，枳壳 10 克, 前胡 10 克。

服药 2 剂, 体温正常, 头不眩痛, 咳减痰少, 胸不满气畅通, 无自觉症状, 精神清爽, 饮食增加, 痊愈出院。

【按】患者身发壮热, 咳嗽痰多, 胸痛, 汗出而热不解, 口渴, 心烦, 夜寐不安, 齿龈肿痛, 为风温袭肺犯胃, 深陷气分, 故口渴龈肿, 身热不退。治疗以辛凉解表, 清肺胃解毒, 化痰止嗽法, 银翘白虎汤加减。

治疗风温病, 除根据辨证分型进行治疗外, 并可依据病情变化加减施治, 如热毒盛者, 可加大青叶、蒲公英、鱼腥草; 胸闷痰多, 加瓜蒌、天竺黄; 痰多不易咯出加瓜蒌皮、川贝; 口渴加天花粉、知母; 咽喉干痛, 加板蓝根、射干; 痰中带血加茅根、藕节、大蓟、小蓟; 胸痛加郁金、橘络、桃仁; 大便秘加大黄、瓜蒌; 小便短赤, 加滑石、车前子、茅根; 抽风加羚羊角、钩藤、蜈蚣、紫雪散; 神志昏迷, 用安宫牛黄丸。

## 咯血 (支气管扩张) 3 例

**病例 1** 袁某, 女, 18 岁, 学生。

病史: 自 7 岁即患慢性咳嗽, 痰多为黄色脓痰, 放置可分层, 脓痰下沉, 上为泡沫, 不发热。冬季症状加剧。1 年前开始痰中带血, 有时大口咯血, 胸痛时轻时重, 气促食少, 体瘦身倦。经某医院照胸片及支气管造影, 诊断为支气管扩张, 因不愿手术而来就诊。脉弦虚数, 舌质红, 苔黄腻。

辨证: 阴虚肺热, 灼伤肺络。

治法: 养阴清热, 通络止血。

处方: 麦冬 15 克, 白及 15 克, 百部 15 克, 枇杷叶 12 克, 花蕊石 12 克, 蚤休 12 克, 小蓟 12 克, 百合 12 克, 五味子 10 克, 乳香 10 克, 贝母 10 克, 黄连 10 克。

连服 4 剂, 咳嗽减轻, 痰量大减, 色白无臭味, 血痰不作, 气不急促, 胸痛顿减, 夜能安眠, 食欲好转, 身觉有力。脉弦虚数, 舌质红, 苔薄黄。此乃肺热渐退, 清肃下行。仍宜清肺降逆, 化痰止嗽法。

处方: 瓜蒌仁 15 克, 蛤粉 15 克, 麦冬 12 克, 白前 12 克, 蚤休 12 克, 黄芩 10 克, 半夏 10 克, 五味子 10 克, 浙贝 10 克, 枇杷叶 10 克, 花蕊石 10 克。

连服 5 剂, 咳嗽轻微, 痰量减少, 色白无臭味, 血痰及咯血均未出现, 呼吸调匀, 夜能安寐, 食欲增加, 身觉有力。脉仍弦虚, 舌淡红。是肺热已退, 清肃下行，痰清气平，胸气畅通。仍宜用养肺降逆，止嗽化痰，防止出血法。

处方：百合18克，知母12克，海浮石12克，五味子10克，枇杷叶10克，浙贝10克，清半夏10克，花蕊石10克，甘草3克。

连服5剂，胸不痛，咳轻痰少，咯血不作，胸闷气短消除，饮食正常，精神清爽，睡眠好。脉象弦细，舌已不红。宜原方连续服用，注意饮食、睡眠，谨防感冒，以资巩固，而防复发。

【按】机体感受外邪，肺气不能正常宣发而为壅滞，变肃降而为上逆，则出现咳喘。肺失宣降，邪热蕴肺，煎熬津液为痰。邪热痰浊相结，肺失肃降，故有咳喘；如果热壅血瘀，则成脓血痰；肺气不利则胸痛等。"肺者生气之源"，由于肺气不足，就会出现体倦无力、咳喘、懒言等症状。本例即属邪热蕴肺，肺失宣降，邪热与痰浊相结，而阻塞气道，宜养阴清热，止嗽化痰，通络止痛法治之。方中有清肺热，泄肺火，利气清痰之药，如黄芩、枇杷叶、浙贝、百合、白及、蛤粉、沙参、海浮石等。以乳香、小蓟、蚤休活血散瘀止痛，再以花蕊石、沙参等止血。本方对排痰止嗽有显著效果。

**病例2** 苏某，女，35岁，教师。

病史：患者咳嗽痰多5年，有时发热，痰稠脓，有气味。如咳痰不爽，即发热、胸痛，痰咳出后体温方始下降。近年来经常咯血，少时数日，血量多至200毫升，有时3～5日即咯血1次，气急，不能平卧。

检查：身体消瘦，食少纳呆，咳绿色脓性痰，有腥臭味，发热，咳嗽气促，不能平卧，时咳血痰，咳嗽肺气上逆，呼多吸少，吸气困难。舌质红，苔薄黄，脉弦数。支气管碘油造影示：肺左下叶各支气管扩张，右下叶中后两支亦有扩张。因患者不愿手术治疗而采取保守疗法。

辨证：痰热内蕴，肺气不宣。

治法：清热宣肺，化痰降逆。

处方：百合24克，蛤粉18克，瓜蒌仁15克，麦冬15克，天竺黄15克，杏仁12克，枇杷叶12克，百部12克，浙贝10克，白前10克，竹沥10克，海浮石10克，五味子10克，白及10克，清半夏10克。

连服5剂，咳嗽咳血减轻，痰量大减，呼吸平稳，夜能入睡。脉仍弦，数象不显。痰少气降，肺气畅通。宜止血化痰、养肺止嗽法治疗。

处方：瓜蒌仁24克，百合18克，白及18克，黄芩15克，花蕊石12克，枇杷叶15克，蛤粉12克，五味子12克，清半夏10克，海浮石10克，桑白皮10克，血余炭6克，甘草3克。

连服5剂，咳嗽减轻，痰量大减，咯血不作，身热消除，食欲增加，夜能安睡，痰稀，腥臭味已大减。舌质淡红，脉已不数。是肺热已清，肺气下降，气宣咳平。仍宜养肺降逆，止血化痰平嗽法治疗。

处方：瓜蒌仁15克，百合15克，麦冬15克，小蓟15克，枇杷叶12克，五味子12克，黄芩12克，赭石12克，浙贝10克，白及10克，海浮石10克，清半夏10克，花蕊石10克，甘草6克。

连服5剂，咳轻痰少，无腥臭味，咯血已止，食量增加，身觉有力，夜能平。脉弦虚，舌淡无苔，肺气已复。仍宜养肺益肾，止嗽化痰，防止咯血，巩固疗效以防复发。

处方：百合15克，百部15克，党参15克，沙参15克，瓜蒌仁15克，元参12克，小蓟12克，枇杷叶12克，熟地黄12克，胡桃肉12克，蛤粉10克，清半夏10克，浙贝10克。

间断服药2个月后，半年未发作。此方宜长服以资巩固。

【按】本病初起时，首先犯肺，以后累及脾、肾，由于肺、脾、肾三脏虚损，脾不健运，水湿内生，痰饮潜留，上逆于肺则咳嗽气喘。素有痰饮，复感外邪，"温邪上受，首先犯肺"，外邪与痰饮郁结化热，故痰稠浊而黄臭，喘不得卧，初诊以清热宣肺，化痰降逆为主。用枇杷叶、浙贝、桑白皮降逆化痰止嗽；瓜蒌仁、百部润肺化痰止嗽；白及、花蕊石收敛止血补肺；海浮石止嗽定喘；血余炭、小蓟止血生新；赭石镇逆降气；黄芩泻肺消痰利气；五味子收敛肺气。症状好转后，减清热化痰、止血降逆剂，加沙参、麦冬、百合益气养阴润肺。最后巩固疗效加用党参、熟地黄、胡桃肉补肾纳气，以防复发。

患者咳喘日久，肺阴已虚，由肺及肾，先治痰嗽止血，痰除肺润而脾健运，饮食体力日增。后兼治肾，使邪去正复。此例先治肺，后治脾肾，使疗效得以巩固，所以治疗慢性痰喘应重点抓肺、肾两脏，辨明虚实，标本兼顾，方能收到较好的效果。

**病例3** 史某，男，38岁，工人。

病史：患咳嗽痰多已8年，经常发作，咳黏稠绿色脓性痰，有腥臭味，如痰出不爽，即发低热，不时咳嗽咯血。发作重时，气息喘促不能平卧。午后发热，咳嗽痰多，胸脘胀满，不思食，心烦夜不能寐，痰多腥臭，青黄色脓性，放置可分层，脓痰下沉，上面为泡沫。支气管碘油造影示：左下肺叶各支气管扩张。患者因不同意手术，遂用中药治疗。舌质红，苔黄腻，脉弦滑，略数。

辨证：痰热壅闭，肺气不宣。

治法：清热宣肺，祛痰止嗽。

处方：鱼腥草 30 克，金银花 21 克，瓜蒌仁 18 克，黄芩 12 克，桑白皮 12 克，生赭石 12 克，清半夏 10 克，浙贝 10 克，桔梗 10 克，蛤粉 10 克，黄连 7.5 克，甘草 6 克。

连服 3 剂，身热退，咳减痰少，夜能安睡，胸闷脘满减轻，略思饮食。唯痰多咳频，影响睡眠。脉弦滑不数，舌仍红，苔稍退。是肺热外宣，气机通畅之候。仍宜清肺热，祛痰降逆止嗽法。

处方：鱼腥草 30 克，枇杷叶 15 克，黄芩 12 克，百部 12 克，杏仁 12 克，蛤粉 12 克，生赭石 12 克，知母 10 克，浙贝 10 克，桔梗 10 克，清半夏 10 克，黄连 6 克。

连服 1 周，咳嗽大减，痰亦显著减少，食欲恢复，精神清健，脉象弦细，舌淡红，苔薄白。是肺热肃清，肺阴不足，肾气未充。宜清养肺阴，补肾纳气，以敛戢支气管之扩张，疏肺化痰，以防复发。

处方：百合 18 克，百部 15 克，沙参 15 克，山茱萸 15 克，白及 12 克，磁石 12 克，浙贝 10 克，五味子 10 克，清半夏 10 克，黄芩 10 克，甘草 6 克。

连服 2 周，气机舒畅，饮食增加，睡眠沉酣，脉象沉缓。后以此方为基础，随症略有加减，长期服用，注意气候变化，加强锻炼，终未复发。

【按】支气管扩张，是一种常见的肺部感染性疾病。以顽固性咳嗽，排出大量腐败性脓痰为特征，并有反复咯血、低热等症。本病多由外邪侵袭肺中，未能及时予以治疗，使病邪壅闭肺中，阻碍气机，影响肺气的清肃下行，而成本病。其治疗原则，宜补肺清热，镇咳祛痰为主，如有咯血则着重止血。通过临床实践，加味百合固金汤效果较好，药物有百合、百部、沙参、白及、黄芩、蛤粉、功劳叶、清半夏、浙贝、紫菀。如咯血加小蓟、花蕊石；脉弦数加黄芩、黄连、侧柏叶，脉虚数加生地黄、牡丹皮、阿胶；食少纳呆者要健脾和胃；失眠、心悸宜安神养心。临证时，全面考虑，重点治疗，方能收到满意效果。

## 喘咳（肺气肿）1 例

**病例**　程某，男，43 岁，干部。

病史：患气管炎已 5 年，每至冬季气候骤变，则咳嗽、吐痰、胸闷。近年来咳嗽较剧，喘促胸满，气短。经常感冒，身倦乏力，食量减少，身体消瘦，尿少，下肢浮肿。

检查：呼吸困难，活动时尤甚。肺部叩诊呈高清音，心浊音界缩小，呼气延长。胸部透视见两肺透明度增加，诊为肺气肿。脉细数，舌尖红少苔。

辨证：肺气虚弱，肾不纳气。

治法：疏肺降逆，补肾纳气。

处方：熟地黄 15 克，生山药 15 克，山茱萸 15 克，茯苓 15 克，牡丹皮 12 克，五味子 12 克，泽泻 12 克，磁石 12 克，清半夏 10 克，生赭石 10 克，甘草 6 克。

连服 5 剂，咳减痰少，呼吸均匀，身觉有力，食欲好转，脉弦虚，舌红无苔，是肺肾阴虚，宜补益肺肾。

处方：生地黄 15 克，玉竹 15 克，何首乌 15 克，元参 15 克，生山药 15 克，山茱萸 15 克，磁石 12 克，枸杞子 12 克，五味子 10 克，百合 10 克，北沙参 10 克。

连服 5 剂，无气短胸闷，脉弦细，舌质淡红。肾阳渐充，纳气有力，肺阴已复，清肃下行，仍宜补益肺肾，以善其后。又服 5 剂原方，诸症消失。嘱经常做深呼吸动作，巩固疗效，半年后随访未复发。

【按】肺司清降，肾主纳气，咳嗽日久，气短，呼多吸少，为肺气虚。肾气不足，则气化功能不足，出现尿少，水肿。肺气不降，肾气不纳，遂发生喘咳。方中清半夏、生赭石降逆止呕；熟地黄、牡丹皮、生山药、山茱萸、茯苓、泽泻、五味子温肾纳气；磁石纳气平喘。肺气根于肾，应继续补益肾气，较长期服丸剂，以巩固疗效。

## 肺痿并喘咳（矽肺并肺气肿）2 例

**病例 1**  罗某，男，41 岁，工人。

病史：患矽肺多年并发肺气肿，胸闷胀痛，咳嗽，咳痰带血，心悸，气短，以长息为快，头眩，喘咳不能入睡。近日来胸痛痰多，喘促加剧。

检查：胸部 X 线检查为矽肺合并肺气肿。脉弦滑有力，右寸明显。舌质红，苔薄黄。

辨证：肺阴亏虚，痰瘀互结。

治法：养阴降逆，祛痰化瘀。

处方：玉竹 15 克，麦冬 15 克，沙参 12 克，瓜蒌仁 12 克，桔梗 10 克，川贝 10 克，旋覆花 10 克，桃仁 10 克，枳壳 10 克，五味子 10 克，郁金 6 克，乳香 6 克，硼砂 4.5 克，皂角刺 4.5 克。

连服 3 剂，咳喘减轻，胸觉松畅，痛势减轻，咯血未作，夜能安睡。右脉沉滑，是肺郁宣通，肺热外达之象，仍以前法治疗为主。

处方：瓜蒌仁18克，沙参12克，远志12克，桔梗12克，地龙12克，花蕊石10克，元胡10克，枳壳10克，贯众10克，郁金10克，乳香10克。

前方根据脉症略有加减，连服15剂，咳喘大减，胸稍闷，时有隐痛，食欲好转，睡眠好，精神清爽。唯气短，时出长息。脉弦虚，舌淡红，苔薄白。是肺气畅通，肺气虚弱阴津不足，宜养阴降逆，补肾纳气，开胸化痰，解毒通络法治疗。

处方：玉竹15克，麦冬15克，桔梗10克，川贝10克，清半夏10克，瓜蒌仁10克，旋覆花10克，沙参10克，枳壳10克，五味子10克，硼砂5克，牙皂5克。

连服20剂，症状消失，饮食增加，精神清健，体力恢复。胸部X线检查：肺气肿有明显好转。同时配合太极拳及呼吸操，继续提高疗效。

【按】矽肺并发肺气肿，相当于中医学中的"肺痿""喘咳"。病早期一般无自觉症状，病势发展则出现咳嗽、气短、喘促、胸闷、胸痛等症状。肺主气，司呼吸，长期吸入粉尘，沉积肺内，致使肺气不畅，肃降失调。粉尘为金石之类，性质燥烈，久郁肺内，化热伤阴灼液为痰，痰多黏稠，气滞痰壅。血瘀阻络，痰瘀互结，痹阻肺脉而胸痛。久之肺阴亏耗，阴虚生热，伤及肺络，迫血妄行，而痰中带血。病势迁延，肺气受损，肾气亦亏，卫外功能减弱，则易受外邪侵袭。治疗则应先养阴降逆，祛痰化瘀。方用玉竹、麦冬、沙参养肺阴，生津止咳；桔梗通达肺气，宣肺祛痰；川贝宣肺化痰；清半夏降逆祛痰；旋覆花开结消痰，与桔梗同用治喘逆气促；桃仁、郁金行气破瘀止血，郁金兼入气分、血分；枳壳行气除痰导滞；五味子敛肺止咳而滋肾；乳香活络止痛；硼砂清热化痰；皂角刺攻散力强，直走血脉。待痰瘀消散则应温阳健脾，固肾纳气。辅以健身之太极拳及呼吸操，以巩固疗效。阴虚不宜久服桔梗、半夏、硼砂，以免耗伤正气。

**病例2** 余某，男，48岁，工人。

病史：患者胸满气短，身倦神疲，食欲不好，胸部胀痛较重，咳吐黄黏稠痰，不时咯血，头眩气促，心烦热，夜不能寐，盗汗，腰酸痛，逐渐消瘦。胸部X线检查，诊断为矽肺合并肺气肿，用西药无明显效果而服中药治疗。

检查：胸部X线检查示肺门肿大，纹理增多，肺野有条状阴影增重。脉弦滑，舌质红，苔黄腻。

辨证：肺气不宣，痰热壅闭，阴气虚亏。

治法：宣肺降逆，祛痰清热，益气养阴。

处方：元参24克，瓜蒌仁24克，射干15克，桃仁15克，丹参15克，桔梗12克，沙参12克,清半夏10克,浙贝10克,葶苈子10克,花蕊石10克,乳香、没药各10克,甘草6克,琥珀1克,朱砂0.6克。后2味同研冲服。

连服5剂,胸满痛减轻,夜能安寐,心不烦,咯血不见,痰稀白量少,食欲增加,身觉有力。脉弦虚而浮,舌淡红不燥。是肺气通畅,瘀浊运行,阴津渐复之象。仍宜疏宣化瘀、养阴降逆法治疗。

处方:瓜蒌仁24克,丹参15克,桃仁15克,射干12克,沙参12克,元参12克,乳香、没药各10克,葶苈子10克,五味子10克,芒硝8克,大黄6克,琥珀1克,朱砂1克。后2味同研冲服。

连服5剂,胸不满痛,痰少咳减,食欲增加,身觉有力,唯活动稍多时出现胸闷气短。脉弦虚略数,舌尖红,无苔。是肺气宣畅,瘀浊不行,而肺阴不足,清肃失职。宜宣肺化瘀,养阴降逆法治疗。

处方:麦冬24克,瓜蒌仁24克,丹参24克,元参15克,桃仁15克,沙参12克,五味子12克,黄芩12克,生赭石12克,桔梗10克,射干10克,清半夏10克,乳香10克,甘草10克,人参1.5克,琥珀1克,朱砂0.6克。后3味同研冲服。

连服2周,胸觉轻松,无胸满痛之感觉,气畅不短,痰少不咳,饮食正常,夜能安睡,身健神爽。唯活动稍多则觉气短,以深吸为快。脉虚软,舌淡无苔,是肺气畅达,无伏邪阻滞,而气短不足以息,欲深吸为快,是肾不纳气,呼多吸少,恐与肺气肿有关。宜宣肺益肾、镇逆纳气法。

处方:山茱萸24克,丹参15克,五味子15克,生地黄15克,玉竹15克,沙参10克,乳香10克,清半夏10克,射干10克,沉香10克,甘草10克,琥珀1克,朱砂0.6克。后2味同研冲服。

连服2周,呼吸调匀,活动不觉疲劳,气不短,身觉有力。继服前方,4周后复查,肺门肿大不显,肺野条状阴影消失,肺气肿显著减轻,复将原方配成丸药经常服用,预防感冒,后未复发。

【按】患者由于长期吸入粉尘,沉积肺内而致肺气不畅瘀血阻络,更进一步化热伤阴灼液为痰,痰多黏稠。早期一般无任何症状,检查也不易发现,迨病情发展可出现气短、心悸、潮热、失眠、盗汗、头眩、纳呆、烦躁等症,活动后即气喘不休,乃由于肺失清肃下行而致。

关于本病的治疗,要依据脉症的具体情况,适当配伍补泄清养的药物。由于本病属于慢性疾患,长期服用清养攻化之品,易损伤脾胃,因此在用药上应佐以健脾和胃之品。

邢锡波医案集

## 喘咳（热毒壅滞、肺气瘀遏型矽肺）1例

**病例** 苑某，女，41岁，工人。

病史：经常接触石英，防御不慎，后出现咳嗽，身倦，食少，身痛，气短喘促，有时胸痛较剧，不敢呼吸，下午潮热，盗汗心烦，心悸气短，经医院检查，结合职业、症状，诊断为矽肺。现咳嗽气短，咳吐黄黏稠痰，胸满痛，心烦热，喘促，失眠，盗汗，五心烦热，体温偏高，食少身倦，消瘦。

检查：体温 37.2℃～37.7℃。胸部 X 线检查，见肺门肿大，肺纹理增多，肺野有很多条状阴影增重。脉弦数偏沉，舌红，苔黄腻。

辨证：肺失宣降，蕴热酿毒，痰瘀互结。

治法：清热宣肺，化石解毒，活血化瘀。

处方：丹参 24 克，沙参 15 克，桃仁 15 克，桔梗 12 克，黄芩 12 克，紫菀 12 克，射干 12 克，旋覆花 12 克，皂角 10 克，清半夏 10 克，乳香 10 克，郁金 10 克，没药 10 克，生栀子 10 克，琥珀 1 克，硼砂 1 克，血竭 0.6 克。后 3 味同研冲服。

连服 3 剂，胸满痛显著减，咳痰轻爽，心不烦热，夜能安寝，食欲略增，唯心悸气短胸闷不舒，口咽干燥少津，脉弦数沉滑，舌红苔薄黄腻。是肺中瘀浊溶解，毒热未清，肺失清降。治宜宣肺化浊，清热解毒，化痰止嗽法治疗。

处方：丹参 18 克，瓜蒌仁 18 克，桔梗 12 克，浙贝 12 克，黄芩 12 克，桃仁 12 克，桑白皮 12 克，旋覆花 12 克，生赭石 12 克，琥珀 1 克，朱砂 1 克，血竭 1 克，硼砂 1 克。后 4 味同研冲服。

连服 10 剂，胸满痛不显，咳痰减轻，心不烦热，睡好食增，精神清爽，身觉有力，唯活动稍多，则觉胸闷不舒，心悸气短。脉弦虚数，舌尖红，苔薄白。是气畅浊化，肺阴虚损，心气不足之象。宜宣肺化浊，育阴养心，清肺化痰法。

处方：麦冬 24 克，元参 15 克，丹参 15 克，玉竹 15 克，桃仁 12 克，射干 10 克，桔梗 10 克，沙参 10 克，乳香 10 克，枳壳 10 克，清半夏 10 克，浙贝 10 克，海浮石 10 克，硼砂 1.2 克，琥珀 1 克，朱砂 0.6 克。后 3 味同研冲服。

连服 2 周，胸部松畅，无满痛感，活动较多时心悸气短偶有发作，有时咳嗽无痰，睡安食增，身觉有力，无烦热现象；脉右关虚软，无弦象，舌淡红无苔。是瘀浊宣解，肺气通畅，毒热肃清，唯阴虚肺弱，尚待清养，因拟育阴宣肺，降逆化痰法治疗。

处方：麦冬 21 克，沙参 15 克，丹参 15 克，五味子 12 克，玉竹 12 克，桃仁 10 克，黄芩 10 克，旋覆花 10 克，清半夏 10 克，桔梗 10 克，射干 10 克，郁金 10 克，

甘草 6 克，琥珀 1 克，朱砂 1 克。后 2 味同研冲服。

连服 2 周，诸症消失，精神清健，后以此方配成丸药，经常服用以资巩固。3 个月后赴医院检查，肺门肿大消失，肺纹理消失，肺野条状阴影已隐约不清。

【按】矽肺是尘肺中最常见和最主要的证候之一。患者由于经常接触石英，防御不慎，使矽尘侵袭肺中，阻碍气机，蕴热酿毒，致肺失清肃下行之常，而现咳逆喘促，吐黏稠痰。

本病以清热宣肺，祛痰止嗽，解毒化石，活血化瘀法为治疗原则。解毒的目的主要是中和矽尘，疏肺在于促进肺气活动的增强，使矽尘易于吸收排解，祛痰是通过祛痰的方法排除灰尘。硼砂、贝母、桔梗、远志、皂角都含碱性，能中和矽尘，增强肺气的活动，宣通肺中的阻滞，对促进肺气的吸收、清除矽尘，起着重要作用。

通过临床观察，服用活血化瘀药后，血矽增加显著，尿矽亦显著增加，因此活血化瘀药，能促进肺气的畅通，有助于灰尘的吸收和排泄作用。必要时可在宣肺降逆，活血化瘀的基础上，加大黄、芒硝以荡积排毒。

## 肺痨（肺结核）3 例

**病例 1** 金某，男，31 岁，教师。

病史：患肺结核已 2 年，近 1 个月来，心烦热，身倦，面色潮红，咳嗽频繁，胸痛，盗汗，失眠，遗精。

检查：胸部 X 线示右肺上部浸润性肺结核；脉弦虚数，舌尖红，苔微黄。

辨证：阴虚脾弱，肺气虚损。

治法：养阴健脾，固精安神，抗痨止嗽。

处方：功劳叶 30 克，元参 24 克，地骨皮 24 克，百部 18 克，黄芩 15 克，钩藤 15 克，生山药 12 克，金樱子 12 克，五味子 12 克，何首乌 12 克，沙参 12 克，炒白术 10 克，川贝 10 克，胆南星 10 克，狼毒 3 克，人参 1.5 克，朱砂 1 克，雄黄 1 克，琥珀 0.6 克。后 4 味同研冲服。

连服 5 剂，心不烦热，夜能安寝，咳嗽减轻，盗汗未作，食欲增加，精神清爽。后因劳动过多，身体劳累，心又烦热，咯血六七口，脉弦虚数，舌尖红，身倦神疲。复以养阴抗痨、宣肺止血法治疗。

处方：百部 24 克，功劳叶 24 克，元参 18 克，大小蓟各 18 克，花蕊石 15 克，仙鹤草 15 克，墨旱莲 15 克，黄芩 12 克，白及 10 克，川贝 10 克，冬虫夏草 6 克，枯矾面 0.3 克（冲服），儿茶面 0.3 克（冲服）。

连服 3 剂，咳嗽减，咯血未作，心不烦热，胸满痛不显，继服原方。5 剂后，咯血未作，睡眠好，不盗汗。咳减痰少，脉弦虚不数，舌尖红，是阴气渐复，痨瘵稳定之象。仍以抗痨养阴，宣肺祛痨法连续服用。

处方：地骨皮 24 克，百部 24 克，功劳叶 24 克，元参 24 克，生山药 15 克，沙参 12 克，紫菀 12 克，黄芩 12 克，白术 10 克，川贝 10 克，甘草 6 克，狼毒 3 克。

共服 3 周，诸症消失，身觉轻健。原方服用 2 个月后，痰化验结核菌阴性，胸片示病灶吸收好转、范围缩小，出院疗养。

【按】肺痨以咳嗽、咯血、潮热、盗汗、逐渐消瘦为特征，是具有传染性的慢性虚弱性疾患。

本病常因体质虚弱或精气耗损过甚，痨虫乘虚侵袭肺部而发病。病变部位主要在肺，但因脾为生化之源，脾虚则水谷精气不能上输于肺，肺津不足，无以自养，使肺阴日虚；肾为先天之本，肾精亏损，则虚火上扰，肺津受灼，也可使肺气化源不足。因此，本病的发生和发展与脾肾两脏的关系极为密切。从疾病的整个过程来说，仍以阴虚为主，治疗原则应补肺养阴、止嗽抗痨，以抗痨保肺汤为主方加减。

附处方：炙百部、白果、紫菀、炙款冬花、川贝母、枇杷叶、沙参、冬虫夏草、杏仁、黄连、功劳叶、狼毒、雄黄、蜈蚣。

如潮热骨蒸，肺弦数有力，舌红，可加黄芩、知母之类；脉弦细数或虚数无力者，宜用地骨皮、元参、龟甲、鳖甲之类；体温高，加银柴胡、青蒿；盗汗较重，加生龙骨、生牡蛎、炒浮小麦、山茱萸、五味子；脘满纳呆，加生山药、白术；咯血者，宜用保肺、宁血、固络法治之。

本例系阴虚脾弱，肺气虚损所致，治以养阴健脾、固精安神、抗痨止嗽法。方中以人参、白术、生山药益气健脾；元参、地骨皮养阴清热；功劳叶退虚热抗痨；百部、沙参润肺止咳；川贝、南星清热化痰；黄芩清热解毒；狼毒、雄黄解毒杀虫（不可久服）；金樱子、五味子、钩藤、朱砂、琥珀以固精安神。

**病例 2** 佟某，男，34 岁，农民。

病史：半年来咳嗽，吐白痰，身倦无力，午后心烦，潮热。3 个月来痰中带血，近 5 日咳嗽加重，睡眠不好，胸痛，大口咯血，头晕，饮食减少。胸片示右肺上部浸润性肺结核，脉弦数，尺部虚软无力，舌质红，苔薄白。

辨证：肺肾阴虚，虚火上炎。

治法：养阴清火，润肺止血。

处方：生地黄 24 克，鲜茅根 24 克，牡丹皮 12 克，大蓟 12 克，小蓟 12 克，赭石 12 克，仙鹤草 12 克，瓜蒌仁 12 克，百部 10 克，北沙参 10 克，侧柏叶 10 克，茜草根 10 克，藕节 10 克，花蕊石 10 克，冬虫夏草 6 克，川贝 6 克，阿胶 6 克，白及面 6 克（冲服）。

连服 3 剂，咯血已止，痰中略带血丝，胸痛减轻，潮热已退，脉象已渐缓和。前方减大小蓟、茜草根、侧柏叶，加健脾和胃剂。连服 1 周，痰中已无血，胸不作痛。脉弦细无力，舌淡红。肺热已清，脾胃已健，脾土生肺金，化谷已充肺。继以健脾育阴，益气养荣之剂。

处方：生地黄 24 克，山茱萸 15 克，生山药 15 克，百部 15 克，元参 15 克，白术 10 克，钟乳石 10 克，北沙参 10 克，川贝 6 克，甘草 6 克，冬虫夏草 1.5 克，蜈蚣 1 条，人参 1.5 克，雄黄 1.5 克，朱砂 1.2 克。后 3 味研面冲服。

此方随证略有加减，共服 45 剂，症状消失，饮食正常，体质健壮。经胸片复查，结核病变已基本稳定。

【按】本例患者体虚正气不足，精气不充，则肺气不宣，外邪侵肺，先伤肺阴。肺阴亏耗，虚火内生，则咳嗽、潮热；咳久伤及肺络，出现咯血、胸痛。

用生地黄清热滋阴止血；鲜茅根清热生津凉血；牡丹皮配生地黄治阴虚发热，牡丹皮使热退而利于阴生，生地黄则使阴生而热退；大小蓟、花蕊石、侧柏叶、茜草根、藕节等凉血止血；冬虫夏草滋肺补肾，止血化痰；阿胶滋阴补血止血；瓜蒌仁清热化痰；百部、沙参润肺止咳；川贝化痰止咳；白及收敛止血。患者热退血止，再以健脾育阴，益气养荣之剂，长期服用，方能促进病变好转，症状消失。

**病例 3** 崔某，男，38 岁，干部。

病史：患者因感冒而诱发咳嗽，吐白色泡沫痰已月余，近两周来曾咯血 3 次，多时达 200～300 毫升，后服中药咯血已止。今因饮食不节，咯血又作，头晕，气短，自汗，潮热，心悸，烦热，胸胁作痛，咯血呈鲜红色。

检查：胸片示两肺浸润性结核，血沉 43 毫米 / 1 小时，脉弦数有力，舌红，体胖，舌净无苔。

辨证：风热犯肺，热迫血行。

治法：清宣风热，凉血止血。

处方：鲜茅根 24 克，功劳叶 24 克，百部 24 克，生地黄 24 克，大蓟 15 克，小蓟 15 克，牡丹皮 12 克，生赭石 12 克，白芍 10 克，黄芩 10 克，侧柏叶 10 克，花蕊石 10 克，浙贝 10 克，藕节 10 克，大黄 6 克，黄连 6 克。

连服 3 剂，咯血不作，仅痰中带有血丝，时杂有少量血块，午后已不潮热，心中不烦，胸胁痛减。脉虚数，咳嗽不减。是肺热已减，但肺中风热尚未肃清，宜前方加宣肺止嗽之品。

处方：功劳叶 24 克，百部 24 克，鲜茅根 24 克，生赭石 12 克，大蓟 12 克，小蓟 12 克，浙贝 10 克，前胡 10 克，瓜蒌仁 10 克，黄芩 10 克，黄连 10 克，白芍 10 克，藕节 10 克，桑白皮 10 克，花蕊石 10 克，仙鹤草 10 克，冬虫夏草 6 克。

连服 4 剂，咳嗽已减，痰中无血，精神好转，身觉有力，脉象虚软而略数，是肺中之风火外透，宜改用养阴、健脾、理肺之剂。

处方：百部 24 克，生地黄 15 克，元参 12 克，生山药 12 克，沙参 10 克，川贝 10 克，花蕊石 10 克，炒白术 10 克，生赭石 10 克，甘草 6 克，狼毒 1.5 克，冬虫夏草 1.5 克，蜈蚣 1 条，吉林参 1.5 克，雄黄 1.2 克。后 5 味同研冲服。

此方共服 5 周，诸症消失，身体健壮，食欲增加，后略予调养而愈。

【按】咳嗽吐泡沫痰，由感冒而诱发，是风热袭肺所致，继而咳嗽带血，甚至大口咯血，系风热犯肺，伤及阳络。内热盛故身潮热，心躁烦而头晕，风热留滞胸中则胸胁作痛，咯血后阴气损伤无以维阳，则虚阳外越而自汗。此例皆由肺气先伤，因风热内犯而诱起旧病，新病结合，则病发急促。

## 悬饮（渗出性胸膜炎）1 例

**病例**　程某，男，35 岁，教师。

病史：素有慢性胃炎，感冒后身热口渴，欲饮凉水，小便短赤，大便干燥有时溏稀，但肛门灼热。咳嗽吐痰，胸痛，呼吸困难，甚或不能平卧。

检查：左侧呼吸运动减弱，叩诊呈实音，听诊呼吸音减低。血沉 30 毫米 /1 小时。胸透见心脏边缘隐没，胸腔有积液。脉弦滑略数，寸脉尤甚，舌质红，苔黄腻。诊为渗出性胸膜炎。

辨证：痰热蕴结，壅蓄胸中，水湿停滞。

治法：清化痰热，逐水化饮。

处方：功劳叶 18 克，瓜蒌仁 15 克，生石膏 15 克，黄芩 12 克，葶苈子 10 克，乳香 10 克，五灵脂 10 克，橘络 10，前胡 10 克，枇杷叶 10 克，大黄 10 克，黄连 7.5 克。

连服 3 剂，大便溏泻 1 次，身不热，口已不渴，咳嗽减轻，吐痰量少，胸痛大减，呼吸仍感不畅,胸堵闷。脉弦滑不数,舌质略淡,苔黄腻。是胸热减轻,而积液未除,影响呼吸不畅。仍宜清胸中之热,涤饮排液。

处方:瓜蒌18克,功劳叶18克,黄芩15克,连翘12克,生石膏12克,乳香10克,葶苈子10克,枳壳10克,郁金10克,浙贝10克,黄连7.5克。

连服5剂,胸不胀痛,身不热,心不烦。唯呼吸仍感不畅,胸闷,脉弦有力。胸部叩诊实音,是胸为液体充塞,气机障碍。宜泄痰行水,下气平喘。以葶苈大枣泻肺汤加味。

处方:葶苈子12克,大枣10枚,黄芩10克,白术10克,砂仁6克。上药煎服。甘遂面0.2克,早晨空腹冲服。

隔日1次,连服3剂。第1剂服后腹部隐隐作痛,微有恶心,20分钟后大便溏泻1次,后隔20分钟水泻1次,上午共泻7次,泻水约3 000毫升。胸部松畅,饮食增加,精神清爽。又隔日1剂,连服3剂。自觉症状完全消失。4日后复查,胸透见胸腔阴影消失,心脏边缘清晰;血沉正常。后以理气补脾之剂,调理而愈。

【按】患者胸中素有内热,因感外邪后,未能及时宣邪外出,外感之邪与胸中之热相搏结,壅蓄胸中,水湿停滞,潴留而成饮。悬饮因痰热蕴结,水留胁下,咳吐胸胁疼痛,故应先以黄连黄芩泻心汤清化痰热,再以逐水化饮之剂以涤荡胸中积液,用葶苈大枣泻肺汤泄痰行水,下气平喘。甘遂攻下遂饮;葶苈为肺之气分药,大泄肺之水邪,其治水之主要作用,在于大泻肺气,肺气通则水道行,所以能下行逐水兼利大小便;大枣以其甘缓之性,缓和剧药之峻烈,有补脾养胃之功,与葶苈同用可泻肺而不伤肺,与甘遂同用可泄水而不伤正,甘遂为峻下药,善能泄水以逐停结于胸中水饮,以奏泄热逐水之功;黄芩清热燥湿;砂仁温胃止呕;白术燥湿利水补脾益气,以致使胸水很快消失。再以理气补气之剂而痊愈。

## 肺痨(粟粒性肺结核)1例

**病例** 夏某,女,15岁,学生。

病史:患者因搞卫生不慎于2楼摔下,当时昏迷伴鼻出血,苏醒后扶到门诊检查,未查出内脏损伤,回家当晚即发热,头痛,不恶寒,咽喉肿痛,又去某医院检查诊断为脑震荡,服药后头痛好转,但发热持续不退。发热前恶寒,伴有咳喘、口渴引饮,有汗或无汗,热退后精神食欲尚好。大便溏稀,每日一两次,小便赤涩。腹微胀,有时隐痛,右胁下时感不适,按之有压痛。

检查:体温40.9℃,巩膜轻度黄染,肝大肋缘下4厘米,脾大2厘米,脉弦数有力,舌质殷红,湿润无苔。化验:麝香草酚浊度6.1单位,胆红素4.1毫克%,总蛋白5.5克%(白蛋白1.6克%,球蛋白3.9克%)。

辨证:温毒深陷厥阴。

治法:清营宣卫,清热解毒,防止深犯心包,神志昏惑,同时疏肝利胆,疏达郁滞。

处方:连翘30克,生石膏24克,金银花24克,功劳叶24克,蚤休15克,山慈菇15克,知母15克,牡丹皮15克,生栀子12克,乳香10克,郁金10克,黄连10克,生大黄6克,紫雪散6克(冲服)。

连服5剂,体温持续39℃左右,发热前仍恶寒,巩膜黄染稍减,仍口渴引饮,汗出心烦,脉弦数。将原方苦寒药加重,知母加至4克,生栀子改用20克,黄连15克,冲服犀角粉1.8克,羚羊角粉1.5克,至宝丹1丸。

连服5剂后,黄疸消失,精神好转,右胁及腹痛显著减轻。唯身热不退,体温仍在39℃左右,加用各种抗生素及抗痨药,高热不退。

内科会诊:X线检查见肺部有弥漫性阴影,考虑为结核。又肝脾肿大,肝功能不正常考虑为肝病,后确诊为粟粒性肺结核。根据诊断,结合脉症,辨证施治,在清热解毒,化瘀养阴基础上,加大抗痨药剂量。

处方:功劳叶30克,金银花24克,丹参24克,百部24克,蚤休24克,连翘24克,鳖甲24克,山慈菇15克,三棱15克,生栀子12克,黄连12克,乳香10克,犀角粉1.5克,雄黄1克,朱砂1克,冰片0.15克。后4味同研,分2次冲服。

连服7剂,间服养阴健脾、解毒清热方。

处方:生地黄30克,鳖甲30克,元参24克,墨旱莲24克,牡丹皮15克,山慈菇15克,知母15克,银柴胡12克,原皮参10克,郁金10克,蜈蚣3条,雄黄1克,冰片0.18克。后3味研细冲服。

此2方间服2周,身不热,体温已降至37℃左右,自觉症状消失。唯肝功能尚不正常。后以健脾育阴复肝解毒之剂治疗。

处方:鳖甲20克,丹参20克,牡丹皮15克,生山药15克,赤芍15克,生栀子12克,黄连12克,青皮12克,白术10克,郁金10克,三棱10克,吉林参3克,青黛1.5克,血竭1克,麝香0.2克,冰片0.2克。后5味研面冲服。

服药20余剂,肝功能恢复正常,胆红素0.6毫克%,麝香草酚浊度3.8单位,总蛋白6.5克%(白蛋白3.5克%,球蛋白3.0克%),凡登白直接(阴性)、间接(阴性)。后又按原方调理2周出院。

【按】肺结核中医称"肺痨"或"痨瘵"。患者平素已感染结核，受伤惊恐气虚感邪诱发。其病在肺，因脾为生化之源，脾虚水谷精气不能上输于肺，肺津不足，肺阴日虚，肺气化源不足，终则阴损及阳，出现脾肾阳虚证候。

本例肺阴亏损又发新感，用金银花、连翘清热解毒，凉血散结。金银花甘寒不伤胃，能解表热，又解血毒；连翘苦寒能清解胸膈里热，可散结治疗结核；牡丹皮清热凉血与栀子清阴分伏热，使热退而利于阴生；石膏大寒清热，外解肌肤之热，内清肺胃之火，为清解肺经实热之主药；黄连清热泻火并抗痨，与栀子同用治疗高热烦躁，泻肝胆之实火，燥肠胃之湿热；功劳叶退虚热抗痨；山慈菇、蚤休清热解毒抗痨，蚤休入肝经取其苦寒泄降，以达平肝息风之作用。此方连服5剂高热不退，又加知母24克，犀角粉、羚羊角粉冲服，以凉肝息风，清心安神，清解血分热毒，加至宝丹豁痰热解毒（如高热后期，阴液耗竭时不宜使用）。

确诊粟粒性肺结核后，加大百部等抗结核中药和抗痨药剂量。三棱破血消积，鳖甲滋阴退热软坚散结；丹参活血祛瘀；根据临床体验此3味药，可以使肝脾肿大较快回缩，肝功能有所改善。

## 肺痈（肺化脓症）2例

**病例1** 褚某，男，34岁，干部。

病史：于10日前，因感冒发冷发热，咳嗽痰多，经服药治疗热退，咳嗽减轻。1周后，因工作稍累，又发高热，咳嗽剧烈，痰涎腥臭，脓样痰每日约300毫升。自汗、口渴，大便燥结，小便短赤，身发冷热。

检查：体温40.6℃，精神不振，呼吸稍促。脉滑数有力，右部尤甚。舌质红，苔黄腻。确诊为肺化脓症。

辨证：热壅肺络，血瘀成痈。

治法：清热解毒，化瘀消痈。

处方：鱼腥草60克，鲜芦根60克，金银花30克，冬瓜仁30克，薏苡仁24克，连翘24克，黄芩15克，桔梗15克，桃仁15克，黄连10克，川贝10克，青黛1.2克，雄黄1克，牛黄0.6克，梅片0.3克，羚羊角粉0.2克。后5味同研冲服。

连服5剂，大便每日溏泻一两次，身热稍退，体温仍稽留在38℃左右，心烦、胸满减轻。咳嗽略少而夹杂脓血，气味腥臭。脉象滑数，而脉力较软，是肺热宣散，而壅滞未除。仍宜清热解毒以散郁热，宣肺行气以疏壅滞。

处方：鱼腥草30克，紫花地丁30克，金银花24克，连翘24克，牡丹皮15克，瓜蒌仁 15 克，冬瓜仁 12 克，枇杷叶 12 克，桃仁 12 克，葶苈子 10 克，乳香 10 克，浙贝 10 克，桔梗 10 克，羚羊角粉 1.5 克，牛黄 1 克，朱砂 1 克，冰片 0.3 克。后 4 味同研冲服。

以此方为基础，根据脉症而略有增减，连服 2 周，身热大减，体温波动于 37.5℃左右。胸不满闷，食欲好，精神恢复。咳嗽减少，胸痛减轻，痰量减少仍杂有脓血。舌质淡红，黄苔稍退。脉虚大而软。是肺热已清，痈溃缓解。宜补气生津，解毒排脓。

处方：鱼腥草 30 克，冬瓜仁 30 克，薏苡仁 30 克，败酱草 24 克，黄芪 15 克，沙参 15 克，合欢皮 15 克，桔梗 10 克，白术 10 克，犀黄丸 6 克，吉林参 2.4 克。后 2 味送服。

鲜芦根 30 克，鲜茅根 30 克，金银花 24 克，薏苡仁 15 克。煎，代水饮。

连服 5 剂，食欲大增，精神清健，咳嗽减轻，脓痰量少，已无臭味，胸不痛，气不促。舌质淡，脉不虚大而渐沉敛。后以此方加减，连服 15 剂，逐渐恢复健康。

【按】张石顽说：肺脓之证，皆由感受风寒未经发越，留滞肺中，蕴热酿毒，郁蒸肺中而成此证。今患者身发高热，自汗口渴，咳嗽胸痛，是热毒深陷肺中，郁蒸化脓，脉滑数，舌赤苔黄腻，痰腥臭，皆为热毒炽盛，肺金被烁之重证。故余对肺痈之治法每师石顽老人意旨，用清宣通下的方法以清扫肺中之毒热，以减轻对肺脏的威胁。今痰已腥臭，是肺痈已成，宜速用清宣以资挽救。

本病治疗分两个阶段，早期热毒壅肺，邪正交争，发热恶寒，脉滑数，舌红苔黄腻，应以清热解毒为主，而辅以祛痰排脓。宜用鱼腥草、金银花、薏苡仁、冬瓜子、鲜芦根、桔梗、桃仁、浙贝、甘草，毒热壅盛可加三黄或犀黄丸。

后期，即痰热衰退时期，为邪衰正虚阶段，应以清养补肺为主。宜用沙参清肺汤：合欢皮 30 克，薏苡仁 30 克，黄芪 15 克，冬瓜仁 15 克，北沙参 12 克，太子参 12 克，白及 6 克，桔梗 6 克，甘草 3 克。清热解毒可重用鱼腥草和黄连，前者能宣肺散结，为治肺痈之要药。清肺化痰，重用桔梗、薏苡仁、冬瓜仁可排脓消痈。方中沙参清热养阴祛痰，太子参益气生津养肺，黄芪补气托痈生肌，白及、合欢皮消肿生肌活血。以上诸药，能促进脓肿的消散，正气得以恢复。

**病例 2** 廖某，女，31 岁，干部。

病史：患者于 2 周前感冒发热恶寒，胸痛咳嗽，吐黄绿痰，量逐渐增多，有腥臭味。曾服疏表宣肺、止咳祛痰药多次，效果不显。后来我院检查，确诊为肺化脓证，而住院治疗。

检查：体温 39℃，叩诊右侧第 2、第 3 前肋间，在锁骨中线附近有一浊音区。听诊肺部有大、小水泡音，心脏未闻及杂音，心率 113 次／分。X 线胸片见右肺野有一圆空洞，中有液平面，左肺无异常。两下肢轻度浮肿。化验：白细胞 $12.5×10^9/L$，血红蛋白 95g/L，脉弦滑数，舌红苔黄腻。

辨证：郁热不解，痰湿内蕴。

治法：清热解毒，祛痰排脓。

处方：连翘 30 克，鱼腥草 30 克，鲜苇根 30 克，金银花 24 克，败酱草 24 克，生薏苡仁 24 克，冬瓜仁 24 克，黄芩 15 克，桔梗 15 克，枇杷叶 12 克，浙贝 12 克，桃仁 12 克，乳香 10 克，黄连 10 克，五灵脂 10 克。

连服 3 剂，身热大减，体温降至 37.5℃，咳嗽减轻，痰色白，量减少，无腥臭味，胸不痛，知饥索食。脉弦滑，舌淡红苔微黄。是毒热外宣，清肃下行，仍宜清解热毒，化痰止嗽，排脓宣肺法治疗。

处方：鱼腥草 30 克，冬瓜仁 24 克，生薏苡仁 18 克，金银花 15 克，连翘 15 克，瓜蒌仁 15 克，桔梗 10 克，枇杷叶 10 克，浙贝 10 克，杏仁 6 克，前胡 6 克，甘草 6 克。

连服 5 剂，身已不热，咳嗽减轻，痰变稀白，无臭味，夜能安睡，食欲恢复，胸不痛，身觉有力。脉弦数，舌红苔淡黄。是肺热肃清，肺气不行。咳嗽不甚，脓减痰清，唯胸闷气短，呼吸不畅，是脓邪未净，脓腔未愈合之故。治宜排脓宣肺，化郁止嗽法。

处方：冬瓜仁 30 克，鱼腥草 24 克，枇杷叶 12 克，瓜蒌仁 12 克，生薏苡仁 12 克，桔梗 10 克，浙贝 10 克，乳香 10 克，桑白皮 10 克，杏仁 10 克，黄芩 10 克，甘草 6 克。

连服 5 剂，胸部轻松，咳减痰清，诸症消失，食欲增加，身觉有力，精神清爽。拟养肺阴，清肺排脓，祛痰止嗽法，令其连续服用，以资巩固。

处方：太子参 15 克，鱼腥草 15 克，元参 15 克，冬瓜仁 15 克，合欢皮 15 克，白及 15 克，沙参 12 克，桔梗 10 克，杏仁 10 克，浙贝 10 克，甘草 6 克。

连服 10 剂，心律规整，诸症消失。X 线胸片见右中肺野空洞周围炎性浸润，与前片比较有明显吸收。基本痊愈而出院。

【按】本病的特征为咳嗽、胸痛、吐痰腥臭，甚则咯脓血。起病突然，身发冷热，咳嗽初为稀薄泡沫状痰，伴有胸痛、气短、胸闷，开始咳嗽并不剧烈，痰亦不多。以后出现黏液痰或脓性痰，有时腐臭，有时痰中带血或咯血，痰量每天可达几百毫升。痰静置后，可分三层：上层为泡沫，中层为浆液，下层为脓和坏死组织，此证如不及时治疗，或治不对症，往往转为慢性，而经常咳嗽、咳痰和不规则发热。

本例感冒后发热恶寒，咳嗽胸痛，痰黄绿色，量多而有腥臭味，身发高热不恶寒，食欲不思，脉弦滑数，舌红苔黄腻，系肺郁热毒，为邪诱发郁热不解，酿成痈脓而成肺痈，若初感时大剂清解宣散，驱邪外出则不致酿成重证。

## 咯血 2 例

**病例 1** 姬某，男，25 岁，干部。

病史：1 周前因感冒，头痛，咳嗽，全身不适，服银翘解毒丸后汗而解。近 2 日来左侧胸痛，胀热不适，痛剧时不敢呼吸，咳嗽痰中带血，继则大口咯鲜血，心烦身倦，睡眠欠安，胸脘胀满，食欲稍减，二便正常。

检查：体温正常，心肺听诊及胸片透视均正常。脉弦细数，舌质红，苔薄白。

辨证：风热犯肺，伤及阳络。

治法：宣肺清热，养阴止血。

处方：鲜茅根 24 克，生地黄 15 克，地骨皮 15 克，桑白皮 12 克，黄芩 12 克，大蓟 12 克，小蓟 12 克，枇杷叶 12 克，仙鹤草 12 克，藕节 10 克，白薇 10 克，牡丹皮 10 克，花蕊石 10 克，侧柏叶 10 克，阿胶 6 克，桔梗 6 克，枯矾 4.5 克。

连服 3 剂，咯血显著减少，有时杂有血丝，咳轻痰少，身不倦，食欲好，胸仍胀痛，失眠多梦。脉弦细，舌质淡红，苔薄白。是风热外宣，胸阳不畅。宜疏胸清热，养阴止血法治疗。

处方：鲜茅根 30 克，瓜蒌 30 克，桑白皮 12 克，牡丹皮 12 克，薤白 10 克，乳香 10 克，郁金 10 克，生赭石 10 克，大蓟 10 克，小蓟 10 克，枳实 10 克，前胡 10 克，黄连 6 克。

连服 3 剂，胸胀痛消失，痰无血丝，心烦、失眠好转。脉弦虚，是热邪渐退，胸气已畅。宜着重养阴止血，以防咯血再发。

处方：鲜茅根 30 克，生地黄 15 克，元参 15 克，沙参 12 克，黄芩 12 克，海螵蛸 12 克，枇杷叶 10 克，阿胶 10 克，花蕊石 10 克，茜草根 10 克，仙鹤草 10 克，藕节 10 克，枯矾 3 克。

连服 5 剂，症状消失，身体健壮而愈。

【按】本例系风热犯肺，伤及阴络而血外溢，以致咯血。风热陷入胸中，胸阳不振，故胸胀痛。宜宣肺清热，养阴止血法治疗，使风热清解，同时注意养阴润燥，加凉血止血之剂。用黄芩、桑白皮、白薇以清肺热；枇杷叶、桔梗、白薇以轻宣风邪；沙参、阿胶、生地黄、地骨皮育阴扶正；仙鹤草、茅根、侧柏叶、花蕊石、大蓟、小蓟、藕节凉血止血；生赭石可镇逆调气，以镇逆止血。迨风热外宣，咯血停止，再疏解胸部胀痛，养阴凉血润肺以善其后。

**病例2** 李某，男，20岁，工人。

病史：两日来左侧胸痛咳嗽，痰中带血，周身无力，睡眠欠安，梦多，盗汗，胸闷，食欲减少，二便自调。

检查：体温正常，胸部透视心肺正常。脉弦细数，舌质红苔薄白。

辨证：阴虚火旺，肺气失宣，清肃不行。

治法：养阴清热，宣肺镇咳止血。

处方：地骨皮30克，功劳叶24克，百部18克，白芍12克，黄芩12克，生赭石12克，沙参10克，阿胶10克，川贝10克，丹参10克，甘草5克，枯矾0.6克，儿茶0.6克。后2味同研冲服。

连服2剂。咳嗽吐痰减轻，已不咳血，唯胸痛、盗汗、失眠多梦。脉虚数，舌尖红，是热退络复而真阴虚损。宜养阴宣肺，通络止痛，安神敛汗法治疗。

处方：地骨皮24克，百部24克，白芍18克，功劳叶15克，钩藤15克，山茱萸15克，五味子12克，枇杷叶12克，黄芩12克，花蕊石10克，胆南星10克，乳香10克，朱砂1克，琥珀0.6克。后2味同研冲服。

连服1周，咳血未作，胸不痛，咳痰减轻，夜能安寝，盗汗已敛，食欲增加，身觉有力，脉弦虚不数，是热退阴复之象。原方连续服用2周后，诸症消失。

【按】咯血是血由肺而来，经咳嗽而出的一种证候。或痰血相混，或痰中夹有血丝，或为纯血，间夹泡沫。咯血的发生多和肺有关，但其他疾病，特别是心脏疾患也可引起咳血。本例咳血系由阴虚火旺，肺气失宣，清肃不行所致。阴虚内热则盗汗、多梦，脉弦细数，舌质红；气逆血阻则胸部疼痛；火逆气阻，肺火清肃则咳嗽；热伤脉络，血溢于肺，故而咳血。治以养阴清热，宣肺镇咳止血法。

## 鼻衄2例

**病例1** 韩某，男，21岁，工人。

病史：左鼻孔衄血已2周。在2周前，因低头持物时，忽然左鼻孔衄血，以后每天早、中、晚均有衄血。屡经治疗未愈，继而出现头晕，身觉无力，食量减少，胸满，周身骨节痛，大便干，小便黄，口有时苦。脉沉弦数，舌红无苔。

辨证：肝胆火盛，气血上冲。

治法：养阴潜阳，凉血止衄。

处方：赭石30克，生地黄24克，生山药15克，龙骨15克，大蓟15克，小蓟15克，白芍12克，牡蛎12克，牡丹皮12克，茜草12克，阿胶10克，栀子

142

炭 10 克。

服药 5 剂，衄血已止。不久又发作 1 次，血量不多，脉弦虚数，舌红无苔。是肝气沉降，而阴虚阳亢，宜养阴清热，镇逆止衄法。原方加黄芩 12 克，黄连 6 克，以清心肺之热。

服药 3 剂，观察半月余，衄血未作。

【按】该患者体质素健，无宿疾或情志变化。鼻衄原因不是由内因引起，也无外感、外伤之病史。推其病因为正值春末夏初，气血旺盛，肝木司令，加以低头过力持物，气血并俱于上而致衄。持续 2 周，失血较多，失血则气旺气胜，气胜则肝胆之火上逆而致口苦，胸满，头晕，故治以养阴潜阳，凉血止衄。

**病例 2** 曲某，男，25 岁，工人。

病史：左鼻孔衄血已有旬余，每日衄血三四次，每次出血量在 60～100 毫升之间，屡经治疗无效。继而出现头眩，倦怠无力，心悸气短，胸脘满闷，周身关节酸痛，食欲不振，精神疲惫。

检查：血压 120/85mmHg，红细胞 $3.8 \times 10^{12}$/L，血红蛋白 100g/L，血小板 $160 \times 10^9$/L，白细胞 $4 \times 10^9$/L。脉沉弦，舌淡无苔。

辨证：肝气上逆，血虚不荣。

治法：镇肝潜阳，养血止血。

处方：生地黄 24 克，龟甲 24 克，白芍 18 克，生赭石 15 克，生牡蛎 15 克，茜草 15 克，牛膝 15 克，生龙齿 15 克，磁石 12 克，海螵蛸 12 克，仙鹤草 12 克，大蓟 12 克，小蓟 12 克，丹参 12 克，阿胶 10 克。

连服 2 剂，衄血减少，仅午后出血一两次，血量显著减少。头不眩，脉为虚数。后于原方加当归 12 克，吉林参 3 克。连服 5 剂，鼻衄不作，头不眩晕，食欲增进，身不酸痛。后减生龙齿、生牡蛎、磁石、大蓟、小蓟，加生山药 20 克，白术 12 克，以扶胃气。连服 3 剂，诸症消失而愈。

【按】患者因工作劳累，睡眠不足，形成阴虚阳亢。更兼家事不遂，肝气郁滞，阴虚阳亢，肝气最易上逆，肝气上逆致气血奔集于上，上焦充血过甚，恒至损伤鼻咽致血络破裂，而现衄血。衄血多由肝阳上亢，血热妄行所酿成。今患者心不烦热，舌质淡而不红，是无肝热之象。脉虽沉弦，而虚弱无力，无肝热之脉，脉无热而鼻衄不止者，多由肝气上逆所致。鼻衄头眩，多由肝热上冲，今眩发于鼻衄之后，而肝脉不热，是血虚不荣，故心悸气短，倦怠无力，周身关节酸痛。人体气血相互维系，血虚则气弱，食欲不好，精神疲惫。治宜镇肝潜阳，养血止血。

## 发热（斑替综合征术后）2例

**病例1** 李某，男，31岁，干部。

病史：患者为斑替综合征，因食道静脉曲张大出血，做食道下端静脉结扎手术及脾切除术后，持续发热1个半月，为弛张性热型，体温在37℃～39.8℃之间，术后曾用青霉素、链霉素、土霉素等均无效果。现体温39.6℃，午后发热，五心烦热，口渴喜饮，大便正常，小便色赤，盗汗，食欲尚可。

辨证：阴虚生热，毒热未消。

治法：滋阴降火，清热解毒。

处方：青蒿鳖甲汤加减。板蓝根30克，牡丹皮30克，龟甲30克，地骨皮30克，鳖甲24克，青蒿15克，石斛15克，银柴胡10克，沙参10克。

连服2剂，体温为38℃，口干舌燥，自汗，盗汗。故以原方去银柴胡，加生龙骨15克，生牡蛎15克，麻黄根15克以敛汗。

连服2剂，体温已降至37.5℃，自汗、盗汗减轻，脉沉数无力，舌质仍红。为血热未清，余热未尽。在原方的基础上加紫雪散，1瓶分2次服，以清热凉血。

连服5剂，观察3日，体温已正常，脉沉微数。减去紫雪散，继服1周，痊愈。

【按】斑替综合征脾切除术后常有持续发热现象，其原因说法不一，用各种抗生素皆难收效。此类病人按中医学辨证为阴虚发热之证。该患者手术前后失血过多，而致血虚阴亏，阴虚生热，热极生毒，毒热未消而致身热不解，以滋阴降火，清热解毒法治疗，很快体温恢复正常。

**病例2** 常某，女，39岁，工人。

病史：斑替综合征脾切除术后，每天发热，不发冷，体温持续在38℃～39.5℃。曾注射青霉素、链霉素，体温仍不下降。伴有周身倦怠乏力，食欲稍差，脉弦数略细，舌质红无苔。

辨证：阴虚发热。

治法：养阴清热。

处方：鲜生地黄30克，天冬30克，麦冬24克，金银花24克，连翘18克，元参15克，白芍15克，黄芩10克，桔梗10克，甘草10克，紫雪散1.5克（冲服）。

服药2剂，诸症同前，以原方去紫雪散。又连服2剂，体温下降至正常(36.5℃)，食欲增加。又以原方加减继服1周，体温正常而愈。

【按】本例患者亦为阴虚发热，故用大剂养阴清热药，体温下降，直至恢复正常，疗效卓著。

## 中暑 1 例

**病例** 罗某，女，43 岁，家庭妇女。

病史：时值暑季，天气酷热，居室狭小、潮湿，通风不畅，产后 3 日，因怕风关闭窗门，室内空气更形枯闷，而致头晕，口渴，恶心，食欲不振，胸闷，大汗淋漓。第 5 日开始精神恍惚，心悸，遂即昏迷。

检查：体温 40.5℃，面色潮红，口唇绛紫，神志不清，有时躁动不安。皮肤灼热少汗，呼吸较促。脉细数，舌质红绛，舌苔黄燥少津。

辨证：气虚血亏，暑热郁闭。

治法：益气养阴，清暑宣热。

处方：青竹叶 30 克，生石膏 24 克，麦冬 15 克，鲜菖蒲 15 克，连翘 15 克，益元散 15 克，香薷 10 克，栀子 10 克。早服局方至宝丹 1 丸，晚服紫雪散 4.5 克。

连服 2 剂，身热渐退，体温降至 38℃，遍身微汗，神志较清，仍嗜睡，已无躁动不安现象。是暑热外解，而心包之热邪尚在壅闭。仍宜清宣暑热为主，辅以豁痰开窍，使深陷心包的暑热之邪，随宜散清透之药，迅速宣解。

处方：青竹叶 24 克，生石膏 24 克，鲜菖蒲 15 克，麦冬 15 克，知母 12 克，郁金 10 克，玳瑁 10 克，天竺黄 10 克，薏苡仁 10 克，原皮参 6 克，羚羊角 1.5 克，犀角 1.5 克，朱砂 1 克，牛黄 0.6 克。后 5 味同研冲服。送服局方至宝丹 1 丸。

连服 3 剂。下午仍有低热，体温 37.8℃，神仅清醒，头眩头痛，心烦口渴，脘胀，便燥 3 日未解，小便赤涩。脉弦数而软，舌质殷红苔黄垢。是心包之热外宣，而阳明之热未解。遂以竹叶石膏汤加承气汤，双解阳明表里之热。

处方：生石膏 24 克，滑石 24 克，麦冬 15 克，竹叶 15 克，鲜菖蒲 12 克，大黄 12 克，知母 12 克，芒硝 10 克，炙甘草 6 克，原皮参 6 克，紫雪散 6 克（冲服）。

连服 2 剂，第 1 次排大便较多，后 3 日每日溏泻二三次，头晕口渴减轻，心烦脘胀消失，下午已不发热。但虚汗淋漓，心悸气短。是阳明燥热已解，津液耗伤，肺气虚损，给生脉散加清暑益气汤加减。

处方：粳米 24 克，麦冬 15 克，黄芪 15 克，玉竹 12 克，五味子 10 克，苍术 10 克，知母 10 克，葛根 10 克，原皮参 6 克，甘草 3 克。

连服 5 剂，症状消失，精神清健，痊愈出院。

【按】中暑属于"暑厥""暑风""闭证"的范围。夏季暑气当令，本例产后气血亏虚，暑热之邪乘虚侵入发病。热邪燔灼阳明，身热炽盛内蒸，故头晕头痛，口渴出汗；汗液外泄，伤及气阴，热邪侵犯心包，闭塞清窍而神志不清，救先以竹叶石膏汤加减治疗。竹叶清心除烦表里兼治，使热邪解而不伤正气。石膏生用可发汗，热可由汗解，即使服后无汗，也可宣通内蕴之热，从腠理毛孔息息而出。石膏之辛凉与连翘之清轻升浮并用，能透发深陷心包之郁热。人参、麦冬益气生津清解，补而不腻。

本例产后体虚，其热实，故在清宣暑热之中，辅以豁痰开窍之剂，而使深陷心包之暑热，迅速宣解。方中羚羊角、犀角、牛黄等，皆性凉而清泄；菖蒲、郁金开窍除痰清心解郁。在心包之邪热外宣，而阳明之热未解时，则用调胃承气汤加味，清阳明邪热缓下其燥屎。痞满消失后，病人又出现心悸气短，虚汗淋漓，故用生脉散及清暑益气汤加减，以益气敛汗，养阴生津，兼健脾燥湿。病人汗出、泄泻，元气大伤，气伤不能生津，大汗又耗津，人参补肺气生津，麦冬养阴生津，五味子固表而生津，适于气阴两伤之证。人参、黄芪、甘草益气固表，扶正敛汗；苍术、粳米健脾燥湿；葛根解肌退热，使清阳上升，津液得以上承；玉竹、知母生津止渴滋阴，以防其因补气而生热，使阴复阳生，气血旺盛。

## 风温证 1 例

**病例** 刘某，男，30岁，干部。

病史：于冬季11月间患伤寒证，初起发热恶寒，头痛甚剧，大便2日未行，周身酸痛，身热重而微觉恶寒。体温40℃，脉滑数而浮，口燥苔黄。医者只见其新感，忽视其内蕴之郁热，而以辛温解表之剂与之。服药后大汗出热不解，反心烦、口渴、身灼热。脉细数，舌质红苔薄黄。

辨证：阴液损伤，热邪壅闭。

治法：育阴清热，辛凉解表。

处方：生石膏24克，连翘24克，金银花18克，元参18克，生地黄18克，鲜茅根18克，知母12克，牡丹皮10克，青蒿6克，薄荷6克。煎汤，送服局方至宝丹1丸。

服药后身热渐退，体温下降至38℃，神志清醒而口舌之燥渴亦较前减。连服3剂，身热全退，食欲渐展。后以清热生津之品，连服7～8剂病势痊愈。

【按】查此证是由于内蕴郁热，新寒外束，应以辛凉解肌法透邪外出，再用辛寒清热之剂治之，以清宣在里之郁热。而医者误给辛温之剂，服药后大汗出热不解，反心烦、口渴、身灼热。是外邪已解，而郁热暴发，更兼大汗夺津，津液已伤而热邪壅闭，因之食欲不思，心烦不寐，转侧困难，神志烦乱。使之劫津助热，而转为风温证。幸挽救迅速，未致酿成重证。风温之病，因治疗不及时，酿成危证，卧床半载治疗不愈者有之。

因此知风温证象，由内蕴郁热，外感风邪，因服辛温助热之剂，劫夺津液，助长热邪，而成风温。与温邪内伏、新感外诱者有根本之不同。温病为温邪内伏，以内因为主，重在伏邪。风温着重在新感，而新感又以风热外因为主，因感风热，又误以辛温之药治之，以伤津助热，如以油救火。

## 暑温（流行性乙型脑炎）2例

**病例1** 程某，男，19岁，学生。

病史：于脑炎流行季节，因防御不慎而致身发高热，头痛，呕吐4日，家中误认为流感、伤食，不甚注意，逐渐发生神昏谵语，呈半昏迷状态，项背强直，大便隔日1行，小便赤涩。

检查：体温39.5℃，颈有抵抗，膝反射存在，划跖试验阳性，抬腿试验阳性。血红蛋白130g/L，红细胞$4.14×10^{12}$/L，白细胞$24×10^9$/L，中性粒细胞0.30，淋巴细胞0.9，单核细胞0.1。脑脊液微混，细胞总数18/mm³。蛋白（+），糖2～5管阳性，脑炎补体试验1:8。脉弦滑数，舌质红，苔黄燥。

辨证：暑热壅盛，邪入阳明。

治法：清暑化浊，辛凉宣热。

处方：金银花24克，连翘24克，生石膏24克，钩藤15克，滑石15克，鲜菖蒲12克，郁金10克，鲜藿香10克，鲜佩兰10克，知母10克，葛根10克，天竺黄6克，胆南星6克。煎汤送服局方至宝丹1丸。

前药煎好，尚未服用，又现角弓反张，手足抽搐，目睛上吊，抽搐历20分钟。待不抽时，将药迅速灌下，经两小时后，周身汗出，体温降至38.3℃，项背强直，不时抽搐，神志有时清醒。脉弦滑，舌燥少津，心烦颊红。此乃暑热已向外宣，而热痰仍蒙蔽清窍，津液损耗，筋脉拘急。仍宜清热解毒，豁痰通窍，息风镇痉。

处方：金银花15克，钩藤15克，板蓝根15克，连翘12克，天麻10克，菖蒲10克，天竺黄10克，胆南星6克，黄连6克，蜈蚣3条，全蝎4.5克，犀角1.5克，羚羊角粉1.5克，琥珀1.2克，牛黄0.6克，麝香0.24克。后5味同研冲服。

连服4剂，身热全退，神志清醒，抽搐不作，唯头项强直，口干不欲饮，不思饮食。

脉虚数无力，舌红光亮，有裂痕，是暑热外宣，肝风宁息。唯暑热郁闭较重，津液亏耗，如不及时生津益液，胃气无由恢复；不清热息风，无法生津醒神。

处方：生地黄 24 克，金银花 15 克，薏苡仁 15 克，元参 12 克，麦冬 12 克，连翘 12 克，钩藤 12 克，板蓝根 12 克，生山药 12 克，鲜菖蒲 10 克，天麻 10 克，天花粉 10 克，羚羊角粉 1.2 克，朱砂 0.9 克，牛黄 0.6 克。后 3 味同研末冲服。

连服 1 周，口舌不燥，略思饮食，身不热，颈项柔和，手足亦不抽搐。身倦神疲，脉虚软，是邪退正虚，中气衰弱。后以清化余热，和胃生津法调理 1 周而愈。

【按】在溽暑季节，身发高热，汗出头痛作呕，症状颇与中暑、伤食相似。然中暑脉象濡数，伤食多现胸脘满闷。今脉弦滑数，脘不满，与中暑、伤食不同。而发热神志不清，头痛呕吐，项背强直等，是暑热上犯，蒙蔽清窍，即是吴鞠通所谓之暑证。宜用清宣通灵之品，以疏解壅闭之暑热，以防痉厥，然后再以清暑宣透以逐外邪。

**病例2** 牛某，女，46 岁，家庭妇女。

病史：时值溽暑乙型脑炎流行季节。初起自觉头痛恶寒，继而高热，恶心呕吐，次日昏迷，颈项强直，四肢抽搐。

检查：体温 40.5℃，脉搏 98 次／分，神志不清，两瞳孔缩小，颈项强直，角弓反张。化验：血白细胞 $12.56 \times 10^9$/L，脑脊液白细胞 46 个，糖定性 1～5 管阳性。脉沉伏而数。舌质殷红，苔黄厚。

辨证：暑热郁闭，毒热陷营。

治法：清解暑热，镇痉清营。

处方：生石膏 30 克，板蓝根 24 克，蚤休 24 克，连翘 24 克，牡丹皮 15 克，知母 12 克，郁金 10 克，银柴胡 6 克，犀角 1.2 克，牛黄 0.3 克，麝香 0.15 克。后 3 味同研末冲服。

每 4 小时服药 1 次，每日 2 剂。服药 2 剂后，周身徐徐汗出，身热稍退，体温降至 38.4℃，神志稍清醒，角弓反张现象已显著减轻，四肢渐温。脉弦数，苔薄黄，是表邪外解，而深陷之热邪，犹待清宣。治宜清热透邪，镇痉醒脑。

处方：生石膏 30 克，钩藤 24 克，金银花 15 克，连翘 15 克，知母 12 克，鲜菖蒲 10 克，竹叶 10 克，天竺黄 10 克，天麻 10 克，黄连 10 克，胆南星 10 克，全蝎 6 克，犀角 1.5 克，羚羊角粉 1.5 克，朱砂 1 克，牛黄 0.6 克，麝香 0.15 克。后 5 味同研冲服。中午服局方至宝丹 1 丸。

连服 3 剂，神志清醒，身热已退，体温降至 37.5℃，恶心消失，略食稀糜，抽搐和角弓反张现象减少。唯头项强直，脉细数无力，舌淡红，苔黄厚有裂痕。

大便燥结，两日未行。此乃心包和营分之邪热，已逐渐宣透，而阴津损伤，大肠的浊气未行。宜养阴清营，通便镇痉。

处方：生地黄24克，玉竹24克，钩藤12克，鲜菖蒲10克，天竺黄10克，牡丹皮10克，生大黄10克，天麻10克。煎汤，送服局方至宝丹2丸。

服药1剂后连泻稀便2次，精神清爽，思饥索食，头项柔和，抽搐不作。后以养阴健脾，镇痉清营之剂，调理1周，诸症痊愈。

【按】流行性乙型脑炎，中医学原无此病名，根据本病表现的症状和发病季节，与古代之暑痉相似。本病初起恶寒头痛，无汗，是暑热袭表之证；恶心呕吐，身发高热，是暑热内犯；暑热陷肺，则呼吸急促；热邪陷营则舌质殷红，湿热盛则舌苔黄厚；暑热深伏，故脉沉伏而数；暑热郁闭，则四肢厥冷。故治宜清解暑热、镇痉清营、清热解毒、豁痰醒神、息风镇痉等原则。发热不退，则神志不清，痉厥不能缓解，三者互相影响，互为因果。故立法处方，既要清热解毒，亦须醒神镇痉，不可偏重一方。在用药时，三者的比重，根据身体情况，审慎配伍。如发热较重，神志有时不清，抽搐不甚严重，用药以清热解毒为主，以醒神镇痉为辅。清热解毒药应占50%～60%，而醒神药占25%，镇痉药占25%～30%。如神昏较重时，即以醒神为主，而以退热镇痉为辅。根据脉症，斟酌立法用药，方能迅速收效。在清热解毒药中，应结合季节、症状。常用中药有鲜佩兰、鲜藿香、葛根、菖蒲之类，既能宣解暑热，又可缓解项强。清热解毒药如金银花、连翘、板蓝根、蚤休、柴胡。在气分可重用石膏、知母、滑石；在血分则用黄连、栀子、龙胆草；热伤津液用牡丹皮、生地黄、元参、麦冬、玉竹、天花粉；醒神开窍用轻灵通透的犀角、羚羊角粉、牛黄、麝香，既能清心包之热，又能镇痉开窍，同时须佐以豁痰之天竺黄、胆南星、竹沥、局方至宝丹、安宫牛黄丸、紫雪散等。息风镇痉以全蝎、蜈蚣、僵蚕、金钱蛇等效果较好。俟这三种症状消失后，再根据患者病情、脉舌的变化，予以适当调理。

## 湿温（肠伤寒）4 例

**病例1** 蒋某，女，44岁，工人。

病史：患者于11月间天气骤寒，外出受凉后，即发热恶寒，头眩痛，倦怠不思饮食，四肢疼痛。3日后发高热，而不恶寒。口渴引饮，腹痛，便溏，大便1日三四次。

检查：体温40.5℃，神志昏惑，时发谵语。心肺正常，腹部压痛不显，肝于肋下可触及，脾未触及。白细胞$3×10^9$/L，红细胞$3.2×10^{12}$/L，血红蛋白100g/L，血培养伤寒杆菌阳性，大便培养阴性，伤寒血凝集试验阳性。右脉沉数，左脉弦数有力，舌质红，苔黄厚。

辨证：湿热内陷，蒙蔽心窍。

治法：清热化湿，醒神开窍。

处方：金银花 30 克。生石膏 30 克，鲜茅根 30 克，蚤休 24 克，连翘 15 克，墨旱莲 15 克，薏苡仁 15 克，葛根 12 克，黄芩 12 克，知母 12 克，黄连 10 克，栀子 10 克。煎汤，送服安宫牛黄丸 1 丸。

连服 3 剂，2 剂后身热渐退，体温降至 38.2℃，神志渐清醒，腹痛减轻，便不溏泻。脉象转浮而现滑数，是毒邪由里达表，由营转卫之象。应乘毒邪外达之机，予以清宣透达之剂，使毒邪迅速外泄，正气逐渐恢复。

处方：金银花 24 克，连翘 24 克，白芍 24 克，葛根 15 克，墨旱莲 15 克，知母 12 克，鲜菖蒲 12 克，黄连 10 克，黄柏 10 克，银柴胡 6 克，甘草 6 克，羚羊角粉 1.5 克（冲）。煎汤，送服局方至宝丹 1 丸。

服药 4 剂，体温降至 37.5℃，神志清醒，心烦，口不渴，头稍眩而不痛，肢体轻松无疼痛，腹已不痛，大便正常。脉浮大不数，力较软，食欲稍展，是毒邪外达。因高热津液被灼，胃阴耗损，须在清化之中佐以育阴生津之品，方能邪正兼顾。原方加生津益胃剂。

处方：麦冬 24 克，金银花 15 克，生地黄 15 克，石斛 15 克，白芍 15 克，连翘 12 克，牡丹皮 12 克，生山药 12 克，墨旱莲 10 克，黄连 6 克，银柴胡 6 克，甘草 6 克。

连服 5 剂，精神清健，体温正常，食欲好，脉虚软，身体倦怠乏力。原方加吉林参 6 克，连服 1 周而愈。

【按】肠伤寒属于中医学的"湿温"范围，是感受湿热毒邪，或脾气不足又感外邪而发病。本例身发高热而不恶寒，口渴心烦，自汗出，是温病的典型症状，因其发于冬季，称之为"冬温"。湿温的特点是脘满纳呆，身重体倦，小便赤涩，脉多濡数，舌苔厚腻。多发于溽暑季节，如无这些主要症状，就不能名为"湿温"。今病人身发高热，不恶寒，心烦口渴，舌苔黄厚，是温热在阳明经。邪在阳明，脉应洪大滑数，今脉不滑数反而沉数，腹痛便泻，是温热陷入肠中，如不急速宣解，温毒内蕴，大肠有痈溃之险。又病人神志不清，脉象左弦数有力，舌质殷红，是温毒深陷营分，侵扰心包，治疗应气营两清。

本病病变主要在脾胃，胃属阳主燥，脾属阴主湿，故湿热之邪侵入中焦，中气实者，病多在胃，而热重于湿；中气虚者，病多在脾，是湿重于热。本例系热重于湿，故方中金银花、连翘清热解毒泻火；蚤休除清热解毒外，尚入厥阴肝经能达平肝息风之功；芩、连清热祛湿；知母、石膏清气分之热、升阳止泻；薏苡仁淡渗利湿；安宫牛黄丸清热解毒，开窍安神，配合汤剂，以达气营两清之效果。二诊时减石膏、蚤休等，加银柴胡凉血以退热；鲜菖蒲芳香化湿开胃；羚羊角粉清心热凉肝息风，局方至宝丹开窍辟秽解毒。热退后津液耗伤，加生地黄、麦冬养阴凉营；石斛、山药养阴生津；牡丹皮、银柴胡凉血退余热，使邪去正复。

**病例2** 于某，男，22岁，学生。

病史：患者平素脾胃虚弱，常觉腹胀脘满，食欲不振等。于冬季12月天气突变，因防御不慎而发热恶寒，头眩痛。迁延5日未见好转，而出现身发高热不恶寒，自汗出，心烦口渴，口苦咽干，食欲不振，腹部胀闷不适，大便干燥二三日1次。

检查：体温40.5℃，咽部充血，心率98次／分，两肺无异常，肝脾未触及，大便及血培养伤寒杆菌阴性，肥达氏反应阳性。脉浮数，重按无力，舌质红，苔薄黄。

辨证：湿热内陷，蕴结肠中。

治法：清宣湿热，解毒理肠。

处方：生石膏30克，连翘24克，板蓝根24克，金银花15克，天花粉15克，知母15克，白芍15克，黄连10克，薄荷10克，生大黄10克，粳米10克，牡丹皮6克。

连服2剂，身热减至39.4℃，烦渴减轻，大便通畅，腹部轻松。为阳明内陷之热已被疏解，仍宜大力清解气分之热。

处方：生石膏45克，金银花24克，蚤休24克，连翘18克，知母18克，墨旱莲18克，板蓝根15克，牡丹皮12克，柴胡10克，粳米10克，甘草6克。

连服4剂，身热退至37.2℃，心不烦口不渴。唯精神委靡，身体倦息，食欲欠佳，夜不能寐，脉虚软无力，是温邪已退，中气大伤，阴气虚竭所致。宜清热生津育阴法治之。

处方：金银花15克，麦冬15克，生地黄15克，生山药15克，墨旱莲12克，鲜石斛12克，龟甲12克，生薏苡仁12克，甘草6克，西洋参5克（单煎），琥珀1.5克，朱砂1克，牛黄0.15克。后3味同研冲服。

连服1周，夜能入寐，食欲渐增，知饥思食，精神好转，体力恢复。后以原方去琥珀、朱砂、牛黄，调理1周而愈。

【按】《伤寒论》中述："发热不恶寒者名为温病。"今患者身发高热而不恶寒，口渴心烦，自汗出，是温病的典型症状。以其发于冬季，而称为冬温。古人对温病的分型，根据发病的季节，或发病的原因和特点，分别立名。今患者初起发热恶寒，头眩痛，肢体酸痛，脉浮数，为寒邪侵入太阳。本应趁其病邪在表，予以疏表宣解之法，使病邪外排，迅速治愈。但因迁延未治，使病邪深入，由太阳而陷入阳明，故身发高热而不恶寒，心烦口渴，便燥，腹部胀闷不适，是邪由阳明之经入阳明之腑。因其素体脾肾衰弱，中气不充，故邪易于深陷。今脉浮数而重按无力，是平素阴气较弱，邪陷营分。治宜先清阳明之热，使其由表而出，兼顾阳明之里热，以其脉浮数，故以清热宣表为主，而以清里通肠之品辅之。

**病例3** 罗某，女，21岁，学生。

病史：患者于10月18日下午参加球赛，精神过度紧张，汗出湿透衣衫。天气较凉，运动后，周身汗迹顿敛，而觉遍体瑟缩不适，头眩痛。继而身发冷热，服感冒药与发汗药，冷热不减，后来院治疗。发热不恶寒，自汗，心烦躁扰不安，头眩痛，听觉沉钝，恶心腹痛，饮食不思，咽喉肿痛，大便溏泻，1日三四次。

检查：体温40℃，神志呆滞，呈半昏迷状态，嗜睡，时发谵语。皮肤现隐约殷红疹。心肺正常，腹软有轻度压痛，脾可触及。肝区有压痛。化验：白细胞 $3.6 \times 10^9$/L，红细胞 $3.5 \times 10^{12}$/L，血红蛋白 100g/L。血培养伤寒杆菌阳性，肥达氏反应阳性。脉沉细数，舌质红，干燥无苔。

辨证：湿热蕴聚，扰及心神。

治法：清解湿热，开窍醒神。

处方：生石膏30克，墨旱莲30克，金银花24克，知母24克，鲜菖蒲12克，黄连12克，牡丹皮12克，生栀子10克，天竺黄10克，磨犀尖1克，朱砂1克，牛黄0.3克。后3味研末冲服。

药未煎好，患者烦躁不安，腹痛，大汗出，泻下大量血便，面色苍白，精神恍惚，呼吸急促，脉细数重按全无，是阴血损伤太甚，心阳欲脱之象。宜迅予清营、养阴、止血、补气以维心阳。

处方：原皮参15克（煎好先服），生地黄24克，元参18克，侧柏叶15克，仙鹤草15克，阿胶10克，地榆10克，棕榈炭10克，三七3克，枯矾1克，儿茶1克，朱砂1克。后4味共研细末，人参汤送服后再服汤药。

服药1剂后，便血未作，腹不痛，面色红润，汗止，肢温，心不烦躁，脉象虚数。唯身热不退，不时谵妄。仍以清解湿热，开窍醒神之法，继服第1方。

连服3剂，身热大减，神志清醒，倦怠思睡，口燥渴，脉虚数，舌质红，干燥少津，不思饮食。是毒热外宣，阴津未复之证，宜清化毒热，养阴生津法。

处方：元参 24 克，金银花 18 克，麦冬 18 克，牡丹皮 15 克，鲜石斛 15 克，生地黄 15 克，鲜菖蒲 12 克，大青叶 12 克，黄连 10 克，地榆 10 克，原皮参 6 克。煎汤，送服局方至宝丹 1 丸。

连服 3 剂，体温正常，精神清健，知饥思食。唯身倦神疲，脉虚软不数，舌质淡红。后以养阴清热和胃法，调理而愈。

【按】患者身发高热而不恶寒，自汗出，心烦躁扰不安，神志不清，时发谵妄，身现殷红色皮疹，脉沉细数，舌质红，是湿温毒热，乘虚深陷营分所致。故以清化营分之毒热，而辅以轻灵通透、开窍醒神法治疗。

**病例 4** 张某，男，14 岁，学生。

病史：患者自 5 月 1 日丢失衣物后，常郁闷少言，全身沉重，持续约 20 余日。进而卧床不起，食欲不佳，身热渐重，转为高热。同时发现腹部有红色斑疹，经西医治疗效果不显。仍高热，头晕，头痛剧烈，神昏谵语，微汗出，大便溏，日行一两次，小便短赤。诊断为肠伤寒而急诊住院。用抗生素治疗，高热仍达 39.4℃，嗜睡，皮疹渐退，突然汗增多，神昏，伴有腹部疼痛，逐渐汗多淋漓，心悸，气短，体温与血压下降，唯恐肠伤寒并发肠穿孔，立即进行输液、强心等急救处理，观察至次日晨，病情虽未继续恶化，但体温、血压仍不上升，大汗如珠，急请中医会诊。

检查：体温 36℃，面色苍黄，神志昏惑，嗜睡，腹部有散在红色斑疹，腹部压痛，按之柔软，无肌紧张，头部汗珠时下，四肢厥冷至肘膝，血压 70/50mmHg，肥达氏反应阳性，脉浮而无力，舌质殷红微干，有白色块状微腻苔。

辨证：心阴损伤，阳气欲脱。

治法：护阴扶阳，益气固脱。

处方：麦冬 30 克，玉竹 24 克，白芍 15 克，五味子 10 克，吉林参 10 克，牡丹皮 10 克，阿胶 6 克，炮附子 6 克，甘草 6 克。

急煎服后，四肢转温，身微热，体温升高为 37.6℃，大汗止而转为皮肤潮润，神志渐清，仍身重无力，懒言，耳重听，口干不欲饮水。原方去附子，继服。

服药 3 剂，神志已清，腹痛消失，汗出略多，而不觉身热，体温在 37.6℃～38℃，大便溏日 1 次，小便黄少。原方略有加减继服。

间断服药 1 月余，诸症均有好转。近日来胸腹部出现多量粟粒状之白痦，色白透明而水津饱满。脉细数，舌质淡红，苔白微腻。脉症合参，系湿热未尽，由营转气，故治宜清热化湿，兼以养阴调理脾胃以善后。

处方：麦冬 24 克，天冬 24 克，玉竹 24 克，菖蒲 15 克，薏苡仁 15 克，何首乌 15 克，滑石 10 克，佩兰 10 克，黄连 6 克，蚤休 6 克。

连服 1 周，热退，白痦脱屑，食欲、精神恢复正常而愈。

【按】患者高热、神昏谵语持续 3 日。入院经治疗，高热、神昏未减，而突然体温下降，大汗淋漓，心悸气短，神昏不语，四肢厥冷，脉浮而无力，是为亡阳之候，故急以护心阴扶心阳，益气固脱法治疗。迨病情稳定再以清化湿热，兼以养阴法调理脾胃以善其后。

## 温疫（流行性脑脊髓膜炎）3 例

**病例 1** 屠某，男，45 岁，农民。

病史：因农活劳累，家事不遂，心中抑郁。患者突然身发冷热，头痛，继而寒战，头痛如劈，恶心，呕吐呈喷射式，发热，烦躁不宁，神志不清，颈项部疼痛，皮肤有瘀斑。角弓反张，四肢抽搐。体温 40℃，腰穿检查：脑压增高，脑脊液混浊，呈黄色脓样，白细胞 $16 \times 10^9$/L。脉弦滑数，舌质红绛，苔黄腻。

辨证：温毒壅闭上焦。

治法：清宣毒热，开闭醒神，息风镇痉。

处方：生石膏 30 克，大青叶 24 克，贯众 24 克，连翘 18 克，黄芩 18 克，葛根 18 克，天麻 12 克，黄连 10 克，胆南星 10 克，僵蚕 10 克，全蝎 10 克，玳瑁 1.5 克，犀角 1 克，羚羊角粉 1 克，雄黄 1 克，牛黄 0.1 克。后 5 味同研细面，药汁送服。

连服 2 剂，身汗出，体温下降，神志清醒，抽搐发作减轻，颈项强直而角弓反张未发作。唯心烦不宁，夜不成寝，虚汗淋漓，精神恍惚。脉细数，舌质红亮少津。此为余毒未净，阴津劫夺之候，宜养阴清热、镇痉宣邪法。

处方：生地黄 24 克，麦冬 18 克，元参 15 克，龟甲 15 克，贯众 12 克，钩藤 12 克，胆南星 10 克，黄连 6 克，蜈蚣 3 条，金钱蛇 1 具，紫雪散 1.5 克，琥珀 1 克，朱砂 0.6 克。后 3 味同研冲服。

连服 3 剂，心不烦躁，夜能安寝，抽搐止，颈项柔和，精神清爽，知饥能食。脉弦虚不数，舌质淡红而润，是热退津复。又于原方加玉竹 15 克，麦冬 12 克，连服 1 周而愈。

【按】流行性脑脊髓膜炎，简称"流脑"，是一种急性传染病。临床表现以发病急，发热，头痛，呕吐，皮肤黏膜瘀斑及颈项强直等脑膜刺激征为主要特点。属于中医学"温疫病""温病"范围。大多起病急骤，发展迅速，病情危重。多发生在冬末春初，以春季为多。成人、小儿均可患病，但以青少年为多。

"流脑"是因人体正气内虚，感受温疫毒邪而发病。病邪从口鼻而入，首先侵犯肺卫，病初表现为卫分表证。温邪化热化火最速，继之邪热入里，表现为表里俱热，卫气同病的证候。此时正盛邪轻，若能及时治疗，邪热由里达表而愈。如邪气鸱张，邪热迅速入于营血，表现为热入营血，正盛邪实的里热实证。由于温邪热毒炽盛，如正虚不能胜邪，易出现邪热内陷厥阴，热入心包或痰浊蒙蔽心窍的闭证，或疫毒内陷，心阳被阻，气阳衰竭之脱证。由于感邪轻重和体质强弱的不同，病情表现则有轻有重，重证后期可因肝肾阴血俱虚，痰瘀阻络，筋脉失养，而出现耳聋、失语、偏瘫等后遗症。治疗应以清热解毒为主，初起兼有表证，配以疏解，若邪陷正脱，则当益气回阳固脱。

本例系温毒壅闭上焦，循脊犯脑之险证，宜大剂清宣毒热，开窍醒神，息风镇痉法治之。

**病例2**　石某，男，35岁，农民。

病史：患者因感冒发热曾在某医院住院40余日，病情好转而回家休养。体温仍波动在37.5℃～38℃。在家休养1个月，身热逐渐上升，每日下午体温又突破38℃。于发热前，伴有恶寒症状。食欲不振，时有恶心、呕吐，形体逐渐消瘦，下肢痿弱无力，步履困难。后突然发生昏厥，目睛直视，舌动欠灵活，语言謇涩，神志不清，手足乱动如寻物状，四肢无抽搐，呃逆频作，有时呕吐，症状加剧，遂住院治疗。

检查：体温37.3℃，血压140/110mmHg，半昏迷状态，两眼瞳孔等大，对光反射正常，肝脾未触及，两侧睾丸肿大，右侧硬甚，右侧腱反射亢进，屈颈缩腿试验阳性，脑脊液外观混浊。血白细胞$9.81 \times 10^9$/L，中性粒细胞0.91，淋巴细胞0.2。脉弦滑，右脉大于左脉，舌尖红，苔黄腻。

辨证：热邪内陷，逆传心包。

治法：清热解毒，醒神养心。

处方：生石膏24克，金银花24克，钩藤24克，连翘15克，牡丹皮15克，生地黄15克，山慈菇15克，蚤休15克，天竺黄10克，玳瑁10克，胆南星6克，蜈蚣2条，犀角1.2克，羚羊角粉1.2克，牛黄0.6克。后3味同研冲服。

连服3剂，神志稍清，闭目嗜睡，默默不欲言，目睛转动较为灵活。脉弦滑，重按稍软。是心包郁热，已有外宣之势，冲气上逆尚未下行。宜育阴豁痰，清心包药中加潜镇止呃之品，使胃气下行，食欲增加。

处方：生地黄 24 克，元参 24 克，山慈菇 15 克，生赭石 12 克，鲜菖蒲 12 克，牡丹皮 12 克，天竺黄 12 克，玳瑁 10 克，柿蒂 5 克，丁香 3 克，蜈蚣 2 条，吉林参 1.5 克，琥珀 1.5 克，犀角 1.2 克，羚羊角粉 1.2 克，朱砂 0.6 克，牛黄 0.5 克。后 6 味同研冲服。中午送服安宫牛黄丸 1 丸。

连服 5 剂，呃逆止，食欲稍展，神志较前清醒，目睛转动灵活，但默默不语，闭目静卧，是心包之热外宣，深陷之邪未净。仍宜清心包之热，息风通络法治之。

处方：元参 24 克，生地黄 24 克，鲜菖蒲 12 克，山慈菇 12 克，牡丹皮 12 克，天竺黄 10 克，玳瑁 10 克，郁金 10 克，蜈蚣 2 条，吉林参 3 克，羚羊角粉 1.5 克，朱砂 1 克，牛黄 0.6 克，安息香 0.6 克，苏合香 0.6 克。后 5 味同研冲服。

连服 7 剂，精神清爽，食欲恢复，肢体灵活，唯下肢痿弱无力。脉沉弦无力，舌淡无苔。后以育阴清心包之热，豁痰通络之品，调理 20 余日逐渐痊愈。

【按】患者初起身发冷热，咳嗽吐黄痰，有时带血丝，头眩痛，肢体酸痛，是肺胃郁热，因新感而诱发。应辛凉解表，肃清肺胃之热，使表里分解，不致深入营分酿成巨变。今患者午后烦躁不安，不思饮食，神志昏惑，昏沉嗜睡，脉弦数沉伏，舌红少津，是热邪深陷营分，内犯心包之险证。当温毒犯肺，病势不解，往往不经过血分，即神昏谵语，温病谓之逆传心包。治宜清心包之郁热，宣气分之痰火，凉血息风，醒神潜镇之剂。

**病例 3** 谢某，男，50 岁，农民。

病史：于农忙季节工作繁忙，积有内热，又因家事不遂，心中抑郁。忽然身发冷热，头痛，继而但发热不恶寒。两日后神志昏迷，人事不省，方住院治疗。

检查：身发高热，体温 39.8℃，无汗，神志昏迷，不省人事，牙关紧闭，面色晦垢。脉沉滑，舌绛紫，苔黄燥少津。

辨证：郁热壅闭，蒙蔽清窍。

治法：清宣热邪，豁痰启闭，开窍醒神。

处方：连翘 24 克，墨旱莲 24 克，瓜蒌仁 24 克，生石膏 15 克，金银花 15 克，竹沥 15 克，郁金 12 克，清半夏 12 克，鲜菖蒲 12 克，天竺黄 10 克，胆南星 10 克，紫雪散 6 克（冲服）。

连服 3 剂，身汗出而热退，神志略见清醒，牙关不紧，身稍知活动，口燥渴，大便 3 日未行。是郁热已渐外宣，痰涎壅闭尚未下行。遂拟双解表里，豁痰开闭法治疗。

处方：鲜菖蒲 18 克，连翘 18 克，金银花 15 克，郁金 10 克，木香 10 克，生大黄 10 克,竹沥 10 克,天竺黄 8 克,甘草 3 克。送服紫雪散 6 克。

连服 2 剂,大便日溏泻 2 次,身不热,神志清醒,身体活动灵活,知饥索食。唯舌本强直,口不能语,只能点头示意。脉弦大,苔淡黄而润,是内伏之热已宣,而心包之热尚未外达。治宜养阴凉血,清解心包之郁热。俟热邪宣透,则神志清醒,自无神呆语謇之症。

处方:生地黄 24 克,元参 24 克,牡丹皮 15 克,金银花 15 克,连翘 15 克,鲜菖蒲 12 克,天竺黄 10 克,玳瑁 10 克,竹沥 10 克,羚羊角粉 1.5 克(冲)。送服局方至宝丹、安宫牛黄丸各 1 丸。

连服 3 剂,精神清爽,舌本柔和,能说一般语言,唯吐字不清,能下地活动,食欲正常。又连服 5 剂,诸症消失,恢复健康。

【按】患者发病急骤,身壮热,昏厥无知,牙关紧闭,面色晦垢,舌绛紫,脉沉滑,右脉甚,都为郁热壅闭,蒙蔽清窍所致。宜清气分之热,豁痰启闭,开窍醒神法治之。

## 时疫白喉(白喉)6 例

**病例 1** 肖某,男,35 岁,农民。

病史:近 3 日来,身倦无力,咽喉燥痛不适。今日突然发热恶寒,体温 39℃,头痛恶心,烦躁不安,咽疼不敢进食。

检查:体温 39℃。扁桃体遍布假膜,呈乳白色,四周有红膜。白细胞 $15 \times 10^9$/L,中性粒细胞 0.45。喉拭涂片检菌阳性。脉滑数右盛于左。舌质稍红,舌苔黄燥少津。

辨证:瘟毒犯肺,邪在气营。

治法:清热解毒,泄热利咽。

处方:金银花 24 克,板蓝根 24 克,鲜生地黄 24 克,元参 18 克,天花粉 18 克,连翘 15 克,蚤休 12 克,黄芩 12 克,桔梗 12 克,前胡 10 克,山豆根 10 克,浙贝 10 克,知母 10 克,马勃 6 克。

外以加味瓜霜散频频吸入喉中,以清解毒热,消肿止痛。

加味瓜霜散方:西瓜霜 3 克,朱砂 1.2 克,冰片 0.45 克,人中白 0.6 克,牛黄 0.9 克,雄黄 1.2 克,熊胆 1.5 克,硼砂 2.4 克。共为极细面吹假膜上。

连服 2 剂,身汗出,寒热减,心烦稍宁。唯咽喉两旁溃烂,汤水仍难下咽。大便燥结,3 日未行,恶心不思饮食。脉仍滑数,苔黄厚燥。是毒热壅滞肺胃,清肃之令不行，致毒秽之气不能循阳明以下泻，燥热反夹冲逆上涌，致咽喉溃烂加剧。拟前方加紫雪散6克，晚1次冲服，以清解毒热，通利大便。

连服2剂，大便溏泻2次，身热全退，咽喉肿痛减轻，溃烂敛缩，略进稀粥。唯咽中黏痰壅闭不爽。脉虚大已无数象，舌苔薄黄而润。是毒热清解，阴津滋生。原方加豁痰利咽之剂，吹药仍日用3次。

处方：板蓝根15克，元参15克，生地黄15克，麦冬15克，金银花12克，墨旱莲12克，射干10克，黄芩10克，牛蒡子10克，海浮石10克，瓜蒌仁10克，桔梗6克，甘草3克。

连服5剂，咽痛大减，知饥欲食，精神恢复，体力增加，后以解毒利咽和胃药调理而愈。

【按】白喉古人称之为时疫白喉，谓由天地疫疠之气感染而发。这种邪气由口鼻吸入，首先犯肺，肺开窍于咽，故病多发于咽喉。白喉多发于秋冬季节，以咽喉附有乳白色或灰色假膜为特征，伴有周身倦怠不适、食欲不振、恶心呕吐、咽喉肿痛、吞咽困难、头痛等症。白喉初起寒热并作或发热而不恶寒，其发热程度也不一致，有的发热轻微，有的身发壮热。其发热程度，不完全与毒邪轻重成正比。身发壮热者，固由于毒邪之炽盛，而发热轻微，不一定毒邪较轻，应结合四诊详慎体察，全面分析。如精神委顿，周身极度不适，即使发热低微，亦应考虑毒邪内陷。如身发壮热而精神清健，身不感觉甚大痛苦，即毒邪尚未内陷。同时更要注意咽喉白膜面积的大小，部位之前后，肿势的轻重，脉象的变化，都与本病治疗关系密切。

本病主要由于机体的阴阳失调，毒邪乘虚袭入，故治疗应先分清表里，以解毒利咽为主，随病势之演变而定立处方。对白喉的治疗，如不用宣散之法，可使表邪壅盛不宣，以致坐失病机。白喉由燥热而致者为数较多，而因表邪诱发的亦属常见。燥热之邪，不得用辛温疏散，以免耗阴助热。如表邪壅盛，而不加宣透，表邪何由外宣？表邪不宣，则郁热炽张，必更促进病势的发展。故治病不宜墨守成规，而应审慎体察病情。燥者润之，热者清之，湿者利之，表者宣之，里者下之，其先后轻重，相机化裁，方称上策。

本病应内外兼治，尤其风毒白喉，更应以宣表为主。然风毒白喉又有夹寒、夹热之分。其夹寒者初起皆恶寒头痛，身痛发热，咽喉淡红微肿，痛势不重，饮食不甚困难，二便如常，脉多浮细而紧，舌质淡，苔薄滑，为风寒在表之候。宜荆防败毒散加解毒利咽药，以疏表解毒，外用局部吹药，以白喉回生丹或离宫回生丹，频频吹入，自能痊愈。在治疗过程中，如汗已出透，就不用苦寒药，而以轻清泄热，以透余邪。夹热者应用辛凉宣透。总之，治疗白喉，应根据火淫之偏盛，予以适当的调整，加消毒利咽药物。

附白喉回生丹方和离宫回生丹方：

白喉回生丹方：珍珠粉3克，麝香0.6克，地龙0.6克，手指甲0.6克，地虱婆0.03克（焙黄），琥珀3克，真玛瑙3克，真珊瑚3克（沙锅内文火煅半小时），蚕茧2只（烧灰存性），朱砂3克，冰片1.2克，马勃0.03克。以上诸药，研极细面过细罗，频吹患处。

离宫回生丹方：熊胆6克，西洋参6克，硼砂6克，人中黄3克，冰片3克，牛黄3克，山慈菇3克，薄荷冰2克，黄连1.8克，青黛1.5克，儿茶1.5克，麝香0.9克。以上药物除熊胆、麝香、冰片、牛黄、薄荷冰外，其余共研极细面，过细罗，再将余药纳入，共研极细面，纳入瓶中固封待用。

本例初起，发热恶寒头痛，心中烦躁。舌黄燥，右脉滑数。是伏热郁于胸中，灼津烁液，使机体先有燥热之内因，而时疫方能长驱深入。右脉滑数，是毒热踞于肺胃气分，恶寒无汗头痛，是卫分之邪未解。恶心不思饮食，为胃热炽盛。在此肺胃热毒鸱张，卫气郁闭之际，若不速开毛窍宣透热毒，无以分解壅迫咽喉之毒势，不予清热益阴，则无以润燥而泻火源，必须标本兼治，方能易于收功。

**病例2** 于某，女，21岁，学生。

病史：患者头晕痛，身体瘦弱，食欲不好，精神抑郁。近日头疼咽痛，自以为感冒，服阿司匹林2片，汗出后身发冷热，不思饮食，咽痛加剧，去医院检查确诊为白喉。

检查：体温38.5℃，神志昏惑，时发谵语。咽喉溃肿，遍布假膜延及上腭，假膜附有淡黄色黏液。脉沉数，舌质殷红，苔黄舌边燥。

辨证：阴虚气弱，毒热深陷。

治法：清热解毒，养阴扶正，开肺利咽，豁痰醒神。

处方：生地黄30克，鲜茅根30克，板蓝根24克，山慈菇24克，元参24克，牡丹皮15克，蚤休15克，连翘15克，鲜菖蒲10克，黄芩10克，射干10克，黄连6克，天竺黄6克，原皮参4.5克，犀角粉1.5克（冲）。

连服2剂，身热略退，神志有时清醒，然谵妄不时发作，精神疲倦不堪。咽喉肿痛，滴水难以下咽。脉仍沉数，重按较前有力。是病邪有外透之机，热毒仍未宣散。仍宜清解毒热，益阴扶正。

处方：金银花30克，鲜茅根30克，生地黄30克，板蓝根24克，山慈菇24克，元参24克，牡丹皮15克，墨旱莲15克，鲜菖蒲10克，牛蒡子10克，黄连6克，原皮参3克，犀角1.5克（冲）。送服局方至宝丹、安宫牛黄丸各1丸。

连服3剂，体温降至37.5℃，神志清醒，谵妄不作，咽喉肿痛稍缓解，能略进稀粥。唯精神委顿，蒙昽不欲启睛。脉虚软细数，不任重按，舌质淡苔黄润。是毒热已清，阴津逐渐滋生。唯元气及脾阴损伤未复，须于清补之中，偏重利咽消肿，解毒生津之剂。

处方：金银花24克，生地黄24克，元参24克，生山药18克，山慈菇15克，鲜石斛12克，板蓝根12克，鲜菖蒲10克，射干10克，牛蒡子10克，原皮参6克，玳瑁6克，甘草6克，羚羊角粉0.15克，猴枣0.9克。后2味同研冲服。

连服4剂，身热全退，精神恢复，知饥索食。咽下虽仍觉痛，然较前大减，喉中白膜大部脱落。唯腐烂较深，新肌生长缓慢。后改用解毒、消肿、生肌的白喉回生丹，频吹喉中，原方仍连续服用。

连服1周，诸症消失，精神清健，喉中腐烂疮面愈合。

【按】患者平素真阴虚损，肝阳偏盛，病发之后，本宜益阴托邪，以宣邪外出，防止内陷。今反屡用辛温发汗，助邪伤津，促病势发展。今身发壮热，神志不清，脉现沉数，是热毒乘虚内陷营分，兼入心包，值此正虚邪盛之际，若非大剂益阴扶正，清解热毒，恐难挽此危机。

**病例3** 许某，女，51岁，家庭妇女。

病史：平素忧思成性，经常失眠多梦，心烦头眩，体弱阴衰。近日来周身发热不扬，精神不振，口渴唇燥，不欲饮水，咽喉肿痛，吞咽困难，身无寒热，时出虚汗，手心灼热，躁烦彻夜不眠。

检查：咽喉两侧遍布白腐，以物拭之，则白腐下呈现出鲜红之好肉，溃烂现象并不明显。脉虚软略数，舌质绛红，薄黄苔。

辨证：阴虚阳泛，毒热蕴结，心肾不交。

治法：解毒和咽，养阴生津，益气安神。

处方：生地黄24克，功劳叶24克，金银花15克，板蓝根15克，元参15克，生山药15克，麦冬12克，茯苓12克，牡丹皮12克，鲜石斛12克，钩藤12克，夜交藤12克，琥珀1.5克，朱砂1克。后2味同研冲服。

外用锡类散10克，加研牛黄1.5克，冰片0.6克，频频吹入喉中。

服药2剂，躁烦定，夜能安眠，咽肿减轻，食欲好转，能进稀粥，身觉轻爽，脉仍虚软而数。是阴津渐复，虚热潜敛，毒热减轻之象。仍须补气生津，解毒利咽法治之。

处方:生地黄 24 克,鲜石斛 18 克,生山药 15 克,山豆根 15 克,金银花 12 克,牡丹皮 12 克,板蓝根 10 克,元参 10 克,鲜菖蒲 10 克,麦冬 10 克,天冬 10 克,原皮参 3 克,琥珀 1.5 克,朱砂 1 克。后 2 味同研冲服。

外用加味锡类散,频频吹入喉中。

连服 4 剂,咽痛锐减,食欲增进,心不烦,而睡眠较安,精神清健而愈。

【按】患者平素忧思伤阴,中气虚弱,阴虚则阳泛,脾弱则纳呆。阴虚阳泛,为本病侵袭的有利条件;脾弱纳呆,抗病力低微,为本病感染的有利机会,故本病流行,患者首先感染发病。今心烦头眩,口渴唇燥,脉虚数,舌质绛红,为阴虚阳泛的具体表现。虚热上升,阴气不敛,心肾不交,水火失济,故心烦躁,而夜失眠,故以解毒利咽,养阴生津,益气安神法治疗。

**病例 4** 许某,女,5 岁。

病史:患儿发热咽痛咳嗽,声音嘶哑,不能吞咽已五六日,心悸气短,心烦不安,不思饮食,四肢疼痛而入院治疗。

检查:体温 38.5℃,神志恍惚不清,呼吸急促,唇舌紫绀,颈两侧淋巴结肿大,心音钝弱,心律不齐,可听到期外收缩,四肢有指凹性浮肿。咽部涂片找到棒状杆菌。脉弦虚不整,舌红苔薄黄。

辨证:热邪内陷,心阴受损。

治法:清热解毒,育阴养心。

处方:元参 24 克,蚤休 24 克,麦冬 18 克,玉竹 18 克,土牛膝根 18 克,板蓝根 15 克,丹参 10 克,黄连 10 克,川芎 10 克,人参 2 克,血竭 1 克,朱砂 1 克,冰片 0.15 克。后 4 味同研冲服。

连服 3 剂,身热渐退,咽痛减轻,心悸气短不显,胸觉舒畅,心不烦躁。脉虚数不整,舌质淡,苔薄黄。为热毒宣解,心气渐复,仍宜清热解毒,养阴益心利咽法治疗。

处方:元参 24 克,玉竹 24 克,麦冬 24 克,板蓝根 24 克,丹参 15 克,土牛膝根 15 克,金银花 15 克,蚤休 15 克,牡丹皮 12 克,菖蒲 12 克,黄连 8 克,人参 2 克,血竭 1 克,朱砂 0.6 克,冰片 0.2 克。后 4 味共研细面,药汁送服。

连服 7 剂,诸症消失,唯心悸有时发作,后以养心活血、养阴解毒法,调理 20 余天痊愈。

【按】此例为白喉毒热内犯心脏而引起的心肌炎。今患儿身热不退,咽疼,心烦不宁,胸闷气短,心悸不安,脉弦虚不整,为热邪侵犯心阴,因以清热解毒,育阴养心法治疗。

**病例5** 吕某,女,36岁,家庭妇女。

病史:病初起自觉舌肿起疱,咽部微痛不适,医与增液汤2剂,症未减,反现痰涎上涌,发热恶寒,头痛,胸膈痞满,不思饮食,咽喉肿痛。

检查:体温38℃,咽喉假膜遍布,除扁桃体外,已延及两旁,色白如雪,附有淡黄色黏稠之痰浊。脉两寸浮弦,右关郁闭而紧,舌质淡苔白滑。

辨证:寒邪壅滞,热结咽喉。

治法:辛温疏表,解毒利咽。

处方:板蓝根12克,瓜蒌仁12克,金银花12克,前胡10克,清半夏10克,枳壳10克,僵蚕6克,蝉蜕6克,桔梗6克,甘草6克,荆芥5克,银柴胡5克,防风5克,生姜3片。

外用:冰硼散10克,加研牛黄1克,朱砂1克,冰片0.6克。频吹患处。

服药2剂,周身漐漐汗出,冷热顿解,痰涎亦不上涌,胸膈不满,略思饮食。唯五心烦热,咽痛如故,脉转滑,右部较甚,是表邪已解,毒热壅闭上焦。宜清热解毒,开肺利咽法治之。

处方:金银花15克,板蓝根15克,连翘12克,瓜蒌仁12克,桔梗10克,黄芩10克,射干10克,郁金10克,牛蒡子10克,青果10克,马勃5克,甘草3克。

加味冰硼散继续吹用。

连服4剂,咽痛顿减,白膜脱落,饮食恢复,精神清爽,症状消失而愈。

【按】本病初起原系局部感染,为外界风寒所郁闭,应用疏表透邪之法以宣散之,而医反用甘寒黏腻之药,阻遏气机,壅遏邪气,故寒热交作,胸膈痞闷,咽痛加剧。按两寸脉浮弦,为风邪在表,右关郁闭而紧,为寒邪壅滞。如内有郁热,外邪深入,舌质应红而苔黄腻,今舌质淡而苔白滑,是邪未化热,风未外传。宜用辛温疏表之剂以驱表邪,解毒利咽以消肿痛。

**病例6** 田某,男,38岁,售货员。

病史:平素喜怒嗜饮,郁热内伏,又值秋令燥热,白喉盛行,感而发病。初起发热恶寒,头目眩痛,恶心呕吐,遍身关节痛,咽喉干燥,吞咽作痛。次日身发壮热,咽喉疼痛,口干舌燥,大渴引饮,声嘶不能作声,头痛如刀刺,目赤唇焦,气逆喘急,顽痰上涌。睡梦恍惚,时发谵语。

检查:体温40.5℃,神志昏愦,呼吸热臭。喉头遍布假膜,呈灰色,周围红肿腐烂,附有淡黄色之黏涎。脉左弦数，右脉较浮数，舌尖边红赤，苔黄燥少津。

辨证：肺闭不宣，热邪内陷，热结咽喉。

治法：宣表透邪，清热解毒，利咽消肿。

处方：生石膏30克，鲜生地黄30克，元参24克，金银花24克，连翘24克，板蓝根24克，蚤休24克，知母15克，菖蒲10克，桔梗10克，生栀子10克，豆豉10克，天竺黄6克，羚羊角粉1.5克，犀角1.2克。后2味研面冲服。药汁送服安宫牛黄丸1丸。

外用离宫回生丹去西洋参，每次用0.12克吹入喉中，日3次。连服2剂，身汗出，热顿减，体温下降，38.2℃，身不痛，神志清醒，心烦渐宁，呼吸平稳。咽痛觉轻，脉滑不数，舌质边尖转淡，苔黄稍润。是表气畅达，热毒宣解，由营外达之佳象。宜用原方，加重清热解毒利咽药用量。

处方：鲜生地黄24克，元参24克，金银花24克，板蓝根24克，生石膏16克，连翘15克，麦冬15克，山慈菇15克，知母12克，瓜蒌仁12克，黄芩10克，桔梗6克，甘草3克，羚羊角粉1.5克，朱砂1克。后2味研面冲服。

连服3剂，身热已退，体温37.3℃，精神清健，咽喉轻松，能进稀粥，唯吞咽仍觉痛楚，呼吸调匀，痰不上涌，舌质淡，苔薄黄而润，脉虚大。是毒热渐已肃清，阴津尚未复原，宜养阴清热利咽法。

处方：鲜生地黄15克，元参15克，麦冬12克，石斛12克，金银花12克，山慈菇12克，板蓝根12克，黄芩10克，墨旱莲10克，牛蒡子10克，马勃6克，射干6克，甘草6克。

连服5剂，咽喉不痛，假膜脱落，食欲恢复，精神清健。后以养阴生津、和胃利咽剂，调理而愈。

【按】患者平素易怒嗜饮，肝热郁滞，肝阴灼伤，嗜饮则阳明蕴热。肝胃蓄热日久亦能损伤正气，致正气不足，当白喉流行即被感而发。发热恶寒，关节痛是卫气郁闭。头痛目赤，口燥唇焦为郁热上冲。今病势发展急剧，是郁热已深，一经感受外邪，便里应外合，新旧交作，病势凶猛。咽喉肿痛，为毒热上冲。气逆喘急，顽痰涌溢，为肺热壅闭。神志不清，烦躁不宁，是毒热进犯营血。脉象右滑数略浮，是热邪尚踞肺胃犹未深陷，左脉弦数不扬，是毒热犯营，尤其神志不清是毒邪犯营之明证。当肺胃之邪正在猖獗，而营分又在炽盛，若不速为宣解，必至险象丛生。为今之治宜先宣表透邪，清热解毒，利咽消肿，以透邪外出，庶可挽救危机。

## 温毒喉痧（猩红热）3 例

**病例 1** 兰某，男，30 岁，教员。

病史：平素体质较弱，腠理疏松。劳动后汗出当风，初起发冷，次日即身发高热，咽喉疼痛，恶心作呕，口渴心烦，饮食困难，神志有时昏惑，烦躁不能入睡。

检查：体温 39.8℃，遍身丹疹鲜艳。咽喉红肿，上腭处满布白点，黏痰胶固，有糜烂象。血白细胞 $25 \times 10^9$/L，中性粒细胞 0.90，酸性粒细胞 0.8。狄克试验阳性。脉弦数、虚软而伏郁不扬，舌殷红润泽。

辨证：温毒内陷，邪入营血。

治法：辛凉宣透，清营泄热。

处方：金银花 24 克，生石膏 24 克，鲜生地黄 24 克，板蓝根 18 克，连翘 18 克，牡丹皮 15 克，知母 15 克，元参 15 克，生栀子 10 克，黄连 10 克，桔梗 10 克，马勃 6 克，射干 6 克，犀角 1.5 克，牛黄 0.6 克。后 2 味同研冲服。药汁送服紫雪散 6 克。

外用冰硼散加研牛黄、冰片、麝香，频吹喉内。

连服 3 剂，身热已退，神志清醒，大便溏泻 2 次，呕吐止，咽喉疼痛减轻，心不烦躁，精神安静。后以原方去生石膏、知母、紫雪散，减金银花、连翘、犀角之量。连服 5 剂，症状消失。唯身倦食少，四肢无力。后以清宣肺胃、利咽生津法调理而愈。

【按】猩红热属于中医温毒喉痧的一种。其主要症状为身发壮热而不恶寒，咽喉肿痛，鲜红色丹疹，初起多现于耳际、头部、胸前，而遍及全身。必有发热、咽痛、丹疹 3 种主要症状，方可称之为温毒喉痧。病因多由温毒之邪，从口鼻内侵犯及肺胃。咽喉为肺胃之门户，温毒上攻，则咽喉红肿疼痛。肺主皮毛，胃主肌肉，毒热外溢肌表则出现痧疹。治疗应根据主要症状，衡其轻重缓急予以清热解毒，清营泄热，辛凉透痧，利咽止痛。

本病初起，必先宣达肺气，解表透痧，使郁闭肺胃之温毒，可透表而出，透表的药物，轻则用蝉蜕、牛蒡子，重则用麻黄、细辛。若为因风寒郁闭，可用辛温宣透，如荆芥、防风、苏叶、羌活、独活之类以散之。若为风热郁闭，宜用辛凉疏解，如用桑叶、菊花、金银花、连翘、薄荷之类以宣之。总之要使皮毛郁闭之邪外宣，肺气方能通畅。温热之邪多由热毒郁闭，疏散之药多喜辛凉，除有个别病例为风寒所袭者外，一般不宜辛温宣散。其次，是开肺启闭。肺与皮毛相表里，肺开则皮毛亦开，热毒不致壅闭，故开肺启闭之桔梗、射干为治喉痧之要药。

第三，为清热解毒。温毒是喉痛丹痧的病源，热毒不清解则咽肿不消；温毒不外宣，则丹痧不消散。发热为毒邪壅闭，而发热又可酿毒，二者互为因果。热毒炽盛，不但消耗正气，又灼烁津液，故治疗本病，在疏表透痧、利咽止痛的同时，必须解毒退热。一般常用药物为金银花、连翘、板蓝根、墨旱莲、金钱草、蚤休之类。至于玉枢丹、紫金锭等，可相机采用，迨外邪疏解，表气通畅，则用清热解毒剂黄芩、桑白皮、羚羊角粉泄肺热；白虎汤清气分之热；栀子、黄连、牡丹皮、犀角、生地黄清营分之热；大黄、芒硝清阳明燥热；紫雪散、安宫牛黄丸、局方至宝丹清心包之热。板蓝根、桔梗、射干、甘草除开肺解毒外，对于咽喉肿痛尤为有效。

此外，对于咽喉的局部疗法，亦应重视。外用药用在病初起、咽喉红肿疼痛时，可用冰硼散吹之，以消炎止痛。如咽喉溃烂，肿痛较重的可用锡类散，此药除解毒消肿止痛外，并有防腐生肌的功能。如毒热较重，腐烂不易好转者，可用白喉回生丹（处方见白喉案例）。在喉痧较重，牙关紧闭，汤水难入时，可用开关散，吹两腮内或以少许吹鼻腔中，俟牙关展开，可用原方。

温毒喉痧的传变，一般按卫气营血的演变规律。初起先由发热恶寒头痛，周身酸痛不适的变证开始，即温病所谓之卫分。迨抑郁化热，即发热而不恶寒，自汗出，心烦口干，大渴引饮，而成阳明经证，舌红苔黄燥或黄褐，脉浮数或洪大，其特点是右脉大于左脉，这是温病一般情况。如患者平素阴虚气弱或元气不足，虽身发高热，而脉沉细数或虚软，这种体质病邪最易内陷，亦有因循失治，使机体阴虚气弱而造成内陷，所谓内陷是指病邪由浅而深，由外入内，由卫转营。外邪初陷之前，其脉多由浮转沉，或右大转为左盛，临床症状亦由轻而重。必须注意预防内犯之邪，不令深入，而应托邪外出。其传变程序先卫气后营血，在卫时短，在气时长，甚至迁延三四周或五六周。如病在卫不宜清下，否则便能助长病势之发展。故应细心体察病情，权衡利弊，处方用药，随脉症的变化，以战胜病邪，而不使毒邪内陷险象发生。

**病例2** 徐某，男，21岁，干部。

病史：患者平素嗜饮酒浆，性躁易怒，致肝胃郁热，感秋燥而诱发。初起发热恶寒，头痛，半日后即身发高热，而不恶寒。心烦燥渴，周身遍布丹痧，咳嗽音嘶，咽喉肿痛，吞咽困难，面色殷红，两目发赤。因循3日，病现大热烦渴，神志昏惑，时发谵妄，常以手撕其喉腭。

检查：体温39.5℃，神志昏惑，唇焦形枯，不能语言，遍身皮疹密布，呈玫瑰色，咽部扁桃体肿胀充血。血白细胞$25×10^9$/L，中性粒细胞0.82，嗜酸性粒细胞0.001。

狄克氏试验阳性。脉洪大而弦，右脉浮大滑数，舌苔黄褐而燥，边尖深红起刺。

辨证：温毒内陷，肺气失宣。

治法：解毒清热，宣肺利咽。

处方：生石膏30克，金银花24克，连翘24克，板蓝根24克，蚤休15克，知母12克，牛蒡子12克，天竺黄10克，浙贝10克，射干10克，前胡10克，甘草3克，羚羊角粉3克（冲）。送服紫雪散3克。

连服3剂，身热渐退，体温38.2℃，神志较为清醒。然有时仍有谵语，咽痛减轻，心不烦躁，周身丹痧遍布，颜色红艳。脉右部浮大而数，然较前软缓，舌仍黄燥，边尖深红有芒刺。是肺宣表达，温热外宣。仍宜清热解毒，宣肺利咽，养阴醒神。

处方：鲜茅根30克，金银花24克，板蓝根24克，元参18克，生石膏15克，蚤休15克，牡丹皮12克，桔梗10克，知母10克，天竺黄10克，甘草6克，羚羊角粉3克（冲）。送服局方至宝丹1丸。

连服3剂，身热已退，体温37.8℃，咽喉不痛，咳减痰爽，丹疹色暗欲退，略思饮食，神复气爽。唯五心烦热，气短无力，舌质红，边尖亦不刺手，脉虚大左右平衡。身倦神疲，食欲不展，咳嗽痰多，吞咽不利。是肺胃余热未清，阴津损耗过甚。宜清宣肺胃，生津化痰，利咽祛邪。

处方：板蓝根15克，瓜蒌仁15克，天花粉15克，元参15克，黄芩12克，鲜石斛12克，牡丹皮10克，浙贝10克，桑白皮10克，知母10克，射干10克。

连服5剂，身热全退，体温36.8℃，咽喉不痛，咳减痰爽，略思饮食，神复体轻。唯五心烦热，气短无力，脉弦虚，舌渐润，苔浅薄。是温热已清，阴津未充，脾胃未复，元气尚弱。须清宣余邪，健脾扶正法。

处方：鲜生地黄15克，麦冬15克，鲜石斛15克，玉竹15克，元参12克，桑白皮10克，射干10克，黄芩10克，浙贝10克，牡丹皮10克，甘草3克。

连服3剂，食欲渐展，精神清健，体力增加，恢复健康。

【按】温毒喉痧，多由温毒吸入肺胃，抑郁化热，或平素患者内蕴伏热酝酿成毒，为气候突变而诱发。故发病急骤，势若燎原，以温毒壅闭较深，郁热弥漫三焦，体内不能维持其平衡，再遇外邪，里应外合，如山洪暴发，万夫莫当。今病发3日，即身发高热，神志昏惑，其毒盛可知。温邪上受首先犯肺，肺开窍于咽，肺主皮毛，故温热初起，恶寒发热，咳嗽，遍身丹痧。咽喉肿痛，是温毒袭肺之现症。邪在肺，故右脉浮大滑数，是温毒扰踞气分，症虽昏惑高热烦渴，知其未入营血。故治宜畅达肺气，宣透毛窍，使肺内蕴蓄温热外宣，气机畅达，再重用清热解毒，使内蕴温毒分路宣解，以免深陷营血，酿成不救。

病例3 吕某，男，10岁，学生。

病史：平素体质虚弱，偶感风寒，迁延20余日方始恢复。未及5日又患痢疾，服药多日逐渐痊愈。但仍食欲不振，体弱不欲下床。同年9月咽痛，遍身丹痧，心烦不眠。在传染病医院确诊为猩红热。脉虚软，舌红光亮。

辨证：温毒内陷，阴虚邪盛。

治法：养阴泄热，解毒透痧。

处方：鲜生地黄24克，蚤休24克，金银花18克，麦冬18克，知母15克，板蓝根15克，连翘15克，牡丹皮12克，墨旱莲12克，射干10克，前胡10克，甘草6克，桔梗6克，蝉蜕3克。

外用：锡类散加研冰片0.12克，牛黄0.12克，熊胆0.12克，吹咽部，每日3次。

连服2剂，身热渐愈，体温降至38℃。遍身丹痧，心烦稍宁，咽痛减轻，仍不能进食。大便通利，小便黄浊，精神疲倦，不能入睡，脉较前更软，舌光亮如故。是元气损伤过甚，阴津不能滋生，以致虚烦不能入睡，宜于前方加补气安神之剂。

处方：龟甲24克，生地黄15克，玉竹15克，朱茯神15克，生山药12克，鲜石斛12克，金银花12克，麦冬12克，板蓝根10克，原皮参6克，甘草6克，羚羊角粉1.5克（冲服）。

琥珀1.2克，朱砂1克，牛黄0.15克，同研冲服。外仍吹锡类数。

连服3剂，精神好转，夜能入睡，能进稀粥，咽疼大减。脉象较前有力，略见滑象，舌质转淡。以原方减其剂量，调理1周而愈。

【按】患者素体虚弱，而又重病缠绵，致阴气大虚，元气耗散，机体抗病力降低而感染本病。今身发壮热，咽喉肿痛，是温毒踞于肺胃。邪在肺胃，脉应浮数洪滑，舌应黄燥有苔，方称脉症符合于喉痧的一般发展规律。今病初起而喉痧之症具备，脉虚数无力，舌质红绛无苔，是阴气大虚，热毒壅盛之险象。当阴虚邪盛之际，若不急予扶正托邪，外邪最易内陷，酿成昏惑谵妄之险证。故本病之治法，固当着重祛邪，而益阴扶正，防止内陷，尤为当务之急，咽喉全部溃烂，阴液大亏，如不及时补救，迨神昏气促，烦躁不宁，则挽救不及。

## 痉病（结核性脑炎）1例

病例 崔某，男，2岁。

病史：发热12日，发热剧时抽风。发热前1周大便每日2～4次，黄色稀薄。

经治疗高热不退，突然出现四肢抽搐、角弓反张，急诊入院。

检查：体温 39.4℃，神志不清，呼吸困难，口唇发绀，睛半露凝视，阵发抽搐，喉中痰声辘辘。脉沉滑，舌淡红有散在红色颗粒，无苔，划跖试验阳性，腹壁反射消失，腱反射亢进。腰穿脑脊液压力增高，外观微混，呈毛玻璃样，涂片发现结核杆菌。诊断为结核性脑膜炎。

辨证：疫毒化火，肝风内扰。

治法：清热泻火，息风醒神。

处方：百部 18 克，夏枯草 15 克，鲜佩兰 12 克，功劳叶 12 克，重楼 12 克，钩藤 10 克，黄连 10 克，连翘 10 克，胆南星 6 克，天竺黄 4.5 克，僵蚕 4.5 克，全蝎 3 克。送服安宫牛黄丸半丸。

连服 2 剂，身热稍退，抽搐缓解，喉中痰鸣音不甚显著，呼吸好转，神志尚未完全清醒，体温 33℃，深黄色黏液便，日行二三次。脉滑数，是热邪有外达之机，而肝风有潜息之倾向，仍宜清热息风为主，而佐以醒神开窍。

处方：功劳叶 15 克，菖蒲 10 克，夏枯草 10 克，百部 10 克，牡丹皮 10 克，山慈菇 6 克，黄连 6 克，胆南星 6 克，全蝎 3 克，蜈蚣 1 条，犀角 0.9 克，羚羊角粉 0.6 克，朱砂 0.6 克，狼毒 0.6 克，牛黄 0.3 克，雄黄 0.3 克。后 6 味同研末冲服。

连服 3 剂后，体温已降至 37.5℃，有时抽搐发作，时间较前短暂，神志清醒，知饥思食，呼吸均匀，转侧自如。后又连服 3 剂，热仍未退尽，抽搐有时发作。脉稍数，滑象较软。是湿热尚未肃清，肝风有时内动。仍宜宣透湿热，解毒息风。

处方：钩藤 15 克，连翘 12 克，功劳叶 10 克，百部 10 克，胆南星 6 克，僵蚕 6 克，山慈菇 6 克，全蝎 3 克，蜈蚣 1 条，羚羊角粉 0.9 克，犀角 0.6 克，朱砂 0.6 克，狼毒 0.6 克，牛黄 0.3 克，雄黄 0.3 克。后 7 味同研冲服。

服药 4 剂后，身热已退，体温接近正常，抽搐不作，大便正常。食欲不好，恶心欲呕。脉沉弦虚。后以养阴生津、健脾和胃之剂，调理而愈。

【按】患儿腹泻 1 周后发热，脉沉滑，舌质红，为湿热壅滞肠内，卫气不宣。外邪乘虚内陷，内外风火交煽，故病势较为凶猛。一般湿热之传递先卫后营。如本病初起时，即予清利湿热、宣滞解毒透邪之剂，驱使病邪外达，可减轻病势进展。现已因循失治，邪未外宣，及深陷营分，上犯心包，而致肝风内动，神志不清，反复抽搐。应以退热息风、豁痰醒神法治疗。

方中鲜藿香以其辛散芳香化湿，和胃止呕；夏枯草宣泄肝胆郁火，清热散结；黄连清热燥湿；百部甘润苦降与功劳叶为治痨之要药；胆南星祛风解痉；天竺黄与黄连、僵蚕同用，清热祛痰，治痰热壅盛，并有定惊作用；钩藤、全蝎息风解痉，全蝎尚有抗痨解毒作用。后方又加蜈蚣，和全蝎相伍，既可息风解痉又能抗痨解毒；山慈菇、狼毒、雄黄加重解毒散结抗痨作用；犀角、牛黄、朱砂、羚羊角清心安神，凉肝息风。

小儿感受外邪易从热化、火化。如火盛生痰，邪热内闭，阻塞气机，上蒙清窍，邪陷心包，则壮热神昏。另火盛又易引动肝风内动，风火相煽，则痉厥抽搐。故临证用清热解毒、开窍化痰，或凉肝息风等剂。药到病止，不可过量，以免伤害正气，造成邪去正伤又须扶正。本例结合病症随时加减用药。热退不抽，仅留食欲不好，恶心欲呕。故应以养阴生津、健脾和胃法调理善后，不应再用驱邪等药剂。

## 麻疹 3 例

**病例 1** 柴某，女，3 岁。

病史：患儿已咳嗽 3 个月，经某医院诊断为肺结核。于入院前 4 日突发高热，日轻夜重，颜面不红，怕光流泪，纳呆，烦躁，大便软，小便黄。

检查：科氏斑（++）。脉细数，舌质红，苔微黄。

辨证：肺热壅盛，风寒外束。

治法：解毒疏表，清肺透疹。

处方：芦根 30 克，金银花 10 克，连翘 10 克，蚤休 10 克，前胡 10 克，浮萍 10 克，浙贝 6 克，白前 6 克，杏仁 6 克，蝉蜕 3 克，甘草 3 克。

服药 2 剂后，高热渐退，口唇红干，疹透色红，咳嗽气促，脉浮数。仅面颈部出疹而身不明显，是肺热炽盛，卫气不畅，急宜宣肺透疹，解毒宣邪，以防止热毒内陷并发肺炎。

处方：生石膏 12 克，前胡 10 克，杏仁 10 克，牛蒡子 10 克，黄芩 6 克，紫背浮萍 6 克，豆豉 6 克，浙贝 6 克，桔梗 6 克，麻黄 3 克。

服药 2 剂后，周身出疹甚密，灼热已减，苔黄稍干，咳减气不促。是热邪外宣、毒解气畅，而咳痰不爽，咽干舌燥，脉浮略数，是余热未消，当以清热宣透，养阴解毒。

处方：鲜芦根 30 克，生石膏 12 克，蚤休 12 克，黄芩 10 克，枇杷叶 10 克，沙参 10 克，浙贝 6 克，前胡 6 克，天冬 6 克。

连服 2 剂，疹透症消而愈。

【按】麻疹是一种急性全身性传染病，对儿童的健康有严重威胁，尤其对乳儿的危害性更大。本病多发于冬末春初，多由于儿童正气未充，抗病力薄弱，当遇外邪之侵袭，即感而发病。因本病多由口鼻袭入，最易陷入肺中并发肺炎，所以中医学对本病的治疗，主要为宣肺透表，使病邪外达不致内陷肺中，酿成重证。

在麻疹整个过程中，一般分为疹前期、出疹期和疹后期。疹前期的治疗原则，应针对脉症的具体体现，用疏表宣肺透疹法。由于脉症的不同，季节气候的不同，治法不能一致，如冬春季节气候寒冷，腠理易于闭塞，火为寒郁而内热，脉多浮缓或浮紧，宜辛温宣表透疹。如气候温热，脉浮大或滑数，宜辛凉宣表透疹之法，使毒邪外宣。如患儿脉浮缓，舌淡苔薄白，不热者可用杏苏饮加减，加前胡、牛蒡子、升麻、葛根之类。如苔白腻而厚，舌质红多夹有食滞，可加神曲、莱菔子、枳壳以消食祛满。如舌质红，苔黄腻，心烦热，脉弦数者，宜用辛凉解表透疹法，桑菊饮加葱、豉、蝉蜕、浮萍。如目赤心烦气促，属表里郁闭，必须用麻杏石甘汤加僵蚕、牛蒡子、桔梗、葱、豉之类，以清宣凉解，使毒邪自表宣解。在疹出三四日时，疹出不透而突回，每易合并肺炎，应速用药表散，以宣邪外出。

中医治疗麻疹，着重疏表透疹，宣毒外出，不使内犯，所以酿成肺炎的机会不多，死亡率不大。麻疹的内陷，每先有大便溏稀，或泄泻之先兆，此时应迅予解毒升陷，宣毒外出，透疹止泻，可重用葛根、浮萍、蝉蜕之类，以升陷宣表，再察下陷的原因，用药挽救，方不致有险证之发生。

险证之先兆：出疹期情志不爽或烦躁不安，有时昏睡，合目不开，严重的呈昏迷状态，体温一般在39.5℃左右，有时可稽留四五日。如体温突然下降，痰鸣气喘，鼻翼煽动，为病毒陷肺之特征。咳嗽为麻疹应有的症状，在咳嗽严重时期，亦往往与肺炎并发有密切关系。当毒热陷肺，咳嗽多呈连续不断，甚至呕吐，食入即咳呛，声音嘶哑等，指纹多现青粗在气关，严重的呈青紫色，多在命关，推之流利为顺，不动为凶。

麻疹脉应浮大滑数，右脉应大于左脉，如大而太过，或数而过疾都非佳象。脉宜浮而忌沉，如脉本浮而骤沉，心烦倦，是内陷之先兆，应提前做好防治措施，宣邪外出，防止内陷。

本例患儿有肺结核，体质较弱，唇红干裂，舌质红，脉细数，为肺热壅盛，风寒外束，感染时气难以托邪毒外达。宜以宣散疹毒外出，解毒疏表，清肺透疹法治疗。

病例2　韩某，男，5岁。

病史：于麻疹流行季节，因防御不慎而发病。初起身发冷热，嚏泪时作，手足清冷，身倦不思食。第二日身发高热，体温 40.5℃，烦躁不宁，合目不欲启视，昏沉嗜睡，面色潮红，两目赤肿，头面、前胸麻疹隐约密布。患儿身热不减，烦躁不安，腹痛，便泻日三四次，泻后身热减，而烦躁加重，神志不清，呼吸急促。麻疹内陷，表面不显，是毒热内陷肺肠之险象。脉沉数，舌质紫暗，苔薄白。

辨证：毒热内陷，肺气不宣。

治法：疏表宣肺，解毒透疹。

处方：蚤休 15 克，金银花 12 克，葛根 10 克，紫背浮萍 10 克，浙贝 8 克，黄芩 8 克，生石膏 8 克，前胡 8 克，桔梗 6 克，薄荷 6 克，蝉蜕 5 克，麻黄 5 克。煎汤，送服羚羊角粉 1 克。

服药后身反热，心不烦，周身麻疹齐布，神志清楚，气不急促，精神好转，脉转浮略数。是毒热外宣，疹透气调之候。原方连服 2 剂，麻疹遍及全身，身热不甚，咳喘悉平，精神清爽，知饥索食，后以宣肺透疹生津法，调理而愈。

【按】麻疹有热证、寒证之分。热证：心烦，面赤，舌红。寒证：面色苍白，舌淡，神疲，腹泻。热证多而寒证少。热证多由毒陷肺闭，症状每现身热有汗，咳嗽不畅，气促鼻煽，泪涕不见，舌红，脉数，宜用清热宣肺，辛凉透疹法。如舌红起刺，苔黄腻，便溏作泻，宜去石膏加黄连、葛根，以清热解毒止泻。如壮热无汗，口渴引饮，舌绛起刺，是毒热伤津，津涸不能作汗外达，可用生地黄、石斛以生津助汗。寒证多因气血不足，阳虚不能驱邪外出，寒凝肺闭所致，症现身热不扬，面色苍白，气急鼻煽，四肢清冷，舌淡，脉细数。治宜解肌透疹、活血益气，葛根解肌汤加减治之。气虚加参、附，血不和加当归、红花、紫草。如疹仍不透，可用浮萍、麻黄、鲜芫荽 30 克，用热水浸渍，或黄酒浸渍，拧干趁热搓前胸、后背，对透疹外出有很大帮助。

临床治疗神志昏迷，神志不清，热在气分和营分，应在清热解毒的基础上，加局方至宝丹、安宫牛黄丸和紫雪散之类。清热解毒，宜分清气分、营分。在气分着重清气分之热，以宣毒外透；在营分着重清营解毒。以上这 3 种清心醒神的丸、散，虽同属于轻灵通透，芳香化浊，醒神开窍之品，而在临床应用上，尚有一定的区别。局方至宝丹以清热解毒为主，而佐以芳香开窍，同时着重在镇静、镇痉，凡神志不清，而有烦躁惊厥和四肢抽搐者，用之较为适宜。安宫牛黄丸，以清热解毒为主，而重用苦寒之芩、连、栀子，以清营解毒，犀角解毒凉血，同时佐以芳香开窍，镇静安神，以热毒陷入营分，神志不清者为妥善。紫雪散以清热降逆为主，其清热是着重在气分之热，和清脑开窍醒神，同时能通调二便气分之热，通利下行，而其镇静之力，亦能镇静、镇痉。三者虽同属清热解毒，醒神之剂，由于配伍不同，作用亦因之而异，使用时必须有所区别。

病例 3　吴某，女，3 岁。入院日期：1962 年 3 月 6 日。

症状：出热 5 天，出疹神昏 1 天入院。患儿于 5 日前发烧，鼻塞，流涕，喷嚏，咳嗽，眼睑红赤，畏光，眼泪汪汪，纳呆，腹痛，大便泄泻，1 日 10 余次。曾注射退烧针并服汤药 2 剂，观其处方为四神与参芪类。2 日前体温高达 40.5℃，昨日耳背发际出现疹点，方知是麻疹。今日出现神昏谵语，抽搐，急诊入院。患者系足月顺产，半年前发现肺结核，用抗痨药治疗，有所好转。

检查：体温 40℃，消瘦嗜睡，面色㿠白，剧咳气粗，额部、颜面有稀疏斑点疹，色泽紫暗，脉细数无力，舌质深绛，起芒刺，苔黄燥，指纹紫暗达命关，麻疹黏膜斑（科氏斑）（+）。

辨证：体虚气弱，误用温热之剂，致使毒热壅盛，内动肝风，麻疹险证。

治法：解毒疏表，益气透疹。

处方：重楼 10 克，鲜芦根 15 克，浮萍 6 克，金银花 10 克，连翘 10 克，白前 10 克，前胡 10 克，牡丹皮 6 克，麦冬 6 克，竹叶 3 克。另加人参面 0.6 克，羚羊角粉 0.6 克，冲服。1 剂。

3 月 7 日：体温 38.8℃～39.5℃，神志清，抽搐未作，胸腹已见皮疹，较密集，色泽鲜红，咳嗽气促，面色红润，脉数有力，舌象如昨。炽盛之毒稍有收敛，继进上方 1 剂。

3 月 8 日：体温达 40℃，面部、肩背、胸腹、四肢满布皮疹，有的融合成片，手足心亦见数个疹点。咽红口干，便溏尿赤，疹已出齐。需以清营解毒为主，佐以养阴益气，以防并发症。

处方：太子参 10 克，麦冬 10 克，金银花 10 克，青连翘 10 克，大青叶 6 克，板蓝根 6 克，鲜芦根 10 克，牛蒡子 6 克，前胡 6 克，黄芩 6 克，竹叶 6 克，牡丹皮 6 克，元参 10 克，生地黄 10 克。另人参面 0.6 克，犀角粉 0.3 克，冲服。2 剂。

3 月 10 日：体温 37.5℃～38℃，皮疹颜色变暗，呼吸平稳，咳嗽已轻，咳声无力，欲进食，口干唇裂舌燥，脉细数。拟清热养阴解毒。

处方：生石膏 12 克，黄芩 10 克，浙贝 6 克，重楼 10 克，枇杷叶 6 克，前胡 6 克，鲜芦根 10 克，麦冬 6 克，沙参 6 克，玉竹 6 克。2 剂。

3 月 14 日疹回，热退，神安，阴复，诸症悉平，痊愈出院。

【按】麻疹为儿科最常见病之一，但亦常易误治。治疗麻疹三期的法则主要是：从发热到出疹，当用升发疏表，辛凉解肌，如葛根、薄荷、前胡、牛蒡子、竹叶等；从疹出齐到开始收回，当用清热解毒，如元参、青黛、黄柏、黄连、知母等；开始收回到收没，当用甘寒养阴，如二冬、玉竹、石斛、沙参等。患儿体质各有差异，临证时亦须灵活。本例体质素虚，在发热期应给予疏表透疹剂中稍佐益气之沙参，养阴之麦冬即可。然误用温热补涩，犹如火上浇油。谢玉琼在《麻科活人全书》中曰："麻初出时，多有泄泻不止者，其毒火因泻而减，此殊无妨……切不可用参、术、诃、蔻，补涩之剂，以图速止。"

初诊本例以解毒疏表为主，如重楼、浮萍、金银花、连翘、白前、前胡、竹叶等，并以芦根、麦冬护阴；羚羊角粉镇息内动肝火。谢氏曾明言出疹前不用参芪，为何还用人参面？在出疹前不主张用参、术、芪类，问题在于既已误治，不宜固守常法。此时用人参，不仅益气透疹，而且护心阳以防脱。三诊时，患儿气复疹出，融合成片，热入营血，用清营汤加减力挽险证。

## 暴发火眼（急性结膜炎）3 例

**病例 1** 李某，男，45 岁，售货员。

病史：2 日前因着急而患病，右眼红肿疼痛，白睛红赤，眼眵多，羞明，头晕，发热，口苦喜饮，大便干燥，小便黄。素有高血压史。脉弦，舌质红，苔薄黄。

辨证：肝胆热盛。

治法：清泻肝胆之热。

处方：金银花 24 克，连翘 15 克，生地黄 15 克，龙胆草 10 克，栀子 10 克，当归 10 克，白蒺藜 10 克，赤芍 10 克，木通 5 克，大黄 5 克，甘草 3 克。

另：金银花 15 克，连翘 15 克，黄柏 10 克，木贼草 10 克，薄荷 10 克，桑叶 10 克，菊花 10 克，蝉蜕 6 克，甘草 3 克。水煎，熏洗患眼。

连服 3 剂，右眼红肿渐消，左眼又有肿势，大便仍干，小便黄，脉弦，舌质红，苔薄黄。此为湿热未清。增大黄为 8 克，余药同前，用药 2 剂而愈。

【按】肝阳素盛，复以劳累过极，外邪风热引动肝火。目为肝之窍，白睛属肺，木火刑金，风夹火势，火助风威，风火上炎故白睛红赤。目胞肿痛为暴发火眼。肝阳上冲而头晕，胆气上溢则口苦，肝胆火盛，疏泄失常，木火刑金，肺失肃降，是以大肠传导不灵，糟粕壅滞而腑气不通，故现便干、溲黄之症。脉弦苔黄，皆属肝胆热盛之征，宜龙胆泻肝汤加减。此方为泻肝经湿热之主方，以龙胆草、蒺藜泄肝热，栀子清心火；金银花、连翘清热解毒；当归、赤芍活血去瘀；大黄通大便；木通利小便，使热有所出；黄芩、生地黄除肺热，肺热既除，津液得布，水道通调，肝胆湿热遂去，病原除，则目赤肝病悉愈，真乃谓治病必求其本。本方虽无一药专治目疾，但目疾愈矣。

**病例 2**　岳某，女，38 岁，教员。

病史：因夫妇口角，彻夜失眠，次日又感风寒，头痛，身觉恶寒，两目红赤，胀痛，热泪盈眶，不能启视，气轮红丝满布，视物昏蒙，头痛，心烦热，两胁胀痛，口苦咽干，便燥尿赤。脉弦大有力，舌质红无苔。

辨证：肝热上犯，风邪扰动。

治法：疏风清热，明目止痛。

处方：夏枯草 15 克，青葙子 15 克，生赭石 15 克，金银花 15 克，赤芍 15 克，蚤休 15 克，牡丹皮 12 克，寒水石 12 克，草决明 10 克，密蒙花 10 克，龙胆草 10克，郁金 10 克，菊花 10 克。

连服 5 剂，头不眩痛，目赤消散，眼不疼痛。唯视物模糊不清，是肝热已退，肝气下行，而两眼为风热之侵蚀，尚未恢复。以清肝养阴，调理 1 周而愈。

【按】因夫妇口角，肝气横恣，肝火炽盛，肝火盛则肺金受刑；卫气不固，易受外邪侵袭；肝开窍于目，肝热则眼红赤；热上冲头胀痛，两胁为肝经循行之区域，肝热鸱张，则两胁作痛，脉弦大，舌红赤，都为肝热之象征。治宜宣邪清热，明目止痛法。

**病例 3**　段某，女，43 岁，干部。

病史：两目疼痛 7 日，头痛，羞明，流泪，多眵，气轮有红丝，左胁下痛，口苦，咽干，喜冷饮，小便黄。脉弦尺弱，舌质红，苔薄白。

辨证：外感风邪，肝火上冲。

治法：祛风清热，平肝明目。

处方：金银花 15 克，连翘 15 克，蔓荆子 12 克，草决明 10 克，密蒙花 10 克，防风 10 克，钩藤 10 克，石决明 10 克，龙胆草 10 克，黄芩 10 克，薄荷 6 克，菊花 6 克。

服药 2 剂，畏光、羞明、头痛、目痛均减轻。唯舌苔变白腻，胸闷。原方加荷梗 10 克，藿香 10 克，以行胃气升清降浊，加谷精草以加强清肝明目之力。

又服药 2 剂，除稍有头痛外，诸症消失。脉仍微弦尺弱，为肝之余热未清，故仍用前方去防风、藿香、荷梗，加生地黄 12 克，知母 10 克，黄柏 10 克，以滋阴固肾，以固后效。

服药 2 剂，两眼视物清楚，头痛消失，身健神爽，恢复正常而愈。

【按】脉弦为肝热，尺脉弱为肾阴虚，患者外感风邪，肾阴虚，水不制木，肝火上冲，上侵头目所致。肝火引动心火犯肺，故见气轮有血丝，肝系急不能涩液故流泪；火盛血滞而多眵、羞明；火盛气血郁滞清窍，则目疼、头痛；肝脉行于左，循于咽，故有左肋痛；胆热故有口苦，咽干，舌质红，小便赤。治应先清肝热解毒。蔓荆子为疏散风热；密蒙花可润肝明目；草决明清肝明目；防风、薄荷去游风、止头痛；金银花、连翘清热解毒；龙胆草、石决明、钩藤、菊花清肝热明目；黄芩泻肝火止痛。

## 呕吐 1 例

**病例** 张某，女，24 岁，农民。

病史：呕吐 10 余日。半月来食欲不振，胃脘痞痛，口干不欲饮，咳嗽则干呕或呕吐食物，食后诸症加重，小便正常，大便溏薄，面色晦暗，语音清晰，口无异味。舌质淡红，苔薄白，脉弦微滑。

辨证：脾胃不和，胃气上逆。

治法：健脾和胃降逆。

处方：姜半夏 10 克，木香 10 克，陈皮 10 克，苍术 10 克，厚朴 10 克，茯苓 10 克，砂仁 3 克，甘草 3 克，生姜 3 片。

连服 3 剂，胃脘痞痛减轻，口已不干，食后不呕，食欲增进，二便正常。唯时作干呕，脉象微弦。与以香砂枳术丸 4 剂，药尽病愈。

【按】饮食不节，内伤脾胃，运化失职，故食欲不振。食后停滞不化，则胃脘痞痛。咳则气逆于上故呕。今病居脾胃，无碍膀胱之气化，所以大便溏薄，小便正常。脾胃者仓廪之官，后天之本，常因饮食先伤，伤则失其升降之功，不能运化水谷精微，病久伤正脾虚，导致饮食不化，积而为滞。治宜消补兼施，非单消所能及，亦非单补所能健，故以平胃散合香砂二陈汤治疗，治之捷效。

## 呕吐（神经性呕吐）1 例

**病例** 任某，女，38 岁，工人。

病史：素有神经衰弱，经常失眠，多梦，精神不集中，记忆力减退，已有年余。后因工作不遂，经常抑郁不舒，胸闷脘满食不下行，食物后，须用力捶胸振荡，食物方能咽下。当堵闷时，气闭胸满，痛苦难忍。

检查：X 线检查食道及胃部未见异常。脉弦细数，舌质红，苔薄黄。

辨证：肝气郁滞，胃气上逆。

治法：育阴安神，健胃振痹。

处方：何首乌 15 克，赭石 15 克，钩藤 15 克，枳壳 12 克，生山药 12 克，法半夏 10 克，五味子 10 克，沉香 3 克，制马钱子粉 1 克（冲服）。

连服 3 剂，食物后不须捶胸振荡即可下行，胸觉舒畅。胸闷气堵作呕现象有时发作。脉弦虚，舌微红，有薄黄苔。是胃气下行，调节恢复。仍宜降胃逆、健脾安神法治疗。

处方：钩藤 15 克，赭石 12 克，法半夏 12 克，生山药 12 克，炒白术 10 克，白芍 10 克，五味子 10 克，郁金 10 克，旋覆花 10 克（包），制马钱子 1 克，朱砂 1 克，琥珀 1 克。后 3 味研末冲服。

连服 5 剂，胸觉舒畅，饮食正常，精神清健，呕吐消失。嘱其连续服药，以资巩固而防复发。后以健脾和胃安神之剂调理而愈。并嘱其情绪乐观，避免忧思烦恼。

【按】神经性呕吐，多由神经衰弱，精神抑郁不舒，胃失和降所致。治疗时以益神志、安神镇逆为主，使胃气下行，肝气舒畅，则呕吐自止。唯神经性呕吐系由于神经衰弱所引起的，其呕吐的形式与一般呕吐不同，多为一口口地上溢，故治疗时必须使用潜镇降逆之药，制马钱子效果最好，但勿用超量，见效即止。治疗时镇静安神和调胃止呕药必须同时并用，仍须疏肝调气，使木不克土，精神愉快，神经性呕吐方能治愈。

## 呃逆证 2 例

**病例 1** 汪某，女，38 岁，工人。

病史：近 20 日来胃脘胀闷不适，食少纳呆。因心中抑郁不适，胸闷气短，腹胀，时发呃逆不甚注意。忽于昨日晚呃逆不止，彻夜不能入睡。来院就诊时由两人扶持，脉象右关沉弦而数，舌尖红，苔黄腻。

辨证：中气不适，食热瘀滞，胃气上逆。

治法：和胃降逆，清热导滞，止呃降逆。

处方：元参 15 克，赭石 12 克，白芍 12 克，生栀子 10 克，法半夏 10 克，郁金 10 克，炒白术 10 克，木香 10 克，丁香 10 克，旋覆花 10 克（包），柿蒂 8 克，甘草 6 克，吴茱萸、黄连各 5 克，沉香 5 克，琥珀 1.2 克，朱砂 1 克。后 2 味同研冲服。

连服 2 剂后，胸腹不满，呃逆减轻，夜能安眠。唯烦闷，食少，口干，有时呃逆仍作。脉仍弦数，舌质偏红，有薄黄苔。仍宜清胃疏气、降逆止呃法治疗。

处方：白芍 15 克，麦冬 12 克，赭石 12 克，生栀子 10 克，旋覆花 10 克（包），木香 10 克，丁香 10 克，黄连 6 克，柿蒂 6 克，甘草 6 克。

连服 3 剂，诸症消失，呃逆不作，饮食增加，身觉有力，恢复工作。

【按】呃逆证，多因肝气郁滞，胃失和降，气逆上冲，膈肌受累而发。治疗时，宜健脾和胃为主，再依据胃不和的原因，热者寒之，凉者温之，逆者平之，气滞者宣之，虚者益之。总宜审其致病之原，加以调补，为治疗之本。用丁香、柿蒂降逆之呃以治其标。标本兼治，方能收效快，而不再发。另有润燥缓痉亦应注意。不论何种呃逆，如能辨证准确，立法严谨，则呃逆一证，无余蕴矣。

病例2　李某，男，23 岁，学生。

病史：近 10 余日来常呃声连连，冲逆而出。饮水后胃脘刺痛，口臭，饮食大减，身体消瘦，口干舌燥，烦渴，二便正常。脉弦微数，舌质红，苔薄黄。

辨证：胃阴不足，胃火上逆。

治法：滋补胃阴，清热降逆。

处方：赭石 30 克，太子参 10 克，黄连 10 克，生地黄 10 克，麦冬 10 克，石斛 10 克，竹茹 10 克，陈皮 10 克，旋覆花 10 克（包），半夏 10 克。

连服 2 剂，自觉稍有胸疼，呃逆已止。服药第 3 剂后，自觉胸疼已移于腹部，但疼痛面积缩小，饮食渐增，已恢复正常。仅觉心悸空虚，脉沉微弦，舌苔微黄。此为胃气未复，正气尚虚。用橘皮竹茹汤加茯苓、甘草以扶正气健脾胃。

处方：党参 10 克，麦冬 10 克，生地黄 10 克，石斛 10 克，竹茹 10 克，陈皮 10 克，半夏 10 克，茯苓 10 克，甘草 5 克。

连服 2 剂，呃逆证痊愈。

【按】张景岳云："致呃逆之由，总因气逆。"舌质红，苔薄黄，口臭，烦渴，呃声连连，脉弦微数，均为胃火上逆之象。又人体消瘦，体重减轻，不能食，及口干舌燥时间已久，为胃阴亦虚。用橘皮竹茹汤合旋覆代赭汤加减治疗，橘皮竹茹汤以行气清胃，而无攻伐寒凉之意；旋覆代赭汤以降气镇逆。故服药后逆气平而呃逆止。情志是引起疾病的一个因素，情怀不畅，气郁化火，肝火犯胃，胃气不降，气逆而成呃逆。虽然该患者不因怒气，亦不因郁闷，但因突受精神刺激而产生呃声不断。由此看来，七情变化是呃逆证发病的一个重要因素。

## 噎膈 1 例

**病例** 张某，女，50 岁，家庭妇女。

病史：噎食已 1 个月，不思饮食，食后则自喉咽至胃脘噎塞不畅，甚觉疼痛，时有泛酸，间断发热，午时持续四五个小时，每隔三四日发作 1 次。近数日右胸中疼痛，腿酸乏力，心悸气短，并间作腹泻，时有嗳气。脉弦滑，舌质红，苔薄白，有齿痕。

辨证：肝胃不和，痰郁气结。

治法：疏肝和胃，化痰理气。

处方：赭石 15 克，旋覆花 12 克（包），枳壳 10 克，青皮 10 克，党参 10 克，茯苓 10 克，半夏 10 克，木香 10 克，沉香 10 克，降香 10 克，甘草 6 克，生姜 3 片。

连服 2 剂，饮食较佳，发热、腹泻已愈，自咽至胃脘噎塞疼痛大减，泛酸亦减。唯尚有倦怠乏力，饮食稍有噎塞。此为胸阳得展，痰郁气结得解，故诸症减轻。仍用原法，脾胃健则倦怠自除。原方继服 3 剂。

服药后噎塞基本消失，饮食增加，稍觉倦怠继用原方 2 剂，以巩固疗效，服后痊愈，至今未发。

【按】患者情志不舒，肝郁气逆而乘脾土，久则痰郁气结，阻碍胸阳布展，故胸痛泛酸，饮食噎塞不顺；肝脾不和，脾失健运，故腹泻频作；后天之本有失运养，故腿酸乏力，心悸气短；肝郁化火，不得宣散，故间有发热。今以旋覆代赭汤降气化郁，以二陈汤化痰理气，取其"标本兼治"之意合用两方，则诸症痊愈。

## 噎膈（食管痉挛）1 例

**病例** 王某，女，34 岁，家庭妇女。

病史：由阴虚失眠，肝气郁结，饮食不畅，即阻格胸中食不下行，须散步片刻，食物方能下行。后病势加剧，不但面食不能下咽，即流汁下咽亦停滞胸中，阻滞胸中堵闷欲死，须大力擂击滞处，振荡食物，方能缓解。后至某医院检查诊断为食管痉挛。

检查：面色萎黄，精神不振，痛苦表情。X 线检查，食管及胃部未见异常。脉弦虚数，舌尖红苔薄黄。

辨证：肾阴虚损，肝气郁结，胃失和降。

治法：养阴健脾，和胃降逆缓痉。

处方：白芍 30 克，何首乌 24 克，赭石 18 克，钩藤 15 克，旋覆花 12 克（包），郁金 10 克，胆南星 10 克，枳壳 10 克，五味子 10 克，法半夏 10 克，木香 10 克，甘草 10 克，黄连 5 克，吴茱萸 5 克，蕲蛇 3 克，琥珀 1 克，朱砂 1 克，制马钱子 0.3 克。后 3 味同研冲服。

连服 3 剂，夜能安睡，流食慢食能顺利下咽，然稍快，仍有时阻遏留滞。精神好转，心情愉快。脉弦虚不数，较前柔软。是肾阴渐复，挛急缓解。仍宜养阴健脾和胃降逆缓痉法治疗。

处方：白芍 30 克，何首乌 24 克，赭石 15 克，生山药 15 克，钩藤 15 克，枳壳 12 克，木香 10 克，五味子 10 克，胆南星 10 克，法半夏 10 克，旋覆花 10 克（包），沉香 6 克，甘草 6 克，人参 1.5 克，琥珀 1 克，朱砂 1 克，制马钱子 0.5 克。后 4 味同研冲服。

连服 5 剂，饮食正常，夜能酣睡，稍不谨慎，仍时阻遏。为巩固疗效，以防复发，嘱其将此方配成丸剂长期服用。后追访 2 年，未复发。

【按】此系肾阴虚损，肝气郁结，横逆犯胃，胃失和降，食管乖和所致。治宜养阴健脾，和胃降逆缓痉法。并嘱其进食慢，要细嚼烂咽，心情愉快，保证睡眠，严禁忧思忿怒，方能痊愈。

## 胃脘痛（慢性胃炎）2 例

**病例 1**　叶某，男，51 岁，解放军。

病史：胃脘痛 3 周，曾服中、西药治疗病情无变化。患者脘满食少，消化不良，心烦气躁，痛甚影响睡眠，脘满不思食，头眩，午后两手灼热。

检查：钡餐造影，见胃黏膜纹理粗糙，其他无异常。脉沉弦滑有力，舌红，苔黄腻。

辨证：食热壅滞，胃失和降，气机郁遏。

治法：健脾和胃，清化食滞，理气止痛。

处方：白芍 15 克，丹参 15 克，生山药 15 克，生栀子 10 克，牡丹皮 10 克，炒白术 10 克，木香 10 克，五灵脂 10 克，川楝子 10 克，法半夏 10 克，没药 10 克，黄连 8 克，甘草 3 克，沉香 1.2 克，琥珀 1 克，元胡 0.6 克。后 3 味同研冲服。

连服 3 剂，胃痛显著减轻，心不烦热，头不眩，夜能安睡，手足无灼热感。脉弦虚无滑象，舌淡红无苔，是食热清化，郁滞未畅。宜和胃理气，清热导滞法。

处方：白芍 15 克，丹参 15 克，川楝子 15 克，生山药 12 克，生栀子 10 克，炒白术 10 克，木香 10 克，乳香 10 克，五灵脂 10 克，枳壳 10 克，黄连 6 克，吴茱萸 6 克，法半夏 6 克，甘草 6 克。

连服 5 剂，胃脘舒畅，食欲增加，亦未出现心烦热及手足灼热，精神清爽，身觉有力。脉弦虚，舌淡无苔，无自觉症状。仍以健脾和胃、理气化滞法继续治疗，以资巩固。

处方：白芍 12 克，生山药 12 克，枳壳 10 克，香橼 10 克，法半夏 10 克，生栀子 8 克，木香 6 克，乳香 6 克，黄连 5 克，吴茱萸 5 克，甘草 3 克，琥珀 0.6 克，朱砂 0.6 克。后 2 味同研冲服。

连服 3 剂，诸症消失而愈，嘱节饮食，细嚼咽，戒愤怒烦恼，后未复发。

【按】此系由于饮食不节，食热壅滞，胃失和降，气机阻遏，络脉壅塞而作痛，治以健脾和胃、消化食滞、理气止痛而愈。

**病例 2** 薛某，女，42 岁，护士。

病史：患胃痛、消化不良，已近 3 年，曾经 X 线造影，胃肠未见异常。唯纹理粗糙，诊断为慢性胃炎。患者经常胃痛灼热，泛酸嗳腐，腹胀脘满，恶心呕吐，食少纳呆，大便溏泻，身体消瘦，体倦神疲，食少堵闷，辄气短不足以息，心烦热，头眩晕。脉沉弦数，右关有力。舌质红，苔黄腻。

辨证：脾胃虚弱，食热壅滞。

治法：清化食热，健脾和胃止痛。

处方：生山药 15 克，生栀子 10 克，炒白术 10g，姜半夏 10 克，五灵脂 10 克，胆南星 10 克，乳香 10 克，枳壳 10 克，黄连 6 克，木香 6 克，沉香 6 克，人参 1.5 克，琥珀 1.2 克，朱砂 0.6 克。后 3 味同研，药汁送服。

连服 3 剂，泛酸烧心大减，脘满腹胀减轻，食欲渐展，胃不疼痛，睡眠觉沉，精神清爽。脉沉弦不数，舌质仍红，苔薄略黄腻。是脾胃渐复，食热未净。宜健脾和胃，清化食热，降逆导滞法。

处方：生山药 15 克，炒白术 10 克，生栀子 10g，五灵脂 10 克，枳壳 10 克，赭石 10 克，木香 10 克，香橼 10 克，沉香 6 克，乳香 6 克，黄连 5 克，吴茱萸 5 克。

连服 5 剂，胃痛不作，腹胀脘满消失，心不烦热，食欲增加，身较有力，脉弦虚，舌质略红，舌净无苔。是脾健胃和，食热未净。仍以健脾和胃、清化食滞剂常服。并嘱其注意饮食，克服情绪波动，忌食生冷和不消化之食物。半年后复诊未复发。

【按】此系食热壅滞，日久胃气损伤，食热不解，脾阳不振，脾阴耗伤，宜清化食热，健脾和胃止痛法治疗。

## 胃脘痛（气滞型）2 例

**病例 1**　熊某，男，41 岁，农民。

病史：平素性情暴躁易怒。后因饭后生气，胃脘剧痛。自此以后，遇有烦闷及生气，则胃痛常常发作。此次饮食不节而复发。胃脘突发疼痛，拒按，腹部胀满，恶心作呕，肢冷汗出，痛势剧烈，辗转床头，号呼万状。

检查：面色萎黄，腹痛拒按，钡餐造影无溃疡，大便无潜血。脉沉弦有力，舌质淡红，苔淡黄而干燥，两侧呈紫蓝色。

辨证：气滞血瘀，胃失和降。

治法：理气活血，和胃止痛。

处方：赤芍 12 克，三棱 12 克，莪术 12 克，川芎 12 克，元胡 10 克，半夏 10 克，乳香 10 克，没药 10 克，甘草 6 克，黄连 5 克，吴茱萸 2 克。

连服 2 剂，痛势大减，精神安静，能静卧入睡，胀满不显，呕吐不作。脉浮弦虚，舌质紫蓝渐消。是肝气舒畅，瘀血通行，仍宜健脾和胃、理气止痛法治疗。

处方：白术 10 克，木香 10 克，法半夏 10 克，青皮 10 克，元胡 10 克，厚朴 10 克，乳香 10 克，三棱 10 克，甘草 6 克，黄连 3 克，吴茱萸 3 克。

连服 3 剂，痛未再发，诸症消失而愈。

【按】胃脘痛历时已久，曾用中、西药治疗无明显效果。今观其腹痛拒按，来势突然，疼痛剧烈。脉沉弦有力，舌红，两侧呈紫蓝色，为实邪壅滞，瘀血阻塞，经络遏闭不通则痛。前医虽曾用理气止痛法，因药量较小，效果不甚明显。

胃脘疼痛、发作急猝、疼痛剧烈者，用一般理气和胃止痛法无效。若素无溃疡病史，可放胆重用疏气化瘀、活血止痛之品，如三棱、莪术、乳香、没药之类，并佐以和胃消胀药，往往应手奏效。实践证明，三棱、莪术通郁破气之力，不像《本草》叙述那样剧烈，较之乌药、香附毫无峻猛之处，而其化瘀止痛，却超越乌、附之上。余曾用慢性肝炎的病人，作过对照比较，同一体质，同一药量，同一时间，而在肝区疼痛，肝大缩小方面，三棱、莪术有显效，而无倦怠无力、食欲不振之现象。而香附、乌药组则稍差。由此可证明三陵、莪术之力并不猛于香附、乌药，都视其运用的方法如何耳！

**病例 2**　武某，男，28 岁，干部。

病史：近 1 年来胃脘经常疼痛，食后尤甚，曾用中、西药治疗无效。现胃脘终日连续疼痛，时轻时重，重时势如刀割，辗转床头，难以忍受，胸脘胀满，食欲不思，泛酸嗳气，有时恶心。痛轻时可稍进流食，食后常感头眩。

检查：体瘦神疲，面部黑晦无光，眼睑及口唇鳌黑，腹部拒按。脉弦细，舌质红，苔黄腻。

辨证：食热留滞，气血瘀闭。

治法：健脾和胃，疏肝化瘀，清肝降逆。

处方：赤芍15克，丹参15克，生山药12克，瓦楞子12克，红花12克，半夏10克，乳香10克，生栀子10克，川楝子10克，郁金10克，五灵脂10克，木香10克，柴胡6克，元胡6克，甘草6克，黄连5克，吴茱萸5克。

连服2剂，胃痛减轻，胀满消失，然隔2小时左右，痛又发作，腹部拒按，恶心作呕。脉弦大，舌质紫蓝，是肝郁未解，瘀血壅结，胃气不降。宜疏肝降逆、化瘀止痛法。

处方：牡丹皮15克，红花15克，赭石15克，桃仁12克，赤芍12克，川芎10克，法半夏10克，乳香10克，三棱10克，五灵脂10克，生栀子10克，大黄6克，甘草6克。

以此方为基础，根据脉症的变化，有时略有加减，连服9剂。疼痛未作，恶呕消失，食欲增加，腹部柔软，按之不痛，面色光泽，身体健壮，脉亦不弦而为虚软，是气散血行，胃气恢复。改用健脾和胃、导滞进食之剂，调理而愈。

【按】胃痛年余，胃气损伤，胸脘胀满，食少纳呆，为胃气衰败消化不良。胃伤则气逆不行，胃失和降，故恶心，嗳气，头部眩晕。胃之损伤固由于饮食不节，而肝气郁结，胃气乖和为主要原因。以肝主疏畅，性喜条达，肝气郁结，则气上逆，影响胃气和降之常能，而现脘满、恶逆、泛酸等症。此病虽发生于胃，其原于肝，故脉多弦。因其腹部拒按，舌质紫红，知胃虚弱之外，尚有食热留滞，血气瘀闭，治宜虚实兼顾，补破异行，方合乎辨证法度。


## 胃脘痛（虚寒型）1例

**病例** 冯某，男，51岁，工人。

病史：5年前，因饮食不节，有胃痛病史。食物稍不慎，或食后感寒，胃痛即发，痛甚时恶心呕吐，一二日不能进食。近3周来胃痛又作，时轻时重，胃脘胀满，消化迟钝，喜热畏寒，每遇肝气悒郁，则满痛加剧，痛甚时，牵引胸背亦痛，泛酸嗳腐，食欲不振。脉弦细无力，舌淡苔白腻，边缘有齿痕。

辨证：胃阳不足，寒邪内犯，肝气郁滞。

治法：温中散寒，理气止痛。

处方：瓜蒌仁15克，薤白10克，高良姜10克，吴茱萸10克，木香10克，白术10克，乳香10克，附子10克，砂仁6克，白蔻6克。

连服2剂，胃满痛大减，胸背不痛，食欲好转，脉象较前有力，是胸阳已通，胃阳渐复，寒邪逐渐涣散，唯疼痛不断发生。宜温中散寒止痛法。

处方：生山药12克，炒白术10克，干姜10克，厚朴10克，乌药10克，乳香10克，青皮10克，白蔻10克，五灵脂10克，法半夏10克，甘草6克。

连服4剂，胃痛消失，胀满不作，食欲恢复，体力健壮。后以原方加生黄芪15克，生山药12克。调理4日而愈。

【按】患者素有胃病史，其胃气虚弱可知。胃脘胀满，消化迟钝，是脾胃衰弱之现症。喜热畏寒，为胃阳不足，遇肝气郁滞，痛势加剧，为肝气郁遏不通。脉弦细无力，脉弦主寒主痛；舌淡，苔白腻，属胃阳不足，寒邪内犯，胃寒作痛，每因肝郁而诱发。今舌淡，苔腻，边缘有齿痕，皆属脾寒湿胜，胃阳不行所致。治宜温中散寒，理气止痛。

本病疼痛时，常涉及胸背，是胸阳不振，宜疏胸气，宣脾阳，温中散寒，和胃止痛。瓜蒌薤白白酒汤及良附丸加减治之。

## 胃脘痛（溃疡病）6例

**病例1** 陆某，女，35岁，干部。

病史：患者胃脘痛3年，经常发作，食后疼痛较重如针刺。呕吐酸水，头晕，大便干，二三日1次，色黑。

检查：面色发黄，胃脘部有压痛拒按。经钡餐检查为胃溃疡，大便潜血（++++）。脉细涩，舌质暗红，苔黄腻。

辨证：肝胃不和，胃络瘀阻。

治法：调和肝胃，活血化瘀。

处方：蒲黄12克，五灵脂12克，当归12克，赤芍12克，白芍12克，香附10克，乌药10克，川楝子10克，甘草6克。

连服5剂，胃痛缓解，知饥思食，大便仍黑。脉沉细，舌质红，苔薄黄，是瘀减络通。

继用前方减乌药、川楝子、甘草，加海螵蛸15克，花蕊石15克，元胡10克，白及10克。

又服 5 剂,胃痛大减,已不呕酸,黑便已止。仍头晕、乏力,脉沉细,舌淡红,苔薄白,是病后气血亏虚。宜补气养血,健脾和胃。

处方:黄芪 15 克,党参 15 克,当归 15 克,熟地黄 10 克,茯苓 10 克,白芍 10 克,五味子 10 克,陈皮 6 克,甘草 6 克。

连服 7 剂,症状消失,精神清爽,嘱注意饮食,以巩固疗效。

【按】本例胃脘有瘀,痛如针刺。血瘀日久,损伤胃络,则有黑便;食后痛甚,是食与瘀相干。脉舌亦系血行瘀阻之象。方用失笑散活血祛瘀,通络止痛。当归、赤芍、白芍、甘草活血养血;香附、乌药、川楝子理气散郁。再诊时加海螵蛸、花蕊石、白及收敛止血化瘀。海螵蛸可制酸止痛,与白及同用有生肌作用,故为溃疡病出血必用之良药。胃痛缓解,大便转黄色,则应补气养血,健脾和胃,给人参养荣汤加减治疗。

**病例 2** 郭某,男,34 岁,工人。

病史:素有溃疡病已近 2 年,胃脘疼痛,泛酸,恶呕时作,胃脘膨满有压痛,夜半较剧,曾两次住院治疗,无明显效果。医生主张手术治疗,患者不接受而出院。

检查:腹部柔软,上腹部有压痛点,胃有拍水音。X 线钡餐造影见食道正常,蠕动排空功能缓慢,窦部及球部黏膜不清,边缘模糊,有压痛和壁龛。脉右部沉弦滑,舌尖红苔黄腻。

辨证:肝郁气滞,食热壅塞。

治法:健脾和胃,制酸止痛。

处方:海螵蛸 12 克,法半夏 10 克,生栀子 10 克,枳壳 10 克,五灵脂 10 克,木香 10 克,乳香 10 克,黄连 6 克,吴茱萸 6 克,甘草 6 克,枯矾 3 克。

连服 3 剂。胃痛大减,胃脘不胀,略食饮食。唯消化迟钝,灼心,嗳哕。脉沉弦,舌淡红,苔白腻。为脾胃虚弱,消化不良。宜前法治疗。

处方:生山药 15 克,瓦楞子 10 克,炒白术 10 克,香橼 10 克,法半夏 10 克,沉香 10 克,五灵脂 10 克,乳香 10 克,甘草 6 克,黄连 5 克,吴茱萸 5 克。

连服 5 剂,胃已不痛,胃胀满消失,食欲恢复,身觉有力,无不适感。嘱其注意饮食和情绪波动,要少食、慢食,忌甜食及不易消化之食物,心情愉快。

继用溃疡散以消溃疡,促愈合。

处方:煅甘石 12 克,海螵蛸 12 克,黄连 10 克,栀子 10 克,乳香 10 克,没药 10 克,枯矾 6 克,象皮 6 克,儿茶 6 克,朱砂 6 克,冰片 3 克。共为极细面,饭后 2 小时胃排空时白水送服 3 克至 5 克,1 日 2 次。如胃脘出现胀满疼痛不适时,用汤调好再服。

共服食 3 个月，病未复发，半年后复作钡餐造影，未见异常。

【按】本例为肝郁气滞，食热壅塞，胃失和降所致。宜先和胃降逆，理气止痛以治标，俟胃痛缓解，胀满消失，食欲恢复，再消除溃疡，促进溃疡愈合以治本。

**病例3** 张某，男，48 岁，干部。

病史：胃脘痛已 15 年之久，常有呃气，泛酸，胃感刺痛，痛时喜按，口干不欲饮，大便不燥，小便黄浊。经中、西医治疗多年效果不明显。

检查：声音低怯，懒言。钡餐造影见胃底部有龛影。两脉沉滑无力，舌质红，苔黄腻，舌中部夹有黄褐苔。诊断为胃溃疡。

辨证：脾胃虚弱，食热留滞。

治法：健脾和胃，制酸止痛。

处方：海螵蛸 12 克，白术 10 克，生山药 10 克，栀子 10 克，法半夏 10 克，木香 10 克，五灵脂 10 克，乳香 10 克，沉香 6 克，黄连 5 克，吴茱萸 5 克，枯矾 5 克，甘草 3 克，人参 1.5 克，朱砂 1 克。后 2 味同研冲服。

连服 3 剂，胃脘不痛，胀满减轻，食欲渐展，自觉有力。后予加味朱矾散以治溃疡。

处方：枯矾 15 克，煅甘石 12 克，乳香 10 克，海螵蛸 10 克，朱砂 6 克，儿茶 5 克。诸药共为细面，每次服 5 克，每日 2 次。

连服 4 剂后，患者胃痛显著减轻，嘱继服原方。

又连服 12 剂后，患者自述胃脘痛的次数及程度均有大减，仍连续服用。4 个月后钡餐造影，见溃疡面基本愈合。

【按】病久必虚，胃痛喜按，气短音低，两脉沉滑无力，是食热留滞，胃肠损伤，中气虚弱所致。

**病例4** 罗某，男，34 岁，工人。

病史：因工作繁忙，饮食无定时，更兼食时仓促，咀嚼草率，食后时烧心、胃脘隐隐作痛。后因过食油腻，胃痛大作。曾服中药 7 剂治愈。嗣后每逢秋季天冷，胃痛便发，历时 3 年时好时作。胃脘经常疼痛，泛酸嗳腐，脘满灼心，食少纳呆，身倦无力。

检查：X 线钡餐造影，见胃壁边缘不整，有壁龛，大便潜血（＋）。脉沉弦，舌质淡，苔薄黄腻。诊断为胃溃疡。

辨证：肝气郁滞，胃气损伤，食热壅滞。

治法：健脾和胃，制酸理气止痛。

处方：海螵蛸12克，生山药12克，炒白术10克，乳香10克，五灵脂10克，法半夏10克，木香10克，生栀子10克，枳壳10克，香橼10克，沉香6克，黄连5克，吴茱萸5克，枯矾5克。

连服5剂，胃痛消失，胀满轻减，泛酸不作，食欲渐展，脉不沉而弦势渐缓，是胃和正复之象，后以健脾和胃、理气止痛、制酸降逆之剂，送服溃疡散。

处方：瓦楞子12克，炒白术10克，乳香10克，五灵脂10克，木香10克，川楝子10克，黄连6克，吴茱萸6克，沉香6克，甘草6克。

溃疡散方：海螵蛸15克，煅甘石15克，乳香15克，黄连12克，枯矾12克，木香10克，沉香10克，朱砂6克，儿茶6克，梅片5克，麝香1.5克。诸药共为细面，空腹送服5克，1日2次。

连服10剂，症状消失，疼痛未作，食欲增进，精神清爽。嘱其减去汤药，每日只服溃疡散，日服2次，连续服用，同时注意饮食，保证睡眠，忌愤怒、情绪紧张之刺激。6周后，X线钡餐造影，见胃壁愈合。

【按】患者胃痛腹胀，泛酸，消化不良，恶心，腹痛拒按，脉沉弦，是因饮食不节，肝气郁滞，胃气损伤所致。

**病例5** 韦某，女，34岁，工人。

病史：溃疡病已近2年，时轻时重，经常腹胀脘满，泛酸嗳腐，食欲不振，消化迟钝，腹痛拒按。

检查：上消化道钡餐造影，见十二指肠球部有壁龛。脉沉弦有滑意，舌质红，苔黄腻。

辨证：食热郁滞，胃失和降，运化失司。

治法：健脾和胃，制酸导滞，止痛。

处方：生山药12克，海螵蛸12克，炒白术10克，生栀子10克，姜半夏10克，枳壳10克，木香10克，乳香8克，吴茱萸5克，黄连5克，大黄3克，枯矾1.2克，朱砂0.6克。后2味同研冲服。

连服3剂，腹胀减轻，疼痛不作，食欲好转。唯泛酸胸闷，胃中灼热，嗳气连绵，脉象右部沉弦略数，舌尖红，苔薄黄。此为肝气不畅，脾失健运，胃气不降所致，宜疏肝健脾、和胃制酸法治之。

处方：生山药15克，瓦楞子12克，旋覆花10克（布包煎），姜半夏10克，五灵脂10克，海螵蛸10克，生栀子10克，炒白术10克，木香10克，枳壳10克，乳香10克，黄连5克，吴茱萸5克。

连服 5 剂，胃热泛酸、胸满噫气显著减轻，胃痛未作，腹部不胀，精神清健。脉沉弦不数，舌淡无苔。嘱其注意休息和饮食，避免精神冲动，另以加减溃疡散经常服用。

处方：制炉甘石 12 克，海螵蛸 12 克，枯矾 10 克，黄连 10 克，儿茶 10 克，乳香 10 克，木香 10 克，朱砂 10 克，没药 10 克，血竭 3 克，熊胆 1 克，冰片 1 克。诸药共为细面，每次空腹服 3 克至 5 克，每日 2 次。

连服 3 周，身体轻健，食欲增加。嘱其长期服用，并注意饮食，稳定情绪。半年后复查，症状消失，上消化道钡餐造影，见壁龛消失，后未复发。

【按】本病以胃痛为主，呈周期性发作，一般与季节变化、过度疲劳、饮食不节、情绪冲动有关。疼痛部位皆在于胃脘，痛处明显拒按。胃溃疡压痛，多在胃脘正中或稍偏左处；十二指肠溃疡则偏右。其痛多为隐痛、胀痛或灼痛，同时伴有胃脘胀满不适，恶心，呕吐，嗳气泛酸，心中嘈杂等症。

本病是一种顽固不易治疗的疾患，中医的辨证治疗，对消除症状，减轻痛苦，有显著疗效。如想彻底治愈，须用辨证论治与局部治疗相结合，同时要注意饮食，稳定情绪，适当休息，方能达到治愈的目的。

**病例 6** 王某，男，20 岁，工人。

病史：患者因饮食不节，患慢性胃炎已 3 年余，时有胃脘疼痛，呃气吞酸。近日来症状加重，X 线钡餐造影，诊为十二指肠球部溃疡。现胃脘部经常胀满不适，泛酸，嗳气。

检查：面色萎黄不华，上腹部偏右有局限性压痛，按之腹壁柔软。X 线钡餐检查，见十二指肠球部有 1 厘米左右的圆形龛影。脉弦紧，舌质淡红，苔薄白。

辨证：肝气抑郁，胃失和降。

治法：和胃降逆，制酸止痛。

处方：海螵蛸 12 克，白芍 12 克，生栀子 10 克，法半夏 10 克，乳香 10 克，桂枝 10 克，五灵脂 10 克，元胡 10 克，生赭石 10 克，枳壳 10 克，黄连 5 克，吴茱萸 5 克，甘草 3 克。

连服 5 剂，症状明显减轻。又连服 5 剂，胃脘部稍有隐痛，无泛酸、嗳气，时感口酸，胃胀，脉已不紧，舌质淡红，苔薄白。是胃气渐和，气机宣畅，宜前方加减。

处方：生栀子 10 克，白术 10 克，枳壳 10 克，木香 10 克，五灵脂 10 克，乳香 10 克，瓦楞子 10 克，法半夏 10 克，枯矾 5 克，黄连 5 克，吴茱萸 5 克，甘草 3 克。

连服 5 剂，胃痛已止，饮食渐展。后因工作劳累又复发，胃脘隐痛，脉弦缓较前柔软，是胃气渐充，治宜行气止痛为主，兼以制酸止痛。

处方：海螵蛸 12 克，乳香 10 克，木香 10 克，五灵脂 10 克，郁金 10 克，生赭石 10 克，枳壳 10 克，生栀子 10 克，黄连 5 克，吴茱萸 5 克，枯矾 5 克，甘草 3 克。

间日服 1 剂，连服 5 剂，疼痛未作。继服下方，以巩固疗效。

处方：海螵蛸 12 克，钩藤 12 克，生栀子 10 克，木香 10 克，生赭石 10 克，枳壳 10 克，乳香 10 克，槟榔片 10 克，炒白术 10 克，黄连 5 克，吴茱萸 5 克，枯矾 5 克，甘草 3 克，朱砂 0.6 克（冲）。

连服 5 剂，食欲增加，面色红润，体重亦增，诸症痊愈。

【按】此系久病失治，抑郁伤肝，肝气失于疏达，横逆犯胃，胃失和降所致。胃气以下行为顺，故治宜和胃降逆、制酸止痛法。

## 胃脘痛（少阳证变证）1 例

**病例** 尔某，男，66 岁，工人。

病史：常因情志抑郁，伤食，引起胃脘剧痛。近日复发胃脘剧痛难忍，痛向腰椎放射，经某门诊部打针、服药，疼痛渐止。但此后即发寒热，寒时战栗，寒过即发烧，大汗出，口渴喜冷饮。热过则又寒，并有心下闷塞欲呕，5 日未大便，下腹部有空虚感。

检查：体温 38.5℃。白细胞 $27.4 \times 10^9/L$，中性粒细胞 0.92，淋巴细胞 0.8。尿常规：蛋白（++），脓细胞 5 ～ 12 个，红细胞 6 ～ 15 个，颗粒管型 3。粪便检查，有蛔虫卵。

辨证：邪伏少阳，肝气郁结。

治法：和解少阳，疏肝解郁。

处方：柴胡 60 克，黄芩 45 克，天花粉 30 克，牡蛎 12 克，桂枝 10 克，干姜 6 克，甘草 6 克。

当日下午服半剂后，当夜已无寒热往来，体温 36.3℃，胃脘闷塞消失，口渴减轻，大便 1 次较干。第 2 日患者已能进食，无其他自觉虚状。第 3 日食欲好转，知饥思食。下午因患者咽肿痛，咳嗽痰多，胸满痛，心烦热，脉弦数，是郁结化热，改用银翘散加减。

处方：金银花 12 克，连翘 12 克，重楼 12 克，板蓝根 12 克，黄芩 10 克，清半夏 10 克，浙贝 10 克，郁金 10 克，甘草 3 克。

连服 3 剂，咽不肿痛，咳嗽痰少，心不烦热，食欲恢复。复查血常规正常，尿常规除尚有微量蛋白外，其他均正常。

【按】此为少阳证之变证。旧有少阳伏邪，常因情志不舒、伤食致肝气郁结，脾胃失和，暴发为胃脘剧痛。此次发病为少阳之伏邪克伐脾胃，继而弥漫内外。邪在表则寒战，邪入里则火热，邪热灼津则大渴。邪阻中焦阻碍气机升降，则心下闷塞欲呕。

方中干姜佐桂枝以散往来之寒，黄芩佐柴胡以散往来之热，天花粉生津止渴，牡蛎敛汗，甘草调和诸药。

## 食积胀满（急性胃扩张）1 例

**病例** 钟某，女，40 岁，工人。

病史：患者于 3 日前由于饮食不节，外出受凉。翌晨泻水样便 10 余次，泻后腹痛减轻，但昨日中午又饮食过量，腹部发生剧烈疼痛，恶心，呕吐出少量深褐色黏液。今日腹部胀大，不思食，口渴，尿少，大便不下，胸部满闷，脘腹疼痛，拒按。

检查：体温 37.6℃，急性病容，呼吸浅短而快，皮肤干燥，弹性差，眼窝凹陷，腹部膨隆无肠型，肠鸣音减弱，腹部平片左上腹部呈弥漫性一致性阴影，胃气泡长达 19 厘米，胃液潜血（+++），脉紧而滑，舌苔黄腻。诊断：急性胃扩张伴中度脱水，予胃肠减压及输液等治疗措施，但仍欲吐不能，胀满不减。

辨证：食积胀满，阳明腑实。

处方：生大黄 15 克，芒硝 24 克，枳实 12 克，厚朴 12 克，甘草 6 克。

服后半小时即呕吐，呕吐物为混有汤药的咖啡样混浊糜状液体，旋即又进原方 1 剂，服后两小时，开始腹泻，约计泻出灰褐色腐臭味之大便 1 500 毫升，内有羊粪状燥屎，腹胀骤然消失，其余诸证亦除，令其注意饮食，调理数日而愈。

【按】本例食积胀满，痛甚拒按。王肯堂曰："胀满按之不痛为虚，痛者为实，可下之。"由于腹满壅甚，致使呼吸减短而快，此谓"喘冒"。初起大便泄泻，而后则无大便，又因脱水而少尿。本例先有腹泻，后有大便不下，腹胀，疼痛拒按，少尿，低热，呼吸浅短而快等临床表现恰与《伤寒论》第 242 条提出的"大便乍难乍易""时有微热""喘冒不得卧""小便不利"等症极为吻合。《伤寒论》第 242 条："病人小便不利，大便乍难乍易，时有微热，喘冒不能卧者，有燥屎也，宜大承气汤。"本例阳明腑实，必当无疑，然发病之始，曾有较重腹泻，恐伤脾胃之气，故加甘草以缓之，大承气汤寓调胃气之中。

典型的大承气汤证必有痞、满、燥、实。而本例有胀满，腹痛拒按之"痞满"，唯就诊前两日曾有腹泻水样便，似不具有"燥""实"。张隐庵在《伤寒论集注》

中解释：津液内亡则大便乍难，小便不利津液当还胃中，则大便乍易。本例发病之始，泄泻十余次，并不说明肠中没有燥屎。因发病第 3 天服药后大便中有羊粪状燥屎，证明发病时即有燥屎形成，其腹泻是属热结旁流。热结旁流是因燥屎结于肠中，以致粪水从旁而下纯利稀水者。

## 吐血（十二指肠溃疡出血）1 例

**病例**　齐某，男，28 岁，售货员。

病史：胃脘痛已有 2 年，曾在某医院治疗效果不明显，医生准备手术治疗，患者不同意，遂来门诊治疗。现胃脘疼痛，不任重按，恶心作呕，不时吐血，泛酸腹胀，食欲不佳，自汗出，大便秘色黑。

检查：面色苍白，腹部平软，左上腹部有压痛，肝脾未触及，血红蛋白 120g/L，红细胞 $4.98 \times 10^{12}$/L，大便潜血（++）。脉沉数，舌质红，苔黄腻。

辨证：胃气壅滞，脉络损伤。

治法：疏气和胃，镇逆止血，制酸消胀。

处方：生山药 12 克，赭石 12 克，海螵蛸 12 克，生牡蛎 12 克，乌药 10 克，白术 10 克，五灵脂 10 克，乳香 10 克，清半夏 10 克，血余炭 6 克，甘草 6 克，黄连 5 克，吴茱萸 5 克，枯矾 3 克，三七粉 2.4 克（冲服）。

连服 4 剂，胃病显著减轻，吐血未作，食欲未展，精神疲惫，自以为症状好转，欲起床平坐，请人扶起，尚未坐稳，即觉头晕耳鸣，眼前昏花，心慌恶心，虚汗淋漓，有摇摇欲坠之势，旋即扶持躺下，精神方觉安定。血压为 82/45mmHg，血红蛋白 57g/L，红细胞 $1 \times 10^{12}$/L，大便呈柏油色。脉沉微欲绝，是近日来进食较少，大量吐血。今又大便黑色，是胃肠出血。在病后胃气损伤，食欲不展，津血衰竭，故脉现沉微；头眩眼花，心慌恶心，有元气欲脱之象。若不大补气血，速挽虚阳，恐生急剧之变。遂以补气健脾、止血固脱之剂与之。

处方：生黄芪 30 克，生山药 24 克，海螵蛸 24 克，白芍 15 克，仙鹤草 15 克，藕节 15 克，赭石 12 克，生龙齿 12 克，炒白术 10 克，阿胶 10 克，五倍子 10 克，血余炭 6 克，枯矾 6 克，吉林参 6 克（单煎），甘草 3 克。

此方随脉症之变化，有时略有加减，共服 28 剂，出血现象完全消失，一般症状好转，食欲恢复，体质健壮。后与溃疡粉，以恢复溃疡病灶。

溃疡粉方：海螵蛸 24 克，枯矾 12 克，煅甘石 12 克，吉林参 12 克，朱砂 10 克，元胡 10 克，瓦楞子 10 克，儿茶 10 克，甘草 10 克，乳香 8 克，没药 8 克，濂珠粉 3 克，麝香 1.5 克。共为细面，每次服 3 克，空腹时送服。

共服 45 日，症状完全消失。后通过钡餐造影，证实溃疡消失。观察 1 年，未复发。

【按】胃痛 2 年，胃气衰弱可知。胃弱故食欲不好，腹胀，是消化迟钝，浊气上逆。胃主受纳，其气以息息下行为顺，如胃气已伤，失常而反上逆，故恶心呕吐，大便秘结，胃痛拒按。不时吐血，是血气壅滞，胃络损伤。胃气虚损，脉现沉细。胃气壅滞，舌苔黄腻。治宜疏气和胃止痛为主，止血降逆为辅，制酸消胀为佐，标本兼治，方易收功。

吐血多见于急、慢性溃疡，急、慢性胃炎，胃糜烂、恶性肿瘤等。有胃痛、泛酸、消化不良及心中嘈杂史。临床多以镇逆止血法进行止血。镇逆药多用赭石、磁石、半夏、枳壳、沉香、瓜蒌、竹茹之类。止血药多用栀子、槐花、黄芩、蒲黄、茜草、仙鹤草、三七粉之类。

## 腹胀（胃功能紊乱）1 例

**病例**　薛某，男，52 岁，军人。

病史：素有失眠多梦，心烦，精神不集中。近 2 月来，失眠加剧，有时彻夜不眠，头眩痛，脘闷，不思饮食，强食则胃脘胀满不适，胃不痛，泛酸嗳腐。

检查：钡餐造影消化道正常。脉弦虚，舌尖红，苔薄黄。在某医院诊断为胃功能紊乱。

辨证：肾阴虚损，潜敛失职，胃气失和。

治法：育阴安神，健脾和胃。

处方：何首乌 15 克，生山药 15 克，女贞子 12 克，法半夏 10 克，炒白术 10 克，桑寄生 10 克，枳壳 10 克，五味子 10 克，生栀子 8 克，木香 6 克，甘草 3 克，吉林参 2.7 克（单煎），琥珀 1 克，朱砂 1 克。后 2 味同研冲服。

连服 3 剂，夜能安寝，脘不闷，食欲略展，身觉有力。脉弦细，舌不红，头不眩，心不烦，是肾阴渐复，虚阳潜敛，胃气和降。仍宜育阴潜镇，和胃安神法。

处方：何首乌 15 克，生山药 15 克，生杜仲 12 克，桑寄生 12 克，元参 12 克，胆南星 10 克，香橼 10 克，木香 10 克，五味子 10 克，白术 10 克，法半夏 10 克，枳壳 10 克，甘草 3 克，吉林参 1.8 克（单煎），琥珀 1 克，朱砂 1 克。后 2 味同研冲服。

连服 5 剂，睡眠较安，脘胀满消失，知饥能食，头部清爽，身觉有力。脉弦缓，舌不红，无苔。嘱继服原方，以资巩固。

【按】患者失眠、心烦，头眩，记忆力减退，精神不集中，脘胀闷不适，嗳气，不思食，是肾阴虚损，潜敛失职，元神泛扰，胃气失和。宜育阴安神，和胃健脾法治疗。

## 腹痛 1 例

**病例**　高某，男，28岁，售货员。

病史：腹痛4日，腹胀满而绞痛，大便3日未行，有矢气，潮热，口渴，不欲食，小便短少，烦躁不安。

检查：面微红，腹满硬拒按。脉弦滑，舌质红，苔黄厚而腻。

辨证：阳明燥热，痞满燥结。

治法：清胃肠，化滞荡积止痛。

处方：白芍12克，生大黄12克，枳实12克，栀子10克，乳香10克，厚朴10克。

服药2剂，大便未行，腹胀满，时作痛，口渴不欲饮，小便短赤，脉弦滑有力，舌苔黄厚腻。宜大承气汤加味。

处方：大黄30克，芒硝15克，厚朴12克，莱菔子12克，枳实12克，槟榔10克，大腹皮10克，木香6克，黑白丑各3克。

服药1剂，大便通下，病情好转，仍有腹胀。脉弦滑消失，舌苔白滑，再以下方稍予清理余邪。

处方：白芍15克，厚朴12克，大黄10克，枳壳10克，木香6克，青皮6克，槟榔6克，莱菔子6克，黑白丑各3克。

连服3剂，诸症消失，饮食正常，身觉有力，恢复工作。

【按】患者腹痛胀满，为食热留滞，气滞不舒，痞满肠中燥结所致。潮热为阳明里实燥热之特征。以清胃肠、化滞荡积止痛法，以及大承气加味通下而痊愈。方用大黄苦寒泄热，攻下燥屎；芒硝咸寒润燥，软坚破结，佐以厚朴、枳实破气导滞。

## 腹痛（肠结核）1 例

**病例**　齐某，女，17岁，工人。

病史：3个月来腹痛，发热，午后热甚，胃纳锐减，逐渐消瘦，气短无力。近3日来腹痛后即泄泻，泻后腹痛大减，喜热饮，伴腹胀，无里急后重，小便正常。

检查：发育中等，营养甚差，面色苍白，极度消瘦。唇淡白，表情疲倦懒言，皮肤粗糙无光泽，坐时弯腰，语言低弱，口臭，少腹部压痛拒按。脉沉弦细而无力，舌质红，苔白厚微黄。

辨证：脾肾两虚，痨瘵内侵肠中。

治法：养阴健脾，抗痨理肠止泻。

处方：功劳叶 24 克，百部 15 克，生石脂 12 克，白术 10 克，猪苓 10 克，黄连 10 克，肉豆蔻 10 克，吴茱萸 10 克，甘草 3 克，狼毒 1.5 克。

连服 3 剂，腹泻止，仍腹痛、气短。近 2 日因外感风寒而流涕，鼻塞，全身骨节酸痛，喜冷饮。脉浮弦数，舌红苔黄。以原方加重楼 15 克，板蓝根 15 克，金银花 10 克，连翘 10 克，半夏 6 克。

连服 2 剂，外感已愈，腹痛、腹胀明显好转，食欲转佳，面色红润，热退身爽。继服原方 1 个月，自觉症状消失而愈。

【按】患者腹痛、发热 3 个月，喜热饮，伴腹泻，表现脾阴虚，腰酸背痛，肾气不足，午后发热，消瘦。系属脾肾两虚，痨瘵内侵肠中所致。

## 腹痛（溃疡穿孔）1 例

**病例**　韦某，男，36 岁，教师。

病史：患胃溃疡已有 2 年，时轻时重，经常吞酸，腹痛，身倦脘满，食欲欠佳。后因情绪不稳，饮食过量，突然腹部剧痛，势如刀割，腹壁紧张，呕吐，身冷汗出，面色苍白，四肢逆冷，急请外科会诊，谓胃穿孔，经用针灸急救，症状逐渐好转。现腹痛减轻，肢温身热，虽腹痛减但仍持续不断，精神稳定，身现发热。

检查：体温 38.2℃，腹壁紧张。脉弦数有力，舌红，苔黄腻。

辨证：胃气损伤，湿浊停留。

治法：清热解毒，活血通络止痛。

处方：金银花 15 克，连翘 15 克，蒲公英 15 克，牡丹皮 12 克，赤芍 12 克，丹参 12 克，生栀子 10 克，乳香 10 克，木香 10 克，五灵脂 10 克，元胡 10 克，川芎 10 克，黄连 6 克，血竭 1 克，儿茶 1 克，冰片 0.12 克。后 3 味同研冲服。

连服 3 剂，身热渐退，腹痛减轻，夜能入寐，脉弦虚数，舌质淡红，苔黄腻，是湿热宣散，气血壅滞未解。仍宜清宣湿热，活血通络，健脾和胃法治之。

处方：败酱草 24 克，冬瓜仁 24 克，金银花 18 克，茯苓 15 克，赤芍 15 克，牡丹皮 12 克，生山药 12 克，炒白术 10 克，生栀子 10 克，乳香 10 克，没药 10 克，黄连 6 克，血竭 1 克，冰片 0.12 克。后 2 味同研冲服。

连服 5 剂，腹痛全消，身不发热，精神清爽，知饥思食，大便通畅。后以此方加减连服近 20 剂，身体恢复。嘱其注意饮食，控制情绪以防复发。

【按】患溃疡病已近 2 年，虽经治疗终未能愈，日久则胃气溃伤，湿浊停留，瘀血凝滞，而突然腹部剧痛，势如刀割，宜以清热解毒，活血通络止痛法治疗。

## 泄泻（外感伤食）1 例

**病例**  邓某，男，72 岁，退休工人。

病史：患者中午饱餐烙盒子（熟牛肉馅），次日晨四五时买菜时感觉发冷，回家后即头痛，发热恶寒，无汗身痛，至上午 11 时开始肢冷，黄色稀便，日四五次，内含不消化之食物，无脓血，腹痛隐隐，口微渴，头痛嗜睡。

检查：体温 38℃，精神不振，神志尚清，懒言少动，血压 100/60mmHg。脉浮大微数，舌红，苔黄腻。

辨证：外邪壅结，湿热郁滞。

治法：解表清热，和胃理肠导滞。

处方：白芍 24 克，佩兰 12 克，葛根 12 克，黄连 10 克，黄芩 10 克，白术 10 克，木香 10 克，槟榔 10 克，藿香 10 克，茯苓 10 克，白芷 10 克，枳壳 10 克。

连服 3 剂，腹泻大减，腹不滞痛，胃脘不胀，食欲较佳，身觉有力，体温正常。脉和缓，舌淡，苔黄微腻。再服 2 剂，症状消失，大便正常，痊愈。

【按】患者年高，脾胃衰弱，又饱餐膏粱厚味，致使脾之运化失职。又外感风寒，病势加重，伤食和外邪壅结，损伤脾胃而为腹泻。脉浮大，舌红，苔黄腻，是食热郁于胃肠，阻碍气机，影响运化之功能。

此证为内伤饮食，外感风寒所致泄泻。故以黄连清理肠胃积热，芍药以坚敛肠胃，木香、槟榔调理气滞，气行则无痞满后重之意，取藿香、佩兰以其芳香化浊，葛根以升提内陷之热邪，散外袭之表证，白术、茯苓健脾祛湿。

## 泄泻（消化不良）4 例

**病例 1**  余某，女，34 岁，售货员。

病史：由于饮食不节，过食生冷，突然发生腹痛泄泻。开始腹泻已有 5 日，初起日泻 20 余次，后逐渐减少，每日泄泻 10 余次，为水样便，完谷不化，无脓液，有火臭气。腹痛，胀闷拒按，大便时稍有里急后重感。食欲不佳，口干不欲饮，恶心不呕，饮后胀闷加重。脉沉略数，舌质红，苔薄黄。

辨证：脾胃损伤，食滞化热。

治法：理脾和胃，清热利湿。

处方：苍术10克，茯苓10克，陈皮10克，法半夏10克，泽泻10克，建曲10克，厚朴6克，栀子6克，吴茱萸3克，黄连3克，甘草3克。

连服2剂，腹不胀痛，腹泻大减，里急后重消失，大便每日二三次，小便清畅，食欲增加。因便泻尚溏，身倦未复，宜理脾和胃，化滞止泻法治之。

处方：生山药12克，生薏苡仁12克，炒白术10克，茯苓10克，枳壳10克，莱菔子10克，泽泻10克，神曲10克，吴茱萸10克，黄连10克，甘草10克。

连服3剂，诸症消失痊愈。

【按】患者为饮食不节，损伤脾胃。脾主运化而司燥湿，脾伤不但运化失职而水湿亦必停留，脾脏之功能为中焦承上输下之枢纽，脾气已伤则枢纽紊乱，上下乖和，在下则泻，在上则呕。今恶心、泄泻为饮食伤脾之明证；腹胀拒按是食滞未化；口干舌红是食滞化热之征。其脉现沉数者，以沉为在里，数为化热。

病例2　张某，女，11岁，学生。

病史：2月来时有腹泻，大便日五六次。曾先后服过多种西药，效果不明显。近1周来食欲欠佳，精神不振。

检查：发育尚可，稍消瘦，面色发黄。大便溏薄，有时带有绿白色块物，有味，腹部稍胀，不拒按。唇色淡红，舌质淡无苔。脉沉而缓，指纹淡红。

辨证：脾胃虚弱，运化失司。

治法：健脾导滞。

处方：生山药15克，生山楂10克，山茱萸6克，陈皮6克，麦芽8克，谷芽6克，神曲6克，鸡内金6克。

连服2剂，大便成形，日行1次，食欲增进，精神活泼。脉中取有力，舌苔薄白。仍按原方加白术6克服之。连服6剂而痊愈。

【按】张景岳云："泄泻之本，无不由于脾胃。盖胃为水谷之海，而脾主运化……脾胃受伤，则水反为湿，谷反为滞，精华之气不能输布，乃致合污下降，而泻痢作矣。"今患儿颜面发黄，唇色淡红，舌淡无苔，皆为脾胃虚损，不能运化所致。结合长期泄泻，为脾虚无疑。但其大便有腥臭之味，乃肠胃有积滞，只用补剂不能收效，乃立健脾导滞之法治之，很快获效。

病例 3　王某，女，1 岁。

病史：腹泻 2 周，呕吐 1 日入院。2 周前开始腹泻，每日 4 ～ 7 次。入院前 1 日呕吐乳汁及水，体温正常。

检查：发育营养中等，神清，无烦躁，呼吸不深，面白，眼凹，口唇淡而不干。泻下为黄色水样便。舌淡红，苔白腻不干，心肺正常，腹不胀，肝可触及，指纹深而紫，在风关，脉略弦数。

辨证：脾运失健，清浊不分。

治法：健脾理肠，利水止泻。

处方：茯苓 10 克，车前子 10 克，竹茹 6 克，广陈皮 6 克，泽泻 6 克，炒谷麦芽 6 克，生地榆 5 克，清半夏 3 克。

连服 2 剂，呕吐 1 次，大便次数仍多，黄绿色有黏液。舌质较干，二脉细数，指纹紫色，津亏脾虚之象已露，以参苓白术散加减治之。

连服 2 剂，精神欠佳，体温 38.2℃，腹部微胀，舌苔白而润，脉细数而浮。此为津复而余热不净。当于原方加藿香炭 5 克，葛根 5 克，黄连 5 克。

连服 2 剂，体温正常，精神好转，饮食、睡眠均佳，大便日 2 次，指纹不显，脉细缓。为热化食消，原方继服 2 剂。

【按】服药后连续 2 日大便，每日 1 次，一般情况良好，痊愈出院。患儿身体素亏，1 岁尚未出牙，又加饮食失调，以致脾运失健、清浊不分而上吐下泻。治以健脾理肠，利水止泻法。

病例 4　杜某，男，24 岁，工人。

病史：两个月来，每当饭后即感胃脘胀痛，并立即大便，便后则腹痛略减，但随即又痛须大便。每餐后均如此，1 日约六七次胃脘痛，每因天寒及食冷硬物，或食量稍多而加重，伴有吞酸及呃逆。

检查：大便带黏液，溏稀，无脓血。脉沉细数，舌质淡红，苔薄黄腻。

辨证：脾胃虚弱，食热壅滞。

治法：健脾和胃，理肠导滞止泻。

处方：白芍 24 克，生山药 15 克，白术 12 克，生山楂 12 克，海螵蛸 12 克，木香 10 克，生地榆 10 克，半夏曲 10 克，黄连 6 克，吴茱萸 6 克，甘草 6 克，乳香 3 克，没药 3 克。

连服 3 剂后，胃脘痛减，便溏泻减轻，每日 3 次，腹胀不减，头晕，睡眠欠佳。脉沉细数，舌质略红，苔黄腻。拟原方加消胀除满药。

处方：生山药 15 克，白术 12 克，木香 10 克，枳壳 10 克，生地榆 10 克，半夏曲 10 克，厚朴 10 克，胆南星 10 克，黄连 6 克，吴茱萸 6 克，沉香 6 克，琥珀 1.5 克，朱砂 0.6 克。后 2 味同研冲服。

服药 3 剂，腹胀不显，腹泻已止，大便日 1 次，成形，胃痛、吞酸、呃逆均见减轻，腹胀不显，仍有头晕，胃脘灼热感，脉沉细，舌质略胖，无苔。是食滞消减，热退肠和脾复。血压偏低 94/60mmHg。宜以健脾和胃、补气安神法治之。

处方：党参 15 克，生山药 15 克，白蒺藜 15 克，白术 12 克，当归 12 克，钩藤 12 克，白芍 12 克，木香 10 克，胆南星 10 克，厚朴 10 克，半夏曲 10 克，砂仁 5 克，黄连 5 克，吴茱萸 5 克。

连服 3 剂痊愈。

【按】由于饮食不节，损伤胃肠，致脾虚胃弱运化失职，食热壅滞，腹痛便泻。宜以健脾和胃，理肠导滞止泻法治疗。

## 泄泻（急性胃肠炎）1 例

**病例** 张某，女，30 岁，工人。

病史：患者于 5 日前腹泻，稀水便每日 20 余次，腹痛腹胀，恶心不吐，口渴不欲饮，食欲不佳，里急后重。脉沉略数，舌质红，苔黄腻。

辨证：胃失和降，湿热下注。

治法：清热利湿，导滞止泻。

处方：滑石 12 克，半夏 10 克，茯苓 10 克，苍术 10 克，山楂 10 克，黄芩 10 克，泽泻 10 克，猪苓 10 克，陈皮 6 克，黄连 8 克，槟榔 5 克，木香 3 克。

连服 5 剂，服药后 2 日泻止，已无恶心，食欲较前好转，腹已不痛。仍觉腹胀、头晕，小便增多，口干不欲饮，脉弦略数，黄腻苔已退，是湿热渐化，肠气畅达。治以健脾理气，利湿理肠法。

处方：白芍 12 克，半夏 10 克，茯苓 10 克，白术 10 克，黄芩 10 克，藿香 10 克，山药 10 克，厚朴 10 克，泽泻 10 克，陈皮 6 克，黄连 6 克，木香 3 克。

连服 2 剂，二便正常，头晕轻微，全身无力，脉沉细，舌质胖嫩。为脾胃虚弱，肠气不固。宜补气健脾，和胃理肠，以善其后

处方：生山药 12 克，茯苓 10 克，生薏苡仁 10 克，党参 6 克，白术 6 克，陈皮 6 克，厚朴 6 克，大腹皮 6 克，砂仁 3 克。

连服 3 剂，诸症已消，恢复工作。

【按】本例因饮食不节，伤及脾胃，胃失和降，运化失常，湿热下注而泄泻不止。陈皮健脾和胃，理气燥湿，与苍术同用，能增强健脾效力。半夏降逆止呕、和胃燥湿，茯苓健脾渗湿止泻，苍术健脾燥湿止泻，木香健脾消食化滞，黄芩、黄连清热燥湿，泽泻、猪苓、滑石利水渗湿止泻。二诊因湿热渐化，则以健脾理气为主，减苍术加白术补脾健中白术比苍术性缓，补多于散，泻后脾虚多用白术以健脾，藿香芳香化湿、醒脾开胃，与厚朴同用行气化湿，治脾胃气滞。三诊因二便正常，以党参、白术、生山药、生薏苡仁、砂仁补气健脾和胃，使胃肠恢复正常。

## 泄泻（虚型）3 例

**病例 1** 史某，女，32 岁，教员。

病史：腹痛腹泻，日行六七次，稀便，已半月余。兼有腹胀、腰痛、瘦弱无力，少腹及下肢发凉，腹泻逢凉加重，虚恭多，多带出稀便，便无臭气，尿略黄，口不渴，纳呆，脘满，背恶寒，肢冷，腹泻以清晨为重、为多。脉弦虚无力，舌质淡，边缘有齿痕，苔薄白。

辨证：脾肾阳虚，中气下陷。

治法：温肾健脾，固肠止泻。

处方：党参 15 克，诃子 15 克，补骨脂 10 克，五味子 10 克，肉豆蔻 10 克，茯苓 10 克，白术 10 克，罂粟壳 10 克，木香 10 克，吴茱萸 6 克，赤石脂 6 克，甘草 6 克。

服药 6 剂，大便次数减少，日行二三次，腹痛无明显改变。为脾阳下陷，肾气不固。宜补肾健脾，升阳止泻。

处方：党参 15 克，生黄芪 15 克，山茱萸 15 克，菟丝子 12 克，杜仲 12 克，桑寄生 12 克，茯苓 10 克，山药 10 克，肉豆蔻 10 克，白术 10 克，补骨脂 10 克，五味子 10 克，芡实 10 克，莲子 10 克，陈皮炭 10 克。

连服 4 剂，腹泻次数明显减轻，日行一两次，食欲增加，腹痛不作，精神愉快。脉弦细有力，舌质略淡。仍以原方加味以资巩固。

处方：生龙骨 18 克，党参 12 克，肉豆蔻 10 克，五味子 10 克，白术 10 克，菟丝子 10 克，木香 10 克，杜仲 10 克，白芍 10 克，补骨脂 10 克，远志 10 克，吴茱萸 6 克，柴胡 6 克，枳壳 6 克，甘草 6 克。

连服 4 剂，痊愈。

【按】腹泻，便无臭气，瘦弱无力，为虚泻。少腹、下肢发凉，腰痛，腹泻清晨为重，脉弦虚，乃肾阳虚之五更泻。由于病久，损伤脾阳，中气下陷。治宜温肾健脾，固肠止泻。

**病例2** 李某，男，25岁，干部。

病史：腹泻、腹痛1年余，每日大便七八次，每晨3时即泄泻、肠鸣，食后腹部胀满，便时腹部滞痛，喜按，大便溏稀，常出虚汗，睡眠不安，胃纳尚佳。

检查：形体羸瘦，精神委靡，面无光泽，腹部可见肠蠕动，语音低下，可闻腹内肠鸣音。脉细数，舌质红，苔薄黄。

辨证：中气下陷，脾弱阳虚，湿热未净。

治法：健脾益气，清热导滞，固肠止泻。

处方：白术12克，茯苓12克，木香10克，诃子10克，补骨脂10克，五味子10克，黄连6克，吴茱萸6克，罂粟壳6克，甘草6克。

连服3剂，大便次数减少，每日二三次，症状显著减轻，身觉有力。舌淡，脉弦虚。唯病久体弱，原方加人参面1.5克（冲服），琥珀1克（冲服）。

连服4剂，大便次数正常，饮食增加，身觉有力，恢复工作。

【按】泄泻日久，中气下陷，清阳不升，脾弱阳虚，黎明即泻。由于便时腹滞痛，舌红，脉细数，故为湿热未净。

**病例3** 常某，男，31岁，工人。

病史：腹痛泄泻约1年，每日大便六七次，量少而溏软，腹痛喜按，肠鸣较重，食欲尚可，食后作胀，身倦无力，形体消瘦，面色苍白无光泽。腹部可闻肠蠕动，语音低微，心悸气短。脉沉微，舌质淡，苔薄白。

辨证：中气下陷，肾气不摄。

治法：补气升阳，健脾固肠。

处方：生黄芪15克，炒白术12克，茯苓10克，补骨脂10克，诃子10克，五味子10克，木香6克，甘草6克。

服药7剂，2剂后大便减至每日三四次，肠鸣减轻，消化好转。7剂后体力增强。是脾气渐恢复，肠气稍固。脉仍沉微，于原方加补气温脾之品。

处方：生黄芪24克，生山药12克，茯苓12克，炒白术10克，诃子10克，肉豆蔻10克，补骨脂10克，炮姜6克，罂粟壳6克，五味子6克，甘草6克，吉林参面3克（冲服）。

连服4剂，大便次数显著减少，每日一两次，大便成形，肠鸣不显，食欲增进，心悸气短之症状亦不发作，精神清健，体力恢复。后以此方减固肠药加养血之品，调理 2 周而愈。

【按】腹泻日久，中气下陷，肾气不摄，故历久而不能恢复；脾气下陷则消化失职，食物之营养不得吸收，故形体消瘦；气血虚损，而现心悸气短，面色苍白而不光泽之症状。腹痛作泻，多由伤食积滞或外邪内陷所造成。今腹不堕不痛，喜按，排便无脓液及秽臭之气，是无伤及热邪，可知历时年余，形瘦力耗，脉象沉微都表现出中气下陷，肾气不摄，大肠不固之象。故宜补气升陷，健脾固肠法治之。

## 泄泻（虚寒型）2 例

**病例 1** 王某，女，25 岁，工人。

病史：1 年来经常胃脘部或下腹部疼痛，腹泻为水样便或完谷不化，伴有恶心呕吐，气短，头晕，周身无力。近 1 个月来大便每日四五次，完谷未化。3 日前又开始恶心呕吐，口干不欲饮，喜热饮，尿黄，腹痛阵发，痛而肠鸣欲便，便后痛减，减后复痛，每日晨醒即腹泻 1 次，饮食尚可。既往有结核病史。

检查：发育、营养尚可，形体倦怠，语言低微，腹软任按不痛。脉细弱，舌淡苔薄白。

辨证：脾胃虚寒，水谷壅滞。

治法：温中散寒，理肠化滞。

处方：生山药 18 克，肉豆蔻 10 克，白芍 10 克，芡实 10 克，附子 6 克，木香 6 克，补骨脂 6 克，吴茱萸 6 克，炮姜 6 克，炒麦芽 6 克，炙甘草 6 克，大枣 3 枚。

经上方加减服药 10 剂，腹泻止，基本痊愈，恢复轻工作。

【按】该病历时已久，时好时犯，不能进食生冷，且平日易感受外邪，是中气素虚，无以抗御外邪，偶因饮食不节，运化失常，水谷壅滞肠中而成腹泻。

**病例 2** 胡某，女，28 岁，工人。

病史：患者呕吐 2 日。因夜间贪凉而未盖被，晨起即觉腹部疼痛，胃脘胀满，食欲不佳，恶心，呕吐清水，大便泄泻日 10 余次，无里急后重，口不渴，心不烦，周身倦怠无力。

检查：面色苍白，四肢逆冷，水样便，无脓血和黏液，腹软喜按。脉沉微，舌淡苔薄白。

辨证：脾阳不振，寒邪留滞。

治法：健脾渗湿，温中散寒。

处方：理中汤合平胃散加减。党参10克，炒白术10克，茯苓10克，干姜10克，泽泻10克，陈皮10克，法半夏10克，厚朴6克，附子6克，甘草6克。

连服2剂，腹痛泄泻痊愈，脘满亦轻，呕吐不作。唯腹部隐隐作痛。原方再服2剂，诸症消失而愈。

【按】患者平素食少脘满，消化迟钝，因夜卧感寒而现腹痛作泻，呕吐清水。皆由于平素脾阳不振，运化失职，再加受寒，故中气壅滞，升降乖和，脾阳下陷而为泄泻，胃气上逆而发呕吐，皆中气虚寒。腹软喜按为脾虚之证；四肢逆冷为脾寒之象。更兼脉象沉微，属于脾阳衰微之阴证。便无脓血，是无湿热之壅滞。无里急后重，是无郁滞之停留，其所以酿成泄泻，皆由脾阳不振，寒邪留滞所致。故用四君以健脾阳而助运化。干姜、附子不但散寒邪，而更能助脾阳之健运，脾气运化，上下协调，吐泻自然不作；厚朴下气宽中；陈皮、半夏止呕降逆；泽泻、茯苓、白术健脾利水。脾健水行，逆降呕止，故服药后呕停泻止而愈。

## 泄泻1例

**病例**　高某，女，15岁，学生。

病史：患者于3周前开始腹泻，1日三四次。近日来腹泻逐渐加重，不思饮食，四肢搐搦，神志不清而来就诊。大便次数日夜无度，腹部不痛不坠，所下之物，大部为尚未消化之清谷，清澈稀水。

检查：面色苍白，消瘦，肌肤松弛，毛发枯燥，口唇、眼窝黧黑，神志不甚清醒，四肢搐搦，头摇舌吐，手足厥冷。脉沉细无力，舌质淡，苔薄白。

辨证：脾阳不足，虚阳欲脱，肝风内动。

治法：扶阳固脱，镇肝息风。

处方：茯苓12克，白芍10克，生山药10克，钩藤10克，炒白术10克，天麻6克，炮姜6克，全蝎3克，附子6克，甘草6克，蜈蚣2条，吉林参3克（单煎）。

服药2剂，精神清醒，腹泻减轻，1日大便二三次，四肢抽搐显著好转，脉见有力。是脾阳已渐恢复，肝风已趋宁静。宜于原方再加补气之剂，使脾阳迅速回复。

处方：生黄芪12克，茯苓12克，炒白术6克，炮姜6克，附子6克，僵蚕6克，天麻6克，全蝎6克，甘草6克，吉林参5克（单煎）。

连服3剂，精神正常，四肢回温，抽搐已停，知饥索食。唯大便仍溏泻，1日五六次，脉仍沉细无力。是肝风已息，虚阳已敛。脾阳由于泄泻日久，短期不易恢复，可用大剂补气、健脾、回阳之品，方能挽垂危脾肾之阳，巩固虚靡不振之脾气。

处方：生黄芪30克，山茱萸15克，生山药12克，炒白术10克，白芍10克，茯苓10克，干姜6克，附子6克，甘草6克，吉林参5克（单煎），大枣5枚。

连服1周，大便基本正常，每日一两次，精神清健，体力恢复，面色红润光泽，食欲增进，脉已变缓。嘱其注意饮食，停药休养。

【按】患者腹泻多日，脾气大伤，津液不行，肝风内动。患者下利清谷已20余日，其脾阳衰微可知，脾主四肢，脾阳不足故四肢厥冷。心中烦躁乃虚阳欲脱之象。虚阳上泛而摇摇欲脱，如不加强防范，有时一阵大汗淋漓则欲救无及矣。今值虚阳未脱，肝风已动之际，应先扶阳固脱，镇肝息风之法治之。

## 泄泻（溃疡性结肠炎）1例

**病例** 徐某，男，35岁，工人。

病史：患者素有慢性胃病，近来逐渐消瘦，胸胁满痛，食少纳呆，有时吞酸，大便溏稀，每日二三次，甚则六七次，偶有少量血液。身倦无力，腹滞痛下坠。乙状结肠镜检查：结肠有溃疡病变。脉弦滑，舌尖红，苔黄腻。诊为溃疡性结肠炎。

辨证：脾胃虚弱，湿滞下焦。

治法：健脾和胃，理肠化滞。

处方：白芍24克，生山药20克，乌梅12克，白术10克，木香10克，黄柏10克，泽泻10克，生地榆10克，五味子10克，枳壳10克，黄连7.5克，甘草6克。

连服2剂，腹胀痛减轻，食欲好转，身觉有力，大便仍稀，1日2次。脉沉弦而滑，舌苔微黄。是肠胃气畅，湿热清解，宜健脾和胃，理肠化湿热，固肠止泻法治疗。

处方：芡实30克，白芍24克，茯苓24克，生山药15克，白术10克，生地榆10克，木香10克，乌梅10克，五味子10克，赤石脂10克，黄连6克，甘草6克。

连服3剂，胃脘胀痛明显减轻，食后腹胀，食少，身倦无力，大便日行1次，溏稀色黄。脉弦虚，舌淡苔白腻。是湿热清解，脾胃虚弱，受纳无力，运化未复。治以健脾化湿，固肠止泻。

处方：芡实30克，白芍24克，生山药12克，生地榆10克，五味子10克，木香10克，赤石脂10克，泽泻10克，枯矾5克，黄连5克，吴茱萸5克。

连服1周，大便正常，食欲增加，身觉有力，脘胀满消失。改丸药长期服用，以资巩固。

丸药方：白芍 30 克，乌梅 24 克，生山药 24 克，白术 15 克，生地榆 15 克，赤石脂 15 克，肉豆蔻 15 克，木香 15 克，甘草 15 克，吴茱萸 12 克，黄连 12 克，枯矾 12 克，泽泻 12 克。共为细面，炼蜜丸，每丸 10 克重，每服 1 丸。

半年后随访一直大便正常，精神饱满，身体健壮。经原医院复查，结肠溃疡已愈合。

【按】本病属于"泄泻""肠风"范围，多由慢性肠炎和慢性痢疾致脾虚，湿热郁结大肠，伤及脉络所引起。治宜健脾理肠，清利湿热，化滞固肠，使大便次数减少，大肠才有修复的机会。同时清利湿热，理气固肠，将病灶恢复，才有治愈的可能。本例平时肝郁伤脾，脾失健运，食滞下焦，致脾胃虚弱，运化失职，食热壅滞，湿浊郁积，留滞下焦，伤及肠道，而出现胃脘胀痛，大便溏稀之症。治宜健脾和胃，理肠化滞法。方中白芍柔肝益阴，白术、生山药健脾止泻，黄连、黄柏清热燥湿，乌梅、五味子、赤石脂收敛止泻，枳壳行气消胀，泽泻渗湿泄热，生地榆收敛止血。症状减轻后，加吴茱萸、黄连以清泻肝热。

## 五更泻（慢性非特异性溃疡性结肠炎）1 例

**病例** 史某，女，32 岁，教师。

病史：腹痛腹泻 5 年，近 4 个月来加重。患者于 5 年前因劳累忿怒及饮食失调，出现泄泻，带脓血。曾按"肠炎""菌痢"治疗，虽有好转，但经常复发，有时大便日行六七次，晨起即泻，严重时甚至虚恭也带稀便，污染衣裤，有时便带脓血，偶或大便干燥，颇感痛苦。在某医院进行乙状结肠镜检查，可见多数形状不规则的大小深浅不同的溃疡，大便培养阴性。诊断：慢性非特异性溃疡性结肠炎。

检查：形羸纳呆喜卧懒言，胁痛气短，背恶寒，脐部冷，胸胁胀闷，腹痛喜按，脐部与左腰部有压痛，触之未扪及包块，右脉弦迟无力，关部沉，左脉弦虚，舌体胖嫩有齿痕，苔薄白。

辨证：脾胃虚弱，命门火衰，肾泄证。

治法：温补命门，兼补脾胃。

处方：四神丸加味。补骨脂 12 克，五味子 12 克，肉豆蔻 12 克，吴茱萸 10 克，肉桂 6 克，生姜 5 片，制附子 6 克，白术 10 克，大枣 5 枚。3 剂。

二诊：10 月 9 日，泄泻次数虽减而胁痛腹胀尤甚，并且呕吐 2 次，右脉虚缓，左脉沉迟。温补肾阳，培补中气，固肠止泻，四神丸加参芪类。

处方：补骨脂 12 克，五味子 12 克，肉豆蔻 12 克，吴茱萸 10 克，干姜 10 克，白术 10 克，扁豆 10 克，茯苓 10 克，诃子肉 12 克，赤石脂 10 克，砂仁 6 克，高丽参 6 克。

三诊：10 月 13 日，泄便次数大减，每日 2 次，腹胀、腹痛不显著，尚有胁痛、恶心，于上方加白芍 10 克，柴胡 10 克，木香 10 克。再进 10 剂，胁痛止，恶心除，未再呕吐。现仍手足不温，饮食稍有不慎便引起溏泄，脉象如前，舌淡无苔，继以温肾健脾之法。

处方：补骨脂 10 克，吴茱萸 15 克，五味子 10 克，肉桂 10 克，菟丝子 12 克，杜仲 12 克，芡实 10 克，莲子 10 克，桑寄生 12 克，陈皮炭 10 克，怀山药 10 克，茯苓 10 克，白术 10 克，党参 10 克，黄芪 15 克。6 剂。

四诊：10 月 29 日，腹痛已止，食欲尚好，体重增加，精神好，两脉弦缓，舌淡少苔，唯有时心悸，腰酸，原方加减。

处方：补骨脂 12 克，吴茱萸 6 克，肉桂 10 克，五味子 10 克，党参 12 克，白术 10 克，木香 10 克，菟丝子 10 克，杭芍 10 克，柴胡 10 克，枳壳 6 克，远志 6 克，生龙骨 18 克，甘草 6 克。4 剂。

经过近 1 个月的治疗，服药 20 余剂，患者腹泻已止，腹痛、畏寒、胸胁胀等诸症悉平，大便常规正常，乙状结肠镜检查肠黏膜光滑稍充血，未见溃疡。上班工作 2 年来，虽有时外出或劳动，未再复发。

【按】慢性非特异性溃疡性结肠炎是青壮年的多发病，病程缠绵，反复发作，给患者带来较大痛苦，目前尚无较有效办法。根据中医辨证多属于肾阳虚，予四神丸之类，然常奏效不大，其原因是由于顾此失彼。人后天以胃气为本，不补中气，脾不健运，不能腐熟水谷以化生气血，单补真元亦是无根之火，岂能根除沉疴。

肾泄证，每于五更之初或将天明之时，即洞泄数次，连年累月不止，或暂止复作。盖肾为胃关，开窍二阴，肾中阳气不足，则命门火衰而阴寒独胜，故形体瘦羸，腹冷脉迟，是因五更将明之时，正为阳气将复，阴气犹盛之时，故令人洞泄不止。

此例病起于忿怒伤食，大凡遇怒气作泄者，必先以怒时夹食而损伤脾胃，以其肝木克脾土也。久泄伤肾，湿盛损阳，伤脾于前，损肾继后，单补肾阳不健脾土，何能制水归壑矣。本例初诊仅用四神丸加附子一味温肾阳，白术一味健脾气，虽然腹泻次数减少，但胁痛腹胀，并有呕吐，主要是因为脾胃之气不运，中气不足，肝木克伐脾土所致。所以二诊加入高丽参、茯苓、扁豆大补中气，服 3 剂明显见效。另外，本病疗程要长一些，一般的要超过 20 剂，临证中，见到一些患者服数剂泻止好转即终止服药，不过数日，又复发作，不仅痛苦如前，而且影响疗效。

## 便血 1 例

**病例** 于某，男，38 岁，职员。

病史：2 年前曾患便血，近日复发，先便后血，血色紫暗。口不渴，头晕，周身倦怠无力，饮食纳少，便溏有下坠感，小便黄。

检查：语言清晰、低微。粪便镜检：红细胞满视野。脉沉细少力，舌质淡红，苔薄白。

辨证：中气不足，脾不统血。

治法：益气健脾，温中止血。

处方：生黄芪 15 克，当归 15 克，炒白术 12 克，桂圆肉 10 克，炒枣仁 10 克，党参 10 克，茯苓 10 克，陈皮 10 克，升麻 6 克，木香 6 克，柴胡 6 克，远志 6 克。

连服 3 剂，便血止而痊愈。

【按】患者脾胃虚寒，中阳不足，而致脾不统血，血溢于肠中故见便血。脾胃虚寒，水谷不化则便溏，气虚下陷故肛门觉坠。面色不泽、周身倦怠无力、便溏、脉细等症，均为脾阳虚弱，气血不足之象。"脾统血""气为血帅，血为气母"，据此之理立法处方，以补中益气合归脾汤化裁。一则复脾统血，一则益气升提，两相配合，故功速而效彻。

## 便血（痔疮）1 例

**病例** 洪某，男，28 岁，干部。

病史：患者经常便血，肛门隐痛，时好时发已有 11 年。近日来因工作劳碌，睡眠不足，大便秘结不畅，因之便血又作，遂来就诊。便血后常伴有腰痛、头眩、心悸气短、睡眠不沉等症状。

检查：便血呈喷射状，每次约 100～150 毫升，色鲜红。眼睑及下肢轻度浮肿。脉细数，舌红无苔。血红蛋白 61g/L，血红细胞 $2.15×10^{12}$/L。

辨证：气阴两虚，血热妄行。

治法：清热止血，育阴升陷。

处方：槐花 15 克，仙鹤草 15 克，黄柏 15 克，生牡蛎 15 克，牡丹皮 12 克，生龙骨 12 克，升麻 6 克，枯矾 3 克，甘草 3 克。

连服 6 剂，大便血止，唯头眩腰痛，心悸气短，身倦无力，是肠热已清，阴血未复，宜予补气养血，育阴理肠之剂。

处方：生黄芪 15 克，生地黄 15 克，生杜仲 15 克，生山药 15 克，当归 12 克，牡丹皮 12 克，阿胶 10 克，黄柏 10 克，侧柏炭 10 克，炒白术 10 克，枳壳 10 克。

连服 1 周，全身症状好转，浮肿全消，腰痛减轻，心悸头眩不作，面色红润光泽。后以此方根据脉症之变化，略为加减，连服 3 周，血虚基本正常。最后检查：血红蛋白 110g/L，红细胞 $4.80 \times 10^{12}/L$。

【按】便血已有多年，肛门经常隐痛，因工作劳碌，睡眠不好，便血大作。以工作劳碌则扰动心肝之火，热势上泛则睡眠不安，夜间失眠不但助长内热，更使排便不畅，大便不畅，热不得排，是痔疮发作之主要原因。脉数、舌红为湿热象征，出血过多，必引起血虚之症状，故腰痛头眩，心悸气短；血虚甚则循环代谢不畅，脾气不充，多出现浮肿。故治宜清湿热，消痔止血，以堵塞血液之消耗，而后以补气养血、育阴理肠之剂以善后。

## 痢疾（菌痢夹外感）2 例

**病例 1** 徐某，男，34 岁，农民。

病史：素体健壮，因饮食不节，外感风邪，身发冷热，头眩痛，泄泻腹痛，里急后重，大便呈鲜红色，昼夜 20 余次，脘满不思饮食。

检查：体温 39.4℃，腹痛拒按，腹部柔软。粪便镜检：有大量脓细胞。大便培养痢疾杆菌阳性。脉浮数而弦，舌质殷红，苔黄腻。

辨证：热毒内陷，表邪外束。

治法：宣表清热，导滞化痢。

处方：白芍 30 克，连翘 18 克，金银花 15 克，重楼 15 克，佩兰 15 克，秦皮 12 克，白头翁 12 克，生地榆 12 克，葛根 10 克，木香 10 克，槟榔 10 克，黄连 10 克，甘草 6 克。

连服 3 剂，汗出热解，心中烦热，仍不思食，腹痛滞泻，依然如故。脉沉弦数，舌红苔黄腻。是表邪已解，郁热未清，宜清化为主，导滞理肠为辅。

处方：白芍 30 克，生山楂 15 克，鲜佩兰 12 克，生地榆 12 克，黄连 10 克，白头翁 10 克，黄柏 10 克，木香 10 克，槟榔 10 克，枳壳 10 克。

连服 3 剂，下痢轻减，食欲恢复，脉弦虚，舌淡红，苔薄黄。是湿热清解，阴液未复。仍须清化导滞和血止痢法治疗。

处方：白芍 18 克，生山楂 18 克，当归 15 克，生山药 15 克，莱菔子 12 克，白头翁 10 克，木香 10 克，生地榆 10 克，黄柏 10 克，黄连 5 克。

连服 7 剂，诸症痊愈。

【按】患者身发高热，不思饮食，医者每认为是难治之重病（噤口痢）。《黄帝内经》有"肠澼便血身热者死"之记载，不知《内经》所谓下利身热，其脉小沉涩，属于邪盛阴竭之证。今脉现浮数，为表里受邪，是内有郁热，外为表邪所诱发。故身现发高热恶寒，头眩痛之表证；而腹痛下利，里急后重，大便呈紫红色，为热毒内陷，表邪外束之症。宜先宣表达邪，以退高热，如热不退，不但伤津劫液，使病情易于恶化，而热邪郁滞，更影响食欲之恢复。当服药后身热已退，仍不思饮食，腹痛滞泻，为表邪已解，郁热未清，可以清化为主，导滞理肠为辅法治疗。若表邪未解，不能着重清里，更不宜妄肆消导，引邪深入。

**病例 2** 吕某，女，48 岁，工人。

病史：3 日前因过食生冷，身发冷热，恶心不思食，腹痛，里急后重，大便为殷红色鲜血，杂有少量脓液，昼夜 20 余次。

检查：体温 39.2℃，腹痛拒按，血白细胞 $18 \times 10^9$/L。粪便镜检：红细胞（++），脓球（++）。粪便培养有志贺氏杆菌。脉弦滑数，浮大鼓指，舌质绛红，舌苔黄褐。

辨证：风邪外袭，湿热壅滞。

治法：疏表邪，清湿热，理肠止泻。

处方：白芍 45 克，滑石 30 克，重楼 24 克，金银花 24 克，马齿苋 24 克，连翘 18 克，葛根 15 克，鲜佩兰 12 克，生地榆 12 克，白头翁 12 克，黄柏 12 克，秦艽 12 克，藿香 10 克，黄连 10 克，大黄 10 克，槟榔 10 克，木香 10 克，甘草 6 克。

连服 3 剂，身热退，体温 37.8℃，心不烦，夜能安睡，略思饮食，大便次数减少，便血量减少，腹不滞痛。脉弦数而较沉软。舌质偏红，苔薄黄。是湿热清化，滞宣气行。宜清热行湿，理气导滞法。

处方：白芍 30 克，当归 18 克，金银花 15 克，莱菔子 12 克，黄柏 10 克，槟榔 10 克，生地榆 10 克，白头翁 10 克，木香 10 克，生山楂 10 克，甘草 3 克。

连服 3 剂，身热退，知饥索食，腹不痛，大便日行二三次，便中杂有少量脓液，无里急后重。脉弦虚，舌淡红，口渴思饮。是湿热疏清，脾虚未伤，阴津未复之象。治以清化余热，健脾和胃理肠法。

处方：白芍 24 克，生山药 15 克，生薏苡仁 15 克，生山楂 12 克，鲜佩兰 10 克，枳壳 10 克，木香 10 克，生地榆 10 克，槟榔 10 克，牡丹皮 10 克，甘草 6 克。

连服 3 剂，食欲恢复，大便日行一两次，无脓血，腹不滞痛精神清爽，身觉有力。脉弦虚，舌不红，是邪退正复。粪便镜检：红细胞、脓球均（−），大便培养 2 次无致病菌。

【按】此乃湿热壅滞肠中，损伤阴络，而又风邪外袭，内外交攻，而病势危重。宜以疏表邪，清化湿热，理气活血，理肠止泻法。

## 痢疾（急性菌痢）5例

病例1　贺某，女，54岁，工人。

病史：2日前因吃水果后，出现恶心腹痛，大便滞泻，杂有脓血，里急后重，身发冷热，不思饮食，大便1日14～15次，脓少血多，身倦无力。

检查：体温38.8℃，腹部平坦，脐周及两侧均有压痛，肝脾未触及。血白细胞$17.6×10^9$/L，中性粒细胞0.80。粪便镜检：白细胞满视野，脓细胞偶见成堆。脉弦数，舌质红，苔黄腻。

辨证：湿热壅滞，气滞血瘀。

治法：清化湿热，理肠导滞。

处方：白芍30克，当归24克，生山楂15克，白头翁12克，生地榆12克，重楼12克，槟榔12克，黄连10克，黄柏10克，木香10克，熟大黄10克，葛根10克，甘草6克。

连服3剂，身热退，知饥思食，腹痛减轻，后重不甚，大便1日四五次，血少脓不多，脐周及两侧已无压痛。是湿热清化，壅滞未行。宜清化湿热，理气导滞。

处方：白芍30克，当归15克，重楼15克，生山楂15克，鲜佩兰12克，生地榆10克，黄柏10克，槟榔10克，木香10克，白头翁10克，秦皮10克，黄连8克，甘草6克。

连服5剂，大便每日仍泄泻2次，腹不滞痛，无里急后重，便中无脓血，食欲恢复，身觉有力。脉弦虚，舌淡红无苔。是湿热肃清，滞化气畅。唯病已1周，身热滞泻，中气虚惫，阴津损伤。宜健脾和胃，理肠导滞，清调胃肠，以资巩固。

处方：白芍18克，生薏苡仁15克，鲜佩兰12克，生山药12克，生地黄10克，枳壳10克，木香10克，生山楂10克，槟榔10克，甘草6克，黄连5克，吴茱萸5克。

连服3剂，症状消失。

【按】此例为饮食不洁，湿热壅滞肠中，损伤肠体而致病。故身发冷热，恶心腹痛，里急后重，大便滞泻等症状。治以清化湿热，理肠导滞法。

病例2　张某，男，69岁，工人。

病史：因贪凉，睡觉当风，夜间大便10余次，初为水泻，而后为脓血黏液，里急后重，肛门灼热，发热不恶寒，口干不渴，小便黄。

检查：左下腹部有压痛，大便培养有福氏痢疾杆菌。脉浮弦数，舌苔黄腻。

辨证：湿热郁结，阻碍气机。

治法：清化湿热，解毒导滞理肠。

处方：白头翁 30 克，白芍 24 克，滑石 24 克，连翘 15 克，莱菔子 15 克，秦皮 10 克，黄连 10 克，黄柏 10 克，葛根 10 克，生地榆 10 克，木香 10 克，槟榔 10 克，甘草 6 克。

服药 2 剂，症状均减，身热已退，腹不痛，里急后重显著减轻，便无脓血，日行二三次，食欲正常，身觉有力。脉弦缓，舌淡。是湿热清解，肠气通畅。原方再服 3 剂，大便正常而愈。

【按】患者初因生冷饮食而伤脾，脾阳受伤而湿热留滞。再受外邪侵袭而腹痛，湿热郁结于肠中，阻碍气机之通畅，则为里急后重，伤及肠中气血，以致下利赤白。

**病例 3** 刘某，男，27 岁，工人。

病史：因吃冰棍而致腹泻，继而加重，发热身冷，腹痛，大便日行 10～20 次，脓血便，里急后重，恶心口苦。

检查：腹痛拒按，大便培养为志贺氏杆菌。脉弦数有力，舌质红，苔黄腻。

辨证：湿热郁滞，气血瘀滞。

治法：清化湿热，解毒导滞，理气调血。

处方：白芍 30 克，马齿苋 24 克，重楼 18 克，生山楂 15 克，白头翁 12 克，藿香 12 克，槟榔 12 克，黄连 12 克，生地榆 10 克，木香 6 克。

服药 2 剂，腹痛、大便次数均减，里急后重已不明显，仅有少量脓液，血已不见。脉弦滑不数，舌仍红。是湿热清化，郁滞宣通。宜清化导滞理肠法。

处方：白芍 24 克，当归 15 克，莱菔子 15 克，生山楂 12 克，黄芩 10 克，槟榔 10 克，木香 10 克，枳壳 10 克，黄连 6 克。

服药 4 剂，大便无脓血，腹痛消失，精神正常，食欲增加，热退身凉，大便日一两次。大便培养阴性，症状消失而愈。

【按】患者素有湿热郁滞，饮食不洁，病邪乘虚侵入肠中而成本病。故发热身冷，腹痛，泄泻，便脓血，里急后重，恶心口苦。治宜清化湿热，解毒导滞，理气调血。

**病例 4** 黄某，女，30 岁，工人。

病史：于 3 日前腹痛，里急后重，滞下不爽，初起大便夹有黏液，未见脓血。口苦干呕欲吐，食欲不振，胸脘满闷，小便正常。此后腹痛加重，大便日行 20 余次，为白冻样，时带粉色，腹胀汗出。

检查：腹痛拒按，脉略数略紧，舌质红，苔黄腻。

辨证：湿热郁结，气血瘀滞。

治法：清化湿热，理肠导滞，调气行血。

处方：白芍 30 克，马齿苋 30 克，当归 24 克，槟榔 12 克，枳壳 12 克，生山药 12 克，黄芩 10 克，黄连 10 克，木香 10 克，生栀子 10 克，厚朴 10 克，生地榆 10 克，白头翁 10 克，大黄 6 克，甘草 6 克。

服药 2 剂，大便次数减少，日一两次，量多稀便无脓，里急后重减轻。时有恶心，口苦，脉弦数，舌质红，苔黄糙。此乃肠胃湿热之邪未尽，胃气失和。治宜清化湿热，导滞理肠，和胃祛满。

处方：白芍 24 克，生薏苡仁 15 克，佩兰 12 克，生山楂 12 克，厚朴 10 克，白术 10 克，木香 10 克，槟榔 10 克，枳壳 10 克，法半夏 10 克，生地榆 10 克，黄连 6 克，甘草 6 克。

连服 3 剂，症状消失，大便正常，痊愈。

【按】患者既往患肝胃不和，平素肝郁气滞，木旺脾胃运化失司。又因饮食不节损伤胃肠，食热郁积肠胃不得宣通，而现大便滞泻，腹痛，里急后重，滞下不爽，下利便少黏液多，兼有粉色血液，因湿滞不化，郁于中焦则胸闷，干呕食不下之症状。治以清化湿热、理肠导滞、调气行血之芍药汤加减。方中黄芩、黄连清热化湿解毒；白芍、当归、甘草行血和营，缓急止痛；白头翁凉血解毒；生栀子清肝经热邪；木香、槟榔、厚朴、枳壳行气导滞；大黄泻实热消积滞；生山药扶脾健胃。

**病例 5** 刘某，男，28 岁，工人。

病史：患者于 2 日前饱食后，又食冰镇饮料 2 杯，午夜即觉腹痛，稀水样便五六次。今晨起发热，便下脓血黏液，里急后重，次数频增。伴有口渴，头痛，不思饮食，倦怠无力。

检查：急性病容，声音低却，轻度脱水状，腹痛拒按。体温 38.3℃，肠鸣音亢进。粪便中大量黏液及脓血。脉沉实有力，舌质红，苔黄燥。

辨证：湿热内蕴，损伤胃肠。

治法：清化湿热，导滞理肠。

处方：白芍 30 克，当归 24 克，莱菔子 15 克，生地榆 12 克，生山楂 12 克，泽泻 12 克，黄芩 10 克，槟榔 10 克，木香 10 克，黄连 8 克，吴茱萸 8 克，甘草 6 克。

服药 2 剂，早、晚各 1 剂，体温正常，腹泻减至三四次。略进饮食，便中脓血、黏液大减，脉沉弦，舌淡红，苔微黄。是湿热清化，积滞通畅，仍宜原方加减。

处方：白芍 24 克，当归 15 克，黄芩 12 克，槟榔 10 克，木香 10 克，泽泻 10 克，生地榆 10 克，黄连 10 克。甘草 3 克。

连服 2 剂，腹痛、脓血便消失，日便 2 次。脉弦细，苔薄滑。原方再服 2 剂，以资巩固。

【按】患病正值秋季，在饱食后暴饮不洁凉食，以致积食停滞，损伤胃肠，湿热内蕴，食滞阻塞，不得宣通，遂成痢。根据脉症，是湿热内蕴，饮食不节，损伤胃肠所致。

痢疾不思食是常见的症状。痢疾初起，由于湿热内壅，外邪最易侵袭，可用清化湿热，宣表透邪之剂，如金银花、连翘、重楼、佩兰、葛根之类，俟表解热退，食欲自然开展。如湿热壅滞于内，而妄用温补收涩之法，致胃气壅塞而不食者，仍宜宣邪和胃为主。

湿热壅滞的痢疾，应采取通利之法，最忌温补兜涩，如外邪未净，误用兜涩，轻则迁延病程，甚或造成不救之危证。

其脉象之变化，在痢疾初起，伴有发热恶寒时，脉多浮数或弦大，表证已解而浮象稍减；无表证脉多浮数或弦大、弦数。病势缓解，则脉象弦而不硬，数而不急。湿热郁滞，脉忌弦大、弦数，因脉大为病进，脉之所以大，为病邪鸱张。故痢疾之脉，沉敛缓和为病退。在痢疾初减，由于损伤阴分，脉多弦虚浮大，俟胃气稍复，脉势逐渐下降，且不可把虚大误认为邪盛，而妄肆攻伐。

## 奇恒痢（细菌性痢疾）2 例

**病例 1**　许某，男，53 岁，工人。

病史：患者由于工作劳累，过食生冷，突然身发高热，头痛身倦，恶寒无汗，腹痛，泄泻，形如腐败的西瓜水，1 日达 20～30 次，里急后重，躁扰不安，饮食少思，周身酸楚。

检查：体温 39.6℃，腹痛拒按。脉沉弦数，舌质绛红，苔黄腻。

辨证：毒热内蕴，湿热滞肠。

治法：清热利湿，凉血止利。

处方：金银花 30 克，白芍 30 克，连翘 20 克，鲜佩兰 15 克，重楼 15 克，生地榆 15 克，白头翁 12 克，秦皮 12 克，生大黄 12 克，黄连 10 克，木香 10 克。

连服 2 剂，汗出而热解，腹部仍时痛，里急后重，便数稍减，每日 10 次以下，红色黏液便。脉弦数，舌质红。是毒热外达，湿热略解。

处方：马齿苋 30 克，白芍 30 克，当归 18 克，白头翁 15 克，秦皮 15 克，生地榆 15 克，生山楂 15 克，槟榔 12 克，黄柏 12 克，黄连 10 克，木香 10 克，甘草 6 克。

连服 4 剂，食欲好转，大便每日八九次，便中脓血相间，里急后重显著减轻。腹已不痛，唯便时略有凝滞感。脉弦虚，舌变淡红。宜调血理气，清热化湿法。

处方：白芍 30 克，当归 20 克，白头翁 10 克，黄柏 10 克，青皮 10 克，生地榆 10 克，枳壳 10 克，木香 10 克，黄连 6 克。

连服 5 剂，症状消失，饮食、大便正常而愈。

【按】奇恒痢非一般湿热痢可比，来势凶猛，毒热壅盛，热极化火，迫血妄行，泄泻如腐败之西瓜样便，日达数十次之多。同时伴以高热，是热毒蕴于肠道。方中金银花、连翘、重楼、白头翁、生地榆等清热解毒凉血；黄连、秦皮清热燥湿；大黄力猛善走直达下焦，荡涤肠道毒热，采用"通因通用"法，使内陷毒邪清扫而出；白芍敛阴止痉挛之腹痛；木香行气止痛；佩兰醒脾化湿，增进食欲，以促其早日康复。

**病例 2** 徐某，男，20 岁，工人。

病史：患者晨起，突然腹痛泄泻，泻物为水样便，里急后重，泻后腹痛缓解，上午共泻 20 余次，伴有恶心。延至中午，自感恶寒，继而发热，口渴引饮，心中烦躁，头晕头痛，不思饮食，汗出而热不解。

检查：急性病容，体温 39.7℃，面颊红赤，呼吸急促，触之皮热灼手。脉洪数有力，舌苔黄燥。

辨证：湿热内蕴，气血凝滞。

治法：清利湿热，调气行血导滞。

处方：金银花 24 克，鲜佩兰 15 克，连翘 12 克，黄芩 12 克，生地榆 12 克，黄连 10 克，大黄 10 克，枳壳 10 克，槟榔 10 克，木香 5 克。

服药 2 剂，体温降至 37.6℃，便数稍减，1 日 12～13 次，腹痛，里急后重减轻，为脓血便，略思饮食。脉滑而数，苔黄燥少津。系湿热清化，毒解病衰之象。仍宜清化湿热，解毒导滞理肠法。

处方：白芍 30 克，马齿苋 30 克，焦三仙 15 克，当归 15 克，黄芩 10 克，黄连 10 克，木香 10 克，炒槟榔 10 克，白头翁 10 克，厚朴 10 克，甘草 3 克。

服药 3 剂后，症状好转，腹泻已减至日行二三次，无里急后重，仅有少量脓液。食欲恢复，精神清爽。脉象弦虚，舌淡红无苔。是邪退正虚。宜原方减黄连为 3 克，加生山药 15 克，生薏苡仁 15 克，以扶胃阴。连服 3 剂后，症状消失，恢复工作。

【按】患者平素饮食不节，脾胃先伤，积滞内蕴，复感时邪，深陷阳明，故身壮热、脉洪大。病邪扰动体内湿热，故上泛欲呕，下注为泻。热盛伤津，则发热口渴，热扰于上则头晕头痛。热扰心营则烦躁。热毒壅滞肠道，使气血凝滞而腹痛、里急后重。热毒熏灼肠道，耗伤气血，故下利便脓血。舌苔黄燥为热毒炽盛之征。

奇恒痢病势凶猛，常伴有高热，治疗必以解毒退热为主，清理肠邪为辅，采取表里双解法。若里证急，大便频数，坠涩异常，脉弦数有力，须急用通便荡邪之法，用大黄 10～12 克连续服用，待大便通畅，坠势缓解，脉不弦急，方为肠中毒热外宣，再用清化宣导之法，方能逐渐恢复。实践证明，清热解毒、通便荡邪为治愈本病的关键。

## 痢疾（慢性痢疾）2 例

**病例 1** 吕某，35 岁，农民。

病史：溽暑季节，贪食瓜果，腹胀下利。初起时，腹部滞痛，胃定胀闷，心中烦热，身倦嗜卧，食少纳呆，大便泄泻，1 日七八次，多为溏便而杂以黏稠之脓液。

检查：身不发热，脘满腹滞痛拒按，脓样便。脉弦细有力，舌质红，苔黄腻。

辨证：湿热壅滞，气血凝滞。

治法：清利湿热，导滞宣利。

处方：白芍 24 克，当归 30 克，鲜佩兰 12 克，生山楂 12 克，槟榔 12 克，黄柏 10 克，生栀子 10 克，木香 10 克，枳壳 10 克，生地榆 10 克，黄连 8 克，生大黄 6 克，甘草 6 克。

连服 2 剂，胃脘胀满轻减，腹痛后重显著减轻。去大黄再服 3 剂。胃脘胀满已解，知饥思食，大便次数减少，重坠感减轻，心中畅快，精神轻爽。脉象变为弦虚，舌质淡，苔薄白腻。是湿热逐渐清解，胃气尚未恢复。宜清化导滞，健脾和胃理肠法。

处方：白芍 30 克，生薏苡仁 30 克，当归 24 克，生山楂 15 克，生山药 15 克，鲜佩兰 10 克，生地榆 10 克，黄连 10 克，木香 10 克，白术 6 克。

连服 5 剂，食欲渐增，腹不滞痛，大便日三四次，仍有下坠感，已无脓液。脉细弱，舌淡无苔。是中气尚虚，湿热未净。宜清化湿滞，健脾止泻法。

处方：白芍 24 克，当归 15 克，生山楂 15 克，生山药 12 克，炒白术 10 克，木香 8 克，黄连 5 克，甘草 6 克。

连服 4 剂，食欲进展，但食后不适，大便仍日三四次。拟原方加大黄 10 克，以扫荡积热，即《内经》通因通用法。

连服 3 剂，胀满消失，食欲好转。后以清化补涩之剂。

处方：白芍 24 克，当归 18 克，乌梅 18 克，生山楂 18 克，生山药 15 克，炒白术 10 克，木香 10 克，生石脂 10 克，诃子 10 克，椿白皮 10 克，肉豆蔻 10 克，槟榔 6 克，黄连 5 克。

连服 8 剂，症状消失，大便正常。

【按】此系过食生冷，与肠中湿邪壅滞而成。湿热下利，应以清宣湿热，导滞化利之法，导邪外出。病迁延日久，邪郁不达，俟湿热清化，郁滞畅达，再进调补。

本病的病因，古人虽有种种不同学说，但归纳起来，总以湿热郁滞为主。治疗痢疾的原则，应以清利湿热为主。选用的药物疗效较好的有黄连、黄柏、生地榆、栀子等苦寒之品，以苦能燥湿，寒可清热。痢疾的主要症状为里急后重，腹痛，下利脓血。在患病过程中里急后重、腹痛是本病的特征。因此，古人把"调血则便脓自愈，理气则后重自除"作为治痢的金科玉律。调血药物主要是指白芍、当归而言。然白芍必须投以大量，用一般量效果不明显，余在临床用白芍每在 30 克左右。当归作用与白芍相似。因此在治疗白痢一般用芍药汤或香连化滞丸可迎手取效。如系赤痢，可在此基础上加白头翁以清化湿热而止血痢，同时可佐以清热解毒药，如金银花、重楼、马齿苋之类。

**病例 2** 皇某，男，29 岁，解放军。

病史：患者于 2 年前初次患痢疾，经治疗后症状基本消失。于 1 年后又复发 1 次，虽经治疗仍遗有泄泻症状。近日来因饮食不慎，又便脓血，腹部阵发性疼痛，里急后重，喜暖，腰膝冷痛，周身酸懒无力，胃纳欠佳。

检查：面黄消瘦，精神不振。乙状结肠镜检查：见肠腔黏膜呈中度充血，上段肠腔黏膜有砂样改变。脉沉细无力，尺脉更甚。舌质淡，舌尖微红，苔薄白。

辨证：脾肾阳虚，湿热未净。

治法：温补脾肾，清化固肠。

处方：生山药 15 克，生地榆 10 克，茯苓 10 克，木香 10 克，炒白术 10 克，砂仁 6 克，甘草 6 克，吴茱萸 3 克，黄连 3 克。

连服 5 剂，腹痛减轻，大便成形，饮食增加，身觉有力。乙状镜检查，肠黏膜基本正常。原方再服 5 剂基本痊愈。

【按】患者于 2 年前即患痢疾，反复发作，经久不愈，而致脾胃肠更虚，脾阳不振，出现面色不华，胃纳不佳，脾中滞痛，为湿热未净，脾气虚衰，水谷运化失常。宜温补脾肾和清化固肠兼施，方能奏效。

# 痢疾（阿米巴性痢疾）2 例

**病例 1**　吴某，男，50 岁，工人。

病史：于 2 年前患急性痢疾，下利脓血，里急后重，曾到某医院检查，诊断为阿米巴性痢疾。曾注射吐根素，症状轻减，然经常腹痛下利，如稍受寒，或饮食过量，即下利脓血，终未根治。3 个月前因饮食不节，症状加剧，至今下利每日八九次，甚者十余次，为血液性黏稠便，遂来就诊。

检查：精神倦怠，体质虚弱，腹痛拒按。粪便检查，找到阿米巴滋养体。脉弦大无力，舌质红，苔淡黄。

辨证：湿热壅滞，脓血瘀阻。

治法：清化湿热，导滞理肠。

处方：白芍 24 克，白头翁 15 克，茯苓 15 克，秦皮 12 克，槟榔 12 克，黄柏 10 克，木香 10 克，甘草 10 克，鸦胆子 40 粒（去皮分 2 次送服）。

连服 3 剂，腹痛减轻，大便次数减少，1 日五六次。后又将鸭胆子加重量为 60 粒分 3 次送服，原方继服 3 剂。症状完全消失，食欲恢复，精神爽适，每日排稀便一两次，已无脓血。脉沉弦细，舌淡无苔。是湿热清解，郁滞宣畅，唯阴气未复，脾阳不振。宜用清宣调补法治之。

处方：白芍 15 克，生山药 15 克，茯苓 12 克，炒白术 10 克，生山楂 10 克，木香 10 克，槟榔 10 克，黄连 6 克，甘草 6 克，人参 2.4 克（冲服）。

连服 5 剂，大便恢复正常，症状消失。粪便检查，不见囊胞踪迹，后每日检查 1 次，共查 5 次均为阴性。

【按】阿米巴性痢疾起病较急，每日腹泻数次至十余次，腹痛，稍有里急后重，可有发热，纳差，腹胀等不适，右下腹可有压痛。粪便内混有黏液、脓血，呈果酱色，便量较多，有腐败腥臭味。急性期过后，症状迁延不愈，常有五更泻、胃功能失调等。病程后期常出现消瘦、衰弱、健忘、失眠等症状。

本例属湿热壅滞，下利脓血，时好时坏，每因饮食不节而诱发。治宜清化湿热，导滞理肠法。

**病例 2**　赵某，男，10 岁，学生。

病史：腹泻血样便，带少量脓，每日三四次，无里急后重，食欲尚佳，小便清长。

检查：体温正常，面色苍白，腹软，两侧微有压痛，不拒按，大便微红，有血及黏液。粪便镜检：红细胞满视野，有少量脓球。有阿米巴滋养体。脉弦数，舌红，苔黄腻。

辨证：湿热夹食，传导失常。

治法：清利湿热，理气导滞。

处方：白芍 30 克，生地榆 12 克，秦皮 12 克，白头翁 10 克，木香 10 克，槟榔 10 克，鸭胆子 10 枚（去皮，送服）。

连服 3 剂，便次减少，每日行 1～3 次，已无血色，仅有少量脓液，食欲好，自觉有力，腹软无压痛。脉弦虚，舌淡，苔薄白，是湿热清解，宜原方加减以资巩固。

处方：白芍 24 克，生山楂 12 克，白头翁 10 克，生地榆 8 克，木香 6 克，槟榔 6 克，甘草 6 克，鸭胆子 8 枚（去皮，送服）。

连服 3 剂，诸症消失，便血未作，饮食如常，痊愈。

【按】患者因湿热夹食，损伤胃肠，伤及阴络，利下赤白；伤及气分，利下脓液，气血两伤，赤白相壅而下。治以清利湿热，理气导滞法。

## 胃心痛（急性胰腺炎）5 例

**病例 1** 褚某，女，24 岁，工人。

病史：腹痛 2 周，恶心呕吐，不思饮食，心中烦乱，胃脘疼痛难忍，胸中胀闷异常，弓背屈膝，不能仰卧，大便燥结。

检查：体温 37.5℃，巩膜不黄，腹肌抵抗拒按，剑突下压痛明显。血白细胞 $10.05 \times 10^9$/L，血淀粉酶 1024 单位（温氏法，下同），尿淀粉酶 512 单位。脉弦细数，舌红苔黄腻。

辨证：肝郁气滞，胃失和降，湿热郁结，损伤脾阴。

治法：清解郁热，疏肝理气，活血止痛。

处方：金银花 15 克，连翘 15 克，白芍 15 克，重楼 15 克，木香 10 克，香附 10 克，乳香 10 克，没药 10 克，五灵脂 10 克，枳壳 10 克，栀子 10 克，桃仁 10 克，红花 10 克，黄连 10 克。

连服 2 剂，腹痛稍减，又觉背痛。闭经 4 个月，又复来潮，胃脘胀满不时隐痛。脉沉细数，舌红苔薄白。为肝气郁滞，脾不健运。宜补气降逆，清热理气止痛法治之。

处方：金银花 15 克，白芍 15 克，赭石 15 克，陈皮 10 克，连翘 10 克，半夏 10 克，川楝子 10 克，乳香 10 克，白术 10 克，厚朴 6 克，木香 6 克，高丽参 5 克，甘草 5 克。

上方加减服后食欲大增，腹痛消失，行路已无牵引痛，背能伸直。血白细胞降至 $5 \times 10^9$/L，血淀粉酶 32 单位，脉沉细有力。后以补气健脾，清化湿热，理气活血调理治愈。

【按】胰腺炎，临床分急性、慢性两种。急性胰腺炎为常见的急腹症，为湿热壅滞，血瘀气滞所引起的急性炎症。临床表现主要为上腹部剧烈疼痛，同时伴有恶心，呕吐，身冷热，黄疸，腹胀，便秘等。胰腺炎属于中医的"胃心痛""脾心痛"范畴，多因饮食不节、过食生冷、虫积、气滞而发病。治宜清热解毒，行血化郁，通络止痛为主。急性胰腺炎如治疗得法，用药得当，短期即可治愈。如治不及时或治疗失当，迁延日久，往往酿成慢性。慢性治法，因身体较弱，应以扶正为主，清热祛邪为辅，必须酌量轻重、久暂、邪正虚实情况定清化调补的原则，耐心调治自能痊愈，切不可妄肆攻伐，致伤脾胃，使脾胃虚损不易恢复。

本例平素湿热郁滞，肝气横逆犯胃，损伤脾阴，脾虚不运，气机不畅，而突发上腹痛、胸闷等症状。方中金银花、连翘、栀子、重楼清热解毒，黄连清热燥湿，川楝子、木香、香附、枳壳疏肝理气，解郁止痛。桃仁、红花、乳香、没药活血祛瘀止痛。白芍养阴柔肝止痛。待疼痛减轻或消失后，给高丽参、白术等补气健脾，以调理善后。

**病例2** 徐某，男，58岁，干部。

病史：因与别人口角，气怒未息，而骤进午餐，引起腹痛发作。初起腹部持续性疼痛，有时加剧，辗转床头，痛势难忍，痛剧时自觉胃气上逆，曾呕吐五六次，心中灼热，口渴不欲饮，面红颧赤，呼吸气促，手足逆冷，身热恶寒，腹痛拒按而腹壁紧急。

检查：体温39℃，血压140/90mmHg，肠蠕动减弱，轻度反跳痛与肌肉紧张。血白细胞$19.6 \times 10^9$/L，血清淀粉酶129单位，尿淀粉酶1024单位。

辨证：实热壅闭，气血壅滞。

治法：清热解毒，宣郁止痛。

处方：金银花24克，连翘15克，赤芍12克，牡丹皮12克，生大黄10克，金铃子10克，黄连10克，枳实10克，元胡10克，郁金10克，柴胡6克。

同时施用针灸疗法以止腹痛而回厥逆。针刺穴位：中脘、梁门、丰隆、足三里、阳陵泉。

次日腹痛已渐轻，四肢已不冷厥，仍大便秘结未行。脉弦数，舌红，苔黄糙。是壅滞未通行，实热尚未涤荡。宜于原方中加芒硝12克，以荡积滞而清实热。

1剂后，泄泻六七次，腹痛又减，胃脘舒畅，身不冷烧。后方去芒硝，仍按原方服食3剂，腹痛已不明显，知饥索食，唯腹泻仍五六次。脉弦虚而不数，舌苔薄黄，是壅滞已通，实热外宣，因而改用清热解毒、和胃宣滞法。

处方：金银花 15 克，生山药 12 克，牡丹皮 12 克，枳壳 10 克，连翘 10 克，青皮 10 克，桃仁 10 克，郁金 10 克，乳香 6 克，黄连 5 克，甘草 3 克。

连服 1 周，诸症消失，身体恢复，精神清健而愈。血淀粉酶 32 单位，尿淀粉酶 64 单位。

【按】腹部疼痛拒按，身发热而恶寒，面红颧赤，心中灼热是实热壅滞中焦，气血郁闭不行，故身发冷热，腹部剧痛。因盛怒之后气血壅逆乖和而遂进午餐，使受纳之食物不易消化，而留滞中焦与壅闭之气血相搏结，每致损伤脾胃酿成腹部疼痛之症。脾胃为承上启下之枢纽，若脾胃已伤则上下乖和，往往出现吐泻之症状。今身发寒热，心中灼热是实热壅闭中焦，不能外达之象，故身恶寒，四肢厥逆。脉现弦紧而数，弦紧为气血壅滞作痛之象，数为郁闭化热之征。宜清热解毒，宣郁止痛法治疗。

**病例 3**　屠某，女，28 岁，职员。

病史：腹痛已 2 月，时发时止，曾用西药疗效不明显，而转中医治疗。腹痛拒按，胸脘胀满，心中烦乱，恶心作呕，痛剧时辗转呼号，势不可忍，卧时弓背屈膝不敢伸腰。

检查：体温 37.6℃。腹肌紧张，剑突下有明显压痛，不见肠型。血白细胞 $12.25×10^9/L$，血淀粉酶 1 124 单位，尿淀粉酶 523 单位。脉弦细有力，舌红苔黄腻。

辨证：气血壅滞，损伤脾胃。

治法：行气血，宣瘀滞，和胃止痛。

处方：金银花 15 克，牡丹皮 15 克，当归 15 克，乌药 10 克，枳实 10 克，青皮 10 克，郁金 10 克，桃仁 10 克，红花 10 克，连翘 10 克，乳香 8 克，元胡 6 克，黄连 3 克，吴茱萸 3 克。

服药 2 剂，腹痛渐减，唯食欲不佳，消化迟钝，以前经闭 4 个月，服药后月经来潮。脉弦细而稍数，是郁滞化热，壅闭不开，仍宜宣滞开闭，清热化滞法。

处方：丹参 18 克，金银花 15 克，赤芍 15 克，连翘 12 克，乌药 10 克，元胡 10 克，青皮 10 克，红花 10 克，乳香 10 克，桃仁 10 克，三棱 10 克，神曲 10 克，木香 6 克，大黄 6 克。

此方根据脉症的变化略为加减，共服 8 剂。腹痛顿减，胸脘不胀，食欲大增，后以宣滞化瘀，健脾和胃之剂调理而愈，血白细胞 $5×10^9/L$，血淀粉酶 31 单位。

【按】患者脉弦细有力为肝气壅滞之脉，气滞则血瘀。肝气横逆，脾气不行，每至运化失职，食物停滞不行，壅滞之气血和食积相搏结，多损伤脾胃，而致腹部剧痛，故胸胀满。食滞化热，则心烦乱；食滞上壅则恶心作呕，皆由气血壅滞，食积停留，损伤脾胃所致。宜行血理气，宣瘀滞，和胃止痛法治疗。

**病例4** 洪某，男，45岁，干部。

病史：数日前因感冒身发冷烧，头痛，胃脘胀闷不适，经服银翘解毒丸热退，但腹部剧痛，尤以右上腹部疼痛较重，绕脐部持续绞痛、拒按，痛势时轻时重，重时痛势剧烈，坐卧不宁，同时身发冷烧，体温38.5℃，恶心作呕，大便燥结，两日未行，巩膜有轻度黄疸。脉滑数有力，右部尤甚，舌质红，苔黄腻。确诊为胰腺炎，服用西药无明显效果。血淀粉酶640单位。

辨证：湿热壅滞，气血瘀滞。

治法：清泄郁热，活血化瘀。

处方：金银花18克，连翘18克，重楼15克，赤芍15克，茵陈15克，黄芩12克，生栀子10克，黄连10克，生大黄10克，郁金10克，乳香10克，元胡10克，五灵脂10克，犀黄丸6克（送服）。

连服2剂，身热退，腹痛减轻，恶心不作，腹部仍有间歇性钝痛，脉滑数而软，舌质转淡。后以清热化瘀，活血止痛法治之。

处方：重楼15克，赤芍15克，牡丹皮12克，黄连10克，黄芩10克，郁金10克，乳香10克，川芎10克，五灵脂10克，香附10克，木香10克，生大黄8克，甘草6克，犀黄丸6克（送服）。

连服6剂，诸症豁然痊愈。

【按】腹部突然剧痛、拒按，舌质红，苔黄腻，伴有身发冷热，都属于热邪内陷脾胃，气血壅滞，闭塞不行。巩膜出现黄疸，为湿热壅滞脾土影响脾经畅行所致。治宜清泄郁热，活血化瘀止痛。

**病例5** 荣某，男，69岁，退休工人。

病史：腹部持续剧烈疼痛，间歇性加剧。痛前曾因生气，午饭时引起腹痛发作，呕吐6次，为所食之物，痛后大便1次不稀，小便正常，疼甚手足厥冷，心无烧灼感，口渴不欲饮。

检查：体温38.9℃，血压135/90mmHg，脉搏80次／分，急性病病，呻吟不止，辗转反侧，痛苦异常，面颧赤红，呼吸气粗，手足厥冷。腹部轻度凹陷，中上腹明显压痛，轻度反跳痛，腹肌紧张，肠蠕动音减弱。苔黄厚而糙，舌质红，脉弦紧。血白细胞$12.7 \times 10^9$/L，尿淀粉酶1024单位，血淀粉酶128单位。

辨证：湿热郁结，气血瘀滞。

治法：清热解毒，理气活血，化瘀止痛。

处方：金银花 24 克，连翘 15 克，白芍 15 克，金铃子 12 克，黄连 10 克，黄柏 10 克，元胡 10 克，枳实 10 克，乳香 10 克，重楼 10 克，犀黄丸 6 克（送服）。

服药 1 剂，并禁食、输液，针刺中脘、梁门、丰隆、足三里、阳陵泉。腹痛减轻，四肢温。但仍便秘，脉弦数，舌质红，苔黄厚而糙。宜清热解毒，理气活血止痛，软坚通便法治疗。

处方：金银花 24 克，连翘 15 克，芒硝 15 克，黄柏 10 克，元胡 10 克，大黄 10 克，乳香 10 克，没药 10 克，郁金 10 克，金铃子 6 克，黄连 6 克，木香 5 克。

服药后排便 7 次，腹痛明显减轻。继服 3 剂，症状又减，每日大便八九次。脉弦数，舌苔薄黄。

服药 3 剂后，因多日腹泻损伤脾胃，食少身倦，脉细无力，故以清热解毒，健脾和胃法治之。

处方：金银花 15 克，连翘 15 克，生薏苡仁 15 克，黄柏 15 克，蒲公英 15 克，白术 12 克，木香 10 克，乳香 10 克，黄连 10 克，银柴胡 6 克，甘草 3 克。

连服 3 剂，腹痛消失，食欲恢复，身觉有力。尿淀粉酶 64 单位，血淀粉酶 64 单位。

【按】急性胰腺炎多见心下烧灼痛，口渴不欲饮，苔黄厚而糙或腻，脉弦紧或弦数，为湿热阻于中焦所致，应给予清热解毒，苦寒通下。苦寒药不能早撤或过早温补，否则会致病情反复，此例即为明证。唯苔变薄白，腹痛完全消失，始可补气健脾。

患者面颧赤红，呼吸气粗，心下烧灼感，渴不欲饮，苔黄厚而糙，确为湿热阻滞于中焦，损伤脾气，不能敷布四肢，故手足厥冷。此为湿热郁结，气血瘀滞不畅，不通则痛，故脉象弦紧。

## 菜乌病（肠原性青紫症）1 例

**病例** 何某，女，41 岁，干部。

病史：患者吃过菠菜 2 小时后，突然心悸气短，呼吸急促，鼻煽，颜面及周身均现青紫色，口唇及指甲普遍出现紫绀，精神疲惫，嗜卧懒动，四肢厥冷，胃脘胀闷不适，有时恶心。脉弦滑有力，舌质淡红，苔黄腻。

辨证：湿热郁滞酿毒，伤及营血。

治法：清热解毒，活血化瘀。

处方：金银花 15 克，紫草根 12 克，丹参 12 克，连翘 10 克，栀子 10 克，黄连 10 克，木通 10 克，桃仁 10 克，红花 10 克，墨旱莲 10 克，板蓝根 6 克，甘草 6 克。

连服 2 剂，紫色大部消失，唯口唇和指甲微现紫绀，心悸气短亦不明显，略觉眩晕。是湿热已向外宣，而气机未通畅。于原方去墨旱莲、板蓝根，加和胃导滞之枳壳 10 克，青皮 10 克。连服 3 剂，青紫消退，心悸气短不作，诸症消失而愈。

【按】肠原性青紫症，又称高铁血红蛋白症。民间常称之为"菜乌病"或"乌鸦痧"。该病发生多因饮食不节或过食腐败性之菜类引起食物中毒，以菜类腐败后，分解出大量的亚硝酸盐被吸收入血，或直接吸入多量的亚硝酸盐类物质，使体内血红蛋白变为高铁血红蛋白，产生一系列相应的症状，出现周身青紫，心悸气短，四肢厥冷，呼吸困难等症，严重时可出现惊厥、高烧而致死亡。这种毒邪从中医角度来分析，即湿热酿毒，若不速为清化，使深陷血分之湿毒从小便排出，必至发生发热昏厥的危险。

本例患者平素健壮，食菠菜后突然周身青紫，胸闷不适，心悸气短，系饮食菜类物中含水分较多，如肠中积有郁热或菜类腐败不洁易与积和，化合而成湿热，湿热郁滞酿毒，故周身青紫；湿热郁滞于中则胸脘胀闷；气机不畅，则心悸气短，呼吸困难。脉弦滑有力，为食热郁滞之象，舌苔黄腻为湿热壅积之征。治宜清湿热宣湿毒，活血导滞法。

## 头痛 4 例

**病例 1** 许某，男，48 岁，干部。

病史：因工作劳碌，经常失眠，致阴虚阳亢，水不涵木，患高血压病已近 2 年。近期失眠较重，心烦热，头眩耳鸣，经常彻夜不寐，头眩晕胀痛，心烦，坐卧不安，心悸气短，胸闷，食欲不振，食少纳呆，血压增高。

检查：血压 210/120mmHg，脉左部弦滑有力重按稍软，而脉率不整，舌质红，苔黄腻。

辨证：肾阴虚损，肝阳上亢。

治法：清肝益阴，潜镇止痛。

处方：夏枯草 30 克，黄芩 30 克，青葙子 24 克，桑寄生 15 克，杜仲 15 克，地龙 15 克，生石膏 15 克，川芎 10 克，白芷 10 克，藁本 10 克，胆南星 10 克，羚羊角粉 1.2 克，琥珀 1 克，朱砂 0.6 克。后 3 味同研冲服。

连服 3 剂，夜能入睡，头不胀痛，眩晕减轻，心不烦热，头部清爽，血压下降为 170/100mmHg。脉弦数不整，舌淡红，苔薄黄。是肝热清解，肾阴未复，心气衰弱所致，宜清肝养阴、扶心安神法。

处方：夏枯草 24 克，黄芩 24 克，玉竹 24 克，钩藤 24 克，生石膏 15 克，何首乌 15 克，丹参 15 克，川芎 10 克，藁本 10 克，五味子 10 克，胆南星 10 克，甘草 6 克，人参 1.2 克，琥珀 1 克，朱砂 0.6 克，冰片 0.5 克。后 4 味同研冲服。

连服 5 剂，头痛未作，眩晕消失，心悸气短减轻，胸不堵闷。脉弦虚不整，是肝热清解，血压稳定。复拟育阴养心、活血安神之剂调理心脏。

【按】患者头涨痛刻不能忍，心悸气短，胸闷有压缩感，是肾阴虚损不能涵木，致肝阳上冲，血压升高，而使头眩病加剧，肝阳盛，则兴奋太过而潜敛不足，故心烦失眠。由于长期高血压影响，心阳受到损害，而现心悸气短胸闷，脉率不整等症。治宜清肝益阴、潜镇止头痛为主，俟血压下降，头不眩痛，再用益阴安神、养心活血法治疗，以恢复心阳。

**病例 2** 张某，男，32 岁，教员。

病史：近 1 年来，口中经常有大量唾涎，清淡无味，频频吐出，不能抑制，干呕，前额头痛，早晨 7～9 时尤甚，口燥舌干，大便时溏，小便正常。舌质淡红，苔薄白而干，唇淡无华，脉沉弦无力。

辨证：脾胃阳虚，寒浊上犯。

治法：降逆散寒，温中补虚。

处方：鲜生姜 24 克，党参 15 克，益智仁 12 克，吴茱萸 6 克，大枣 4 枚。

服药 5 剂后，吐涎沫已止，口干亦减，干呕已轻。现头痛加剧，又增腹满，每日大便 1 次，所下之物腥冷白黏杂有完谷，舌淡苔薄白，脉弦无力，此乃阴消阳伸之佳兆。阳气未复，阴霾渐消。土得温而寒湿却，故吐涎得愈。阴寒之浊气，下降肠间故增腹满，寒趋下焦，更加影响了胃气的下降，故头痛加剧。仍按上方加厚朴 10 克，大黄 6 克，因势利导，直驱秽浊。

又服 2 剂，大便泻下 2 次，诸症皆愈。

【按】根据患者脉症，是属厥阴之寒，上干于胃，则清涎冷沫随吐而出。脾之健运失职，胃之浊气不得下降，浊湿瘀于中焦，致清阳不得上升，治疗先以降逆散寒，继则下其污浊。厥阴之病，多阴盛郁阳，非吴茱萸之辛热，无以降阴气的上逆，非参、姜、枣之甘温，无以培中而去寒，辛甘合用又有化阳之妙。吴茱萸辛苦大热，直入厥阴，迅散而通阳，用以为君；人参味甘，大补元气，用以为臣；姜、枣温中散寒，益智仁温脾摄涎用以为佐。斯则阳升寒散，木土不害，诸症尽除。

**病例3** 韩某，男，41 岁，解放军。

病史：患失眠已 3 年，头眩心悸，心烦，精神不集中，健忘腰酸痛，身倦神疲，食少腹胀，曾经中西医治疗效果不明显。近 1 个月来头痛加剧，白天疼痛连绵不休，入夜则疼痛加剧，影响睡眠，日渐消瘦，食少神疲，脘满胸闷，心悸气短，血压偏低，脉弦细数，舌质淡红，苔薄黄。

辨证：肾阴虚损，收摄不固，潜敛失职。

治法：养阴益脑，潜镇虚阳，平息肝热。

处方：何首乌 24 克，元参 24 克，生地黄 24 克，钩藤 24 克，白芍 15 克，桑寄生 15 克，生石膏 12 克，磁石 12 克，五味子 10 克，川芎 10 克，白术 10 克，藁本 10 克，白芷 10 克，胆南星 10 克，甘草 6 克，人参 1.5 克，羚羊角 1.2 克，朱砂 1 克，琥珀 1 克。后 4 味同研冲服。

连服 2 剂，头痛减轻，夜能安睡，眩晕好转，食欲增加，精神爽适，身觉有力，脉象弦虚不数，是阴复阳潜之象。宜原方去石膏、白芷令其常服。4 周后睡眠安静，头痛未发，后将原方加量，配成丸剂，常服以巩固疗效。

【按】此系用脑过度，肾阴损伤，收摄不固，潜敛失职，致虚阳上泛，元神被扰，肾失蛰藏，故经常失眠，不能入睡。由于水不涵木，肝阳夹虚火上犯清空，故入夜头痛不能成寐。

**病例4** 刘某，男，73 岁，退休工人。

病史：2 个月来后颈部沉重，眩晕，头痛，时痛时止，腰酸痛无力，有时睡醒后手指发麻，食欲尚可，大便正常，小便频数，有高血压史。

检查：左、右寸关脉微数，右大于左，两尺无力，舌质两边有紫斑，苔薄白，血压 150/90mmHg。

辨证：肾阴不足，水不涵木，肝阳上冲。

治法：滋阴平肝，活血止痛。

处方：夏枯草 18 克，白薇 15 克，地龙 15 克，生石膏 12 克，川芎 10 克，藁本 10 克，白芷 10 克，赤芍 10 克，生地黄 10 克，当归 10 克，丹参 10 克，牛膝 10 克。

连服 5 剂，眩晕、头痛大有减轻，腰部仍酸痛，血压为 140/80mmHg。按原方加桑寄生 15 克，杜仲 15 克，磁石 12 克。

连服 3 剂，头不眩痛，血压下降，睡眠正常而愈。

【按】患者系高龄，两尺脉无力，腰部酸痛，是肾阴不足，水不涵木，肝阳上冲引起之头痛、眩晕。

### 头痛（神经衰弱）2例

**病例1** 韦某，男，46岁，教师。

病史：患者由于工作劳累，情绪紧张，精神抑郁，失眠已2年，每日仅睡二三小时，甚至辗转床头彻夜不眠。经常头晕目眩，头痛健忘，耳鸣，心烦，食欲不振。近半年来头痛加重。左部脉虚数，重按较有力，舌尖殷红。

辨证：肝肾阴虚，肝阳上泛。

治法：清肝育阴，潜镇安神。

处方：何首乌24克，钩藤18克，白蒺藜15克，桑寄生12克，生石膏12克，牡丹皮12克，藁本10克，栀子10克，白芷10克，胆南星10克，川芎10克，甘草6克，羚羊角1.2克，朱砂0.6克。后3味同研冲服。

连服3剂，头痛减轻，夜能入睡，精神清爽，食欲好转，舌转淡红，脉象虚数有力。是阴气渐复，肝热未净之象，仍以原方加减。

处方：何首乌24克，元参15克，钩藤15克，磁石12克，夏枯草10克，川芎10克，胆南星10克，白芷10克，藁本10克，清半夏10克，甘草6克，羚羊角粉1.2克，琥珀1克。后2味同研冲服。

连服2剂，头不痛，眩晕已减，夜能入睡，心不烦热，精神安静，食欲好转。脉弦虚，舌质淡。后以育阴安神、潜镇健脾法调理而愈。

【按】头痛常见于多种慢性疾病。头为"诸阳之会""精明之府"，五脏精华之血，六腑清阳之气，皆会于头部。本例系肝肾阴虚，水不涵木，肾失蛰藏，肝阳上泛而致头痛。肝与肾是相互滋养的关系。肝主疏泄条达，肝藏血，肾藏精。如肾精亏耗，肝血不足，都会出现肝肾阴虚的证候。相反，肝阳亢盛，不但能损伤肝血，且进一步能损伤肾精。因此在治疗上养肝滋肾配合协同。本例乃肾阴不足，肝失柔养而致肝阳亢盛，出现头痛症状，治宜育阴安神，清肝潜镇止痛。方中以何首乌滋补肝阴；钩藤、白蒺藜疏肝息风；牡丹皮清泄肝热；川芎、白芷、藁本祛风止痛；栀子、石膏清热泻火除烦；桑寄生滋补肾阴；琥珀、朱砂、羚羊角3味同用，养心镇惊、安神息风。待阴气渐复，肝热已清，诸症消失。

**病例2** 王某，男，42岁，干部。

病史：因工作劳累，经常彻夜不眠，每夜多时睡眠能达三四小时，渐至身倦神疲，腰酸腿疼，食欲不振，头部眩疼，3个月来未曾间断。痛剧时低头不敢启视，须服镇痛药方能缓解。记忆力减退，面色枯晦，心中烦热，午后两颧绯红，口燥少津。脉虚数无力，舌红少津。

辨证：肾阴虚损，虚阳上泛。

治法：养阴潜镇，安神止痛。

处方：石决明24克，白蒺藜15克，生地黄15克，生山药15克，茯神15克，龟甲15克，钩藤15克，生石膏12克，何首乌12克，磁石12克，紫河车10克，五味子10克，胆南星10克，藁本10克，白芷6克，吉林参4.5克（单煎兑服），琥珀1克，朱砂1克。后2味同研冲服。

连服4剂，头痛减轻，睡眠好，眩晕如故，眼能启视，脉仍虚数。是阴气渐复，虚阳渐敛。宜大剂养阴以潜镇虚阳。

处方：生地黄30克，何首乌24克，元参18克，生山药18克，沙苑子15克，紫贝齿15克，磁石15克，牡丹皮12克，白蒺藜12克，紫河车10克，五味子10克，白芷10克，藁本10克，川芎10克，吉林参6克（单煎兑服），羚羊角粉1.2克，琥珀1克。后2味同研冲服。

连服1周，头不眩痛，夜睡沉酣，每日能睡六七小时，精神恢复，身觉有力，食欲增加，脉弦虚不数，唯腰仍酸痛。于原方减白芷、川芎、藁本，加生杜仲15克，桑寄生15克，固肾以止腰痛。

连服1周，诸症消失。后以此方配成丸剂，经常服食以防复发。

【按】患者工作繁忙，经常失眠，日久则消耗真阴，扰动虚阳；虚阳上泛，扰动髓海，则发头部眩痛。人体之真阴，包括精髓、脊髓、脑髓。真阴的滋生，必须有安静的环境，方能生长滋育。《黄帝内经》谓"动以养阳""静以养阴"，真阴充足，则精神潜敛。虚阳不起，腰腿酸痛，精神不振，记忆力不集中，失眠，均为真阴虚损所造成。

## 眩晕4例

**病例1**　宋某，男，31岁，货售员。

病史：数日前，突发头晕，昏倒，不省人事，经某医院检查未发现任何病理现象，未予服药。现仍头晕，昏重，右手麻木，气倦懒言，神疲纳呆，心悸气短，自汗出，食欲不振，运化失常，胸闷，有时夜寐欠安，二便正常，面色苍白，手足逆冷。脉沉细而弱，舌质淡红，舌苔薄白。

辨证：气血两虚。

治法：补气养血。

处方：生黄芪 15 克，党参 15 克，当归 15 克，陈皮 12 克，远志 12 克，茯苓 12 克，炒枣仁 12 克，升麻 5 克，甘草 3 克。

连服 2 剂，头晕已减，余症同前。脉沉细而弱，舌尖红，苔薄白。以原方重用养血益阴之品，加生地黄 15 克，熟地黄 15 克，白薇 12 克，菊花 10 克。

连服 5 剂，头晕已减，睡眠亦安，但梦多，胃纳欠佳，胸闷气短尤甚。舌苔白稍腻。此乃湿阻中焦所致，故予燥湿健脾之平胃散治之。

处方：陈皮 12 克，厚朴 12 克，茯苓 12 克，苍术 10 克，半夏 10 克，砂仁 6 克，甘草 6 克。

连服 3 剂，胃纳转佳，脘腹胀满已愈，胸闷亦减，舌苔白腻已退。唯遗有头晕、心悸气短之症。因湿象已退，故仍按初诊之原加白薇 12 克，菊花 10 克，重用生黄芪 20 克，益气养血滋阴以观后效。

继服 3 剂，头晕顿减，精神振作，身力倍增，自汗出，心悸气短之症较前大减。脉沉细较前有力，舌质淡微红，苔薄白而润，手足已温。再以原方服用 2 剂而愈。嘱其注意善后调养，调饮食，慎起居，勿过劳，避风寒。

【按】此患者系气血双虚之头晕，多由脏腑亏损元气虚弱而致。血虚不能上奉，脑失其濡养，故头目眩晕。心主血脉，其华在面，气血不足则颜面苍白；肺气不足，皮毛不固，故气短自汗；气虚则血不畅行，循行不周，不能达于肢末，故见手指麻木，手足不温。气虚则体倦懒言，神疲纳呆。血虚则不能养心而心悸、夜寐不沉。气虚则血不荣于血脉，故舌质淡而脉细软无力。故以补中益气汤合归脾饮加减治之。

**病例 2** 周某，女，59 岁，工人。

病史：患者自 14 岁时起即感头痛，时轻时重，必服止痛剂方能止痛。近数年来头晕，头内发空，两腿酸而无力，失眠多梦，食少身倦，多愁善感，二便正常。脉弦有力，舌略红，根部有黄苔。

辨证：阴虚阳亢，肝阳上扰。

治法：养阴潜阳，平肝止眩。

处方：白蒺藜 24 克，生地黄 18 克，桑寄生 18 克，钩藤 18 克，生龙骨 15 克，生牡蛎 15 克，黄芩 15 克，磁石 15 克，白芍 15 克，菊花 12 克，胆南星 10 克，生栀子 10 克。

服药 2 剂后，头眩痛次数减少，时间缩短，腰腿已不感酸软，夜能入睡，食欲渐展，身觉有力，脉弦虚，舌略红，苔薄黄。是阴复热解，虚阳潜敛之象，宜原方加石决明 15 克，龟甲 15 克，五味子 10 克。

服药 2 剂，头不眩晕，头痛不作，唯口干、身倦、心烦、胁胀痛、脘闷。脉弦大左甚，舌红是肝气动火之象，宜养阴清肝、理气止眩。

处方：郁金 15 克，生龙骨 15 克，生地黄 12 克，牡丹皮 12 克，夏枯草 10 克，白芍 10 克，龙胆草 10 克，菊花 10 克，生磁石 10 克，黄芩 6 克。

连服 3 剂，症状消失而愈。

【按】此系体质素虚，而多愁善感，损伤其阴，致阴气不摄，阴虚阳亢，肝阳上扰，而为眩晕，治以养阴潜阳，平肝止眩法。

**病例 3**　苏某，女，39 岁，家庭妇女。

病史：两个月来因生气后而心悸气短，怔忡失眠，身倦无力，头晕目眩，站立不稳，常因生气后而犯此病，严重时伴有咳血。曾在某医院 X 线检查，肺部无异常，经医院治疗效果不显，脉弦有力，舌红苔薄黄。

辨证：肝气上冲。

治法：养阴平肝，镇逆安神止眩。

处方：生赭石 24 克，钩藤 24 克，郁金 12 克，夏枯草 12 克，生牡蛎 12 克，胆南星 12 克，牡丹皮 12 克，磁石 12 克，生栀子 10 克，菊花 10 克，柴胡 10 克，乌药 10 克，琥珀 1.5 克，朱砂 1 克。后 2 味同研冲服。

服药 2 剂后，眩晕基本消失，胸胁不觉胀痛，胃脘舒畅，食欲恢复，精神清爽，脉弦细，舌淡苔薄白。原方继服 2 剂，以资巩固。

【按】患者平素常好发怒，怒后出现气上冲、头晕、失眠、心悸气短等现象，严重时可呕血。怒者肝气上冲，过怒则伤肝，肝藏血，大怒则肝气横逆上冲，致使血随气上而不归经，因而呕血。久怒耗气伤血，心神浮越而眩晕。

**病例 4**　张某，男，37 岁，工人。

病史：头晕失眠，腰痛，四肢乏力，兼有头痛多梦，记忆力减退已 1 年。于昨日突然晕倒，约数分钟后渐复苏。饮食、二便正常。脉浮弦大无力，舌质嫩红，苔薄黄。

辨证：真阴不足，虚阳上越。

治法：滋阴潜阳，安神止眩。

处方：生地黄 15 克，麦冬 15 克，桑寄生 15 克，生龙骨 15 克，杜仲 15 克，肉苁蓉 15 克，茯苓 15 克，钩藤 5 克，白蒺藜 15 克，磁石 12 克，巴戟天 10 克，胆南星10克，人参1.5克（单煎），朱砂1克（冲）。

服药2剂，头晕、腰痛均减，夜能安睡，食欲好转，身觉有力，大便日一两次，溏稀。是脾虚胃弱，运化失常。宜健脾和胃，育阴潜镇法。

处方：何首乌15克，桑寄生15克，钩藤15克，巴戟天15克，生赭石12克，生山药12克，熟地黄10克，茯苓10克，白术10克，炙甘草10克，狗脊10克，胆南星10克，肉苁蓉6克。

连服5剂，头眩晕不作，食欲增加，大便日1次，精神清健，身觉有力，诸症基本消失，恢复工作。

【按】患者头晕、腰痛、四肢乏力、多梦是肝肾阴虚，失眠健忘是元神不足，是心肾虚损。脉浮弦大无力，为真阴虚，阴不维阳，虚阳上越之脉。舌质嫩红为阴虚有热，苔黄是内有虚热。脉症合参，为心肾之虚而致眩晕。

## 眩晕（耳性眩晕）1例

**病例** 姜某，男，50岁。

病史：患者初次发作眩晕，曾跌倒，10余日自愈。半年来时常发作，近1周眩晕，视物旋转感，恶心，呕吐，不能起立，不敢睁眼。脉弦滑，尺弱，舌红苔薄白腻。

辨证：阴虚肝热，湿热上冲。

治法：清肝化湿，养阴止眩。

处方：石决明24克，清半夏24克，滑石18克，茯苓15克，钩藤15克，磁石12克，知母10克，胆南星10克，葶苈子10克，白蒺藜10克，琥珀1克，朱砂1克。后2味同研冲服。

服药2剂后，能安睡不晕，原方再服3剂痊愈。

【按】眩，谓目视发黑；晕，谓头如旋转。眩晕即头眩眼黑，如坐船上，起则欲倒。引起眩晕的原因很多，概括为外感、内伤。此例为内伤。由于阴亏血少，阴亏则阳盛，血虚则生热。肝热系因阳亢，阳亢之本源于阴亏。阴亏而致肝热，湿热上冲，形成眩晕，治疗应清肝化湿，滋阴潜阳止眩。首先升脾降胃，用调理脾胃之剂，辅以茯苓使其利水渗湿，葶苈子、胆南星以行水利湿，使之升脾降胃，而致肝气平和，不致生热。肝恶燥喜润，燥易致肝火妄动，应用重镇药，如用朱砂、琥珀、磁石以镇肝木，引肝火下降，而息肝风，另石决明性能敛戢肝火，镇息肝风，以缓其上升之势；滑石清热兼能利湿，上能清肝热，下行可将余热排出，知母苦寒质柔有滋阴清热润燥作用。本病病因较多，必须注意辨证施治，才不致顾此失彼，影响疗效。

## 眩晕（高血压）4 例

**病例 1** 谭某，男，35 岁，干部。

病史：患神经衰弱 3 年，后因饮食不节，经常胃痛泛酸，食欲不好，消化迟钝。曾在某医院钡餐造影诊断为溃疡病，虽服中西药治疗，但胃病仍时轻时重，影响睡眠。后日益加重，心悸，气短，头晕，头痛。后因工作稍累昏眩仆于地，经急救回苏。后检查血压为 195/125mmHg。脉细数无力，舌尖红无苔。

辨证：肝肾阴虚，肝阳上亢。

治法：补益肝肾，潜阳镇逆。

处方：钩藤 30 克，沙苑蒺藜 30 克，生地黄 24 克，何首乌 24 克，石决明 24 克，桑寄生 18 克，杜仲 18 克，磁石 15 克，地龙 15 克，五味子 12 克，胆南星 10 克，人参 1.8 克，琥珀 1.5 克，朱砂 1 克。后 3 味同研冲服。

连服 3 剂，夜能安睡，头晕痛减轻，心悸气短不明显。唯胃脘满闷，有时作痛，食少纳呆，脉弦虚，右沉弦滑，舌尖红。是胃气郁滞，运化失职，肾阴虚损，交相发作。胃为资化之源，若胃气不展，徒用益阴潜阳之剂，无济于事，应先和胃理中气，俟中气健运，胃纳恢复，再大剂益阴潜镇方能奏效。故以健脾和胃，育阴安神法治之。

处方：地骨皮 30 克，生山药 24 克，紫贝齿 18 克，何首乌 15 克，磁石 15 克，地龙 12 克，木香 10 克，枳壳 10 克，胆南星 10 克，乳香 10 克，紫河车 10 克，白术 10 克，人参 1.5 克，琥珀 1.5 克，朱砂 1 克。后 3 味同研冲服。

连服 4 剂，胃脘胀满已减，疼痛不作，食欲增进，睡眠好，头痛减轻，脉弦虚。是阴气渐复，脾胃较前健运，血压 178/105mmHg。应以育阴潜镇安神法以降血压。

处方：地骨皮 30 克，夏枯草 24 克，钩藤 24 克，石决明 24 克，元参 24 克，杜仲 18 克，磁石 18 克，地龙 15 克，桑寄生 15 克，五味子 10 克，胆南星 10 克，人参 2 克，琥珀 1 克，朱砂 1 克。后 3 味同研冲服。

连服 4 剂，头晕痛消失。8 剂后血压下降至 160/100mmHg。连服 20 剂，血压恢复到 145/95mmHg。后以此方配成丸剂，调理巩固而愈。

【按】高血压病多属肝肾阴阳失调，其中以阴虚阳亢型较多见。病因多为精神情绪等因素，使肝阴伤耗，郁结化热，热冲于上而为肝阳上扰。肾水亏乏，不能养肝，亦即水不涵木而致阴虚阳亢。治宜育阴潜阳，平肝息风，使阴阳平衡。方中夏枯草、黄芩、草决明、钩藤、青葙子、茺蔚子、桑寄生、杜仲、桑白皮、槐花、生石膏、熊胆等平肝息风。石决明、紫贝齿、生龙骨、生牡蛎、赭石、生铁落、珍珠母等潜阳镇逆。墨旱莲、何首乌、生地黄、元参、地骨皮、五味子、沙苑蒺藜等育阴。黄芩与石决明、夏枯草同用，清肝热降压，佐以琥珀、朱砂镇心安神。配合精当，不难奏效。本病早期多为阴虚阳亢型，晚期多为阴阳两虚型。

本例患者失眠，心悸气短，头眩已有 3 年，心悸气短为心血虚，失眠心烦为肾阴虚损。人体生理"动以养阳，静以养阴"，也就是人体肾阴的恢复，必须有充足的睡眠。今失眠已久，肾阴不但不能恢复，反而更行消耗。肾阴主收摄，而司潜敛，如阴虚不能潜敛，则失眠、气短、心悸之症作矣。所以人体阴气越虚，则潜意识越妄动，甚至坐卧不宁。治疗宜大剂滋补真阴、潜阳安神。

**病例 2** 田某，女，42 岁，教师。

病史：患神经衰弱，经常失眠，头眩，心悸。后因工作紧张，连夜失眠，血压急剧上升。头眩晕，耳鸣，心悸，恶心脘满，心烦气短，食欲减退，有时彻夜不眠。血压 205/130mmHg。脉左弦细数，右虚数，舌红苔黄腻。

辨证：肝阳上亢，阴虚火旺。

治法：育阴潜阳，平肝泻火。

处方：钩藤 30 克，生地黄 24 克，青葙子 24 克，夏枯草 24 克，生赭石 24 克，白蒺藜 18 克，紫贝齿 18 克，杜仲 18 克，桑寄生 18 克，磁石 15 克，胆南星 10 克，琥珀 1 克，朱砂 1 克。后 2 味冲服。

连服 3 剂，1 剂后睡眠 6 小时，醒后精神好，头眩晕减轻 3 剂后烦热心悸均减，恶心胸胁胀满消失，食欲增进。脉弦虚不数，舌淡红，是阴气渐复，肝阳清敛，仍以前法治疗。

处方：钩藤 30 克，夏枯草 24 克，生赭石 24 克，黄芩 24 克，茺蔚子 24 克，桑寄生 24 克，元参 24 克，何首乌 15 克，地龙 15 克，胆南星 10 克，栀子 6 克，琥珀 1.5 克，朱砂 0.6 克。后 2 味冲服。

连服 4 剂，大便有时溏泻一两次，头不眩晕，夜能安睡，舌质转淡，苔不黄，食欲增加，血压降至 165/108mmHg。是肝热肃清，真阴尚未复原。宜原方减栀子、黄芩，加杜仲、牛膝、玉竹之类。连服 10 剂症状消失，血压 140/100mmHg。原方配成丸药，经常服用，巩固疗效。

【按】本例系肝肾阴阳失调。因肝肾阴虚，肝阳上亢，而致上盛下虚，出现头晕、耳鸣，心悸，心烦气短，脘满恶心，食欲减退，失眠等症状。脉左弦细数，右脉细数，系肾阴不足，阴虚阳亢。在治疗中以药物调节阴阳之平衡，阳盛者清肝阳，阴虚者益肾阴。阴虚则潜敛失职，阳亢则兴奋偏盛，最易引起失眠。故潜镇安神可用生赭石、磁石、朱砂、琥珀等，使患者易于入睡，此为治疗和稳定血压的有效方法。

**病例3** 孙某，男，53岁，农民。

病史：因工作劳碌，兼家事不遂，经常烦闷生气，发生头眩胀痛，心悸失眠，口苦咽干，心烦，两胁胀痛，血压235/118mmHg。脉左弦大，右脉亦弦硬鼓指，舌质红，苔薄白。

辨证：肝阳上亢，冲气上逆。

治法：清肝泄热，滋阴降逆。

处方：钩藤45克，夏枯草30克，生铁落30克，黄芩30克，石决明24克，桑寄生18克，龙齿18克，青葙子18克，磁石18克，地龙15克，胆南星10克，甘草6克，熊胆1.2克，朱砂1克，琥珀0.6克。后3味同研冲服。

连服2剂，大便溏泻3次，心不烦热，燥汗不出，头眩涨减轻，胸胁轻松。唯脉弦不减，舌红苔黄腻，是冲逆平息，而肝中郁热仍须疏解，应继以清肝潜镇，育阴安神之剂。

处方：夏枯草30克，钩藤30克，黄芩30克，青葙子24克，元参24克，生赭石24克，珍珠母24克，紫贝齿18克，桑寄生18克，地龙15克，胆南星10克，甘草6克，羚羊角1克，琥珀1克，朱砂1克。后3味同研冲服。

连服1周，头不眩晕，心烦，口苦，胸胁胀满消失，食欲恢复，夜能安睡。脉现弦虚，舌质转淡。是肝热疏解，而阳气未复，宜原方减清肝药量，加生地黄24克，杜仲15克。连续服用10剂后，血压已降至150/103mmHg。

【按】此患者头眩，口苦咽干，胸胁胀痛不适，心烦热，脉象左弦大，右弦硬鼓指。此属肝阳上亢，冲气上逆。

治疗应清除肝热，镇逆安神，以安神降压汤治之。夏枯草、生栀子、槐花以清肝热。磁石、生赭石、胆南星、钩藤、珍珠母镇逆以降压。失眠加琥珀、朱砂（冲服）以安神；大便燥结加芦荟、大黄、芒硝。待症状减轻，脉象沉敛，然后再以育阴潜镇法巩固疗效。

**病例4** 陆某，男，46岁，军人。

病史：患高血压已3年，经常头晕、头痛不能起立，心烦不能眠，饮食正常，体重增加，经治疗无明显效果。检查：血压210/120mmHg，脉象左弦大有力，尺脉弦虚不任重按，舌质红，苔黄腻。

辨证：肾阴虚损，肝阳上亢。

治法：清肝泄热，安神潜镇。

处方：生铁落45克，夏枯草30克，黄芩30克，钩藤30克，青葙子24克，生赭石24克，元参24克，生石膏24克，决明子24克，杜仲24克，桑寄生24克，地龙18克，胆南星10克，甘草6克，琥珀1克，朱砂1克。后2味冲服。

连服1周，头眩痛减轻，睡眠好，心不烦，脉弦大重按觉软，舌略淡，是肝热减轻，肝气舒畅，肝阳渐复而不上扰，肝火敛收而不上冲。血压降至180/105mmHg。宜原方加减。

处方：钩藤45克，夏枯草30克，黄芩30克，青葙子30克，元参30克，茺蔚子24克，磁石24克，珍珠母24克，桑寄生24克，炒杜仲18克，石决明18克，白术10克，胆南星6克，琥珀1.5克，朱砂1.5克。后2味冲服。

连服1周，头晕胀痛消失，夜能安睡，心不烦，身觉有力，脉弦虚数，舌淡红无苔。是肝热清解，肾阴犹虚，虚阳上泛，肾失潜敛，血压降至165/103mmHg。故仍宜清肝养阴，潜镇安神祛治之。

处方：夏枯草30克，钩藤30克，元参30克，紫贝齿30克，何首乌24克，杜仲24克，桑寄生24克，磁石24克，地龙24克，生赭石24克，白术10克，胆南星10克，甘草10克，琥珀1克，朱砂1克，熊胆1克。后3味同研冲服。

连服2周，无自觉症状，头觉清爽，自感有力，脉弦虚不数，舌尖红，无苔。血压165/100mmHg。嘱其保证睡眠，注意饮食，克服急躁情绪，保持精神恬淡，消除妄想，避免生活紧张，以增强抑制能力，防止肝胆冲动、血压上升。原方长期连续服用，以停药血压不上升为度，共服药100多剂，血压稳定在150/90mmHg，后未复发。

【按】阴虚阳亢致人体的阴阳失去平衡，使兴奋太过而抑制不及，则可形成高血压病。治疗的方法，须以药物调剂阴阳之平衡。阳盛者清之，阴虚者益之。清是清肝阳，益为益肾阴。肝阳盛，则助长兴奋，肾阴虚则抑制无力，都能使血压升高，而现高血压病。由于本病的类型不同，而选用的药物，亦因之而异。阴虚阳亢的，应养阴清热，清热降压药有清肝、清胃、清肺之不同。清肝降压药有夏枯草、青葙子、黄芩、槐花、熊胆之类；清胃降压药有寒水石、大黄、芦荟、清半夏、胆南星、地龙、生铁落、生龙齿、滑石、钩藤之类；清肺降压药有马兜铃、桑白皮、生石膏、寒水石等。甘温益阴降压药有桑寄生、炒杜仲、白蒺藜、草决明、茺蔚子、猪毛菜等；镇坠降压药有磁石、生赭石、生铁落、朱砂、寒水石等；潜敛降压药有石决明、生龙骨、生牡蛎、紫贝齿、玳瑁等；镇静降压药有胆南星、钩藤、天麻、白附子、川芎、琥珀、朱砂等，镇静可增加抑制能力，进而促使血压降低。

总之，治疗高血压病，要根据脉症的体现，辨证分型，针对病因结合症状而施治。肝阳上亢者以清肝为主而辅以潜镇，肺热者以清肺为主而辅以潜镇，阴虚阳亢者应养阴清热，佐以潜镇安神。因本病多阴虚阳亢，阴虚则潜敛失职，阳亢则兴奋偏盛，最易造成失眠之证候。潜镇安神，可促使入寐，为治疗高血压病的有效方法。本例系肝阳上燔，肾阴虚损，水不制火，肾气不摄，肝火妄动所致，故以清肝泄热，安神潜镇法治疗。

## 眩晕（脑压增高症）2 例

**病例 1** 吕某，女，38 岁，工人。

病史：近 2 年来因头眩晕，脚如踏棉，觉天地旋转，不能稳立，经各医院治疗效果不明显。经脑系科检查，确诊为脑压增高症。患者无身发热史，无冷热咳嗽，唯头部眩晕，有时胀痛，心烦热，恶心欲呕，食欲减退，多梦，夜寐欠安，健忘。脉弦虚数，左关有力，舌质红，苔黄腻。

辨证：肾阴虚损，肝阳上亢，水不涵木。

治法：养阴潜镇，清肝止眩。

处方：龟甲 30 克，夏枯草 24 克，元参 24 克，青葙子 24 克，生地黄 24 克，磁石 15 克，钩藤 15 克，白蒺藜 15 克，白术 12 克，玳瑁 12 克，胆南星 10 克，栀子 10 克，羚羊角粉 1.5 克，犀角 1 克，琥珀 1 克，朱砂 1 克。后 4 味同研冲服。

连服 5 剂，头觉轻松，夜能入睡，心不烦，但仍头眩晕。脉弦虚，左关弦大有力，舌红苔黄腻。是为肝阳上亢，胃热炽盛，肾失潜敛。宜重剂清肝镇逆，育阴潜阳法。

处方：生地黄 60 克，生铁落 60 克，龟甲 60 克，元参 30 克，夏枯草 30 克，钩藤 30 克，生石膏 24 克，黄芩 24 克，青葙子 24 克，磁石 24 克，胆南星 10 克，甘草 6 克，羚羊角 1.5 克，玳瑁 1.5 克，朱砂 1 克，琥珀 1 克。后 4 味同研冲服。

连服 1 周，头晕减轻，头觉轻爽，夜能安睡，食欲好转，身觉有力。脉弦虚略数，左关弦虚，力较软，舌淡红，苔薄白。是肝热清减，肾阴未复，虚阳上泛所致。宜育阴潜镇，清肝敛冲法。

处方：钩藤 45 克，龟甲 30 克，元参 30 克，生地黄 30 克，生赭石 30 克，白蒺藜 30 克，珍珠母 30 克，生山药 15 克，白术 10 克，清半夏 10 克，胆南星 10 克，玳瑁 1.5 克，犀角 1 克，朱砂 1 克，琥珀 1 克，熊胆 0.6 克。后 5 味同研冲服。

连服 5 剂，眩晕不作，头不痛，自觉清爽，能熟睡，饮食增加。脉弦虚数，舌淡无苔，是阴复热退，宜原方减犀角，继服 10 剂。

头眩晕不作，身健能食，精神清健。继服原方隔日 1 剂，共服 140 余剂，无任何症状，复至脑系科检查，谓脑压下降而愈。

【按】患者头部眩晕，站立不稳，脉虚数，左关尤甚，舌质红苔黄腻。是真阴不充无以维阳，而肝阳上亢，不得肾水之滋润，故头目眩晕。宜滋阴以维阳，清肝以泄热，养阴潜镇以止头眩。

**病例 2** 李某，男，48 岁，军人。

病史：1 年来经常头眩涨而痛，眩晕，甚至头重脚轻，不能起立，记忆力减退，身倦乏力，不时失眠，有时恶心。经检查确诊为脑压增高症。血压 120/80mmHg，颅内压 210mmH$_2$O，脉弦数虚大，舌红苔黄腻。

辨证：肾阴虚损，肝阳上亢。

治法：清肝镇逆，益阴潜敛。

处方：夏枯草 30 克，龟甲 30 克，磁石 24 克，生赭石 24 克，元参 24 克，青葙子 24 克，白蒺藜 24 克，桑寄 24 克，牡丹皮 12 克，玳瑁 10 克，甘草 6 克，广角 4.5 克，羚羊角粉 1.2 克，琥珀 1 克，朱砂 1 克，犀角 0.6 克。后 5 味同研冲服。

连服 1 周，头痛、头涨减轻，夜能入睡，食欲渐展，精神清健，唯眩晕。脉弦大而数之势渐缓，舌质稍淡。是肝热清减而肾阴未复，冲逆未降。宜清肝养阴镇冲逆法治之。

处方：夏枯草 30 克，黄芩 30 克，生赭石 30 克，元参 30 克，生龙齿 24 克，磁石 24 克，钩藤 24 克，石决明 24 克，白蒺藜 24 克，生地黄 24 克，龙胆草 18 克，胆南星 10 克，甘草 6 克，羚羊角粉 1.5 克，朱砂 1 克，琥珀 1 克，犀角 0.6 克。后 4 味同研冲服。

连服 10 剂，头不涨痛，眩晕减轻，夜能入睡，食欲好转，精神清爽。脉弦细沉敛，舌质淡。是热退阴复之象，后以养阴为主，清肝为辅，佐以潜镇法连服 50 余剂，诸症基本消失，恢复半日工作。半年后复查脑压正常，后随访未再复发。

【按】此系肝阳上亢，阴失潜敛，宜清肝镇逆，益阴潜敛法治之。方中以夏枯草、磁石、生赭石、广角、羚羊、犀角、朱砂、青葙子、白蒺藜、牡丹皮、玳瑁清肝镇逆，以龟甲、元参、桑寄生滋补肾阴。

## 心悸 1 例

**病例** 董某，女，22 岁，护士。

病史：心悸，气短，头晕，周身无力，时发时止已近 3 年。常自汗出，四肢冷，食欲不振，小便量多，腰腿酸软，面色苍白，精神委顿，语声低微无力。左脉浮，右脉沉，偶见脉结代，舌质淡苔薄白。

辨证：心脾两虚。

治法：益气养血。

处方：生地黄 15 克，当归 15 克，生龙骨 15 克，生牡蛎 15 克，党参 15 克，天冬 12 克，白芍 12 克，狗脊 12 克，阿胶 12 克，枸杞子 12 克，白术 10 克，桂枝 6 克，炙甘草 6 克，大枣 6 枚，生姜 3 片。

服药后，心悸、汗出、身冷、腰酸诸症顿减。因其气短、身乏，阳气少充，以原方桂枝再加 3 克，以通阳复脉。

服药 3 剂，诸症均减，气增面润。原方继服 3 剂以调善后，获取全功。

【按】此例心悸，乃由心血不足，气血两亏，心神失养而发，故治疗必以气血并补，阴阳兼顾，采用炙甘草汤加减。方中以炙甘草为主，合姜、枣温养胃气，以滋荣血之源；党参、桂枝、白术补气通阳；生地黄、阿胶、天冬、白芍、当归滋养阴血，生龙骨、生牡蛎、枸杞子、狗脊以滋养肝肾，潜其浮起之阳，阳得阴使，阴得阳守，气血充盈，脉复，悸止，他症随之而愈。

## 心悸（心肌炎）3 例

**病例 1** 于某，男，34 岁，干部。

病史：因周身关节疼痛，发热不退，心悸气短，经医院检查确诊为心肌炎，住院治疗。经过月余住院用西药治疗，发热退，关节疼痛减轻，唯心悸气短未见好转，胸闷有压迫感，不时发生隐痛，间有低烧，因而出院服中药治疗。其主要症状为胸部堵闷，心悸气短，胸部有时隐痛，动则尤甚，脘满食少纳呆，心烦热，时发低热，关节痛，阴雨天较重。脉沉弦滑不整，舌尖红苔黄腻。

辨证：湿热内蕴，损伤心脏。

治法：清热利湿，益气养心。

处方：生薏苡仁 24 克，玉竹 18 克，麦冬 18 克，金银花 15 克，寒水石 15 克，蚤休 15 克，防己 15 克，连翘 12 克，菖蒲 12 克，川芎 10 克，乳香 12 克，甘草 10 克，黄连8克，琥珀1.5克，人参1.2克，朱砂1克，冰片0.12克。后4味同研药汁送服。

连服5剂，烦热退，低热未作，心悸减，食欲渐展，脉弦滑略软，舌红略淡苔不黄，是湿热渐退。宜清化湿热，解毒养心法。

处方：玉竹24克，蚤休18克，麦冬18克，金银花12克，防己12克，滑石12克，川芎10克，蒲黄10克，乳香8克，黄连6克，甘草6克，人参1.2克，朱砂1克，琥珀1克，冰片0.1克。后4味同研药汁送服。

连服10剂，身热心烦未作，胸堵闷减轻，胸不痛，心悸气短不明显，脉弦虚略有不整，舌不红苔黄腻，是湿热宣散，心阴不足，宜以育阴养心为主辅以清湿热法。

处方：麦冬24克，玉竹18克，蚤休18克，元参15克，丹参12克，寒水石12克，五味子10克，川芎10克，菖蒲10克，防己10克，人参1.2克，朱砂1克，琥珀1克，冰片0.1克。后4味同研冲服。

以此方调理2周痊愈。

【按】心肌炎多由风湿热所引起，如风湿热低烧或高烧迁延不退，而现心悸气短胸闷，或隐痛，左脉细数不整，或弦数不齐，久之必波及心脏。故彻底治疗风湿热，是防治风湿性心脏病的有效措施。治疗风湿热以退热为主，使热退身凉。再根据病情，扶持心脏。心悸气短消失，胸不闷，心不隐痛，脉律整齐，身觉有力，方能停止服药。再经调养巩固，方能恢复工作。

**病例2** 辛某，男，18岁，学生。

病史：患风湿热近1年，经2次住院治疗无明显效果，近三四日身热不退，心悸，气短，胸闷，压胸时有压缩感和隐痛，周身关节酸痛。

检查：体温39℃，神疲，消瘦，大汗出，面色苍白，心律不齐。脉弦数不整，舌质红绛，有紫斑，苔黄腻。诊为心肌炎。

辨证：风湿内聚，深陷心脏。

治法：益气祛风，清热利湿。

处方：麦冬30克，玉竹30克，连翘24克，丹参24克，元参24克，生石膏24克，寒水石24克，菖蒲15克，山慈菇15克，蚤休15克，黄连10克，乳香10克，红芽大戟8克，人参2.4克，犀角0.6克，朱砂0.6克，冰片0.15克。后4味同研冲服。

连服3剂，身热略减，体温降至37.2℃，心悸气短减轻，胸不堵闷，略思饮食。脉仍弦数不整，舌稍淡，苔仍黄腻，是风湿外宣，毒热清化，心阴渐复之象。宜清热疏风，养心活血。

处方：蚤休 30 克，玉竹 30 克，女贞子 30 克，麦冬 24 克，丹参 24 克，寒水石 24 克，生石膏 18 克，防己 18 克，元参 15 克，黄连 10 克，苦参 10 克，栀子 10 克，红芽大戟 10 克，人参 1.8 克，朱砂 1 克，血竭 0.6 克，冰片 0.18 克。后 4 味同研冲服。

连服 5 剂，身热已退，食欲好转，精神清爽。唯觉心悸气短，胸闷，时有隐痛。脉弦虚不整，舌淡红无苔。是毒热清解，风湿宣散，唯心脏受毒热损伤须扶持。宜用清热解毒，疏风湿养心活血法治之。

处方：玉竹 30 克，元参 30 克，麦冬 30 克，女贞子 25 克，生石膏 18 克，丹参 18 克，防己 15 克，蚤休 15 克，连翘 15 克，寒水石 15 克，五味子 12 克，甘草 12 克，黄连 10 克，乳香 10 克，川芎 10 克，人参 2 克，琥珀 1 克，朱砂 1 克，冰片 0.15 克。后 4 味同研冲服。

连服 1 周，热退身凉。食欲增加，身觉有力，唯心悸气短不时发作。脉沉滑不整，是毒热未净，心气未复，故用清解养心法继续服药，以资巩固而防复发，六七周后症状消失而愈。

【按】本例心悸因风湿毒热偏盛，心阴不足，心阳虚衰，出现心悸气短，或胸闷。左脉细数不整，或右脉弦数不齐，故治疗应以退热为主。方中山慈菇清热解毒，红芽大戟清里化热解毒；蚤休凉血散瘀，清热解毒；连翘清热解毒；黄连清火除湿，化心脾湿热；玉竹滋养气血，平补而润，兼除风湿散热；菖蒲补心阳不足；寒水石、生石膏有清热凉血之功；元参滋阴清火；麦冬养阴退热强心复脉；丹参调理血脉。以人参、犀角、朱砂、冰片 4 味同研冲服，具有大补心气，安神养心，清热解毒作用，使之内能透骨搜风散邪，外可通经解毒。俟热退可重用益阴养心药，以期脉律恢复。

**病例 3** 陈某，女，24 岁，工人。

病史：产后 1 个月，近 10 日来低烧，咳嗽，心悸气短。2 日来加剧，伴盗汗自汗，烦躁不安，失眠。2 年前曾患肺结核、胸膜炎。

检查：发育中等，营养较差，咽微红，有奔马律，心率 160 次／分。胸部透视心脏稍向左扩大，右肺下部有液体平面，考虑胸腔积液。血沉 81 毫米/1 小时，100 毫米/2 小时。白细胞 $9 \times 10^9$/L，心电图示心肌损伤。脉细数，舌质红，苔薄黄。诊断为结核性心肌炎。

经西医治疗，症状一度好转。19 日后病情恶化，突然憋气，心悸气短，大汗淋漓，烦躁不安，恶风，嗜睡，神志恍惚。体温 39℃，心音微弱。脉弦细，似有似无，舌红无苔。

辨证：心阴虚损，心阳将脱。

治法：益气敛阴，养心固脱。

处方：麦冬30克，山茱萸24克，玉竹24克，白芍15克，丹参15克，五味子12克，人参10克，白术10克，川芎10克，阿胶10克，炙甘草10克，琥珀1克，朱砂1克，冰片0.18克。后3味同研冲服。

连服2剂，神志清楚，精神好转，心悸气短减轻，夜能安眠。脉虚数不整，舌红，是阴复阳长。继以原方加何首乌30克治之。

连服3剂，午后体温39℃左右，心悸好转，但仍有奔马律，为阴虚邪热复燃之象。以生脉散加功劳叶30克，地骨皮30克，百部24克，黄连7.5克，狼毒0.18克。

连服1周，体温一度下降，3日后又发热，是热邪未清，改用养阴抗痨、活血解毒法。

连服3剂，心悸消失，发热渐退，午后不热。而手足心热，咽干疼，为阴虚邪热未净之症。宜抗痨养心汤加减。

处方：功劳叶30克，女贞子30克，地骨皮30克，百部24克，生地黄24克，玉竹24克，丹参15克，五味子12克，川芎10克，甘草3克，狼毒1.8克。

经服药治疗1个月，已不觉心悸，奔马律消失。

【按】产后发热多因血虚，血虚不能养心，发为心悸；气阴两虚，出现盗汗自汗，烦躁，失眠等症。仿用生脉散益气敛阴固脱。白术补脾益气；白芍补血敛阴；玉竹养阴生津；川芎、丹参活血行气除烦安神；阿胶补血滋阴，用于阴虚血少虚烦失眠；山茱萸敛汗固脱，滋阴又补阳，对生脉散及其他养阴药有协同作用。琥珀、朱砂镇心安神，治疗惊悸失眠，烦躁不安。冰片配朱砂开窍醒神。先用补益之剂使气血双补、阴阳兼顾、气运血生。后因体温又升高为邪热复燃，加功劳叶、百部、黄连、狼毒清热解毒、泻火抗痨。热退又加生地黄、地骨皮、女贞子以清热滋阴凉血，使邪热除尽，正气得以恢复。

## 胸痹（冠心病）6例

**病例1** 关某，男，43岁，干部，

病史：素有高血压病史，有时自感胸闷气短，心悸失眠，左胸隐痛或刺痛，胸痛渐剧，发作时痛如刀刺、难忍，面色苍白，虚汗淋漓。脉虚数，不整，舌尖红，苔薄黄。心电图诊断为冠状动脉供血不全。

辨证：心阴虚损，心气衰微，血运不畅，心荣不足。

治法：益阴养心，活血通络止痛。

处方：麦冬 30 克，玉竹 24 克，何首乌 24 克，女贞子 24 克，钩藤 24 克，当归尾 18 克，五味子 15 克，甘草 15 克，川芎 10 克，五灵脂 10 克，蒲黄 10 克，胆南星 10 克。送服养心定痛散。

养心定痛散：乳香 1.5 克，人参 1.2 克，盔沉 1.2 克，朱砂 1 克，鹿茸 0.5 克，苏合香 0.15 克，麝香 0.12 克，冰片 0.12 克。上 8 味共为细面，药汁送服。

连服 3 剂后，夜能入寐，胸宽松畅，心悸气短减轻，精神清爽，食欲增加，左胸部由剧痛转为隐痛，脉虚数略有不整，是心气渐复，血运通畅之候。原方继服 1 周。因劳累胸部堵闷又作，呼吸不畅，连夜不能入睡，脉虚大，并有间歇。是心阴不足，虚阳妄动之象。以前方加麦冬 30 克，磁石 12 克，人参改为 3 克。连服 2 周，诸症消失，胸痛未作，胸觉舒畅，一般活动无心悸气短，脉象虚弱，律整。后以育阴养心，活血通络药配成丸剂常服，半年后恢复工作。

【按】本病发生，多因真阴损伤过甚，致元神调节功能障碍，机体阴阳平衡失调，代谢功能紊乱。人体之真阴，除涵育元神，调节阴阳外，尚能濡润血脉。如真阴耗伤，血脉不能濡润，则易导致动脉硬化。冠脉硬化后，血运不畅，使心脏滋养濡润来源不足，即可引致心痛、心悸、胸中痹闷，压迫感等。间或有由于血运不足，而脉见结代不整者。预后多较差，临床最宜注意。

中医治疗本病，首重病因病机，据患者临床表现及脉象，立方遣药。本病由于真阴损伤致心血供奉不足，属虚证。其中心悸气短，脉虚不整者，为心阴不足。心气虚损，不能维持自身之阴阳平衡，而心悸动；心气虚则气不足以息，血运过快，可致脉结代，或缓急不整。治宜育阴养心为主，以扶持自身固有功能，辅以活血通络安神之剂，以畅达血运，潜镇心阳，使心脏有补益修复机会。斟酌具体情况，有所侧重，务使立法用药息息与病情现症相适应。

**病例2** 吕某，男，40 岁，军人。

病史：1 周来心悸气短，头晕失眠，胸闷疼痛，站立不稳，自汗，不思饮食，某医院确诊为冠心病。

检查：脉弦虚数，3～5 至而间歇，脉力忽大忽小，不规则，舌质红，两侧有紫蓝色斑块。

辨证：心阴损伤，心血瘀阻。

治法：育阴养心，活血通脉。

处方：玉竹 30 克，麦冬 24 克，元参 24 克，钩藤 24 克，丹参 18 克，何首乌 15 克，甘草 15 克，川芎 10 克，桃仁 10 克，红花 10 克，乳香 10 克，人参 3 克，琥珀 1 克，血竭 1 克，朱砂 0.6 克，麝香 0.1 克。后 5 味同研冲服。

连服 5 剂，心悸气短好转，胸痛减轻，食欲好转，左胸仍堵闷，有压缩感，偶隐痛，手凉，自汗，脉细软不数，每 10 次仍有 1～2 次不整。是阴气渐复，心阳较弱。原方加黄芪、鹿茸以补心阳活血疏胸。

处方：玉竹 30 克，麦冬 30 克，黄芪 24 克，元参 24 克，何首乌 24 克，甘草 15 克，枳壳 12 克，川芎 10 克，乳香 10 克，蒲黄 10 克，沉香 6 克，人参 3 克，琥珀 1 克，血竭 1 克，鹿茸 0.6 克，朱砂 0.6 克，苏合香 0.12 克，麝香 0.12 克。后 7 味同研冲服。

连服 10 剂，心悸气短不显，胸闷隐痛消失，轻微活动无异常感觉，夜能安眠。脉数有力，20 至偶有间歇，舌淡红，紫蓝斑消退。继以下方治之。

处方：玉竹 30 克，何首乌 24 克，女贞子 18 克，丹参 18 克，元参 18 克，川芎 12 克，五味子 10 克，乳香 10 克，甘草 10 克，人参 1 克，血竭 1 克，朱砂 0.6 克，麝香 0.12 克。后 4 味同研冲服。

服 30 余剂，症状消失，脉弦数不整。活动亦不觉心悸气短。以此方配成丸药，经常服用以资巩固。半年后恢复工作，未再复发。

【按】本例由心阴损伤，心阳衰微所引起，治疗必须育阴扶阳，恢复心脏固有功能，使循环畅通，心脉得到充分血液濡润，症状自然缓解。方中用玉竹、元参、何首乌、麦冬大剂养阴药，丹参、川芎等活血化瘀药，以养阴生津，滋补气血，以补心阴不足。辅以活血化瘀剂，行血分之瘀滞，通行血脉。再加琥珀、朱砂、麝香等，通关开窍，养心安神，使心阴恢复。以黄芪、鹿茸益气养血，壮元阳，固表止汗，使心阴阳均得以恢复，诸症好转。

**病例 3**　吕某，男，39 岁，干部。

病史：患者心悸，气短，胸闷，左胸隐痛，已年余。心烦失眠，稍动心惕惕然，若不自持。某医院检查，眼底动脉硬化，心电图 ST 段下降，诊为冠心病。脉弦虚，3～5 至即现间歇，舌质红燥少津，边缘有瘀斑。

辨证：心阴虚损，心阳不振，气滞血瘀。

治法：育阴助阳，化瘀通络。

处方：玉竹 24 克，女贞子 24 克，何首乌 24 克，丹参 15 克，川芎 10 克，白术 10 克。胆南星 10 克，乳香 10 克，甘草 10 克，人参 1.8 克，朱砂 1 克，血竭 1 克，苏合香 0.3 克。后 4 味同研冲服。

连服 5 剂，夜能入睡，心悸气短减轻，胸闷痛好转。脉象调匀，脉细数，间

邢锡波医案集

歇脉 20 至现 1～2 次。左胸堵闷，肢冷自汗，是心阴渐复，心阳不振。宜养心扶阳，活血止痛法。

处方：麦冬 30 克，何首乌 24 克，丹参 24 克，玉竹 18 克，黄芪 18 克，甘草 15 克，川芎 12 克，蒲黄 10 克，木香 10 克，乳香 10 克，人参 2.4 克，血竭 1 克，苏合香 0.3 克。后 3 味同研冲服。

连服 1 周，胸满痛消失，心悸气短不显，夜能安寐，食欲增加，身觉有力，精神清爽，唯活动稍多，胸觉堵闷。脉虚数不等，舌尖红无苔。是心阳已振，心阴不足，宜用育阴养心活血法。

处方：女贞子 24 克，麦冬 24 克，玉竹 24 克，丹参 18 克，元参 15 克，何首乌 15 克，炙甘草 10 克，五味子 10 克，川芎 10 克，乳香 10 克，木香 10 克，人参 1.5 克，琥珀 1.5 克，朱砂 0.6 克，冰片 0.18 克。后 4 味同研冲服。

连服 2 周，诸症消失，身体健壮，脉 20 至仍有间歇。后改为丸剂服 3 个月，复查心电图运动试验阴性。嘱其不断服食中药，注意饮食、睡眠及情绪冲动和过力活动。后未复发。

【按】患者阴血不足，心阳不振，气滞血瘀，血瘀闭阻心络，故胸闷隐痛。方中以玉竹、女贞子、何首乌、五味子滋补心阴；人参、白术补气健脾，振奋心阳；血竭行瘀止痛，苏合香行气活血；甘草益气复脉，缓急止痛。本病治疗过程中，补阳后又显阴虚征象，又以滋阴药调节，逐渐使阴阳平衡。始终辅以川芎、丹参等以养血活血，使补而不滞，活血而不伤正气。

**病例 4** 吴某，男，50 岁，工人。

病史：素有神经衰弱，失眠，心悸气短。近因工作繁忙，食欲减少，眩晕疲惫，心悸气短加重，动则心感惕惕不安，左胸钝痛，有时剧痛，于工作中突然昏仆于地，急送医院抢救。经全面检查，诊断为冠状动脉供血不全。

检查：面色苍白，血压 90/70mmHg。脉沉细不整，乍疏乍数 3～5 不等，时现结代。舌质淡，边缘有齿痕，苔白腻。

辨证：真阴损伤，心阳耗损。

治法：育阴扶阳，养心活血，安神止痛。

处方：玉竹 30 克，何首乌 24 克，黄芪 24 克，丹参 24 克，五味子 12 克，甘草 12 克，川芎 10 克，炒白术 10 克，乳香 10 克，木香 10 克，人参 3 克，盔沉 1 克，朱砂 1 克，鹿茸 0.6 克，血竭 0.6 克，苏合香 0.3 克，麝香 0.12 克。后 7 味同研冲服。

连服 3 剂，心悸、气短、胸闷均减轻，夜能入寐，精神好转，身觉有力，食欲渐展。

唯胸钝痛变为隐痛。脉象细数不整，4～5至，仍有强弱不等、间歇不调现象。是心气未充，心血不畅之象，仍宜育阴补气、养心活血、通络止痛。

处方：黄芪30克，何首乌24克，丹参24克，玉竹24克，元参18克，甘草18克，五味子10克，川芎10克，人参2.4克，血竭1克，朱砂1克，鹿茸0.6克，麝香0.15克。后5味共研细面，药汁送服。另每日服养心定痛丹1次。同服下方。

乳香1.2克，盏沉香0.6克，郁金0.6克，荜茇0.3克，安息香0.3克，冰片0.12克。共为细面，早晚各送服1次。

连服7剂，心悸气短明显减轻，胸不睹闷，胸痛仍有时出现，但隐隐不显，心烦热，面潮红，血压升至105/75mmHg。脉象转浮弦虚，8～9至仍有早跳。舌尖红，干燥少津。是心阳已复，心阴未充，仍宜育真阴，养心活血安神。

处方：玉竹30克，何首乌24克，麦冬24克，丹参18克，元参15克，五味子12克，炒白术10克，乳香10克，甘草10克，阿胶6克，人参2克，血竭1克，琥珀1克，朱砂0.6克，冰片0.12克。后5味共研细面，药汁送服。

以此方为基础，根据脉症略有加减，连服月余，症状消失，精神清健，饮食正常，一般活动无心悸气短，胸闷不适之感。脉虚软，心律整，是心气恢复，心血充盛之象。遂改为膏剂，常服以资巩固。

处方：女贞子30克，何首乌30克，玉竹30克，丹参30克，麦冬30克，元参24克，五味子18克，川芎15克，乳香15克，甘草15克，人参15克。炼蜜收膏，收膏时调入鹿茸粉3克，朱砂6克，琥珀6克，盏沉1.5克，麝香0.6克，苏合香0.6克。调匀，每日早晚各1羹匙。服2个月后，身体健壮，心电图正常，恢复工作。

【按】此系疲劳过度，真阴损伤，工作繁忙，心阳耗损，更加血压过低，血运不畅，心失所荣而昏仆于地。

**病例5** 李某，男，45岁，干部。

病史：患头晕、头痛已四五年，心前区疼已有3个月。血压偏高，每遇过劳则头晕加剧，迁延多日未能及时治疗。近日来自觉心悸，气短，胸闷，时有隐痛或心前区刺疼，向左肩背放射，发作时不能转侧，大汗出。经检查诊断为冠心病心绞痛。

检查：发育及营养中等，血压180/110mmHg，心尖部可闻及收缩期杂音。血胆固醇250毫克%，心电图ST段下降。脉弦细数不整，舌质红，苔薄黄。

辨证：心阴不足，血运不畅。

治法：育阴养心，活血止痛。

处方：玉竹24克，麦冬24克，丹参24克，女贞子18克，钩藤18克，何首乌 15 克，川芎 10 克，胆南星 10 克，五味子 10 克，人参 2.4 克，琥珀 1.2 克，朱砂 1 克，苏合香 0.6 克，冰片 0.24 克。后 5 味同研冲服。

连服 3 剂，夜能安睡，心悸胸闷减轻，食欲稍好，身觉有力，唯胸痛不时发作。为心血不充，血运不畅所致，宜育阴养心、理气止痛法。

处方：麦冬 24 克，钩藤 24 克，丹参 15 克，玉竹 15 克，川芎 12 克，五味子 12 克，磁石 12 克，乳香 10 克，五灵脂 10 克，胆南星 10 克，人参 2.4 克，朱砂 1 克，苏合香 0.6 克，冰片 0.3 克。后 4 味共研细末，药汁送服。

连服 5 剂，睡眠好，胸疼不作，心悸气短消除，脉虚大不整，7～8 至方间歇，强弱不等。是心气渐复，心阴充盛之象。宜育阴养心活血法。

处方：何首乌 15 克，丹参 15 克，玉竹 15 克，柏子仁 15 克，川芎 10 克，乳香 10 克，五味子 10 克，桂枝 6 克，人参 3 克，冰片 0.3 克（冲）。

连服 2 周，症状消失，脉象间歇 20 至不现，而脉力大小调匀，间隔亦整齐。心电图马氏运动试验阴性。遂予配成丸药经常服用，以资巩固，并嘱其注意睡眠，安静休息，勿过劳累。

【按】患者有高血压史，血压经常维持在 180/110mmHg，脉弦细数不整，舌红，胸闷气短心悸，失眠，胸部有时隐痛，或剧痛，脉搏有间歇，脉力大小也不一致。系心阴不足，血运不畅，心失所养。心络系于左臂，心血不足，左臂麻痛。治以育阴养心，活血止痛法。

**病例6** 韦某，男，48 岁，工人。

病史：患者素有高血压病史，两个月前因工作冗忙，突然心前区痛，持续约 20 分钟，当时心悸、胸痛不敢呼吸，疼痛放射至左肩及左上臂，嗣后经常发作。经某医院治疗 20 余日，效果不显著，回家休养。近又疼痛加剧，每日发作数次，每次疼痛约 10 余分钟。

检查：血压 180/115mmHg，心律不齐，两次心电图检查，均以 R 波为主的导联 ST 段下降达 0.15 毫伏，T 波倒置。脉弦虚不整，舌质红，干燥少津。

辨证：肾阴不足，心气虚损，血运不畅。

治法：育阴养心，活血通痹。

处方：玉竹 24 克，麦冬 18g，丹参 15 克，女贞子 15 克，钩藤 15 克，川芎 10 克，五味子 10 克，乳香 10 克，五灵脂 10 克，木香 10 克，胆南星 10 克，人参 3 克，血竭 1 克，朱砂 1 克，苏合香 0.6 克，冰片 0.12 克。后 5 味同研药汁送服。

连服 3 剂，夜能安睡，心悸气短减轻，心前区痛显著减轻，胸闷轻松，身觉有力，脉象弦虚，强弱不整之脉不显。是心气渐复，肾阴恢复，血运通畅，仍宜育阴养心活血通痹法。

连服 5 剂，夜睡觉沉，心悸气短不作，胸闷和胸部压缩感消失，心前区疼痛基本消失，食欲增进，精神清爽，脉弦细不整和间歇脉偶尔出现，50 至仅有 3～4 次，脉律基本规则，舌淡无苔。是肾阴恢复，心气渐充之象。仍宜前法治疗。

处方：玉竹 24 克，何首乌 15 克，麦冬 15 克，丹参 15 克，五味子 12 克，桃仁 12 克，川芎 10 克，乳香 10 克，木香 10 克，蒲黄 10 克，血竭 6 克，人参 2 克，琥珀 1 克，朱砂 1 克，苏合香 0.6 克。后 4 味同研药汁送服。

连服 2 周，诸症消失，身体康健，精神清爽。心电图检查：ST 段正常，T 波亦不倒置。出院休养，将后方配成丸剂常服，注意睡眠，勿妄作劳，避免情绪冲动。

【按】患者心前区阵痛，向左肩臂放射，发作时，大汗淋漓，湿透衣衫，身倦无力，胸闷气短，前胸有压缩感，头眩失眠，心悸，脉弦虚不整，舌质红，干燥少津。系肾阴不足，肝阳偏盛，心气虚损，血运不畅，不能濡润心脏，而成心绞痛之证。


## 胸痹 2 例

**病例 1** 秦某，男，44 岁，干部。

病史：近 10 日来工作繁忙，心中烦闷，晚饭时食物稍急，饭后即觉胸闷不舒，两小时后突然胸部剧痛，疼势难忍，来院就诊。胸部剧痛，时轻时重，重时呼号叫嚷，哭闹不休，有时胸痛彻背，有时背痛彻胸，胸闷气短，坐卧不安，恶心作呕，吸气时病势加剧，痛剧时，大汗淋漓。曾用吗啡、阿托品、奴佛卡因等止痛药，均无明显效果。

检查：发育中等，表情痛苦，烦躁不安。心电图示窦性心动过速，不定型电位。胸部透视，心肺无异常。脉弦数有力，舌质红，苔薄白。

辨证：热饮相搏，胸气壅滞。

治法：疏胸气，涤痰，清热通痹。

处方：瓜蒌 30 克，丹参 18 克，黄芩 12 克，青皮 12 克，薤白 12 克，枳实 10 克，乳香 10 克，五灵脂 10 克，黄连 6 克，甘草 3 克。

连服 3 剂，当服第 2 剂时胸痛大减，胸亦不闷，夜能安然入寐。3 剂后，胸痛消失，不觉胸满气短，精神安静，食欲恢复，脉弦大而软。是胸阳已通，痰饮豁散，后以调胃理气，疏胸通阳法调理而愈。

【按】工作劳累不得休息则虚热上泛，心中烦躁。如热邪上泛，与胸中水饮相搏结，阻碍胸气敷布，多成胸痹证。胸气壅滞则痛，气体受阻，故胸满气短，坐卧不宁，热饮相搏，则脉弦数有力，舌红苔腻，故用疏胸气，涤痰，清热通痹法，胸痛很快消失而愈。

**病例 2** 王某，男，53 岁，干部。

病史：突然胸痛，痛而彻背，坐卧不安，辗转反侧，呼叫不休，气短，吸气胸痛加剧，大汗淋漓。

检查：发育营养中等，表情痛苦，烦躁而动，声音洪亮。心电图示窦性心动过速，不定型心电位。胸部透视，心肺无异常。脉弦缓尺弱，舌淡苔薄白。

辨证：心阳虚损，寒浊填胸。

治法：疏胸宣阳，理气止痛。

处方：玉竹 30 克，瓜蒌 15 克，丹参 15 克，木香 10 克，半夏 10 克，乳香 10 克，蒲黄 10 克，川芎 10 克，五灵脂 10 克，薤白 10 克，桂枝 10 克，沉香 6 克，神曲 6 克，血竭 1 克，苏合香 0.6 克，冰片 0.15 克。后 3 味同研冲服。

服药 3 剂，胸部疼痛减轻，胸觉松畅，脉象弦细，舌淡无苔是胸痹通畅，而胸阳不足。原方加人参 5 克（另煎兑服）。并加针刺足三里、百会。刺后疼痛缓解，夜能安睡，翌日疼痛消失，精神清健，饮食增加。以原方继续服用，后未复发。

【按】此种胸痹疼痛，脉弦缓尺弱，舌苔薄白，为心阳不振，浊气填胸，阳气不得外宣，痰浊壅滞，血运不畅，阻碍营养不得敷布。治宜豁痰涤饮，通阳扶心宣络止痛，俟痛止胸阳畅通，再以活血通络、扶阳强心以善后，心阳恢复则胸满痹痛不易复发。


## 怔忡、水肿（风心痛、心力衰竭）1 例

**病例** 薛某，女，53 岁，家庭妇女。

病史：患风湿性心脏病数年，心悸气短，头晕目眩，活动后症状加重。近 2 日来发热咳嗽，心悸喘促不能平卧。面唇青紫，呼吸困难，汗出，身肿而来急诊。

检查：神志昏惑，面唇及指端青紫。心尖部可听到三级双期杂音，两肺底湿性啰音，心律不齐，心率 128 次／分，体温 38.7℃，血压 95/65mmHg，下肢凹陷性水肿。脉右弦数，左细数不整。舌质红，苔黄腻。

辨证：心阴素虚，风热袭肺，气阴两伤，心气不敛。

治法：清肺平喘，养心固脱。

处方：玉竹 30 克，生石膏 24 克，麦冬 24 克，杏仁 12 克，地龙 12 克，川芎 10 克，川贝 10 克，麻黄 7.5 克，西洋参 7.5 克，朱砂 1 克，血竭 0.6 克，冰片 0.15 克，麝香 0.12 克，夹竹桃 0.06 克。后 5 味同研冲服。

连服 3 剂，热退，喘促平息，夜能安睡，食欲好转，脉虚数不整。是风热外宣，心阴未复。

处方：麦冬 24 克，玉竹 24 克，女贞子 24 克，元参 24 克，丹参 18 克，何首乌 18 克，甘草 15 克，瓜蒌仁 15 克，生石膏 12 克，地龙 12 克，黄芩 10 克，麻黄 7.5 克，人参 2.4 克，朱砂 1 克，冰片 0.18 克。后 3 味同研冲服。

连服 10 剂，心悸气短明显减轻，饮食、睡眠正常。但仍疲乏无力。脉虚软不整，舌质红燥少津。是邪退正虚，气阴俱亏。宜补气养阴生津。

处方：玉竹 30 克，麦冬 24 克，元参 15 克，何首乌 15 克，沙参 12 克，五味子 10 克，川芎 10 克，清半夏 6 克，甘草 6 克，人参 2.4 克，琥珀 1 克，冰片 0.15 克。后 3 味同研冲服。

连服 1 周，症状消失，身觉有力，精神清爽。后以此方配成丸剂继续服用，以资巩固。

【按】心脏病心力衰竭，属于"脱证""水肿"范围。由于外感热盛汗出伤阴，心阴受损，伤及心阳，平时心气素虚，又加劳倦而致心气失敛，肾阳衰微，阳虚水泛而水肿。治宜先清肺平喘养心。用玉竹、麦冬、女贞子等养阴生津；生石膏、黄芩清肺热；人参、夹竹桃补气强心；冰片、朱砂、麝香、琥珀镇心开窍醒神；瓜蒌仁、地龙清肺化痰平喘。热退后减清热剂，加养阴生津剂沙参、麦冬、五味子等，以补心阴之不足。川芎、桃仁等活血行气。始终以人参补益元气；麦冬、五味子化阴固阳，使元气得固，阴液内守，汗不外泄，则阳不外脱，症状得以消除。在治疗过程中不用利水剂，使心阳恢复，肾阳受到鼓舞，水气自除。

## 不寐（神经衰弱）3 例

**病例 1**　吕某，女，41 岁，家庭妇女。

病史：患失眠头痛已有年余。近因家事不遂，精神抑郁，经常彻夜不眠，心烦，心悸气短，身倦无力，头眩加重，甚则恶心欲呕，卧床不能起立。脉虚数不整，舌质偏红。

辨证：肾阴虚损，潜敛失司。

治法：滋阴补肾，潜镇安神。

处方：玉竹 30 克，何首乌 24 克，钩藤 18 克，麦冬 18 克，元参 18 克，女贞子 18 克，生山药 15 克，五味子 12 克，川芎 10 克，胆南星 10 克，白术 10 克，甘草 10 克，人参面 2.5 克（分 2 次冲服）。琥珀 1 克，朱砂 1 克，睡前冲服。

连服 2 剂，夜能入睡，心悸气短减轻，略食饮食，可以坐起。唯头眩心悸不敢下地，精神委靡，口不欲言。脉虚数，舌尖红，口燥少津。宜原方加重育阴养心之剂。

处方：人参 6 克（另煎先服），何首乌 30 克，玉竹 24 克，钩藤 24 克，生地黄 24 克，茯神 18 克，桑寄生 18 克，生龙齿 15 克，磁石 12 克，半夏 10 克，川芎 10 克，远志 10 克，胆南星 10 克，甘草 10 克，琥珀 1.2 克，朱砂 1 克，血竭 1 克，冰片 0.12 克。后 4 味同研冲服。

连服 4 剂，夜能熟睡，心悸气短减轻，食量增加，头已不眩，能下地活动，精神清健。后以此方略有加减，继服两周，并嘱注意饮食，避免情绪冲动，保证睡眠和休息，两周后恢复工作。

【按】人睡眠时，上焦阳气下降与下焦阴气会合，阳入于阴则寐。本例肾阴虚损，潜敛失司，心气衰微，而致阴阳失调，心肾不能相交，以致不寐。由于阳气浮越，脏腑之气有升无降，肾阴亏耗，心火亢盛而彻夜不眠。肾阴亏虚，心肝火盛而心烦不宁。脾失健运，而致饥不思食。生化之源不足，血少气衰，故身倦无力，卧床不起。方中元参滋阴降火，对肾阴不足，虚火上炎，有壮水滋肾之功效；女贞子、何首乌入肝、肾经，滋肾水，益肝阴，补肝肾，使真阴复而上交于头目；五味子、麦冬养心阴，安心神，滋阴血，使心火下降，肾水上升，使心肾相交；加人参为生脉饮，能入心生脉，补脉中元气；生山药健脾胃，补肾阴，益心气，温养肌肉，以解身倦无力；玉竹养阴润燥，滋养气血；白术补脾益气；钩藤清热平肝，镇痉息风；朱砂、琥珀通心安神，除心热；生龙齿有镇心安神、定魄养心气作用，也是除烦热的要药。以冰片发散心火，血竭兼补心包络、肝血之不足。扶正安神后重用育阴养心之药以资巩固。

**病例 2** 聂某，女，44 岁，干部。

病史：素有神经衰弱，近因感冒发汗较多，眩晕，失眠，精神恍惚，心悸气短，身倦神疲，纳呆。重则面色苍白，四肢厥冷，时觉气陷身麻，心悸不敢作声，历半小时方可缓解。

检查：头晕眩不敢动，面色苍白，精神委靡，汗出湿发浸背。脉虚大无力，两寸微弱，舌尖红，无苔。

辨证：肾阴虚衰，心阳欲脱。

治法：补气生津，回阳救脱。

处方：黄芪 30 克，玉竹 24 克，山茱萸 24 克，白蒺藜 24 克，生地黄 18 克，当归 15 克，何首乌 15 克，朱茯神 15 克，五味子 12 克，磁石 12 克，甘草 3 克，人参面 2.5 克，沉香面 1.5 克，琥珀 1 克。后 3 味同研冲服。

连服 3 剂，虚汗已敛，夜能安睡，心悸气短等症状好转，食欲增加，精神清爽，身觉有力。脉弦虚，舌尖红是心阳已复，真阴得充。宜原方减黄芪加胆南星、钩藤、桑寄生。连服 5 剂痊愈。

【按】此病多由思虑过度，情志不遂，精神抑郁等七情内伤致阴虚不敛，心阳涣散欲脱之证。

本例素有神经衰弱，肾阴虚损，近因感冒发汗过多，而致真阴再耗，而出现面色苍白，精神委靡，食欲呆滞，头眩失眠，汗出淋漓，心悸气短，脉虚大无力等胸阳涣散欲脱之症状。治疗急应补气生津回阳救脱。方中何首乌、山茱萸养阴生津，敛汗固脱；白蒺藜疏肝行气；磁石、沉香、甘草、琥珀、朱茯神、五味子镇肝降逆，安神敛汗；人参、生黄芪、甘草补气生津，升阳和中。后减黄芪加胆南星、钩藤、桑寄生祛风解痉、润筋通络治疗身麻而痊愈。

**病例 3** 陈某，男，33 岁，教师。

病史：患神经衰弱日久不愈。不寐多梦，不能安眠，微有动静，就易惊醒。时咳吐痰涎，头晕目眩，腹中雷鸣，矢气频作。舌质滑润，苔薄白稍腻，脉弦滑有力。

辨证：肺热脾虚，痰浊上扰。

治法：清金健脾，蠲痰安神。

处方：茯苓 15 克，半夏 15 克，竹茹 15 克，陈皮 12 克，生龙骨 12 克，枳实 10 克，胆南星 10 克，甘草 6 克，生姜 3 片。

连服 2 剂，自觉睡眠安定，不易惊醒，吐痰减少，时有肠鸣。脉弦滑，舌润而苔白。宗前方加白术、干姜，取其诸病水饮当以温药和之之义。

处方：茯苓 15 克，半夏 15 克，生龙骨 15 克，陈皮 12 克，竹茹 10 克，枳实 10 克，白术 10 克，胆南星 10 克，干姜 6 片，甘草 6 克。

连服 2 剂，后又原方连服 5 剂，已能安然入睡，痰少饮无，渐至诸症消失而愈。

【按】导致不寐的原因很多，而"胃不和则卧不安"。《张氏医通》："脉滑数有力不眠者，中有宿滞痰火，此为胃不和则卧不安。"脾为生痰之源，肺为储痰之器，虽然病为不寐，但其本则是痰与湿，痰湿交结，阻遏中焦气机失降。胃为后天之本，是气机阴阳升降之枢纽，枢纽不灵，清阳不能上举，浊阴上逆扰乱神明，故不寐易醒。在治疗中必须清金健脾，逐饮安神，才是治本之道。"诸病痰饮当以温药和之"，这是治饮的法则之一。在本方中加白术、干姜就有温化水饮的作用，而在豁痰逐饮的药物中加生龙骨以镇逆安神。因脾虚盛之人，肝木最易横侮脾土，肝胆虚火可上逆扰乱神明，用生龙骨镇纳虚火使其神清气和，精神乃治，不寐自愈。

## 中风（脑血管意外）11 例

**病例 1**　吕某，女，86 岁，家庭妇女。

病史：患者因年龄老迈，身体瘦弱，精神尚称矍铄，每日可扶杖缓步于庭，忽于 4 月 21 日头眩不能起立，右半身麻木不仁，经检查诊为脑出血。当即予以镇静药与降血压药，无明显效果，方改用中药。

检查：神志不清，血压 195/115mmHg，语言謇涩，右半身不仁。脉右弦细而数，左脉弦硬，舌绛而干，苔黄糙，唇有裂纹。

辨证：肝热上冲，阴失潜敛，肝风内动。

治法：清肝潜镇，通络启痹。

处方：黄芩 30 克，夏枯草 24 克，牛膝 24 克，生赭石 24 克，钩藤 24 克，生地黄 18 克，桑寄生 18 克，白蒺藜 18 克，元参 15 克，地龙 15 克，丹参 15 克，乳香 10 克，胆南星 10 克，桃仁 10 克，甘草 6 克。局方至宝丹 1 丸，苏合香 1 克送服。

连服 3 剂，神志清醒，头不眩晕，右肢亦渐活动，语言清楚，有时謇涩，肢体自觉麻木，血压 145/90mmHg。左脉时现结代不整，舌红。是肝热清解，心气不足。宜原方去苦寒清肝之品，加炙甘草汤，以养心复脉，加活络丹宣通经络而治麻痹。

处方：何首乌 30 克，麦冬 30 克，玉竹 24 克，生赭石 15 克，丹参 15 克，赤芍 15 克，地龙 15 克，川芎 10 克，乳香 10 克，桃仁 10 克，人参 6 克（单煎兑服），阿胶 6 克，炙甘草 6 克，安息香 1 克，朱砂 1 克，冰片 0.15 克。后 3 味同研冲服。

连服 5 剂，精神清健，食欲恢复，肢体灵活，麻木不显，能扶床活动，脉象弦虚，无结代脉，是邪祛正衰。后以原方加鸡血藤 15 克，苏合香 1 克，麝香 0.12 克。后 2 味冲服连续服用，以帮助肢体恢复。

【按】中风证，包括脑出血、脑血管痉挛、脑血栓形成、脑栓塞、蛛网膜下腔出血。以脑出血和脑血栓形成，在临床为多见。脑出血，在昏迷人事不省阶段，应以醒神为主，宜安宫牛黄丸、局方至宝丹或紫血散，酌情使用。迨神志清醒后，如果血压偏高，则须先用清肝育阴之药以降血压，使血压稳定在150/100mmHg左右，然后才用补气通络，活血振痿法。若脉弦大或弦数，舌红者，当佐以甘寒镇坠之品，黄芪温补升阳。治血压偏高者时，可用元参、天花粉等防其温；赭石、磁石之镇坠治其升，方不致有误。启痹药以安息香、苏合香、麝香较好。

本例患者系因肝热上冲，阴失潜敛，肝风内动，而成本病。宜清肝潜镇，通络启痹法治之。服药3剂后，血压突然下降，脉象结代，医生恐发生心肌梗死，并把病情告知家属，家中惊惶失措。根据临床体验老年病骤然恢复，脉现结代不整，是心气不足，为临床常见的现象。如病情恶化，其脉必现弦，或弦动搏指而心烦不安，胸满气促。今患者精神安静，气息调匀，神志清楚，是邪祛正复之象。

**病例2** 张某，男，41岁，售货员。

病史：平素孤僻任性，遇事稍有不乘心，便抑郁终日，因之血压增高，经常头眩心悸，胸满气短，血压多维持在180/110mmHg。因夫妇口角，气愤填胸，彻夜未眠，次日突然昏厥，人事不省，牙关紧闭，舌僵语涩，面色赤浊。脉弦数有力，舌质深红，苔黄腻。

辨证：热邪壅闭，蒙蔽清窍。

治法：清热豁痰，宣闭醒神。

处方：急以局方至宝丹2丸，用姜汁和竹沥水送下，以降压醒神，4小时灌1次，以神清为止。

连服2次，口中吐出大量黏痰，神志乃觉清醒，血压为200/120mmHg，后以清肝镇逆、豁痰活络醒神之剂服之。

处方：黄芩30声，青葙子30克，夏枯草24克，钩藤24克，磁石15克，胆南星10克，乳香10克，清半夏10克，天竺黄10克，甘草6克，羚羊角粉1.2克，琥珀1克，朱砂1克，安宫牛黄丸1丸。后4味同研冲服。

连服2剂，神志清醒而舌本强直，语言不清，精神迟钝，见人悲泣，左半身失灵不能转动，胸脘胀满，不思饮食，大便燥3日未行。脉弦硬，舌质红，苔黄燥，是神清而郁热未解，仍宜清肝潜镇通便法治疗。

处方：夏枯草30克，生铁落30克，黄芩24克，磁石15克，地龙15克，生大黄12克，枳壳12克，元明粉10克（冲），乳香10克，甘草6克，紫血散3克（冲服）。

连服2剂，大便泻2次，胸脘胀满好转，略思饮食，头眩减轻，血压下降至170/108mmHg，左侧肢体仍不能活动，脉弦虚，舌淡无苔。用补气活血，通络启痹法以促进肢体之恢复。

处方：黄芪24克，丹参24克，地龙15克，生赭石15克，乳香10克，没药10克，川芎10克，桃仁10克，蕲蛇6克，甘草6克，血竭1克，苏合香1克，安息香0.6克。后3味同研冲服。

连服2周，肢体已恢复大半，手足已能活动，唯麻木不能用力，能坐而不能立，后以此方为基础，加通络启痹之品。

处方：黄芪30克，丹参24克，牛膝24克，当归15克，赤芍15克，川芎10克，乳香10克，没药10克，蜈蚣3条，蕲蛇6克，甘草6克，制马钱子0.8克，安息香0.6克，苏合香0.6克。后3味同研冲服。

连服5剂，肢体恢复，步履接近正常，唯觉酸软无力，动作迟滞而不灵活，后以此方配成丸药，调理月余而愈。

【按】患者病发猝然，牙关紧闭，昏不识人，面赤色浊，舌赤，脉弦数，都属于热邪壅闭之候。凡人五志不适，扰动相火，怒气上冲，肝气上逆，都能使人发生昏厥。《黄帝内经》云："阳气者，大怒则形气绝，而血菀于上，使人薄厥。"意即人在大怒之后，冲激血气上逆，并走于上，则为大厥，厥则暴死，气返则生，不返则死。今患者抑郁多日，热已蕴蓄，又暴怒以动肝火，在血压素高之体，极易诱发溢血而成本病。

活血通络要根据具体情况选用药物，启痹药以苏合香、安息香、麝香、冰片效果较好，必要时制马钱子面也起到很好的效果，唯此药有毒，用量必须慎重。这些药有促进其肢体的恢复和帮助其振奋的作用。

**病例3** 杨某，女，71岁，家庭妇女。

病史：患者于11月8日晨起，其子呼唤未能回答，当以其睡眠未醒即上班，中午下班见其母语言迟涩不利，左半身软瘫。连服中药10余剂无效，故前来就诊。既往无头痛、头晕及口眼㖞斜病史。

检查：发育正常，营养中等，语言不利，左侧半身肢体瘫软，血压140/90mmHg。脉沉细无力，舌质淡，无苔。

辨证：气虚血滞，脉络闭阻。

治法：益气活血，通络启痹。

处方：黄芪30克，当归18克，地龙15克，川芎12克，秦艽12克，桃仁12克，牛膝12克，桂枝10克，威灵仙10克，红花10克，木瓜10克，乳香10克，蕲蛇6克，血竭1克，安息香0.6克。后2味冲服。

服药 4 剂后，肢体温和，手指及下肢可以伸展。脉弦细无力。治宜原方重加黄芪为 90 克，没药 10 克，苏合香 0.6 克（冲）。服 3 剂后，原方配丸剂服之。

服丸药后，病情大有好转，左手可握筷、摸耳，人扶可以站立，乃气虚血滞，筋脉失养所致。治宜前方加人参 3 克（冲）。

连服 2 周，病情逐日好转，手足伸展自如，并可扶物迈步行走，饮食正常，语言清楚。治宜前方配丸剂常服，以巩固疗效。4 个月后完全治愈，能下地行走。

【按】脉沉细为气虚；半身不仁，语言不利，血压不高，是气虚卫弱，风邪乘虚内犯，阻塞经络，滞涩血行。气虚血滞而成半身不仁、语言不利之类中风证。

**病例 4** 冯某，女，55 岁，工人。

病史：患者平素性刚喜怒，凡事稍不如意即终日抑郁，患高血压病已有 3 年，曾服中、西药治疗，时轻时重，突于 2 月 5 日夜间发现半身不遂，来院就诊。

检查：右半身不遂，转侧须人扶持，言语謇涩不清，口眼㖞斜，舌体僵直，神志尚属清醒，血压 195/115mmHg，脉沉弦，舌淡苔白腻。

辨证：气虚肝热，脉络瘀阻。

治法：益气清肝，活血通络。

处方：生黄芪 24 克，生赭石 18 克，当归 12 克，乳香 10 克，没药 10 克，丹参 10 克，赤芍 10 克，红花 10 克，桃仁 10 克，僵蚕 10 克，白附子 10 克，清半夏 10 克，郁金 10 克，天竺黄 10 克，菖蒲 10 克，活络丹 1 丸（送服）。

连服 3 剂，病情好转，语言清楚，肢体仍觉灵活。突于第 4 日晚烦躁不安，闭目不语，虚汗淋漓，左半身又不能转动。自诉前日因感风而身觉不适，口有黏涎，喉中痰鸣，胸闷气短。血压为 225/120mmHg，脉弦数，舌不能吐出。宜用开窍涤痰，清肝息风，通经活络之剂治之。

处方：桑枝 24 克，钩藤 24 克，赭石 15 克，竹沥 15 克，菖蒲 10 克，郁金 10 克，秦艽 10 克，天竺黄 10 克，夏枯草 10 克，僵蚕 10 克，姜汁 3 克（冲），羚羊角粉 1.5 克（冲）。送服局方至宝丹 1 丸。

连服 3 剂，神志清醒，口涎减少，喉无痰鸣，血压稍低为 185/110mmHg，唯肢体不仁，不能屈伸。脉象滑数。是肝火稍退，痰浊略清，而经络仍有壅闭。宜清肝涤痰，宣窍通络法治之。

处方：桑枝 24 克，赭石 24 克，牡丹皮 12 克，清半夏 10 克，天竺黄 10 克，郁金 10 克，桃仁 10 克，白附子 10 克，胆南星 6 克，红花 6 克，蕲蛇 5 克，羚羊角粉 1.5 克。送服局方至宝丹 1 克、活络丹半丸。

连服 5 剂，精神恢复，能自解大小便，肢体较前灵活，血压 165/90mmHg。是肺热已清，痰涎涤荡，而经络瘀闭犹未通畅，宜补气镇肝，化郁通络。

处方：生黄芪 24 克，生赭石 15 克，生山药 15 克，桃仁 12 克，牛膝 12 克，红花 10 克，郁金 10 克，炒白术 10 克，乳香 6 克，羚羊角粉 1.2 克（冲）。送服启痹振痿散 3 克，每日 1～2 次。

附启痹振痿散方：蕲蛇 0.6 克，制马钱子 1 克，血竭 0.6 克，蜈蚣 0.3 克，苏合香 0.3 克，安息香 0.3 克，麝香 0.15 克。共研细面，1 次冲服。

此方依据脉症略有加减，每日送服启痹振痿散 1 次，共服 8 周。四肢行动自如，身体恢复健康。

【按】由高血压引起的中风，属于中医学类中风之范围。原因为五志过极，造成机体生理的乖和。其治法一般以清热化痰、镇肝息风、补气活血、通经宣络为原则。今患者脉象沉弦，舌淡无苔，是无郁热可知，治以补气镇肝、活血通络法。

**病例 5** 谭某，女，72 岁，家庭妇女。

病史：头晕，左半身麻木已 1 年。近日加重，左侧上、下肢活动欠灵活，言语正常伴牙痛。从昨日起发现右下颌骨长一肿块 3 厘米×2 厘米大小，轻度压痛，咽干，二便正常。脉弦滑，舌红苔黄，中心红。

辨证：阴虚肝热，痰湿阻络。

治法：益阴清热，化痰活血通络。

处方：黄芩 24 克，夏枯草 18 克，蚤休 15 克，青葙子 15 克，生牡蛎 15 克，丝瓜络 15 克，桑枝 15 克，赤芍 15 克，生地黄 15 克，金银花 12 克，胆南星 10 克，半夏 10 克，乳香 10 克，穿山甲 6 克，安息香 1 克，血竭 1 克。后 2 味冲服。

服药 5 剂后，左半身麻木不仁已减轻，右下颌之肿物已显著缩小，无压痛，但仍有头晕。脉弦滑，舌中心光淡红少苔。为痰湿留滞之症已显著减轻，肝阳上亢所致之头晕仍不见好，且出现中心光淡红少苔之舌象。是肾阴虚损，肝热未清，水不涵木之象。宜重用滋阴清肝镇逆法。

处方：夏枯草 30 克，钩藤 24 克，麦冬 24 克，生地黄 20 克，黄芩 90 克，白芍 15 克，生牡蛎 15 克，生赭石 15 克，桑寄生 15 克，乳香 10 克，穿山甲 6 克，血竭 1 克，苏合香 0.6 克。后 2 味冲服。

连服 5 剂，右下颌骨之肿块已完全消失，头晕与左半身麻木亦基本痊愈，血压 160/85mmHg，嘱其原方长期服用。

【按】患者头晕，牙痛，脉弦滑为肝胆热盛；下颌肿块与左半身麻木不仁，乃痰湿阻于经络，血瘀气滞，通调失灵所致。舌有中心红，系因年迈高龄，阴液亏损，津液失润，总为真阴虚损，肝胆郁热，湿痰留滞经络，瘀滞之证。治宜清肝胆益阴，潜阳软坚，化痰活血通络法。

**病例6** 吕某，女，68岁，工人。

病史：患者于晨起即口不能张，左半身瘫痪，曾服中、西药1周，病情毫无进展。发病前无头部眩痛及头重脚轻等症状。

检查：左半身瘫痪不能活动，神志不清呈半昏迷状态，大声呼唤方知启目应声，口舌謇涩而不流涎，无口眼㖞斜、牙关紧闭现象。血压138/90mmHg。脉沉细无力，舌淡无苔，两侧呈淡蓝色。

辨证：气虚血滞，经络瘀阳。

治法：补气活血，宣络启痹。

处方：生黄芪45克，当归24克，赤芍12克，桃仁10克，川芎10克，红花10克，地龙10克，鸡血藤10克，牛膝10克，桂枝6克，秦艽6克，蕲蛇6克。送服活络丹1丸。

连服4剂，神志清醒，能答复简单语言，然舌体僵直，吐字不清，肢体稍为灵活，能作屈伸活动。然转侧须人扶持，饮食不能自理，脉象仍弦细无力。

处方：生黄芪60克，当归24克，鸡血藤24克，赤芍11克，牡丹皮12克，川芎10克，三棱10克，红花10克，土鳖虫10克，蕲蛇6克，乳香6克，桂枝6克。送服活络丹1丸。

连服1周，病情明显好转，肢体灵活，活动自如，语言较为清楚，食欲渐展。唯肢体无力，站立须人扶持，脉象较前有力。继以此方加减又服2周，诸症消失，身体恢复。后配成丸剂调理。

【按】患中风后脉象沉细无力，沉为病势在里，细而无力为气血两虚。病前无头部眩痛是无肝热上冲之症状。舌淡无苔为肝胃无热，两侧淡蓝为血行瘀滞。病在睡眠后发作往往与气虚血滞有关。人当睡后气血循环迟缓，如再气血不畅，往往使经络瘀滞，发生半身不仁之半枯症。

**病例7** 孟某，女，52岁，家庭妇女。

病史：患者于1月开始患高血压，血压220/110mmHg，曾服中、西药治疗。3月6日夜间突患左半身不遂，言语不清，当时无昏迷现象。服再造丸及针刺治疗，一般情况改善，住院进一步治疗。

检查：血压180/90mmHg，口向右侧偏斜，舌向左歪。心肺无异常，肝脾未触及，左侧肢体活动欠灵活。脉沉弦，苔薄白。

辨证：肝阳上冲，脑海失养。

治法：清肝潜阳，补气养血，活血通络。

处方：夏枯草 24 克，黄芩 24 克，钩藤 24 克，黄芪 18 克，生赭石 18 克，丹参 15 克，地龙 15 克，桑寄生 15 克，乳香 10 克，川芎 10 克，白附子 10 克，胆南星 10 克，血竭 1 克，安息香 0.6 克。后 2 味同研冲服。

服药后一般情况较好，语言清楚，能下地自由活动。突然晨 3 时许，患者烦躁不安，不语自汗，左半身不遂，神志清醒，口有涎痰，喉中痰鸣，呼吸有浊声，血压 230/120mmHg，两侧瞳孔等大，对光反射存在，脉弦数，舌红苔黄。此乃肝阳上逆，风热上冲，致血压突升，使脑海不能适应而痉挛，因神清知非脑出血。治宜镇肝息风，潜阳缓痉，通络启痹。

处方：夏枯草 30 克，白芍 30 克，黄芩 24 克，钩藤 24 克，桑枝 15 克，丹参 15 克，鸡血藤 15 克，茯神 15 克，乳香 10 克，郁金 10 克，僵蚕 6 克，蕲蛇 6 克，姜汁 1.5 克，羚羊角 1 克，苏合香 0.6 克。后 2 味研末同姜汁冲服。

服药 2 剂，病情稳定，能语，左半身能活动，神志清楚。唯半身呆滞不仁，知饥思食，血压 160/90mmHg，脉弦细，舌淡红无苔。是肝热清解，气虚络闭。治宜补气活血，通络启痹法。

处方：黄芪 24 克，元参 24 克，地龙 15 克，生赭石 15 克，丹参 12 克，乳香 10 克，桃仁 10 克，川芎 10 克，胆南星 10 克，蕲蛇 6 克，蜈蚣 2 条，血竭 1 克，苏合香 0.6 克，麝香 0.15 克。后 3 味同研冲服。

服药后自己能下地活动，语言清楚，饮食正常。脉弦虚，舌不红。继服原方帮助恢复。

【按】脑痉挛亦因血压较高，脑血管受高压之冲击，不能耐受，失却正常生理功能而痉挛，致神志昏惑，肢体一侧失灵，而现麻木不仁，然为时较短，半瘫不甚，经服药，可逐渐缓解，恢复正常状态。治疗措施，亦宜降血压为主，同时伴以缓痉息风之剂。如蕲蛇、蜈蚣、白芍、炙甘草之类。俟血压下降，痉挛缓解，再用补气活血通络启痿之法。

**病例 8** 李某，男，63 岁，工人。

病史：素有高血压约 7 年之久，一般血压 190/110mmHg。因情绪冲动，忽然昏仆于地，头眩痛，恶心作呕，神志模糊，不能起立。历半小时许，经家人扶持，架至床上，已现半身不仁，两目失明，对面站立不见人影，后经家人背负就诊。

检查:血压仍高,为178/110mmHg,神志尚清,左半身不仁,搀扶尚能活动,两目失明。脉左弦滑有力,右弦虚,舌质红苔黄腻。

辨证:阴虚阳亢,脉络失养。

治法:育阴潜阳,舒痉挛,通经络。

处方:青葙子30克,元参30克,夏枯草24克,白芍24克,茺蔚子24克,磁石18克,川芎10克,胆南星10克,五味子10克,蕲蛇6克,琥珀1.2克,朱砂1克,安息香0.6克。后3味同研冲服。

连服3剂,夜能入睡,血压下降,身觉灵活,目力恢复,能下地活动。脉左弦虚数,右脉弦数,舌质淡红,苔仍黄腻。是肝阴略复,肝热清降之象。仍须用清肝养阴降血压,缓痉通络明目法。

处方:青葙子24克,夏枯草18克,白蒺藜15克,谷精草15克,元参15克,磁石15克,白芍15克,川芎10克,地龙10克,蕲蛇6克,琥珀1克,朱砂1克,安息香0.6克。后3味冲服。

连服3剂,血压下降至160/90mmHg,精神清爽,左半身灵活,两目视力恢复,行动自如,食欲恢复,症状消失,恢复正常。嘱其安心静养,勿动肝气,以免复发。

【按】据脉参证为血压过高,因情绪冲动,冲激血压上升,脑血管受过高的血压冲激,无法耐受,而发生一时的痉挛,使神经调节发生障碍,致两目失明,左半身不仁。宜清肝育阴潜阳,舒痉挛,通络法治疗。

**病例9** 傅某,男,67岁,工人。

病史:患高血压已3年,最高达190/110mmHg,素日无明显症状。于6月11日晨起不慎跌倒,当时神志清楚,自己扶墙壁走回屋内卧于床上,随后自觉头痛,待家属发现时觉其言语不清,左侧肢体活动受限,不能站立,即送某医院神经科就诊,医生考虑为高血压及脑血管意外,经口服复方降压片、抗栓丸,肌注川芎嗪、静点甘露醇,病情稳定,血压下降至120/80mmHg。于6月14日又因头痛加重,神志昏惑,由家属抬入中医病房。

检查:血压174/100mmHg,体温38.5℃,神志昏惑呈嗜睡状态,头痛项强,语言不清,对光反射不灵活,口角无明显㖞斜,左上肢握力减弱,左下肢活动受限,二便失禁,舌质暗红,苔黄腻,脉弦滑(拒绝腰穿)。

辨证:阴虚阳亢,热迫血行。

治法:养阴潜阳,清热止血。

处方:生石膏30克,元参20克,桑寄生20克,生龙骨20克,生牡蛎20克,钩藤 20 克，茜草 15 克，夏枯草 15 克，葛根 15 克，蒲黄 10 克，胆南星 10 克，小蓟 10 克，菊花 10 克，地龙 6 克，羚羊角 1.5 克，琥珀 1.5 克，朱砂 1.5 克。后 3 味同研冲服。

连服 6 剂，体温正常，血压 160/90mmHg，神志清楚，左上肢活动恢复较好，左下肢可屈曲，但动作较迟缓，触觉、痛觉迟钝，颈项轻度强直，右侧头痛，舌红苔薄白腻，脉弦滑。此为阴虚阳亢，脉络失养，治以养阴潜阳，养血通络法。

处方：桑寄生 20 克，夏枯草 15 克，葛根 15 克，木瓜 15 克，伸筋草 15 克，当归 15 克，牛膝 15 克，生黄芪 12 克，生杜仲 12 克，地龙 6 克。

连服 10 剂，病情好转，神志清楚，语言流利，血压稳定在 50/90mmHg 左右，左侧肢体活动有明显进步，病情稳定，可不扶拐杖行走。出院继服中药，并配合功能锻炼。

【按】根据临床观察，此例患者为蛛网膜下腔出血所致。本证病因繁杂，综合历代文献之论述，不外气机不畅，血行阻滞，肾阴虚损，自身抗病功能降低等。发病前，常见单侧头痛、眩晕等症，多以劳累过度，用力过猛或情绪波动为诱因，起病急猝，有剧烈头痛、呕吐、继而昏迷，甚至二便失禁，谵言妄语，沉睡不醒，抽搐，半身麻木或不仁。发热者脉多弦大或弦数舌红苔垢，身不热脉弦细或弦滑，舌淡蓝暗紫色。治以清脑醒神，息风镇痉法。服药后待其神志清醒，仅见半身麻木不仁时，宜改用补气活血，通络开痹法治之。用补气药时，必须脉现弦细或细弱无力，舌淡无苔，无热象者可用。若脉弦数或虚数者，用黄芪时，必佐甘寒品以调济之。如元参、天花粉之类，务使药之性味与脉症、舌象完全适应，才能收到满意效果。

**病例 10** 邹某，男，45 岁，干部。

病史：素无高血压史，平常无头晕、头眩痛症状。忽于 5 月 3 日头剧痛，意识模糊，记忆力不好，肢体感觉异常疲惫无力，渐至左侧肢体动作不仁。急送附近医院检查：脑脊液无明显改变，确诊为脑血栓。脉弦劲有力，舌红有紫斑，苔黄腻。

辨证：瘀血阻滞，脉络闭阻。

治法：活血化瘀，通络启痿。

处方：桃仁 24 克，赤芍 15 克，生水蛭 12 克，三棱 12 克，川芎 12 克，牡丹皮 12 克，䗪虫 10 克，乳香 10 克，炒白术 10 克，血竭 10 克，虻虫 6 克，甘草 6 克，安息香 0.6 克，麝香 0.6 克。后 2 味冲服。送服局方至宝丹 1 丸。

连服 2 剂，神志清醒，腿觉灵活，头已不痛，舌仍红，紫斑稍退，脉弦劲有力，是瘀血未行。仍宜活血化瘀，醒神启痿法治疗。

处方:丹参15克,桃仁15克,牛膝15克,三棱12克,生水蛭10克,䗪虫10克,莪术10克,白术10克,乳香10克,血竭6克,苏合香0.6克,麝香0.3克。后2味白水送服或汤汁送服。送服安宫牛黄丸1丸。

连服5剂,神志清醒,左腿屈伸灵活,唯左臂不能活动,饮食增加,身觉有力。脉弦虚,舌质淡红,紫斑消退,是瘀滞渐通,而左臂仍属不仁。宜改用补气振痿、通络化瘀法。

处方:生黄芪24克,当归15克,桃仁15克,川芎12克,丹参12克,木香12克,乳香10克,三棱10克,生水蛭10克,䗪虫10克,血竭6克,苏合香1克,琥珀1克,麝香0.3克。后3味同研冲服。

连服1周,人搀扶能下地活动,身觉有力,但左臂仍麻痹不仁,手指能活动,左臂上端仍笨重不举,饮食正常。

上方连服三四周,下肢活动正常,仅剩左上肢不能活动,嘱其回家休养。

【按】脑栓塞病,血压不高,发病急促,平素无高血压史。初起头痛、眩晕,有时神志昏惑,意识丧失,半身瘫痪。治宜醒神清志,以恢复神志,再用活血化瘀、通络启痿法以恢复肢体。通过临床体验,脑出血如治疗及时,用药适当,大部分能恢复正常。脑栓塞下肢易恢复,上肢多留有后遗症,成为残疾。

**病例11** 郝某,男,58岁,干部。

病史:患者素有头痛史,1个月前觉右臂麻木,不甚注意,后日益加重。后突然口眼㖞斜,神志模糊,语言謇涩,半身不遂。

检查:血压150/90mmHg,神志清楚,口眼㖞斜,右半身不遂。眼底视网膜动脉硬化,脑脊液正常,诊断为脑血栓形成。脉弦细涩,舌淡红,苔白滑。

辨证:气虚血滞,瘀阻经络。

治法:补气活血,化瘀通络。

处方:生黄芪30克,丹参24克,桃仁15克,红花15克,地龙12克,三棱12克,川芎10克,乳香10克,木香10克,生水蛭10克。血竭6克。

外用马钱子面敷脸患侧。

连服3剂,语言清楚,右臂灵活,身觉有力,神志清楚,食欲正常,脉弦细有力,舌本不强,是血瘀通畅,气行络通之象。宜补气化瘀,行血通络之剂。

处方:生黄芪24克,丹参15克,赤芍15克,桃仁12克,三棱10克,乳香10克,川芎10克,地龙10克,没药10克,苏合香0.6克(冲服)。

连服5剂,右半身基本恢复,唯右臂不太灵活,饮食正常,身不倦,口眼㖞斜恢复,语言清晰，唯右臂不仁，须服药长期治疗。

【按】脑血栓形成系脑血管壁病变，可使血行不畅，血流迟缓或血液稠度增加，而致血栓形成。发病前，自觉头部眩晕、头痛、记忆力减退或肢体酸软无力，语言不利。本证起病多缓，夜间和早晨发病较多。发病前顿觉神志模糊、健忘，甚至昏迷不醒，俟神志略好，则出现半身瘫痪，颜面麻痹，舌根强直等症，脉弦细或弦涩，舌质淡红或舌尖红，苔白腻或微黄。在神志不清阶段，以清痰醒神为主，辅以活血化瘀。服药后，俟神志清醒，精神恢复，知饥思食，仅半身麻木不仁，脉弦细，舌淡无苔时，可用补气活血，化痰通络法治之。

患者神志清醒，面色淡白，身倦无力，口眼㖞斜，呈中风证，但血压不高，身体不胖，显系非脑出血证。脉弦细涩，舌质淡红，苔白滑，系血运不畅，气虚血滞，瘀阻经络，治宜补气活血，化瘀活络法治疗。

## 腰痛（神经衰弱）1 例

**病例** 崔某，男，40 岁，干部。

病史：平素经常腰痛，工作稍累，腰痛加剧。近两个月来双手及下肢颤抖，精神紧张或情绪激动时颤抖加剧，不能控制。同时伴有四肢麻木、头晕、失眠，经治疗效果不明显。

检查：四肢颤抖，下肢较重。脉弦细数，舌红少苔。

辨证：肾阴亏虚，肝阳浮动。

治法：补肾柔肝，息风通络。

处方：山茱萸 30 克，石决明 24 克，何首乌 15 克，生龙齿 15 克，天麻 12 克，钩藤 12 克，生地黄 12 克，紫河车 10 克，白蒺藜 10 克，磁石 10 克，全蝎 10 克，胆南星 10 克，白芍 10 克，甘草 6 克，蜈蚣 3 条。

连服 5 剂，震颤大减，头不眩晕，睡眠好。双手发麻，略活动即消失。下肢震颤仅站立过久或劳动累时偶有发作，腰痛大减。按原方加健脾补气之品。

处方：山茱萸 25 克，石决明 25 克，生杜仲 15 克，枸杞子 15 克，何首乌 15 克，生山药 12 克，钩藤 12 克，白术 10 克，胆南星 10 克，天麻 10 克，全蝎 10 克，甘草 6 克，吉林参 3 克（单煎兑服），蜈蚣 3 条。

连服 10 剂，自觉症状消失。原方又服 2 周，随访未复发。

【按】患者平素肾阴虚损，经常腰痛。又出现四肢震颤，是肾虚不能养肝。肝血不足，肝阳浮动，不能濡养筋脉，故四肢震颤。方中紫河车益血添精；何首乌、山茱萸滋肝阴养血，补肾固精；生地黄、白芍滋补肝肾养血；磁石、石决明平肝清热；生杜仲、枸杞子壮腰健肾；天麻、全蝎、蜈蚣、钩藤、生龙齿镇痉息风。待肝风息，以健脾补肾之品巩固疗效。

## 抽搐 2 例

**病例 1** 白某，女，68 岁，家庭妇女。

病史：患者平素体胖痰盛，性情急躁，遇事稍不如意即终日抑郁，因之右臂不时麻木，渐至发生抽搐动作不止而来就医。两手抽搐已有 3 日，初起开始于右手，逐渐加剧，发展为两手背抽搐，抽甚时牵引右部口角抽动，为阵发性发作。同时伴有咳嗽痰涎涌逆，痰呈黄色黏稠状，大便燥结四五日不行，头眩晕，口鼻干燥，耳聋，胸满，胃胀，神志昏惑，抽搐每日发作 17 ～ 18 次。脉象右部沉滑，左部弦劲有力，舌质红，苔黄腻。

辨证：痰热上壅，肝风内动。

治法：清痰热镇逆，息风止搐。

处方：瓜蒌仁 18 克，赭石 12 克，菖蒲 10 克，郁金 10 克，龙胆草 10 克，清半夏 10 克，天麻 10 克，钩藤 10 克，胆南星 10 克，白附子 10 克，全蝎 6 克，天竺黄 6 克，紫血散 5 克（冲）。

连服 2 剂，神志已清，抽搐已平，大便已解，胸脘轻松。唯头部仍眩，耳鸣如蝉音，左脉不滑。是痰热已行，肝阴不敛之症。宜清痰育阴，镇肝息风。

处方：石决明 24 克，赭石 15 克，瓜蒌仁 15 克，白蒺藜 15 克，何首乌 15 克，牡丹皮 12 克，清半夏 10 克，陈皮 10 克，天麻 10 克，胆南星 10 克，钩藤 10 克，紫血散 1.5 克（冲）。

连服 5 剂，抽搐未作，神志清醒，头不眩晕，耳鸣减轻，食欲增进。是痰热已行，肝气已平，后加健脾和胃之品，调理 10 余日而愈。

【按】患者平素体胖痰多，又兼烦躁肝盛，肝热与湿痰相合，化为痰火，痰热上涌，蒙蔽清窍而神志昏惑。胸中痰热壅积故右脉沉滑，肝气上逆故左脉弦硬、头部眩晕、口鼻干燥。痰热扰及肺脏则咳嗽痰多；肺气不降则大便不行。痰热与肝气冲逆之极则两手抽搐。

**病例 2** 王某，女，80 岁，退休工人。

病史：抽搐 17 日，开始右手抽动，逐渐发展为两手，右嘴角亦有抽动，阵发性发作。

患者平素体胖,性情急躁。并伴有咳嗽痰多,痰色黄而稠,大便五六日未行,小便正常,头重脚轻,头晕,口鼻干,耳聋,胸脘闷胀,上肢麻,有时口苦。发作时神志昏惑,头摇,每日发作数十次。

检查:血压 130/80mmHg。右脉弦细无力,左脉浮弦尺细无力,舌质红,苔黄干。

辨证:肾阴虚损,肝风内动。

治法:养阴潜镇,息风止搐。

处方:钩藤 24 克,肉苁蓉 24 克,当归 15 克,何首乌 15 克,石决明 15 克,白芍 10 克,胆南星 10 克,天麻 10 克,地龙 10 克,蜈蚣 3 条,清半夏 10 克,磁石 10 克,白附子 10 克,全蝎 6 克,甘草 6 克。

连服 2 剂,抽搐次数减少,大便已通,仍头晕。右脉弦滑微数,舌质红苔黄,仍以前法治之。

处方:钩藤 24 克,白蒺藜 24 克,夏枯草 15 克,白芍 15 克,赭石 15 克,生地黄 15 克,何首乌 15 克,石决明 15 克,清半夏 10 克,茯苓 10 克,胆南星 10 克,白附子 10 克,地龙 10 克,全蝎 6 克,甘草 6 克,琥珀 1 克,朱砂 1 克。后 2 味同研冲服。

连服 2 剂,抽搐未作,痰少咳减,头不眩晕,胸脘舒畅,脉弦不数,舌淡红,是热退阴复,肝风息宁,宜原方隔日 1 剂以资巩固。

【按】病人平素体胖,性情急躁,系痰火涌盛,又年迈肾阴虚损,肝阳偏胜,水不涵木,肝风内动而发抽搐。


## 昏厥 1 例

**病例** 屠某,男,45 岁,农民。

病史:于 6 月农忙季节劳动繁忙,积有内热,更因家事不遂,心中抑郁,忽然身发冷热,头痛,继而发热但不恶寒。两日后神志昏迷,人事不省,住院治疗。

检查:身发高热,体温 39.5℃,无汗,神志昏迷,不省人事,牙关紧闭,面色晦垢。舌质绛紫,舌苔黄燥少津,脉弦滑,右脉尤甚。

辨证:郁热壅闭,蒙蔽清窍。

治法:清解郁热,豁痰启闭,开窍醒神。

处方:连翘 24 克,瓜蒌仁 24 克,墨旱莲 24 克,金银花 15 克,生石膏 15 克,竹沥 15 克,鲜菖蒲 12 克,郁金 12 克,清半夏 12 克,天竺黄 10 克,胆南星 10 克,紫雪散 6 克(冲)。

连服 3 剂，身汗出而热退，神志略见清醒，牙关不紧，身稍知活动，口燥渴，大便 3 日未行。是郁热已渐外宣，而痰涎壅闭，尚未下行。宜双解表里，豁痰开闭法。

处方：鲜菖蒲 18 克，连翘 18 克，金银花 15 克，郁金 10 克，竹沥 10 克，木香 10 克，生大黄 10 克，天竺黄 8 克，甘草 8 克，送服紫雪散 6 克。

连服 2 剂，大便日溏泻 2 次，身不热，神志清醒，身体活动灵活，知饥索食。唯舌本僵直，口不能言，问话时只能点头示意。脉弦大，苔淡黄而润。是内伏之热已宣，而心包之热尚未外达。治宜养阴凉血，清解心包之郁热。俟热邪宣透，则神志清醒，自无神呆语謇之症。

处方：生地黄 24 克，元参 24 克，金银花 15 克，牡丹皮 15 克，连翘 15 克，鲜菖蒲 12 克，天竺黄 10 克，玳瑁 10 克，竹沥 10 克，羚羊角粉 1.5 克（冲）。送服局方至宝丹、安宫牛黄丸各 1 丸。

连服 3 剂，精神清爽，舌本柔和，能讲话，但吐字不清，能下地活动，食欲正常。又连服 5 剂，诸症消失，恢复工作。

【按】患者发病急猝，身壮热，昏厥无知，牙关紧闭，面色晦垢，舌绛紫，脉沉滑右甚，都属于郁热壅闭，蒙闭清窍所致。宜清气分之热，豁痰启闭，开窍醒神法治之。

## 伤寒并发肠出血（1 例）

**病例** 徐某，男，14 岁，学生，于 1961 年 6 月 2 日入院。

病史：患者于 1 个月前开始身热不扬，郁闷寡言，倦怠无力，恶寒不着，头疼身重，食欲不佳，持续 10 余日，始被家长注意。1 周前转为高热，并发现胸腹部有皮疹数个。经打针服药，体温不降，3 日前头痛剧烈，高热谵语，便溏，尿赤，遂急诊入院。经验血、大便及伤寒血清凝集试验（肥达氏反应），确诊为伤寒。住院期间用氯霉素等药治疗 5 日，仍高热 39.4℃，嗜睡。6 月 7 日晚，患者泻下大量暗红色便，且血压迅速降低，面色苍白，呼吸促迫，大汗淋漓，神志不清，此乃伤寒并发肠出血。经积极抢救无效，病情仍继续恶化，次晨血压很低，体温不升，神志恍惚，汗出如油，危殆异常，遂请会诊。

检查：肢厥身冷，口渴，气息微弱，舌体干痿，舌质红，无苔光燥，脉微若绝。

辨证：热邪深陷血分，失血亡阳。

治法：益元固脱，救阳护阴。

处方：制附子 8 克（二钱半），麦冬 30 克，肥玉竹 24 克，五味子 10 克，吉林参 10 克，甘草 10 克，白芍 12 克，阿胶 6 克（烊化），牡丹皮 10 克。急进 1 剂。

服药后两个小时，神志转清，四肢转暖，身微热，体温 37.6℃，大汗止，皮肤潮润，仍身重懒言，倦怠喜卧，耳重听，口干不欲饮，翌晨体温 38℃，汗出较多，精神亦好，腹痛不重，便溏尿黄。上方去附子，2 剂。

6 月 10 日，热势逆减，胸腹部出现细小白痦，形如粟米，晶莹饱满，脉细数，舌质淡红，苔黄燥。邪得外达，阳气回复，余热尚存，阴津损伤，拟清热养阴，益气补血。

处方：生黄芪 24 克，二冬各 24 克，原皮参 3 克，玉竹 24 克，何首乌 15 克，鲜茅根 30 克，牡丹皮 12 克，重楼 17 克（五钱半），黄连 3 克，阿胶 10 克，龟甲 24 克。

上方加减，连服 1 周，神清气爽，体温正常，继续上法治疗 1 周，进食正常，体力恢复，治愈出院。

【按】本例伤寒并发肠出血属中医亡阳证。肠出血多发生于热邪深陷血分，或气血两燔之际。根据脉象可掌握疾病发展。出血前脉多数疾，出血后顿时无力，出血过多亦可出现微细欲绝，或浮大而芤之脉。本例出血过多而现脉微欲绝。患者初患湿温，湿为重浊阴邪，与热相合更难速解。病程较长，延及后期，导致湿热之邪深入营血，损伤血络，大便下血，出血过多，阳气无以附，亡阳证现。故有面色苍白，呼吸急促，大汗淋漓，四肢厥冷。亡阳损阴，故口渴，舌体干痿，质红，光燥无苔。

关于肠出血的治疗，总的原则是清热养阴止血为主，贯穿升提之法。神昏者予以开窍醒神。本例发生失血性休克，亡阳证备，故首当回阳救脱。

回阳用参附汤，该方适用于各种原因引起的休克、虚脱，证属虚寒、元阳不足、亡阳等患者。人参大补元气，辅以熟附子温壮元阳。本例亡阳是由于肠出血引起，血伤津亦伤，故加麦冬、五味子，合人参成生脉散以生津；牡丹皮凉血以止血；阿胶补血；玉竹不仅有养阴之功，并有强心之效。药味虽不多，组方严谨。"回阳易，阴复难。故 6 月 10 日立方重养阴益血兼清热补气。方中用茅根、黄连、重楼、牡丹皮清热凉血；二冬、玉竹、首乌养阴；原皮参、生黄芪益气；阿胶、龟甲补血。一般人多认伤寒属于湿温，但不尽然。此例亡阳后，继而出现亡阴证候。

## 痫证（癫痫）2 例

**病例 1** 刘某，男，12 岁，学生。

病史：感冒后，身发高热，曾抽搐 1 次。服疏表清热息风药而愈。3 日后，突然癫痫，初隔3日发作1次，后每日1～2次。胸胁不满，知饥思食，头眩耳鸣，口苦咽干，大便隔日1行，发作前精神清楚，自觉头眩，耳鸣，眼花，即昏厥无知。四肢抽搐，口眼㖞斜，喉中痰鸣，偶有吼声，历时20～30分钟，口吐黏液，抽搐停止后逐渐清醒。脉沉弦数，舌淡红。

辨证：肝风内动，痰闭清窍。

治法：养阴潜镇，息风定痫。

处方：钩藤24克，生地黄24克，元参24克，硫化铅15克，生赭石15克，生山药15克，胆南星10克，天麻10克，清半夏10克，全蝎6克，天竺黄6克，蜈蚣3条，牛黄1.2克，琥珀1.2克，羚羊角粉1.2克，麝香0.15克。后4味同研冲服。

连服5剂，癫痫未作，头弦耳鸣减轻，口苦咽干不显，大便日行1次，脉象弦缓。原方减牛黄、羚羊角、麝香。复将药量减去1/3，连续服用，以防发作。共服5周，病未发作，无自觉症状，脉象正常。嘱其避免惊恐愤怒及劳累，注意饮食，按下方经常服食丸药，以巩固疗效。

处方：硫化铅30克，生地黄24克，元参24克，生山药24克，钩藤24克，磁石15克，胆南星15克，全蝎15克，清半夏15克，僵蚕15克，天麻12克，人参10克，朱砂10克，牛黄1.5克。

以上诸药共研细末，炼蜜为丸，每丸重10克，每次服1丸，每日1次。连服五六个月，现已21岁，一直未再复发。

【按】癫痫是一种发作性神志失常的疾患，俗称"羊痫风"。其特征为发作时突然仆倒，昏不知人，口吐涎沫，两目上视，四肢抽搐，口中发出如猪、羊叫声，移时苏醒，醒后一如常人。本病发病的原因。一为先天遗传，一为情志刺激，或续发于其他疾病。多因劳累伤肾，肾虚肝失濡养，或饮食失节伤脾，脾虚精微不布，痰涎内结，偶因情志波动，肝郁风动，肝风夹痰，随气上逆，清窍被蒙而突然发作。见于儿童者，多与先天因素有关。

本例禀质甚弱，发热之后，阴气被灼，久之则真阴虚损，而致肝风因虚内动，热极则可生风，累及脑，遂至发痉，出现肢体抽掣绵绵不休，手足抽掣者，血虚不能荣筋养肝，则肝风内动而筋缩。方中元参、生山药、生地黄入肾镇养真阴，使肾水不外溢，壮水以制火，以达滋阴降火。生赭石、清半夏并用，可平肝镇逆，祛痰降逆。钩藤、天麻、羚羊角、蜈蚣、全蝎入肝，用于肝热生风，可定惊止搐，以达平肝息风功效。天竺黄清心豁痰定惊，牛黄、麝香、羚羊角、琥珀同研冲服，有醒脑开窍、清热解毒、息风定惊的作用。僵蚕与天麻、全蝎同用，化痰止痉，祛风泄热，多用于急惊。硫化铅潜镇平肝，坠痰下气，少用久服不至生热。迨至身体强壮，以图病不复发，可于原方中加健脾药以巩固疗效。

病例2　佟某，女，18岁，学生。

病史：1年前饭后突然昏迷，跌仆于地，四肢抽搐，咬牙切齿，历15分钟神志清醒，自觉头重、头痛。隔3个月后，又突然出现抽搐，昏仆于地，此后每隔10～20日则发1次。经某医院脑系科检查，确诊为癫痫病。近日来发作频繁，隔3～5日发作1次。发作前觉头目眩晕，随即意识昏迷，瞬息即过，曾服用抗癫痫药不能控制。患者平素睡眠不好，心烦食少，头眩，心躁，脉弦虚数，舌尖红。

辨证：肾阴虚损，肝阳上亢。

治法：养阴清肝，潜敛息风。

处方：石决明24克，钩藤24克，元参15克，硫化铅15克，何首乌15克，生山药15克，磁石12克，栀子10克，炒白术10克，胆南星10克，天麻10克，全蝎5克，甘草3克，蜈蚣2条，琥珀1克，朱砂0.6克。后2味冲服。

连服5剂，夜能安睡，心不烦，头不眩，食欲好转。嘱其有发作先兆时，服止搐散3克，后再急服汤药。曾有3次发作前先兆证候已出现，均用止搐散制止未发，平时隔2日服汤药1次，2个月未复发。由于工作稍累，诱发失眠，头眩又发，脉弦虚，舌红，拟育阴潜镇安神法常服。

处方：何首乌15克，生地黄15克，杜仲15克，生山药15克，钩藤15克，硫化铅12克，磁石12克，白附子12克，五味子10克，胆南星10克，天麻10克，全蝎5克，蜈蚣2条，琥珀1克，朱砂1克。后2味冲服。

此方连续服用1年来未发作，后配成丸剂经常服用，以期巩固。

【按】患者饭后突然昏迷，神志不清，跌仆于地，四肢抽搐，历15分钟神志清醒。且后屡次发作，虽日期长短不一，但发作时规律相同，已知为癫痫。属肾阴虚损，潜敛失职，肝阳上亢而发，宜养阴清肝、潜敛息风法治疗。

## 梅核气（癔病）2例

病例1　尚某，女，28岁，工人。

病史：因精神苦闷，情志抑制不舒，近20日自觉颈部变粗，咽喉胀闷并觉有物阻塞，吞咽不下，咳吐不出，胸中亦胀闷不舒，进食时吞咽无阻碍，食后泛酸、嗳气。

检查：颈下无异常，甲状腺不肿大，基础代谢正常，咽不红肿。脉沉细，舌淡红，苔白腻。

辨证：肝气郁结，痰涎壅滞。

治法：疏肝理气，和胃涤痰。

处方：瓜蒌仁15克，茯苓10克，陈皮10克，柴胡10克，白芍10克，生赭石10克，姜半夏10克，苏叶6克，厚朴6克，甘草3克。

连服3剂，症状显著好转，颈部胀闷、嗳气消失，胸部不闷，但咽中梗塞感未减。复以原方加疏气豁痰剂。

处方：瓜蒌仁12克，姜半夏10克，茯苓10克，陈皮10克，白芍10克，青皮10克，厚朴6克，苏叶6克，柴胡6克，乌药6克，甘草3克。

连服7剂，诸症消失而愈。

【按】咽中觉有异物阻塞，吐不出，咽不下，古人谓之梅核气，属于瘿病的症状，多发于妇女。咽中不红不肿，亦无变形，多由情志抑郁，肝郁气滞，胃气上逆，脾失运化，水津不布化痰，痰涎壅滞所致。《金匮要略·妇人杂病篇》曰："妇人咽中因炙脔，半夏厚朴汤治之。"今遵仲景法疏气豁痰。方中姜半夏、厚朴、茯苓、生姜，辛以散结，苦以降逆；茯苓佐半夏利水消痰；苏叶芳香以宣通郁滞，使气舒涎去；陈皮燥湿化痰，健脾和胃，与厚朴同用燥湿之力更强，与半夏同用增加化痰之功；柴胡疏肝解郁，除胸膈满闷；白芍柔肝与柴胡共疏肝解郁；瓜蒌仁宽中散结化痰，旋覆花、赭石降逆化痰和胃；甘草缓和药性。

梅核气应与慢性咽炎鉴别。咽炎咽中似有痰涎梗阻，咳咽不出，可用和胃降逆利咽消肿法治之。本病为精神抑郁，胃气上逆，属于瘿病的一种特殊表现，根据辨证可用"半夏厚朴汤""四七汤""逍遥散""旋覆代赭汤"等加减，疗效很好。

**病例2** 刘某，39岁，售货员。

病史：自觉咽中有物堵塞，略吐不出，吞咽不下，胸闷头晕，时有咳嗽吐稠痰及白黏沫，两胁稍有稳痛不舒感，饮食如故，鼻塞气粗，时有短气，二便正常，延续1年之久。脉沉滑，舌红苔薄白。

辨证：肝气郁结，痰浊上犯。

治法：疏肝理气，降逆化痰。

处方：茯苓15克，半夏12克，枳壳10克，桔梗10克，苏梗10克，厚朴10克，生姜10克，木香5克。

服药2剂，症状大有轻减，咽堵稍减，仍有如物阻之感。咳嗽时吐痰有白黏沫，兼时有噫气，饮食如故，二便正常，舌淡苔薄略干，脉沉滑。宜原方加旋覆花，取其下气止噫，加陈皮开胃祛痰。

处方：茯苓 15 克，半夏 12 克，陈皮 12 克，厚朴 10 克，生姜 10 克，枳壳 10 克，苏梗 10 克，旋覆花 10 克，木香 5 克。

服药 2 剂，病已痊愈，未再复发。

【按】梅核气系七情郁结，气滞痰阻而成，情志所伤，肝气不得疏泄，日久郁而化火，灼煎津液成痰，痰阻气机，滞而不畅，故见咽中如有物堵塞，咯吐不出，吞咽不下。又因肝火犯肺，金虚不能制木，肺气失于和降而出现咳嗽，吐白黏痰；肺络布胁，肝气郁结则见两胁隐痛，气滞不畅从而出现时有气短，鼻塞气粗，胸闷头晕诸症。其脉沉滑为气滞有痰之象。宜半夏厚朴汤加木香理气滞，枳壳理气宽胸，桔梗宣肺兼以祛痰。

## 绿风内障（青光眼）2 例

**病例 1**　张某，男，30 岁，干部。

病史：近 2 个月来，因工作紧张，自感两眼发胀，前额痛，心烦易躁，失眠，大便干燥，经脑系科检查，神经系统正常，眼科诊断为青光眼。

检查：眼压 28mmHg，血压 110/70mmHg。视力减退，不能久看书报。脉弦数，左关弦数有力，舌质红，苔黄。

辨证：肝热炽盛，郁热上冲。

治法：清肝镇逆，育阴安神。

处方：青葙子 30 克，夏枯草 24 克，龟甲 24 克，黄芩 24 克，石决明 15 克，钩藤 15 克，生赭石 15 克，紫石英 12 克，磁石 10 克，黄柏 10 克，郁金 10 克，胆南星 10 克，甘草 3 克。

连服 5 剂，诸症减轻，头已不痛，夜能安睡，眼胀心烦均减。每日下午精神较前清爽，唯在劳累或用脑过度之后，偶感头痛。脉弦数，舌质略红，苔薄白。此乃肝热减轻，气仍上逆，热邪伤阴，肾阴不足，潜敛无力，故头痛、眼胀有时发作。仍宜前法治疗。

处方：青葙子 30 克，夏枯草 24 克，生地黄 24 克，钩藤 24 克，紫石英 24 克，生石膏 24 克，生赭石 18 克，石决明 12 克，五味子 10 克，郁金 10 克，黄柏 10 克，甘草 3 克。

连服 12 剂，头目清爽，眼胀又减，视力得以恢复，长时间看书报无何不适感。头痛未作，测眼压已正常（17mmHg）。脉弦左关已减，舌淡红苔薄白。为肾阴已复，肝热已退，阴阳相济，诸症均愈。为巩固疗效，于上方加磁石 15 克，黄芩 15

克，连服 1 周。

【按】肝开窍于目，肝热炽盛，肝气横逆，每夹冲气上逆。如肾阴充足，蛰藏有力，能维系肝气上升，冲气上逆，则不致有阳气过升之患。因肝热气壅，肾失蛰藏，横冲直撞，致使眼压增高，头眩涨痛。必须大剂清肝镇逆、降逆清脑、益肾安神之剂，使肝气清降，冲逆之气下行，肾水充足，脑清神安，眼压降低，头目不胀，精神清爽，视力恢复而愈。

病例 2　赵某，男，43 岁，工人。

病史：近半年来头涨痛，伴有眼胀，视力明显减退。测双目眼压均为38mmHg，血压 120/80mmHg。脉弦数，左关弦有力，舌质红，苔薄黄。

辨证：肝肾阴虚，肝阳上亢。

治法：滋补肝肾，育阴潜阳。

处方：钩藤 24 克，夏枯草 24 克，寒水石 24 克，生石膏 18 克，生赭石 15 克，磁石 15 克，牡丹皮 15 克，元参 15 克，白芍 12 克，胆南星 10 克，琥珀 1.6 克，羚羊角 1.2 克，朱砂 0.6 克。后 3 味同研冲服。

连服 5 剂，头眩减轻，夜能入睡，头仍涨痛，眼仍发胀。脉弦数，舌略淡。此乃肝热下行，肾阴上济。肝为阳脏，不得肾水之濡润收摄，则有升无降，升之过极，致脑压增高。宜大剂清肝镇逆，滋阴潜阳。

处方：夏枯草 30 克，石决明 24 克，生地黄 24 克，元参 24 克，钩藤 24 克，寒水石 15 克，生赭石 15 克，胆南星 10 克，白蒺藜 10 克，羚羊角粉 1.5 克（冲服）。

连服 5 剂，头痛及眼胀均明显减轻，疼痛部位局限于枕部。大便稀，每日 1 次，腹不痛。脉弦略数，左关弦劲，舌质略红，薄黄苔已退。此为肝热稍减，肾失潜敛，气仍上冲，宜清肝镇冲。滋阴潜阳法治疗。

处方：夏枯草 30 克，生赭石 24 克，龟甲 24 克，钩藤 24 克，寒水石 15 克，磁石 15 克，元参 15 克，金银花 12 克，生牡蛎 12 克，胆南星 10 克，藁本 10 克，白芷 10 克，羚羊角粉 1.2 克（冲服）。

连服 5 剂，头涨痛、眼胀均明显减轻，脉较前沉敛。此为肾水渐充，肝热清减，仍宜滋阴潜阳法治之。

处方：夏枯草 24 克，磁石 24 克，生石膏 24 克，龟甲 24 克，钩藤 24 克，牡丹皮 10 克，藁本 10 克，川芎 10 克，胆南星 10 克，羚羊角粉 1.2 克（冲服）。

连服 1 周，自述症状消失，眼压正常。脉弦，舌质淡红。此为热退阴复。原方加元参 15 克，琥珀 1 克，减去赭石、川芎。

连服 5 剂，隔日 1 剂，又服 2 周，精神清爽，头部自感轻松，饮食、睡眠均好，恢复工作。

【按】青光眼病引起的头痛，应以滋补肝肾，育阴清脑为主，兼有他症，应辅佐治疗。肝阳不得肾水滋润濡养，常夹冲气上逆，肝气横恣，有升无降，升之过极，往往血压升高，脑压升高，甚至眼压升高，而成青光眼。"脑为髓海"，依赖肝肾精血濡养，肝肾阴虚，则阴阳失调，水不涵木，故肝阳上亢，热邪上扰则头痛、眼胀。在临床实践中，清肝可缓和上冲的力量，养阴能增益潜镇的功能，清脑能使眼压降低，以消除主要症状。

## 胁痛（急性胆囊炎）1 例

**病例** 佟某，男，41 岁，工人。

病史：近 10 日来右胁疼痛，阵发性酸痛，不放射，食欲不振，口苦，大便稍干。住院前日晚，右胁疼痛加剧，伴呕吐及寒热，口渴喜冷饮。

检查：体温 39.2℃，急性病容，面色潮红，巩膜不黄，右上腹有明显压痛及反跳痛，未触及胆囊及肝脾。白细胞 $16.27 \times 10^9$/L，中性粒细胞 0.85。尿三胆，肝功能，血、尿淀粉酶均正常。脉弦数左关甚，舌质红，苔黄腻。诊为急性胆囊炎。

辨证：肝郁气滞，胆经湿热。

治法：疏肝理气，清热利湿。

处方：连翘 18 克，金银花 15 克，茵陈 15 克，蚤休 15 克，栀子 12 克，郁金 12 克，柴胡 10 克，乳香 10 克，五灵脂 10 克，川楝子 10 克，半夏 10 克，枳壳 10 克，甘草 6 克。

连服 3 剂，体温下降，为 37.4℃，胁痛减轻，恶呕不作，胸闷不显，知饥思食，腹软压痛不显。脉弦细，舌淡红，苔薄黄，是胆热外宣，络通郁解。仍以前方减半夏、枳壳、五灵脂，加黄连、黄芩。

处方：茵陈 15 克，金银花 12 克，连翘 12 克，蚤休 12 克，栀子 12 克，郁金 12 克，柴胡 10 克，乳香 10 克，川楝子 10 克，黄芩 10 克，黄连 6 克。

连服 3 剂，体温正常，胁痛消失，饮食恢复，身觉有力，精神清爽，腹部柔软，出院休养。

【按】急性胆囊炎属于中医的"胁痛""胆心痛"等证的范围。初起以肝郁气滞为主，兼肝胆湿热，进而郁热化火。本例热盛痛剧，治疗可大胆用清热利湿，理气止痛之剂。柴胡用 10～24 克，金银花、连翘、蚤休等可用至 30 克，郁金、栀子可用至 18 克，黄连、黄芩可用 10～20 克。总之用药以胜病为主。根据脉症权衡轻重缓急，决定用药剂量。止痛药用元胡、乳香、五灵脂；止呕药用半夏、赭石；泻实火用栀子、龙胆草；便燥用芒硝、生大黄；食欲不振用藿香、佩兰。总之胆囊炎的治疗以清热解毒、理气止痛、和胃祛呕为原则，要随症加减用药，治疗要彻底，以防止迁延成慢性胆囊炎。

## 胁痛（慢性胆囊炎）2 例

**病例1** 段某，男，38 岁，工人。

病史：患者于 10 年前，因多食油腻而诱发胁痛，病发后上腹部剧痛，身发冷热，巩膜发黄，疼痛止则诸症即随之消失。虽经中西药治疗，无明显效果。近 2 日来，右胁剧烈疼痛，痛如刀割，延及胃脘，坐卧不宁，伴有发热恶寒，头汗出，恶心呕吐，巩膜黄染，小便赤涩，大便灰黄略干。

检查：体温 39.5℃，上腹及右胁明显压痛，腹肌紧张拒按，两眼巩膜黄染，胆红质 3.4 毫克%，脉弦滑数，左部尤甚，舌质红苔黄腻。

辨证：肝胆郁滞，湿热蕴结。

治法：疏肝利胆，清利湿热。

处方：连翘 24 克，黄芩 15 克，茵陈 15 克，金银花 15 克，蚤休 15 克，木通 10 克，生栀子 12 克，柴胡 10 克，大黄 10 克，郁金 10 克，乳香 10 克，川楝子 10 克，五灵脂 10 克。

连服 2 剂，身热退，体温 37.5℃，胁痛锐减，脉弦滑，舌淡红苔薄白。原方再服 3 剂，目黄不显，右胁不痛，食欲恢复，精神清健。后以疏肝利胆清热法，每周服食二三剂，后未复发。

【按】慢性胆囊炎常是急性胆囊炎消退后所遗下的病证，或由于胆囊内胆石长期慢性刺激所引起。患者常有消化不良，胃脘膨胀，嗳气吞酸等症状。当检查时，胆囊部位有轻微触痛。在急性发作时，方出现急性胆囊炎的临床症状。

本病多由肝气不畅，胆道郁滞而成，故治疗时必以疏肝利胆，清利湿热为治疗原则，使肝气疏畅，胆道畅通，精神愉快，病可自愈。

该患者已有 10 余年的病史，且屡次发作，发作时症状大都相似，皆由饮食不节，多食油腻而诱发。此次治愈，只是症状上的缓解，所以在治疗时虽症状消失，仍嘱患者继服中药，每周服二三剂，后未复发。治疗慢性胆囊炎，必须经常服食疏肝利胆、清化宣郁之品，再配合生活规律，注意饮食，心情舒畅，严防感冒，方能彻底治愈。

病例2　温某，女，46岁，干部。

病史：患胆囊炎三四年，反复发作。平素右胁隐痛或胀满不适，胃脘胀满，消化迟钝，食欲不振，发作时右胁疼痛较剧，伴有轻度冷烧，巩膜轻度黄染。近因家事不遂，肝气郁滞而胁痛发作。上腹及右胁剧痛，恶心呕吐，胃脘满闷，发热恶寒，不思饮食。

检查：两眼巩膜轻度黄染，上腹及右胁有明显压痛，拒按，体温38℃，肝脾未触及。脉弦数，舌尖红，苔黄腻。

辨证：脾胃不和，肝胆郁滞，湿热内蕴。

治法：健脾和胃，疏肝利胆，清热利湿。

处方：黄芩12克，牡丹皮12克，生山药12克，炒白术10克，生栀子10克，郁金10克，姜黄10克，柴胡10克，乳香10克，木香10克，半夏10克，黄连10克。

连服3剂，体温正常，脘满减轻，胁已不痛，食欲好转，唯右胁时有胀闷不适，脉弦虚，舌尖红，苔薄黄腻。是肝郁渐畅，湿热未清，仍宜疏利肝胆，清化湿热法治疗。

处方：黄芩12克，丹参12克，生山药12克，生栀子10克，黄连10克，柴胡10克，郁金10克，五灵脂10克，乳香10克，三棱10克，炒白术10克。

连服5剂，右胁不痛，食欲恢复，精神清健，心不烦热，脉象弦虚，舌淡无苔，身较有力。嘱其注意饮食，精神愉快，避免烦闷，每周按原方服2～3剂，以疏肝利胆清热，防止复发。

【按】胆囊炎以右胁及上腹部疼痛为特征，同时伴有消化不良，胃脘胀闷之症状。根据疼痛的部位和症状之体现，是属于肝胆郁滞，影响到脾胃的证候。

本病多由于情志郁结而致肝气不畅。肝为刚脏，性喜条达，若情志不遂，肝气壅滞，不但影响三焦之通畅而水湿不行，同时胆火也不能下降，湿热郁蒸而成。

胁痛的临床表现，有的以肝胆郁滞为主，而湿热不盛；有的湿热壅盛而郁滞较轻；有的由热郁交困，历时较久而正气衰微，脾胃损伤，正不胜邪，历久不愈。在治疗时，必须精心辨证，认清湿热和郁滞之情况，病邪和正气之关系，治疗上确定其主次关系，务使清热疏气之药和病机相适应，祛邪扶正与脉症相符合，方能收到满意的效果。

## 胁痛（胆石症）1例

**病例** 王某，男，41岁，干部。

病史：患者于1年前突然右胁部剧烈疼痛，牵及右肩和背部，1小时后自行缓解。以后又经常发作，痛时必须注射阿托品或度冷丁，方能缓解疼痛。又于半年后因右胁剧痛曾住院治疗。化验胆红质3.9毫克%，胆固醇300单位。术前诊断为"胆道梗阻"，术后诊断为"胆囊炎""胆石症"，并取出结石3块。术后半年疼痛又作，痛如刀割，发作频繁，为阵发性绞痛，痛时恶心，呕吐绿色苦水或寒战，历时数小时或1日方能缓解，故来余处就诊。

检查：急性病容，右上腹部有明显压痛，痛时肌肉紧张、拒按，未触及胆囊及肝脾。X线拍片在胆总管处隐约可见结石。脉弦滑，舌红苔黄腻。

辨证：肝胆壅滞，湿热郁结。

治法：疏肝利胆，清利湿热。

处方：金钱草30克，茵陈24克，郁金15克，柴胡15克，黄芩12克，乳香10克，没药10克，五灵脂10克，元胡10克，黄连10克，栀子10克，木通10克，大黄8克。

连服10剂，疼痛明显减轻。服药5剂时，疼痛时间缩短，服食5剂药后疼痛消失。后以化石为主。

处方：金钱草30克，滑石15克，郁金12克，柴胡12克，栀子10克，五灵脂10克，乳香10克，三棱10克，黄连6克，没药6克，大黄6克，元胡6克，甘草3克。每日1剂。

另服消石散：郁金15克，滑石15克，甘草10克，白矾8克，火硝6克。共为细末，每次服4克，每日2次，共分16次服。

连服8剂，疼痛仍未作。继用上方，改为2日1剂。同时另服消石散，1日2次。

连服8剂，症状消失，精神清爽，饮食增加，脉弦劲有力。但邪未净，石未化，仍须扫荡，以化石攻坚法治疗。

处方：滑石24克，金钱草18克，茵陈18克，生大黄15克，郁金12克，芒硝12克，五灵脂12克，乳香10克，木香10克，沉香10克。

服药1剂后，大黄减为10克，芒硝改为10克，连服4剂。第5剂仍用原方，即大黄15克，芒硝12克。服5剂后小便下黏稠之陈甚多。

平时以香油炸胡桃仁30克，调白糖30克1日服。如此共服1个月。后X线检查阴影不显，再未发作。

【按】胆石症是指胆囊或胆管内结石所产生的症状。胆为六腑之一，属中清之腑，它的生理机制是必须保持通畅下行。胆石症的形成是由于精神刺激、寒温失调或饮食不节，使胆道的功能紊乱，调节失常，而使湿热长期不化，胆汁凝结，影响肝脏的疏泄和胆腑的通降功能，使胆汁的排泄不畅，不通则痛。

本病的治疗应针对肝胆壅滞、湿热郁结的病因，用理气解郁、清化湿热、利胆化石的原则治疗。通过临床试用，以利胆排石汤（柴胡、郁金、滑石、三棱、木香、五灵脂、金钱草、茵陈、大黄、芒硝）较为有效，其他如排石汤（茵陈、黄连、黄芩、木香、枳壳、大黄），消石散（郁金、白矾、火硝、滑石、甘草）等方，如运用适当也有一定效果。本病初起以脉弦滑或弦数为多，而体质较弱，中气不足的则脉现弦细，舌质偏红而苔多腻。根据脉、舌之表现和腹痛拒按、发病急速之特征，确属气郁湿滞之实证，宜疏肝利胆排石法治疗。

此例患者因郁滞较甚，湿热蕴结，疼痛症状较明显，故在治疗上先予以疏肝利胆，清利湿热法，待疼痛缓解，症状减轻时，再以化石为主进行治疗。余用此法治疗 14 例患者，病程最长者 147 日，最短的 14 日，排石最多的为 138 粒，最少的为 7 粒；最大者 1 厘米 ×2 厘米，最小者如砂粒，一般服药六七日开始排石。

## 胁痛 1 例

**病例**　杨某，男，29 岁，工人。

病史：于 2 年前因负重过度而右胁疼痛，经治疗痊愈。于半年前因负重右胁疼痛，伴有胸满，头晕痛，饮食、二便均正常。

检查：巩膜和皮肤无黄染，肝、脾未触及，左胁有压痛，肝功能正常。脉弦，舌质紫暗，苔薄白。

辨证：气滞血瘀，肝气郁结。

治法：活血化瘀，疏肝理气，通络止痛。

处方：丹参 15 克，白芍 15 克，乳香 10 克，没药 10 克，川芎 10 克，川楝子 10 克，枳壳 10 克，广陈皮 10 克，五灵脂 10 克，柴胡 6 克，甘草 6 克。

连服 4 剂，胁已不痛，余证亦减。脉弦细，舌质红。是肝气畅通，血运通畅。原方继服 5 剂而愈，恢复正常工作。

【按】患者因扭努，而致络伤血瘀，脉络不通，"不通则痛"，而胁为肝气循行部位，故右胁疼痛；肝气不畅故胸胁满痛；肝气上逆，泛扰清窍而头晕痛；脉弦，舌质紫暗，皆为肝郁气滞血瘀之象。方中以柴胡、川楝子、枳壳、广陈皮疏肝理气止痛，川芎、丹参、白芍、甘草以养血活血化瘀;乳香、没药、五灵脂以活血止痛。瘀血去,故肝气通,胁痛止,病自痊愈。

### 胁痛（脂肪肝）1 例

**病例** 王某,女,42 岁,干部。

病史:患慢性肝炎 3 年,胸胁痛,经常卧床休息,吃高营养食品。半年来,身体逐渐加胖,头晕,胸闷,胸胁疼痛加剧,影响睡眠,食欲好,大便秘结,身倦不欲活动。

检查:体质肥胖,肝大肋缘下 4 指,质软,麝浊 6.3 单位,血浆白蛋白 4.1 克%,球蛋白 3.5 克%,胆红质微量。腹腔镜和肝活检示:肝细胞脂肪浸润,诊断为脂肪肝。脉弦滑,舌质淡红,苔黄腻。

辨证:肝郁气滞,痰湿阻络。

治法:疏肝理气,祛痰通络。

处方:丹参 15 克,青皮 12 克,生栀子 10 克,三棱 10 克,乳香 10 克,没药 10 克,五灵脂 10 克,郁金 10 克,枳实 10 克,沉香 10 克,甘草 6 克。

连服 5 剂,胸胁疼痛减轻,脉舌同前,仍依前法治疗。

处方:青皮 12 克,生大黄 12 克,礞石 10 克,皂角刺 10 克,三棱 10 克,莪术 10 克,乳香 10 克,五灵脂 10 克,枳实 10 克,郁金 10 克,牡丹皮 6 克,甘草 3 克。

连服 5 剂,每日溏便三四次,便中有油腥物,胁痛大减,胸闷消失,精神清爽,身觉有力。脉象沉缓,舌质淡,苔薄黄。是瘀浊下行,气血运畅之象。仍宜前法治疗。

处方:钩藤 15 克,丹参 15 克,三棱 10 克,莪术 10 克,乳香 10 克,皂角刺 10 克,五灵脂 10 克,郁金 10 克,胆南星 10 克,生栀子 10 克,礞石 10 克,甘草 6 克。

连服 10 剂,症状消失,精神清健,食欲增加,唯肝大肋缘下 2 横指,质软。仍以前方配成丸药常服,每日 2 次,每次 1 丸。又服 1 个月,肝大肋缘下 1 横指,体重较前减 10 公斤,肝功能化验正常。

【按】肝脉布于两胁,肝气郁滞,故胁痛;脾受肝制,运化失常,过分摄入营养,生湿聚痰。本例以疏肝理气,祛痰通络为治则。先以郁金、栀子、枳实、青皮疏肝理气止痛;丹参、乳香活血止痛;三棱、莪术化瘀散积消痞。待胁痛减轻,加礞石、大黄、沉香以涤荡湿痰,从大便排泄。皂角刺攻走血脉,直达病所,能消肝脾肿大。在涤荡湿痰时，要注意体质、脉象。体胖、脉滑可用，体弱、脉细者不用。

## 胁痛（病毒性肝炎）2 例

**病例 1** 黄某，女，38 岁，工人。

病史：近两个月来右胁痛，身倦无力，食欲不振，恶心腹胀，厌油腻，右侧卧觉胀痛不适。

检查：肝大肋缘下 2 厘米。转氨酶 360 单位，胆红质 1.4 毫克%，麝浊 9.6 单位。脉弦滑数，舌质红，苔黄腻。

辨证：肝气郁结，毒热内蕴。

治法：疏肝化郁，清解毒热。

处方：蚤休 18 克，金银花 15 克，板蓝根 15 克，丹参 15 克，牡丹皮 12 克，姜黄 10 克，莪术 10 克，五灵脂 10 克，木香 10 克。

连服 5 剂，胁胀痛减轻，食欲增加，心不烦热，精神清健，仍倦怠无力，睡眠不沉。脉象弦数，舌质红，苔微黄不腻。为热宣郁解之候。宜疏肝健脾，清热化郁法治疗。

处方：茵陈 15 克，板蓝根 15 克，丹参 15 克，牡丹皮 12 克，生山药 12 克，三棱 10 克，生栀子 10 克，炒白术 10 克，五灵脂 10 克，枳壳 10 克，木香 10 克。

连服 2 周，胁胀痛大减，脘腹不胀，食欲增加，身觉有力。脉弦滑力软，较前沉敛。是肝热外宣，肝气畅达之象。前方加青黛 1.2 克，冰片 0.1 克，白水送服，1 日 2 次，连服 2 周，症状消失。复查肝功能，转氨酶 120 单位，麝浊 5.6 单位，胆红质 0.8 毫克%。以前方配丸药，连续服用。服 1 月余，肝功能恢复正常。仍嘱其继续服食，后未复发。

【按】本例患者身倦无力，腹胀胁痛，心烦喜怒，食欲不振，是肝病影响脾胃消化功能，属木克土。肝主怒，故肝病心烦喜怒。脉弦、舌红都为热邪侵肝之体现。本例属肝气郁结，毒热内蕴，一般病程较短。在治则上宜清热解毒，疏肝化郁法（清肝化郁汤）。在用药上，清热药有金银花、连翘、板蓝根、栀子；解毒药有板蓝根、青黛、冰片、金银花；疏肝药有姜黄、郁金、牡丹皮、五灵脂；化郁消积药有三棱、莪术、丹参等。如转氨酶高，左脉弦滑、弦数，可加重清热解毒药，或送服冰黛散 1.2 克；胆红质高可酌加茵陈、大黄；麝浊高可着重补气健脾药，或送服振肝散（人参 1.5 克，麝香 0.1 克，冰片 0.1 克，同研冲服）；白蛋白低应育阴健脾。

肝炎脉象特点：急性肝炎脉多弦滑、弦大、弦数，左部大于右部；若经治疗病势减轻，则脉象渐缓；病情稳定则脉弦细、弦虚、偏沉；如脉弦有力而浮，是病势发展之象征。慢性肝炎右脉大于左脉，即左脉多弦细、弦虚、弦细数。偏沉是病势稳定阶段；左脉弦滑、弦数，多伴转氨酶高；脉弦细、弦虚无力，多伴麝浊偏高。

**病例2** 李某，男，52岁，干部。

病史：10日来右胁胀痛，恶心，厌油腻，食欲不振，食后腹胀，身倦无力，腰酸，下肢关节痛，尿黄，量少。某医院诊为传染性肝炎。

检查：体温37.8℃，巩膜及皮肤无黄染，肝大肋缘下5横指，脾大5横指。转氨酶180单位，麝浊18.8单位，胆红质1.8毫克%，总蛋白6.4克%（白蛋白3.1%，球蛋白3.3%）。脉弦大有力，左甚于右，舌质红，苔黄腻。

辨证：肝气郁结，湿热内蕴。

治法：清热利湿，健脾和胃。

处方：板蓝根15克，牡丹皮15克，丹参15克，青皮15克，蚤休15克，栀子12克，郁金10克，乳香10克，三棱10克，姜黄10克，琥珀1.5克，青黛1.2克，犀角0.6克，冰片0.15克。后4味同研冲服。

连服5剂，胁痛腹胀减轻，脉仍弦大，舌红，苔薄黄。是毒热减轻，而肝之郁热未解。宜清热利湿加活血化瘀之剂。

处方：丹参24克，茵陈15克，牡丹皮15克，蚤休15克，赤芍12克，桃仁12克，大黄12克，郁金10克，姜黄10克，木通10克，犀黄丸6克（送服），青黛1.8克，朱砂1.2克，冰片0.3克。后3味同研冲服。

连服3剂，胸胁胀痛大减，腹胀减轻，食欲好转。每日大便二三次，睡眠好。脉弦软，舌淡红，苔薄黄。是肝热已清，湿毒渐解。原方减大黄、木通。又服7剂，胁痛不显，腹胀消失，食欲正常。仍身倦乏力，消化不好，失眠多梦。脉由弦软而弦虚，于清肝化瘀药中，加健脾益肾剂。

处方：丹参18克，鳖甲15克，白芍12克，山药12克，青皮12克，郁金10克，栀子10克，白术10克，三棱10克，木香10克，犀黄丸6克（送服），青黛1.5克，琥珀1.2克，冰片0.15克。后3味同研冲服。

连服4周，处方根据脉症略有加减。肝大肋缘下刚可触及，脾触不到，肝功能各项已恢复正常。又服4周，肝脾不大。配丸药继服，以防复发。

【按】本例系肝脾不和，脾失健运停湿，肝气郁结化热，以致湿热内蕴，毒热炽盛，中焦阻滞，胃浊不降，以致恶心、厌油腻，食欲不振。肝失条达，气滞血瘀，故胸胁胀痛。先以利湿清热解毒及健脾和胃之剂治疗。板蓝根、蚤休清热解毒;青皮、郁金行气祛瘀止痛;三棱破血行气;丹参活血祛瘀止痛;栀子清热利湿;犀角清心安神解毒;琥珀镇惊利窍并活血化瘀;青黛为清肝凉血解毒之剂,善于散肝经郁火;冰片辛散芳香走窜,通窍散郁。二诊加用犀黄丸,取其解毒活血、消肿止痛之效。

对肝脾肿大者,应并用活血化瘀、通窍散瘀之剂,使肝脾回缩及恢复功能,方易收到满意疗效。

## 胁痛（慢性病毒性肝炎）1例

**病例** 姜某,男,43岁,教师。

病史:患慢性肝炎已近3年,经常腹胀胁痛,时轻时重,身倦无力,失眠多梦,心烦食少,右侧卧感胀痛不适。

检查:转氨酶240单位,麝浊17单位,血浆白蛋白2.2克%,球蛋白3.8克%。肝大肋下2厘米,中等硬度。脉弦细数,舌质偏红。

辨证:肝肾阴虚,肝热壅滞。

治法:育阴健脾,疏肝化郁。

处方:何首乌15克,桑寄生15克,丹参15克,板蓝根12克,三棱12克,生山药12克,杜仲10克,生栀子10克,炒白术10克,五灵脂10克,乳香10克,钩藤5克,人参1.5克(打碎单煎),琥珀1.2克(冲服)。

连服1周,夜能入寐,胁胀痛大减,右侧卧睡无不适感。食欲增加,腹胀不显。脉弦虚不数,舌尖微红,是肾阴渐复,肝热疏解之候。以原方加青黛1.2克、冰片0.1克,同研冲服。共服3周,诸症消失,身觉有力,精神清爽,右胁无叩击痛。5周后复查肝功能,转氨酶88单位,麝浊7.2单位,血浆蛋白已恢复正常。遂以原方配成丸药连续服用,嘱其保证睡眠,避免劳累,防止郁怒。1年后未复发。

【按】本例是先有肝气郁结,正气不足,再受到外邪侵袭,内外结合而成。表现胁痛,胁为肝脉循行之部位,热邪陷入肝脏,故右胁作痛不适。身倦无力,失眠多梦等均为病程较长,素体衰弱,肝肾阴虚所致。所以本病属实证、热证,虽有肝肾阴虚之虚证,但在治疗时除滋补肝肾以外,清热解毒之品势在必用。但要根据脉症之具体情况,用量可酌情增减,在用药上宜健脾、疏肝并用,则补而不滞,破而不伤,相得益彰。如三棱、莪术、白术、山药可大量辅用;通络理气止痛可用五灵脂、乳香、没药、元胡等，犀黄丸也有很好疗效。如脉弦大可加栀子、板蓝根等。失眠多梦是阴虚型肝炎的常有症状，治以养阴潜敛，镇静安神，如桑寄生、五味子、何首乌、胆南星、钩藤、琥珀等用之有效。

## 黄疸（门脉性肝硬化）2例

**病例1** 李某，男，36岁，干部。

病史：患者2个月来，由于食欲不振，乏力，到某医院检查确诊为肝硬化，曾住院治疗，效果不显而转中医治疗。自觉胸胁满，右胁下刺痛，两眼巩膜发黄，身倦乏力，饮食减少，小便红赤。

检查：形体消瘦，巩膜和皮肤有轻度黄染，胸前及臂部有散在蜘蛛痣。肝下界于剑突下3厘米，质地坚硬，有明显压痛及叩击痛，脾大2厘米。两下肢有轻度可凹性浮肿。肝功能检查：胆红质1.5毫克%，麝香草酚浊度44单位，总蛋白7.7克%，白蛋白2.93克%，球蛋白4.77克%，凡登白直接（-），间接（+）。脉弦细滑，舌暗少津，苔薄白。

辨证：湿热壅滞，气滞血瘀，脾虚胃弱。

治法：清利湿热，活血化瘀，健脾和胃。

处方：鳖甲24克，茵陈15克，生山药15克，生栀子10克，牡丹皮10克，三棱10克，桃仁10克，青皮10克，木香6克，二丑面5克（冲），琥珀1.5克（冲）。

连服3剂，精神转佳，胸胁胀痛稍减，食欲稍展，尿量略有增多，下肢浮肿消失。继原方加生黄芪24克，莪术10克，麝香0.1克（冲）。

连服20余剂，肝功能好转，胆红质1.0毫克%，麝香草酚浊度15单位，症状明显减轻。脉弦细，舌红苔薄黄。宜疏肝理气，活血化瘀法治疗。

处方：鳖甲15克，当归15克，穿山甲15克，赤白芍各15克，柴胡10克，香附10克，桃仁10克，三棱10克，莪术10克，郁金10克，厚朴10克，琥珀1.5克，麝香0.1克。后2味冲服。

以上方为基础，随症加减，服药80余剂，除偶有腹胀外，无其他不适，肝于剑突下1.5厘米，质地韧，脾于肋下可及。肝功能化验：麝香草酚浊度7单位，胆红质0.3毫克%，总蛋白7.93克%，白蛋白2.73克%，球蛋白4.20克%，凡登白直接（-），间接（+）。已恢复工作，无任何症状发生。

【按】肝硬化是肝脏疾病的后期所引起的全身性慢性疾病。引起肝硬化的原因很多，如精神之刺激，外界之感染，饮酒过量，营养不良等。中医文献把并发黄疸的肝硬化，列入黄疸病中，而肝硬化末期发生腹水者，则纳入臌胀门内，故中医文献中之臌胀、黄疸都有肝硬化的存在。

余在治疗肝硬化而夹轻度黄疸之病例，每于攻补兼施之外，又加茵陈蒿汤以清肝热而消黄疸，疗效很好。有静脉曲张及肝脾大之病例，则采用活血化瘀之剂，颇多收效。

临床治疗中，对肝脾大，肝功能不正常者，余常以复肝汤为基本方剂，药物有鳖甲、生黄芪、二丑面、茯苓、青皮、大腹皮、三棱、桃仁、木香、砂仁、琥珀、麝香。此方以补气健脾治其本，疏肝理气以恢复肝功能，活血化瘀以缩肿大之肝脾，疏泄利水以消水肿。此方不仅可用于一般早期肝硬化，同时通过加减用药，还可用于晚期肝硬化并发腹水的患者。

**病例2** 刘某，男，54岁，教师。

病史：患者自觉上腹部不适，食欲减少，心中烦热，身倦无力，两胁膨胀，时有刺痛，巩膜及周身轻度发黄，曾在某医院治疗10余日无效，而到我院治疗。

检查：身体消瘦，营养中等，两眼巩膜及周身皮肤黄染，触之有明显压痛，肝大剑突下3横，中等硬度。肝功能化验：麝浊18单位，总蛋白6.5克%，白蛋白2.7克%，球蛋白3.8克%，胆红质2.5毫克%，凡登白双相（+）。脉弦效有力，舌质红，苔黄腻。

辨证：湿热壅滞，肝气郁结，脾胃不和。

治法：清化湿热，疏肝化郁，健脾和胃。

处方：丹参18克，板蓝根12克，茵陈12克，蚤休12克，赤芍12克，炒白术10克，生栀子10克，郁金10克，三棱10克，乳香10克，生大黄8克。送服犀黄丸10克。

连服4剂，黄疸逐渐消退，两胁胀痛减轻，腹部胀闷松畅，食欲好转，心不烦热。脉弦而不数，舌质淡红，苔薄白。是肝热外宣，壅滞畅通之象，仍宜清解郁热，疏肝化郁，消疸健脾法治疗。

处方：茵陈15克，板蓝根15克，丹参15克，蚤休15克，牡丹皮12克，郁金10克，生栀子10克，三棱10克，乳香10克，甘草3克，吉林参1.8克，血竭1克，琥珀1克，冰片0.15克。后4味研末冲服。

根据此方，随脉症之变化略有加减，连服20剂，胃脘不闷，食欲增加，两胁胀痛消失，精神清健，体力恢复。脉弦细无力，舌淡红苔薄白。肝功能化验：麝浊9.4单位，总蛋白5.8克%，蛋白比例倒置。宜补气健脾，疏肝化郁之剂，以恢复肝脏之功能。

处方：生黄芪 24 克，丹参 24 克，生山药 15 克，姜黄 12 克，赤芍 12 克，三棱 10 克，白术 10 克，乳香 10 克，栀子 10 克，甘草 3 克，人参 2 克，琥珀 1.2 克，麝香 0.15 克。后 3 味同研冲服。

连服 28 剂，面色红润，体重增加，身不觉倦，精神清爽。肝功能化验：麝浊 4.5 单位，胆红质 0.6 毫克%，总蛋白 6.8 克%，白蛋白 3.9 克%，球蛋白 2.9 克%，凡登白直接（−），间接（＋）。后以此方配成丸药长期服用，以资巩固。

【按】患者两胁胀闷有压痛，右胁为肝之部位，胀闷压痛为热邪壅滞，肝气不宣。脉弦数，舌红，苔黄腻，是湿热郁结，损伤肝脏而发胀痛。《黄帝内经》中说"肝热者胁满痛"，又说"肝病者两胁痛"。今患者胁胀痛，脉弦数，舌红，是湿热壅滞，肝气郁结，影响脾胃运化之功能，故腹胀，食少，纳呆。治宜清化湿热，疏肝化郁，健脾和胃。

肝脾肿大以疏肝化郁为主，脉弦大体健者可放胆使用。如脉弦虚，则疏肝化郁药量可减，或辅以补气健脾。在选用药物时，疏肝化郁药不可同时齐用，如三棱、莪术、乳香、没药等，可单一交替使用。因机体对各种药物都有适应性和抗药性，故患者对同一方剂，初服效果显著，连服则作用不显，如将原方的药味略有变动，即先用三棱服三五日后改为莪术，或三棱、莪术同用，或先用没药后用乳香，亦即其他疏肝化郁药也可轮替使用。这样用药，不但在消除症状和病人自觉上，效果都比较显著，但治疗法则是不能轻易更动的。

## 黄疸（胆结石术后发热）1 例

**病例** 马某，男，46 岁，军人。

病史：患者有胆囊炎、胆结石和慢性肝炎史 10 余年，并有支气管炎病史。曾行胆结石手术治疗，术中取出大小不等结石 13 块，并发现肝脏有多处结节，脾亦肿大。术后 20 余日，发热不退，体温最高 39.4℃，一般波动在 37℃～38℃，以午后发热为重。曾交替使用各种抗生素均无效，急请会诊。患者身热烦躁，食欲不振，腹胀，咳嗽少痰，口苦，失眠，大便干燥，小溲黄赤。

检查：体温 38.6℃，脉搏 104 次／分，面色萎黄，巩膜中度黄染，咽部有 3 处溃疡面。胸透见左下肺叶有片状阴影。心脏听诊有二级杂音。心电图正常。肝功能化验：转氨酶 180 单位，麝香草酚浊度 9 单位，黄疸指数 18 单位，胆红质 1.2 毫克%，总蛋白 6.8 克%，白蛋白 3.5 克%，球蛋白 3.3 克%，胎甲球阴性。脉弦滑数，左脉尤甚，舌质红，苔微黄腻。

辨证：肺热不宣，肝热壅盛，胆液壅滞。

治法：疏肝清热，清肝利胆。

处方：茵陈 24 克，蚤休 24 克，九节菖蒲 24 克，板蓝根 24 克，丹参 24 克，山慈菇 18 克，连翘 18 克，黄芩 15 克，瓜蒌仁 15 克，栀子 12 克，青黛 10 克，生大黄 6 克，甘草 3 克。煎汤，送服紫雪散 6 克，1 次服。

连服 3 剂，服至第 2 剂时，体温下降至 35.5℃ 以下，身热烦躁已减，饮食增加，口苦、咳嗽减轻，尿量增多。仍感腹胀，大便 1 日 2 次，软便。舌质偏红，苔薄黄，脉弦滑稍数。此为肝热已减，湿热宣泄，仍宗上方加减继服。

处方：菖蒲 18 克，茵陈 15 克，蚤休 15 克，山慈菇 15 克，生栀子 12 克，黄芩 12 克，青黛 10 克，玳瑁 6 克，黄连 6 克，生大黄 6 克。

连服 5 剂，身热已退，体温正常，心脏听诊未闻及杂音，腹部不胀，咳嗽已止，夜能安寐。胸透：肺部阴影已消失。肝区偶有隐痛，下肢略有浮肿，尿黄，舌质红，苔薄白，脉弦虚不数。肺热清肃，肝胆湿热已解，因肝失于条达，影响脾之健运，故治宜健脾疏肝化郁法治疗。

处方：蚤休 15 克，泽泻 15 克，牡丹皮 15 克，大腹皮 15 克，何首乌 15 克，炒白术 10 克，三棱 10 克，莱菔子 10 克，木香 10 克，沉香 10 克，生栀子 10 克，甘草 3 克，青黛 1 克，冰片 0.12 克。后 2 味研面冲服。

连服 5 剂，小便颜色正常，巩膜仍有轻度黄染，肝区偶有隐痛，宜上方略有加减。又连服 10 剂，症状大有好转，巩膜黄染减轻，肝区已不疼痛，面色转红润，精神振作。肝功能化验：转氨酶 140 单位，麝香草酚浊度 9 单位，黄疸指数 8 单位，总蛋白 6.5 克%，白蛋白 4.2 克%，球蛋白 2.3 克%。无自觉症状，为巩固疗效，仍宜疏肝化郁通络法治之。

处方：茵陈 15 克，丹参 15 克，大腹皮 15 克，生山药 12 克，滑石 12 克，炒白术 10 克，三棱 10 克，何首乌 10 克，乳香 10 克，五灵脂 10 克，青皮 10 克，生栀子 10 克，甘草 3 克，琥珀 1 克，麝香 0.12 克。后 2 味同研冲服。

隔日 1 剂，连服 10 剂，症状消失，肝功能化验正常。

【按】本病手术前为肝中郁热，肺气不宣，清肃失职。手术后，胆液壅滞，肝热炽盛，冲激肺脏，诱起发热。治宜清肝为主，辅以利胆解郁，使肝胆之热，疏解于外，肺热下行，身热自然消退，若迁延不解，必至酿成他变。故辨证精确，立法严明，多方兼顾，方能收到预期的效果，若辨证不清，模棱立法，草率用药，未有不溃事者，医者慎之！

## 黄疸（重症肝炎）4 例

**病例 1** 李某，男，32 岁，农民。

病史：患者嗜酒，喜食生冷，常在田里劳动，平素体健。突然小溲黄少，全身无力，大便溏泻，于入院前七八日面目及全身皮肤黄染，腹部逐渐胀大如鼓，胸腹胀闷，口渴喜冷饮，下肢浮肿，面目发黄如橘子色。

检查：全身皮肤及巩膜发黄，有光泽，未触及肝脾。肝功能：转氨酶 340 单位，麝浊 17 单位，血浆白蛋白 1.8 克%，球蛋白 3.7 克%。脉沉弦滑，舌质暗红，苔黄腻，边缘有瘀斑。诊断为黄疸型重症肝炎。

辨证：毒热深陷，气滞血瘀，水湿壅结。

治法：清热解毒，活血化瘀，行水消胀。

处方：金银花 30 克，牡丹皮 30 克，板蓝根 30 克，茵陈 24 克，蚤休 24 克，滑石 24 克，大腹皮 24 克，丹参 24 克，山慈菇 18 克，大黄 15 克，菖蒲 15 克，生栀子 12 克，木通 12 克，三棱 10 克，二丑 6 克，青黛 6 克，朱砂 2 克，犀角 1 克，冰片 0.6 克。后 4 味同研冲服。

连服 3 剂，每日尿量由数滴增至 3 000 毫升，大便次数增多，以后小便量逐增。在服中药的同时，外加氢氯噻嗪，每日 2 次，每次 2 片，每日尿量多达 5 000 毫升以上。共服 12 剂，腹水完全消除，体重由 65 公斤减至 52 公斤，腹围由 91 厘米减至 75 厘米，肝功能好转，面目及全身皮肤黄疸已退。唯身倦无力，便溏。食欲好转，脉虚数，舌质红，是毒热分解，黄疸消失，水消气畅之象。改用清热解毒利湿健脾、化瘀复肝法治疗。

处方：蚤休 18 克，茵陈 15 克，赤芍 15 克，山慈菇 15 克，板蓝根 15 克，大腹皮 15 克，生山药 12 克，生栀子 10 克，白术 10 克，木香 10 克，人参 2.4 克，青黛 1.5 克，麝香 0.15 克，冰片 0.15 克。后 4 味同研冲服。

连服 10 剂，患者食欲增加，精神清健，时有腹胀、便溏，症状基本消失。仍按上方略有加减，继服 25 剂，无任何症状。肝功能检查：麝浊 8 单位，胆红质 1.3 毫克%，总蛋白 7.8 克%，白蛋白 4.1 克%，球蛋白 3.7 克%。出院回家休养。

【按】急性肝坏死，是一种病势危急，病情急剧变化，不易治疗的疾患，如治疗及时，处理适当，亦可恢复健康。本病多由体内湿毒郁滞过盛，不能疏解，而外来之湿热毒邪又复侵袭，内外夹攻使肝脏受到严重的损害，致机体无法维持自身之平衡，而现黄疸，发病急猝，来势凶猛，古人称之为"急黄症"，如治疗失当，短期可使人死亡。

病发后身发高热者，应先解毒清热，疏肝化郁。神志昏迷者，应先通窍醒神。有黄疸者宜疏肝利胆，消除黄疸。迨神志清醒，有腹水者，再行消水祛胀。始终以疏肝化郁，解毒清热法治疗。因肝病之后，气血易于壅滞，肝性条达，疏肝化郁，即顺其条达之本性，肝气畅通，门脉不会受纤维组织壅涩影响而敛缩。故在临床中敢于放胆用疏肝化郁，很少发生肝硬化。热退神醒，水消疸退，宜再根据脉象恢复肝功能。

**病例2** 耿某，男，43岁，工人。

病史：3日来身体倦怠，精神疲惫，目睛发黄，腹胀，食欲不振，恶心呕吐，右胁胀痛。在某医院检查，诊为黄疸型传染性肝炎。5日后病势突然加重，面目及周身皮肤呈深度橘皮色，高热，体温39.8℃，持续13日未退，神昏谵语，而来院治疗。

检查：面色苍黄，神志不清，肝大肋缘下3横指半。转氨酶228单位，麝浊18单位，胆红质21毫克%，血浆白蛋白2.1克%，球蛋白3.9克%，凡登白双相（+）。脉弦数，舌质绛，苔黄腻。

辨证：毒热深陷，胆汁外溢。

治法：凉血解毒，清热利胆。

处方：金银花30克，连翘25克，滑石25克，生栀子15克，茵陈15克，生大黄15克，木通15克，墨旱莲15克，牡丹皮12克，三棱12克，桃仁12克，黄连10克，青黛3克，朱砂1.5克，磨犀角尖1.5克，冰片0.3克。后4味同研冲服。

连服3剂，大便日溏泻二三次，腹胀减轻，精神好转，小便通畅，烦躁稍宁，体温仍为39.5℃，脉弦数略软，舌红苔黄腻。是毒热仍未外宣，湿毒仍在郁闭，欲退其热，必先解其毒，仍以凉血解毒退热为主。

处方：板蓝根30克，蚤休30克，丹参25克，山慈菇20克，茵陈15克，金银花15克，生大黄15克，赤芍15克，三棱10克，郁金10克，青黛3克，玳瑁1.5克，磨犀角尖1克，朱砂1克，冰片0.6克。后5味同研冲服。

连服7剂，身热大减，体温正常，面目及皮肤不黄，食欲恢复。肝缩至肋缘下1横指，胁已不痛，脉象沉敛而不数，舌质淡。后以清热解毒，疏肝化郁，健脾和胃法治疗。

服药3周，诸症消失，精神清爽。肝功能接近正常，胆红质1.3毫克%，转氨酶84单位，麝浊5.6单位，白蛋白3.4克%，球蛋白2.6克%。唯身倦无力，有时腹胀，失眠，脉弦虚，舌淡红无苔。复以健脾和胃，疏肝补气法调理半月出院。

【按】本病多由外邪诱发，系湿热郁结，蕴热酿毒，内扰于胆，胆液泛溢周身，致全身发黄，热灼伤津，故出现高热。毒热炽盛，上扰心包，蒙蔽清窍，故神昏烦躁，是邪热内陷营血之重症。

在治则上宜争取时间，给大剂清热解毒，以扫荡肝胆之毒热，使之向外宣解，以分散其内攻之势。方中以金银花、连翘、大黄、蚤休、板蓝根、黄连等清热解毒为主药；以茵陈清热除湿，利胆退黄；墨旱莲、栀子、牡丹皮清热凉血；三棱、桃仁破血行瘀；滑石清热渗湿，通利小便，使毒热从小便排出；犀角、青黛凉血解毒；冰片开窍醒神，散热止痛；朱砂、玳瑁镇心安神解毒。给大剂清热解毒之药剂，始能挽回毒邪对肝胆之损害，使病人转危为安。

**病例3** 何某，男，42岁，工人。

病史：肝炎流行，因防御不慎而感染。身黄已七八日，症状日益加剧，黄疸亦迅速加深，继而身发热，后胁胀痛不适，不思饮食，周身倦怠无力，精神委顿，胃脘及腹部胀满，腹部日渐膨隆，小便黄赤，大便燥结。

检查：体温39℃，周身皮肤及巩膜深度黄染，黄色枯暗而不光泽。肝在肋缘下3横指，脾未触及，腹部有移动性浊音，下肢有隐隐出血斑。舌质暗红，苔黄腻厚，脉沉弦数。肝功能：转氨酶410单位，麝浊28单位，胆红质25毫克%，总蛋白5.6克%，白蛋白1.9克%，球蛋白3.7克%，凡登白双相（+）。

辨证：热毒深陷厥阴，肝气郁滞。

治法：清热解毒，疏肝利胆。

处方：山慈菇24克，连翘18克，菖蒲15克，蚤休15克，赤芍15克，牡丹皮15克，栀子12克，茵陈12克，生大黄12克，木通12克，三棱12克，郁金10克，青黛3克，犀角1.5克，朱砂1.5克，冰片0.3克。后4味同研冲服。

连服3剂，烦热稍减，胸腹轻松，略能入睡。唯每日大便溏泻一两次，体温逐渐下降（38.1℃），腹部膨隆不减，下肢呈指凹性水肿，脉象已不沉伏，而现滑数有力。是正气外达，毒热鸱张，仍须泄热荡邪，以缓冲病势发展，因拟清荡邪热，消液逐水法治疗。

处方：金银花24克，蚤休15克，山慈菇15克，茵陈15克，大腹皮15克，丹参15克，栀子12克，木通12克，生大黄12克，泽泻10克，郁金10克，三棱10克，二丑面6克，青黛3克，犀角1.5克，玳瑁1.5克，朱砂1.2克，冰片0.3克。后5味同研冲服。

连服5剂，小便逐渐增加，腹胀轻减，腿肿消失，身热稍退（37.8℃），黄疸减退，食欲好转，精神恢复。是毒邪向外宣散，而正气渐复。仍以清热解毒为主，佐以逐水消疸之法，原方去二丑，加生薏苡仁 30 克，茯苓 15 克。

连服 5 剂，腹胀全消，食欲增加，黄疸消除，面色光泽，身不热，心不烦，夜能安睡，身觉轻爽。唯食后稍胀，体倦无力，脉弦大而软，舌淡无苔。宜扶正宣邪、解毒化郁法。

处方：丹参 18 克，山慈菇 15 克，生山药 15 克，大腹皮 15 克，生栀子 12 克，赤芍 12 克，炒白术 10 克，郁金 10 克，三棱 10 克，木通 10 克，甘草 3 克，吉林参 3 克，青黛 3 克，朱砂 1.2 克，冰片 0.3 克。后 4 味同研冲服。

以此方为基础，根据脉症略有加减。连服 3 周，症状完全消失，肝脏缩小肋缘下刚可触及，精神清健，肝功能亦恢复正常。以此方配成丸药，调理两周而愈。

【按】本例病情发展迅速，症状日益加剧，黄疸迅速加深，体温上升，精神委顿，烦躁不宁，腹水又起，脉弦大而数，若非热毒深陷厥阴，不会如此凶猛。在此危急之时，医生必以清解毒热为主，疏肝利胆为辅的治疗原则，大胆使用药物，以分解内攻之势，使之内外宣解，以减轻对肝的危害。待烦热稍减，体温逐渐下降之时，方可在清荡邪热的基础上，消除症状，恢复肝功。由此说明中医的辨证施治，必须根据患者的具体脉症进行治疗。又必须遵循"急则治标，缓则治本，标本兼治"的处理方法。在治疗时对患者的病情要分清主、次、缓、急，有步骤、有计划地进行治疗，方能收到满意的效果。

病例 4　冯某，男，45 岁，工人。

病史：自觉身倦，腹胀，食少，右胁胀痛不适。曾到某医院检查，诊断为急性肝炎，令其卧床休息，注意营养。患者未听医嘱仍坚持劳动 3 周。后右胁疼痛加剧，身发高热，不思饮食，腹胀，巩膜及周身出现深度黄疸，腹部膨隆有腹水。复往某医院检查，确诊为重症肝炎，该院谓无法治疗未收住院。患者又复往某医院要求住院，此时已呈昏迷状态，病情危急而邀余就诊。

检查：面色苍黄，神志昏惑，巩膜和周身皮肤有黄染，腹部膨隆，有移动性浊音，未触及肝脾，身发高热，体温 39℃。肝功能：转氨酶 800 单位，麝浊 38 单位，蛋白倒置，血浆白蛋白 1.4 克%，球蛋白 3.9 克%。脉弦大而空，舌质紫蓝，苔黄腻。

辨证：毒热蕴结，蒙蔽清窍。

治法：清热解毒，芳香开窍。

处方：蚤休 30 克，大青叶 24 克，山慈菇 18 克，菖蒲 15 克，丹参 15 克，牡丹皮 12 克，生栀子 10 克，郁金 10 克，玳瑁 10 克。煎汤，送服局方至宝丹 2 丸，

1 次服。

服药 1 剂，患者神志清醒，唯自觉腹部胀满，腹部膨隆，腹水较重，面色苍黄，脉弦滑有力，舌苔黄腻。证属毒热蕴结，水湿内阻，拟以清热解毒，利水消疸法治疗。

因患者病情严重，猛峻泻水不能绽用，轻剂逐水，缓不济急，宜中、西药协同使用，给螺内酯 2 片，氢氯噻嗪 2 片，日服 2 次，以消除腹水，并日服中药 2 次。

处方：山慈菇 18 克，板蓝根 18 克，茵陈 18 克，大腹皮 15 克，牡丹皮 15 克，丹参 15 克，红芽大戟 10 克，三棱 10 克，地肤子 10 克，生栀子 10 克，二丑 6 克，玳瑁 3 克，生大黄 3 克，广角 3 克，青黛 1.5 克，朱砂 1 克，冰片 0.12 克，麝香 0.12 克。后 5 味同研冲服。

连服 3 剂，腹水已消，腹部不胀，黄疸逐渐消退，精神清健，知饥思食，脉弦细，舌瘀斑不显。宜改用清热解毒，疏肝化郁法，以恢复肝脏之功能，同时辅以利水消胀，防止腹水再生。

处方：山慈菇 15 克，大腹皮 15 克，泽泻 15 克，丹参 15 克，牡丹皮 15 克，生山药 12 克，三棱 10 克，生栀子 10 克，红芽大戟 6 克，二丑 6 克，广角 3 克，人参面 2.4 克，青黛 1.2 克，朱砂 1 克，麝香 0.12 克，冰片 0.12 克。后 6 味同研冲服。

连服 5 剂，症状消失，能下地活动，嘱其原方连服 2 周。后食欲恢复，体力增加，肝功能显著好转。以原方继服 3 个月后，恢复工作。

【按】本病为湿热之毒，深陷肝中，使肝脏受到不同程度的损害，又毒热蕴结蒙蔽清窍而致神志昏迷，不省人事。从脉症分析属实证、热证，所以在治疗时清热解毒之品势在必用。但要根据脉症的具体情况，用量可酌情增减。而在病人昏迷阶段，首先急以芳香开窍，使之神志清醒。发热是促进本病发展的主要因素，在治疗时要抓紧时机予以消退，退热以清热解毒为主，如金银花、连翘、板蓝根、蚤休、栀子可放胆使用。待神清、热退之后，方可根据症状的表现，用药消除症状，恢复肝功能。症状的减轻和消失，不但标志着病情好转，同时对患者的精神状态，也能得到很大的改善。所以消除症状，也是治疗本病的一个重要环节。

## 臌胀（肝硬化腹水）5 例

病例 1  杨某，男，42 岁，工人。

病史：2 年前开始腹胀，经某医院检查确诊为肝硬化，曾用中、西药治疗，及服臌症丸和舟车丸，病情时好时犯，而腹水亦时增时减。近 1 个月来，身倦无力，两胁膨胀，消化呆滞，阴囊肿胀但不痛。

检查：面部有蜘蛛痣，腹部膨隆，振荡有水波感，上腹部及脐周围叩诊呈鼓音，未触及肝脏，脾大肋下 3 横指，食管透视有静脉曲张。脉弦滑，舌质红，苔黄腻。肝功能化验：麝浊 11.3 单位，总蛋白 6.3 克%，白蛋白 2.3 克%，球蛋白 4.0 克%，凡登白直接（－），间接（＋）。

辨证：肝郁气滞，脾虚湿阻。

治法：疏肝健脾，利水消胀。

处方：生黄芪 25 克，丹参 25 克，泽泻 25 克，生山药 20 克，蚕休 15 克，大腹皮 15 克，炒白术 10 克，三棱 10 克，乳香 10 克。木香 10 克，生栀子 10 克，郁金 10 克，二丑面 6 克（冲）。

并配消水丸，每次空腹服 10 克，连服 3 次，晨服丸药，晚服汤剂。

消水丸方：制甘遂 15 克，木香 6 克，砂仁 6 克，黄芩 5 克。泛水为丸。

连服 3 剂，每服消水丸 1 次，排水便七八次，约计排水 2 500 毫升，同时小便增多。服用消水丸 3 次后，腹胀大减，精神清健，体力增加，胃脘不胀，而两胁胀满消失，移动性浊音已不明显。唯肝功能尚不正常，后以加味复肝汤恢复肝功能。

加味复肝汤方：生黄芪 25 克，丹参 25 克，大腹皮 20 克，泽泻 15 克，蚕休 15 克，牡丹皮 12 克，生山药 12 克，山慈菇 12 克，青皮 12 克，栀子 10 克，三棱 10 克，白术 10 克，二丑面 6 克，吉林参 2 克，琥珀 1.5 克，血竭 1 克，麝香 0.2 克。后 5 味同研冲服。

根据脉症的变化，随时略有加减，总以疏肝健脾为主，活血化瘀为辅，利水消胀以防止腹水再发。连续服食 25 剂，症状完全消失，肝功能恢复正常。肝功能检查：麝浊 3.8 单位，总蛋白 6.8 克%，白蛋白 3.8 克%，球蛋白 3.0 克%，胆红质 0.6 毫克%，凡登白直接（－），间接（＋）。

【按】臌胀因病因、症状不同，而有"水臌""血臌"等称。本症系水臌，在治疗上比较困难，根据急则治标的原则，应首先清除腹水。历代医家消除腹水的方法很多，有的主补，有的主攻，各有侧重，也各有不足之处。在攻逐水邪时，要照顾到患者的正气及胃纳，注意本虚标实的特点，先攻后补，或先补后攻或攻补兼施，用药不宜过久，中病即止，以免伐伤胃气。

本病迁延日久，多脾胃虚弱，或伴有食管静脉曲张，应以健脾为主，不宜用峻烈利水剂。视其兼证，配合利水、活血化瘀等药，以恢复肝脏功能。方中生黄芪、人参补气温阳；白术、生山药补脾益气；丹参、郁金、木香、乳香、三棱疏肝止痛，除痞化瘀；蚤休散结消肿，清热解毒；栀子、泽泻利水渗湿泄热；大腹皮、二丑逐水消肿。本方主要是攻补兼施，在补气健脾、活血化瘀、利水消肿三方配合治疗下，使患者肝功能恢复，症状消失。

**病例2** 高某，男，35岁，农民。

病史：1年来腹胀，下肢浮肿，近2个月腹胀加重，胃脘痛，泛酸，食欲不振，恶心呕吐，头面部及腰部亦肿。小便少，大便正常。

检查：体瘦，面色萎黄，巩膜轻度黄染，皮肤有蛛蜘痣，腹膨隆，腹壁静脉曲张，有腹水征，腹围96厘米，未触及肝脾。腰部及下肢指凹性水肿。肝功能：谷丙转氨酶449单位，麝浊20单位，白蛋白3.2克%，球蛋白3.6克%，胆胆红质2.2毫克%。血小板$42×10^9$/L。脉弦虚无力，舌质暗红，少苔。

辨证：肝脾损伤，气滞血瘀，水浊壅结。

治法：益气健脾，祛瘀逐水。

处方：生黄芪24克，白术15克，厚朴12克，大腹皮12克，生薏苡仁12克，枳实10克，茯苓10克，猪苓10克，吴茱萸6克，黄连6克，木通6克。

连服6剂，腹胀稍减，肝区痛，腹围94厘米，尿量每日1 000毫升左右。食欲好转，胃脘痛及泛酸消失。宜加强消积祛瘀逐水之力。嘱进高蛋白、高热量和低盐饮食。

处方：生黄芪24克，生山药15克，莪术12克，茯苓12克，生薏苡仁12克，白术10克，三棱10克，大腹皮10克，青皮10克，泽泻10克，枳实10克，丹参10克，二丑面6克（冲），续随子6克。

连服10剂，尿量明显增多，每日约2 000毫升以上。腹围85厘米，下肢稍肿。因腹水量减，可触及肝于肋下1.5厘米，质硬无结节，脾大肋下1厘米。脉沉弦，舌质暗红，苔薄白。减逐水药，加疏肝理气，活血软坚之剂。

处方：当归15克，鳖甲15克，大腹皮15克，白芍15克，柴胡10克，郁金10克，三棱10克，莪术10克，泽泻10克，青皮10克，木香6克。

连服10剂，腹胀及肝区痛明显减轻，肝功能亦好转，麝浊10单位，谷丙转氨酶150单位，胆红质0.9毫克%，白蛋白3.2克%，球蛋白3.3克%，血小板$9×10^9$/L。脉弦略细，舌淡红，苔薄白。加健脾补气，疏肝止痛之剂。

处方：生黄芪24克，太子参15克，鳖甲15克，龟甲15克，白术12克，白芍12克，茯苓12克，柴胡10克，元胡10克，川楝子10克，青皮10克，枳壳10克，甘草5克。

连服10剂，腹胀与下肢浮肿已不显，腹围减至72厘米，食欲好，每日进主食 500 克，已下地活动和参加饲养工作。因劳累下肢又肿，腹胀，倦怠畏寒，便溏。脉迟细少力，舌淡少苔。方加补肾健脾渗利之剂。

处方：生黄芪 30 克，生山药 15 克，党参 12 克，菟丝子 12 克，白扁豆 12 克，枳壳 12 克，猪苓 12 克，泽泻 12 克，柴胡 10 克，郁金 10 克，白芍 10 克，厚朴 10 克，车前子 10 克（包），肉桂 6 克，干姜 6 克，甘草 5 克。

连服 15 剂，体力渐恢复，饮食、精神正常。肝肋下可触及，质硬，脾大肋下 1.5 厘米，肝功能除麝浊 9 单位外，其他各项均恢复正常。病情稳定，按前方加减配服丸药，巩固疗效。5 年后又遇此病人，精神好，体力已恢复，一直参加劳动。

【按】肝为藏血之脏，性喜疏泄，病程较长则失其条达；气滞血瘀，肝气又横逆乘脾使肝脾不和；脾胃虚弱，病久气血凝滞，肝脾脉络瘀阻，水湿停滞而形成腹水，此时即"正虚邪实"（即本虚标实）。

治疗本病要着眼于"本"，先治脾胃兼利尿消肿。方中生黄芪补气升阳，气升则水降并可利尿消肿；吴茱萸、黄连和胃降逆，清泄肝火以治其胃脘痛及泛酸；薏苡仁利尿消肿，与白术、茯苓同用补气健脾，和胃渗湿；枳实、厚朴行气消胀；大腹皮宽中除胀兼利尿消肿；木通降火利尿，使湿热从小便排出；木通与茯苓、猪苓皆能利水，茯苓利水补肾，使脾旺气升而水降，木通利水清降湿热，以利膀胱之水。在治则上攻补兼施，使患者腹胀水肿减轻，尿量增加。但肝区痛，肝脾肿大，故二诊加三棱、莪术入肝脾血分，行气破血以消腹中积块，与青皮同用还可消积止痛，多用于治疗肝脾肿大；丹参活血祛瘀，与鳖甲、青皮同用治疗肝郁胁痛；二丑面达三焦，走气分，通泻之力较强，使水邪从二便排出；鳖甲与青皮、三棱、莪术同用，软坚散结，治肝脾肿大；续随子为下水破血剂，可荡涤血瘀积水利大肠。患者大量利水后，正气仍虚，因之五诊处方加补肾益气、健脾渗湿之剂。肉桂、干姜补脾肾之阳；黄芪、党参益气生津；菟丝子、白扁豆健脾止泻以培本，兼用猪苓、泽泻渗湿；柴胡、郁金、枳壳、厚朴、白芍疏肝解郁，行气消胀，以巩固疗效。

**病例 3** 李某，男，43 岁，工人。

病史：半年来胃脘胀满，食欲不振，身体倦怠，腹满加重，腹部膨胀，右胁不适。经某医院检查，诊断为黄疸型传染性肝炎。曾服中、西药治疗，黄疸消退，而症状无好转。近日来患者日益消瘦，身倦无力，胃脘胀满，右胁下时感胀闷不适，两下肢浮肿，腹部膨隆，有腹水，大便干燥，小便少。诊断为肝硬化腹水。

检查：发育中等，营养欠佳，面色黧黑，皮肤暗黄，消瘦，腹部膨隆，振荡有水波感，腹壁静脉怒张明显，下肢有指凹性浮肿，肝大肋缘下3厘米，脾大1厘米，前胸和颈部可见数个蜘蛛痣。舌质淡红，薄白苔，脉滑数。肝功能：转氨酶280单位，麝浊27单位，胆红质1.8毫克%，总蛋白5.8克%，白蛋白1.85克%，球蛋白3.95克%，凡登白直接、间接均（+）。

辨证：肝郁气滞，湿热内蕴，水湿内停。

治法：疏肝化瘀，清利湿热，逐水消胀。

处方：茵陈24克，大腹皮15克，泽泻15克，青皮12克，牡丹皮12克，生山药12克，三棱10克，栀子10克，莪术10克，黑白丑6克。

早晨空腹送服消水丸（药味同前）10克，服后上午不准进食，汤药早、晚服。服消水丸后4小时内水泻11次，约计泻水3 500毫升，腹胀减轻，腹部柔软，浮肿见消，小便增多，食欲增加，精神清健。脉弦滑较软，舌淡苔薄白。是湿热外宣，肝气疏畅。宜补气健脾，疏肝化郁法治疗，以恢复肝脏之功能。

处方：生黄芪30克，大腹皮15克，泽泻15克，白术12克，生山药12克，三棱10克，乳香10克，琥珀1克，麝香0.15克。后2味冲服。

连服3剂，至服第3剂时，仍早晨空腹送服消水丸10克。

服消水丸后仍水泻7次，约泻水3 000毫升，腹胀轻松，不觉胀闷，唯晚饭后胃脘胀闷，精神好，身有力，脉弦虚，舌淡苔薄白。仍按原方继服5剂，至服第5剂时，仍送服消水丸10克。腹不胀，腹水不显，食欲恢复。仍以前法治疗。

处方：生黄芪30克，何首乌18克，鳖甲15克，桑寄生15克，大腹皮15克，茯苓15克，青皮12克，三棱12克，白术10克，二丑面6克，吉林参1.5克，琥珀1克，血竭1克，麝香0.15克。后4味同研冲服。

以上方剂，有时根据脉症略有加减，共服药58剂，症状消失，肝脾缩小，肝功能恢复。肝功能化验：麝浊3.4单位，胆红质0.6毫克%，总蛋白7.8克%，白蛋白4.2克%，球蛋白3.6克%，凡登白直接（-）、间接（+），转氨酶88单位。后以前方改成丸药，经常服用，现已恢复，可正常工作。

【按】肝硬化腹水的治疗，应分两个阶段，不可混同施治。第一步先消腹水，第二步恢复肝功能。然在消腹水时，必须照顾到肝病的具体情况而加以扶持、调整，就是说两个阶段既不要混同施治，更不能截然分开。攻水时要以治水为主，必须照顾到肝。在用药恢复肝功能时，是以治肝为主，而时时要防止腹水的复发，二者是相互影响，互为因果的，治疗时必须详审处理二者之关系和攻补之比重，这是治疗本病之关键。

病例4　毛某，男，56岁，农民。

病史：近半年来右胁胀痛不适，腹胀脘满，身倦无力，食欲尚可，日益消瘦，时发冷烧，大便溏，小便短涩，腹部膨隆，右胁胀痛已有半年，肝脾大，肝大肋缘下1.5厘米，脾大1厘米，肝功能不正常。诊断为肝硬化腹水。

检查：面色苍黄，身体消瘦，腹部膨隆，有移动性浊音，未触及肝脾，胸背部有蜘蛛痣。肝功能检查：麝浊15.8单位，总蛋白5.3克%，白蛋白2.1克%，球蛋白3.2克%，血小板$43×10^9/L$，白细胞$3.5×10^9/L$。脉弦滑，舌质红，苔黄腻。

辨证：湿热内蕴，肝郁气滞，脾虚湿阻。

治法：清热解毒，疏肝理气，健脾利水。

处方：大腹皮15克，泽泻15克，丹参15克，蚤休12克，栀子10克，三棱10克，炒白术10克，生山药10克，沉香10克，姜黄10克，乳香10克，二丑面6克。

另以甘遂6克先消除腹水。制法：用面逐个包裹甘遂，置炉上煨半小时，俟面熟取出甘遂，轧成细面，用枣肉煨丸，每早空腹服1次，共分2次服。

服药后20分钟，胃痛恶心欲呕，30分钟后腹痛又作，排大便1次，软稀便甚多，嗣后5～10分钟大便1次，至中午12时共排大便13次，约计排水4 600毫升，腹软胀消，进软食，食量增加，身觉有力。晚服汤药以健脾复肝防止腹水再生。并嘱食易于消化的食物，少进流质及水浆，严记出入量，务使出入量平衡，以放防腹水复发。

连服3剂，腹部轻松，有轻度腹胀，身觉有力，面渐红润，脉弦滑，舌质红，苔薄白。仍以前方治疗，早晨空腹服泻水药1剂，水泻后继服汤药3剂。服泻水药后上午腹泻14～15次，共泻水5 000毫升，腹胀已消2/3，不觉腹满，身觉有力，食欲增加，无自觉症状。4日后又服泻水药1次，以消净腹水。服泻水药后患者回家休养，嘱其汤药连续常服。共服药近半年，病已痊愈，坚持下地劳动，现已15年终未复发。

【按】患者在出现腹水后，医院曾用双氢氯噻嗪和螺内酯利尿，后改用呋塞米，腹水曾一度消失，腹胀减轻，停药后3周腹水又起，较前加剧，再服前药小便不多，腹胀如故，脉左关弦滑，尺脉虚弱无力，此为服利水药过多，肾阳受损，故利尿无效。唯今之治，只可峻剂利水，但必身健脉实，无食道静脉曲张，方可使用。做钡餐造影，胃和食管无静脉曲张，可用泻剂，使腹水由大便排出，不用利尿，使肾功能有修养缓冲的机会，庶水可下，而肾不伤。泻水药必须早晨空腹服用，因其对胃有刺激，若食后服药，多引起呕吐，影响疗效。服泻水药同时必配健脾疏肝利水之汤药，以健脾复肝防止腹水再生。然泻水药不能久服，必3～5日后身体恢复，可再服1次。如此反复服用，以水净为止。如身体较弱，或有胃病者，不适宜用泻水药，可中、西药配合使用。本病常用的西药有氢氯噻嗪、螺内酯或呋塞米，中药以疏肝健脾、行水消肿之品控制腹水的继续发生，同时恢复肝功能。俟肝功能好转，水道通畅，则水自消。

病例5　杨某，男，46岁。

病史：腹胀，腹水时轻时重2年，某医院诊断为肝硬化。曾用臌症丸、舟车丸及利尿剂等中西药，腹水时增时减。患者出现腹水前，无急性病毒性肝炎病史及密切肝炎接触史、输血史。平素嗜酒已有9年，每日饮酒2至5两。

检查：面部及前胸颈皮肤粗糙潮红，皮肤巩膜黄染不显，肝区疼痛，腹部膨隆，呈蛙腹状，肝脾触及不满意，叩击有波动感及移动性浊音，下肢浮肿，踝部尤甚，尿少混浊，色深如茶色，脉弦滑，舌质红，中心有黄腻厚苔。肝功能化验：麝香草酚浊度试验24单位。诊断：酒精性肝硬化并发腹水。

辨证：水肿，单腹胀。脉亦无虚象，病程虽久，正虚不甚，仍以邪实为主。

治法：疏利祛满，培土制水。加味浚川丸以泄水祛满，并服汤剂以健脾。

处方：(1)加味浚川丸。大戟10克，芫花10克，沉香10克，檀香6克，木香6克，槟榔3克，莪术3克，桑白皮3克，二丑3克，巴豆霜1.5克，大腹皮6克，鳖甲6克，郁金6克。水泛为丸，如绿豆大，每次服6克，隔5～6日服1次。

(2) 苍术12克，白术12克，扁豆10克，茯苓12克，车前子12克，猪苓12克，木通12克，半夏12克，陈皮6克，枳壳6克，牛膝3克。每日1剂。

服加味浚川丸3次，每次可泻水样便7～8次，尿量多至2 000～2 500毫升，腹胀大减，食欲增加，服汤药也使每日尿量增多，住院32日，腹水症(－)，精神食欲好转，胃脘胀满及两胁膨闷等症消失，肝功能基本正常。出院后复予疏肝化瘀补气之剂，巩固疗效，于半年后可做轻工作。

【按】治疗肝硬化腹水，随时注意正邪虚实。攻补的原则是邪不甚盛，即腹水不严重首当补虚；若邪盛，如腹水严重，胀大难忍，少尿，首当泻水消胀。根据症情，立有三方：①体虚不严重，邪盛尤甚，拟凶猛之消水丸；②体虚不严重，邪盛较前次之，可用加味浚川丸；③体虚甚，邪亦甚，可予加味浚川汤。

本例属于第二种情况，加味浚川丸中大戟、二丑苦寒，芫花、巴豆霜辛温，合之逐沉痼之水，散寒热之积；桑皮、腹皮性缓，专泻皮肤与腹部之水；鳖甲、槟榔、莪术、沉香、檀香、木香破积行气。诸药水泛为丸，每次服6g，逐水之力小于消水丸，猛于加味浚川汤。方中皆为峻猛克伐之品，为免伤正过甚，用健脾和胃渗利之汤剂以为佐。

# 臌胀（重症肝炎）1例

**病例** 董某，女，33岁，家庭妇女。

**病史：**产后1个月，因生气感觉上腹部不适，胸腹胀闷，食欲不振，身倦乏力，逐渐腹胀，小便减少，下肢浮肿，伴以低热，住院治疗。

**检查：**体温37.2℃，皮肤有轻度黄疸，腹部膨隆，未触及肝脾，有明显移动性浊音及水波感，下肢有指凹性浮肿，右胸下部呈浊音，呼吸音消失。透视右胸下部有积液。肝功能：麝浊20.6单位，总蛋白6.30克%，白蛋白1.65克%，球蛋白4.65克%，胆红质1.6克%，凡登白直接（+）、间接（+）。脉弦滑，舌质红，苔白腻。

**辨证：**肝郁气滞，脾虚湿阻。

**治法：**疏肝健脾，消胀利水。

**处方：**生黄芪18克，茯苓15克，青皮15克，生山药12克，三棱12克，大腹皮12克，泽泻12克，白术10克，二丑面6克（冲）。

晨服消水丸10克，晚服汤剂。消水丸方：制甘遂15克，木香6克，砂仁6克，黄芩4.5克，泛水为丸。

服丸药后25分钟，腹部隐隐作痛，40分钟开始腹泻，4小时腹泻9次，约2500毫升，小便亦逐渐增多，腹胀显著减轻，食欲稍振，体力增加。后隔3日服1次，早晚服用汤药，丸药连服3剂，腹水全消。经透视胸腔积液大减，食欲大增，体力如常，遂予加味浚川汤。因胸中尚有少量积液，加葶苈子10克。连服2周，腹水完全消失，无自觉症状，唯肝功能尚未正常。仍依前法，以恢复肝脏之功能，又服10余剂。肝功能：麝浊8.5单位，总蛋白6.8克%，白蛋白2.9克%，球蛋白3.9克%，胆红质0.8毫克%。

**处方：**生黄芪24克，丹参15克，泽泻15克，茯苓15克，生山药12克，大腹皮12克，三棱10克，木香10克，栀子10克，二丑面6克（冲），人参1.8克，琥珀1.5克，麝香0.15克。后3味研面冲服。

连服25剂，肝功能已恢复正常。以此方配丸药，巩固疗效，随访3年未复发。

**【按】**本例产后气血虚弱，脾运不健，水湿潴留，热郁血瘀，肝失疏泄。证属虚中夹实。患者产后1个月，脉弦滑，尚任攻下，遂泻水攻邪治标，辅以健脾补气之剂。方以"消水丸"中甘遂泻水逐饮，汤剂中加泽泻和二丑面冲服，更加强逐水通便作用。生黄芪、白术、茯苓以补气健脾，使邪祛而不伤正；青皮、大腹皮疏肝行气，消积化滞，宽中除胀，大腹皮又助水湿排泄；三棱破血行气消积止痛。其后又加丹参、栀子活血祛瘀，泄热利湿。消水丸只服 3 次，以后服汤剂恢复肝功能。

### 蛔厥证（胆道蛔虫症）2 例

**病例 1** 夏某，男，15 岁，学生。

病史：患者突然脘腹剧痛，辗转床头，痛不可忍，时作呕吐，经某医院检查确诊为胆道蛔虫症，经治疗无效。后痛势更重，掣及背部，自汗出，神疲身倦，食少，大便燥结，3 日未行，而来医院就诊。

检查：右上腹有明显压痛，面部布有分散之虫斑，面色苍白，身蜷曲不敢伸直。舌质暗红，苔薄白，脉弦细数。

辨证：脾胃不和，蛔虫上扰。

治法：健脾和胃，安蛔止痛。

处方：乌梅 12 克，苦楝皮 10 克，川楝子 10 克，大黄 10 克，乳香 10 克，五灵脂 10 克，黄连 6 克，川椒 6 克，甘草 3 克。

服药后腹痛即止，大便溏泻 2 次，夜能安睡，精神清爽，食欲恢复，脉弦，舌质淡红，苔薄白，是病已向愈。原方去大黄，再服 2 剂，以资巩固而防复发。因蛔虫未下，5 日后给予驱蛔煎 1 剂。

处方：乌梅 18 克，苦楝皮 15 克，生槟榔 15 克，椒目 10 克，鹤虱 10 克，黄连 6 克。煎好后加入白糖 15 克，早晨空腹服。服药后下蛔虫 3 条，后未复发。

【按】蛔虫症是因误食沾有虫卵而未经洗净的生冷瓜果、蔬菜及其他不洁食物所致。蛔虫病初起，多无明显症状。患病日久，由于消耗体内的营养，影响胃肠的功能而食欲减退，腹痛时作，睡眠不安，致形体逐渐消瘦或鼻中作痒，睡中龂齿，唇内有小点如粟粒状或面部有白色虫斑，亦有突发腹中剧痛，按之有块，或脘部剧痛，甚至汗出肢冷而厥，呕吐蛔虫。

蛔虫内扰，则嘈杂腹痛，虫安则痛止，虫踞肠中，吮吸水谷精微，耗损气血，故嗜食而面黄肌瘦，大肠经入下齿环唇口，夹鼻孔，胃经起于鼻入上齿中，虫踞胃肠，湿热内扰，循经上熏，则现龂齿鼻痒，唇生小点。

**病例 2** 吕某，男，34 岁，工人。

病史：胃脘痛已有年余，时作时止。近 2 日来，突然右上腹及剑突下疼痛，烦躁不安，恶心，呕吐清水，吐蛔虫 2 条，疼痛放射到肩胛及胃部。

检查：上腹部有压痛，上消化道钡剂检查正常。舌淡红，苔薄白，脉沉弦而紧。

辨证：脾胃虚寒，蛔虫上扰。

治法：温补脾胃，安蛔止痛。

处方：乌梅 15 克，黄柏 10 克，蜀椒 6 克，桂枝 6 克，附子 6 克，黄连 6 克，细辛 3 克，干姜 3 克。

连服 2 剂，1 剂后疼痛顿止，2 剂后未再疼痛，又服 2 剂，第 5 日晨空腹服下方驱蛔。

处方：槟榔 24 克，黑白丑各 15 克，使君子 15 克，苦楝根皮 15 克，鹤虱 15 克，雷丸 15 克，轻粉 1 克（冲）。

服药后，腹泻 3 次，共排出蛔虫 13 条，后经 3 个月随访未再复发。

【按】患者平素脾胃虚寒，饮食不节，致使蛔虫上扰于胃或胆道，而发生剧痛，以乌梅丸减党参、当归。方中以乌梅酸制蛔；蜀椒、细辛杀虫止痛；黄连、黄柏清热杀虫；桂枝、附子、干姜温脏祛寒以安蛔。此方可标本兼治，既可安蛔，亦能和胃，故痛止蛔安后，用槟榔、使君子、苦楝根皮、鹤虱、雷丸杀虫消积，二丑通泻大便，兼能杀虫。轻粉 1 克冲服，加强杀虫效果，并通利二便。

治虫的原则是先安后驱，治疗蛔厥以乌梅丸为主方。止痛可加元胡、白芍；便燥加大黄、芒硝；气虚加党参；气滞加木香、枳壳以行气止痛；呕吐频繁加半夏、吴茱萸。

## 水肿（慢性肾炎）3 例

**病例 1** 高某，男，32 岁，干部。

病史：患者头面及四肢浮肿已有 2 年，时愈时发。8 个月前曾因咽痛、食欲不好、面部及四肢浮肿、腰酸痛，在某医院治疗半年，而周身浮肿日渐加剧，并伴有胸水及腹水，小便赤涩，两目视物不清，身倦不欲活动，恶心，呕吐，胃腹胀满不适。

检查：周身浮肿，腹部膨隆，有移动性浊音，阴囊肿大，右腋下语颤减弱，叩之呈浊音，右背呼吸音消失。血压 195/135mmHg，腹围 85 厘米，体重 58 公斤。脉沉弦无力，舌淡苔白滑。化验尿蛋白（＋＋＋＋）、红细胞（＋＋＋）、管型 0～1，非蛋白氮 58 毫克%。酚红试验：2 小时后排出无法比色，均低于 2.5%。

辨证：脾肾两虚，水湿泛滥。

治法：健脾补肾，行水消胀。

处方：生黄芪 24 克，冬瓜皮 18 克，茯苓 15 克，白术 12 克，生山药 12 克，泽泻 12 克，猪苓 10 克，牡丹皮 10 克，大腹皮 10 克，姜半夏 10 克，附子 6 克，厚朴 6 克，紫肉桂 4.5 克。

连服 2 周，胃脘胀减，呕吐消失，食欲好转，小便增多，腹软气畅，浮肿渐消。腰仍酸痛，心觉烦热，舌质红，脉变弦大。是脾肾之阳已复，而肾阴似有不足。应于原方加益阴固肾之品，以防阳胜燥阴，阳气偏亢之弊。

处方：生黄芪 24 克，熟地黄 24 克，茯苓 15 克，牡丹皮 12 克，地骨皮 12 克，泽泻 12 克，狗脊 10 克，大腹皮 10 克，猪苓 10 克，肉桂 6 克，炒白术 3 克，吉林参 3 克，琥珀 1.5 克，黄柏 1 克，犀角 0.3 克。后 4 味同研冲服。

连服 2 周，头面、四肢浮肿显著消失，胃脘不满，食欲增加，精神健壮，身觉有力，唯胸水、腹水消失较慢。脉较有力，可用缓攻法，消除腹水，而后再温补通利。

处方：茯苓 15 克，大腹皮 12 克，猪苓 12 克，炒白术 10 克，木香 10 克，砂仁 6 克，黑白丑面 4.5 克（1 次空腹冲服）。

连服 3 剂，每日水泻三四次，腹水不显，呼吸通畅，后改用补肾健脾利水之剂，以恢复肾脏之功能。

处方：生黄芪 24 克，熟地黄 24 克，牡丹皮 12 克，茯苓 12 克，生山药 12 克，肉苁蓉 12 克，炒白术 10 克，大腹皮 10 克，胡芦巴 10 克，泽泻 6 克，甘草 3 克，吉林参 3 克（单煎兑服），琥珀 1 克，朱砂 1 克，犀角粉 0.3 克，冰片 0.18 克。后 4 味同研冲服。

另用大猪腰 1 对，白水煮熟，3 次服，每日 1 次。

以上方为基础，根据脉症变化略为加减，连服 4 周，诸症消失。肾功能恢复接近正常。以此方配丸剂，经常服用，1 年后随访未见复发，血压 135/95mmHg，非蛋白氮 35 毫克%，尿酚红试验 40%，尿蛋白（－）、红细胞 1～5，管型（－）。

【按】患者发病原因为湿热深陷肾脏，脾肾虚损，水湿泛滥，精气失藏，肾阳衰微。治疗应根据不同阶段症状和脉象，制定以补肾固腰清利为主的治疗方法。在肾炎水肿严重阶段，应以清除水肿为主。水肿消失后，再进一步考虑温补肾阳以恢复肾的功能。

在治疗时先补脾肾之阳，行水消胀。方中黄芪之运用，要审其脉象沉细或弦细者，须大量使用，方能收到良好效果。附子的用量在肾阳衰微、小便不利时，须重用方能收效。如恐其伤阴，可佐以黄柏、牡丹皮之剂。连服 2 周后，据脉症出现脾肾元阳已复，而肾阴仍感不足，原方加益阴固肾之品，再用缓攻法以清除胸水、腹水。

**病例 2**　程某，女，40岁，工人。

病史：患肾炎 2 年多，近 1 个月来头晕头痛，视物模糊，耳鸣，恶心，口干喜饮，失眠，腰痛，四肢乏力，下肢轻度浮肿。

检查：血压 170/110mmHg，尿蛋白（+）。脉弦数，舌质红，苔薄白。

辨证：肝肾阴虚，肝阳上亢。

治法：滋补肝肾，育阴潜阳。

处方：夏枯草 24 克，女贞子 18 克，白芍 18 克，草决明 15 克，赭石 15 克，生地黄 15 克，生龙骨 12 克，生牡蛎 12 克，牛膝 10 克。

连服 5 剂，头晕头痛减轻，视物较清楚，夜睡稍安。脉弦，舌质红少苔。仍以前方加养血安神之剂。

处方：生龙齿 24 克，夏枯草 18 克，夜交藤 18 克，女贞子 18 克，当归 15 克，生地黄 15 克，麦冬 15 克，栀子 10 克，牛膝 10 克。

又服 5 剂，血压降至正常，偶有腰酸痛，其他症状消失，饮食好，睡眠较差。继服六味地黄丸，以巩固疗效。

【按】本例系肝阴不足，视物不清，夜寐不安，肾阴亏损，则腰酸肢体乏力，耳鸣。阴虚阳亢，则头晕头痛。方中夏枯草、白芍、草决明、女贞子养肝阴，清肝热。生地黄、赭石、生龙骨、生牡蛎滋肾阴，潜肝阳；牛膝引血下行。症状好转后，加当归、麦冬、栀子、龙齿养血清心以安神。最后以六味地黄丸滋阴补肾，巩固疗效。

**病例 3**　吴某，男，31岁，工人。

病史：半年前，患者自觉腰痛，两下肢浮肿，全身困倦无力，早轻晚重，经休息及治疗后腰痛减轻，但下肢浮肿仍不见消退，尿少，口不渴，大便于每日 1～3 次，时有胸闷、气短及腹胀。

检查：两下肢有明显指凹性浮肿，尿蛋白（++），非蛋白氮 462 毫克%，酚红试验 2 小时总排出量 27%。脉弦，两尺弱，沉取无力，舌质嫩，舌苔薄白。

辨证：脾肾阳虚，水湿泛滥。

治法：健脾胃，固腰肾，利水消肿。

处方：黄芪 24 克，车前子 24 克，防己 15 克，茯苓 15 克，泽泻 15 克，狗脊 15 克，牛膝 15 克，桑寄生 15 克，杜仲 12 克，陈皮 12 克，白术 10 克，附子 10 克。

连服 7 剂，浮肿见消，腰痛不减。宜以健脾温肾为主，辅以利水。

处方：车前子 24 克，桑寄生 15 克，泽泻 15 克，狗脊 15 克，茯苓 12 克，大腹皮 12 克，紫河车 10 克，白术 10 克，附子 6 克，桂心 6 克，木香 6 克，吉林参 6 克（单煎兑服）。

连服 5 剂，腰痛减，胃脘不闷，食欲增加，头面及四肢仍有轻度浮肿，脉弦细无力。是肺阳虚，水气不行，宜防己黄芪汤及五皮饮合方加减。

处方：冬瓜皮 30 克，黄芪 15 克，桑寄生 15 克，女贞子 15 克，泽泻 15 克，大腹皮 15 克，白术 10 克，黄柏 10 克。

连服 1 周，自觉症状基本消失，出院休养。非蛋白氮 27 毫克%，酚红试验 2 小时总排出量 55%。

【按】慢性肾炎所致之水肿，中医学称之为阴水。人体内水液的运行，依靠脾气转输，肺气的通调以及肾气的开阖。若肺、脾、肾三脏失职，则体内水液的正常运行发生障碍，水湿内停，遂泛溢而为水肿。阴水虽以脾肾阳虚为主要发病原因，但部分病人，经过温肾利水治疗之后，肾阳恢复，而肾阴则相对衰弱，亦可出现阴虚现象。所以治疗阴水不能拘泥于"治水必须温阳"之说，应随证变法。该患者经过 3 个月的治疗，除自觉症状基本消失外，肾功能亦有明显好转。

## 水肿（急性肾炎合并尿毒症）3 例

**病例 1** 许某，男，48 岁，店员。

病史：3 天来发热恶寒，头痛，身痛，腰酸痛，胸满气促，曾服感冒药无效。二三日后，小便涩痛，色赤量少，颜面及全身浮肿，恶心呕吐，口燥不欲食，便溏。

检查：神疲嗜睡，周身高度浮肿，面部浮肿不能睁眼。腹部肿大膨隆，下肢浮肿。脉弦滑数，右脉大于左脉，舌质红，苔黄腻。化验：尿蛋白（+++），红细胞、白细胞（++），脓球 20～50，甚则成堆，上皮细胞布满视野，颗粒管型 2～4。血非蛋白氮 106 毫克%，二氧化碳结合力 30 容积%，肌酐 21.8 毫克%。诊断为急性肾炎、尿毒症。

辨证：湿热内蓄，郁结酿毒，风寒束表，深陷肾脏。

治法：宣表散寒，清化湿热，行水消肿。

处方：抽葫芦 30 克，滑石 30 克，大腹皮 24 克，麻黄 15 克，生石膏 15 克，寒水石 15 克，佩兰 15 克，泽泻 15 克，栀子 12 克，枳壳 12 克，地肤子 12 克，木香 10 克，朱砂 1 克，琥珀 0.6 克。后 2 味冲服。

连服 3 剂，身见微汗，小便通畅，日夜行 10 余次，尿量约 1 500～2 000 毫升，身肿见消，胸觉松畅，气不短，恶呕不作，略思饮食。舌淡红，苔仍黄腻，脉弦数而软。是湿热未清，湿浊困脾，脾失健运则水湿不行。治宜清化湿热，畅达三焦气机，健脾行水消肿。

处方：抽葫芦 24 克，滑石 24 克，赤小豆 24 克，大腹皮 15 克，泽泻 15 克，猪苓 15 克，木通 12 克，连翘 12 克，栀子 12 克，海金沙 10 克，郁金 10 克，白术 10 克。

连服 3 剂，小便畅通，尿量大增，胸不满促，食欲恢复，颜面肿消，腹部膨隆，两下肢仍有指凹性水肿，腰酸痛。脉象弦虚不数，舌尖红，苔薄黄。是湿热肃清，气机通畅。唯肾阴被劫，腰膝损伤。治宜清化湿热，补肾消肿。

处方：冬瓜皮 24 克，狗脊 15 克，滑石 15 克，茯苓 15 克，桑寄生 12 克，泽泻 12 克，杜仲 12 克，栀子 10 克，黄柏 10 克，乳香 10 克，木香 10 克，甘草 3 克。

连服 2 周，精神清爽，身觉有力，浮肿全消，腰不酸痛，食欲正常。尿蛋白及红细胞阴性。将前方配成丸剂，长期服用以防复发。

【按】本病因湿热内蓄，风寒外束，肺失清肃下行，三焦气机不畅，水气不行，邪热陷肾，损伤肾脏功能，而现水肿和尿毒症。治以清化湿热，宣肺利水，肺降气顺，三焦气机通畅，则水行肿消。后以补肾清化湿热之剂，以恢复肾脏功能。因此证发病急促，为湿热外邪交相作祟，而成险证，邪祛则正复，病转慢性需长期调补，以期恢复。

**病例 2** 杨某，男，32 岁，干部。

病史：患者于两月前突然出现浮肿，先始于阴囊及下肢，以后波及全身，腹部胀满，尿少色黄，食欲减退，全身无力。

检查：面色苍白，神情淡漠，面部、四肢浮肿，腹胀有移动性浊音。脉沉细无力，两尺尤弱。舌质淡胖嫩，苔白腻。

辨证：脾阳不振，脾肾两虚，水湿泛滥。

治法：患者水肿广泛，呈现本虚标实的病象，因急则治标，故分三个阶段治疗。

第一阶段，以利水为主，温肾健脾为辅。以五苓散及五皮饮为主方，加抽葫芦、黑白丑、汉防己、赤小豆、车前子、冬葵子、椒目等。在此阶段曾用十枣丸攻水数次。

第二阶段，利水与温补兼顾。五苓散及五皮饮加附子、肉桂、干姜、鹿角胶、补骨脂、人参等。

为了加速水肿及腹水之消退，并用外敷药（巴豆霜 12 克，硫黄 3 克，神曲 15 克）。连续外敷 4 次后，水肿及腹水迅速消退。

第三阶段，以健脾补肾为主，真武汤及济生肾气丸合方加减，加人参、黄芪、山药。

服药 3 个月，自觉症状基本消失，活动如常，脉转弦虚，肾功能有一定改善。血中非蛋白氮由 57 毫克%降至 33 毫克%，尿酚红排泄量亦稍有增加，尿蛋白（++～+++）。

【按】患者水肿胀满严重，在整个治疗过程中，利水占很大比重。内服五苓散及五皮饮加苦寒性降为主的利水消肿药剂，并配以十枣丸攻逐水饮。继而避免攻伐太过，在原方基础上加附子、肉桂等温阳剂增强化气行水利尿作用。还配合敷脐治疗，常用之敷脐药物，一类是巴豆和硫黄等温热药；另一类是红芽大戟、芫花、甘遂等峻烈逐水药，前者适用于阴寒内盛的水肿胀满，后者则适用于有内热者，外敷药易引起皮肤反应，用时注意保护皮肤。

最后以真武汤及济生肾气丸合方，温补肾阳利水消肿。水邪为患皆因阳虚，肾阳不足，水不能蒸化，故治水必先治肾。真武汤有回阳固卫，温肾逐寒，扶脾利水之功用。济生肾气丸系金匮肾气丸加车前子、牛膝。方中桂、附壮阳益火，阴阳互根，单补阳则伤阴，使肾阳无所依附，故以熟地黄、山茱萸、山药等滋阴药，以益阴摄阳；扶正不忘祛邪，故以茯苓、牡丹皮、泽泻泻火利湿，以泻肾浊，使阴阳协调，肾气得以恢复。又因开始治疗时，主要用大剂多味逐水消肿药内服，正气受到不同程度的克伐。故在真武、济生两方之外又加参、芪等补气升阳健脾，以固正气。

治疗水邪疾病，一般是先攻后补或攻补兼施，但要注意攻伐不能伤正，阴阳要互相为用，即"善补阳者，必于阴中求阳"。不能只顾一味攻伐，不顾正气。也不能只顾补阳，不顾养阴。故在治疗过程中，必须掌握症候、脉、舌等变化，灵活运用方药，方可取得满意疗效。

**病例 3** 吕某，女，48 岁，家庭妇女。

病史：患者在劳动中遇雨后，头痛，发热，全身酸痛，恶风无汗，胸闷，不思饮食，渴不欲饮，咳嗽气喘，未经治疗。5 日后冷热未减，腹胀，小便滞涩不通，继而面部及全身浮肿，纳呆，胸满气喘，倦怠嗜睡，恶心呕吐。曾经某医院诊断为急性胃炎合并尿毒症，治疗无显效，收住院治疗。

检查：神疲思睡，全身高度浮肿，面目眼睑水肿明显，两下肢呈凹性浮肿。尿化验：蛋白（++++），红细胞 2～4，白细胞 5～10，颗粒管型每高倍视野 2～5 个，脓球和上皮细胞布满视野，非蛋白氮 128 毫克%，二氧化碳结合力 30 容积%。脉弦滑数，舌红，苔黄腻。

辨证：湿热壅滞，水气泛滥。

治法：清化湿热，利水消肿。

处方：冬瓜皮 30 克，抽葫芦 30 克，滑石 24 克，泽泻 24 克，佩兰 15 克，麻黄 15 克，地肤子 15 克，生石膏 15 克，木通 12 克，杏仁 10 克，清半夏 10 克，黄芩 10 克，栀子 10 克，黑白丑 6 克。

连服 2 剂，胸满气促减轻，小便通畅，日行 10 余次，尿量增加至 800～1 500 毫升，水肿见消，眼睑浮肿不显，知饥思食。脉弦数，舌偏红。是肺气不畅，清肃失职，水浊郁滞所致。治宜宣肺降逆，行水消肿。

处方：抽葫芦 30 克，冬瓜皮 30 克，滑石 24 克，泽泻 18 克，瓜蒌仁 15 克，大腹皮 15 克，枇杷叶 12 克，枳壳 12 克，葶苈子 10 克，清半夏 10 克，郁金 10 克，杏仁 10 克，栀子 10 克。

连服 3 剂，胸满消失，咳减气平，小便增多，水肿不显，呕吐不作，精神清爽。腰仍酸痛，睡眠差。脉弦虚，舌淡红，苔薄腻。是湿热清化，水浊下行，肺气清肃，肾阴虚损，尚需调补。治宜补肝肾，宣肺理气行水。

处方：滑石 15 克，桑寄生 12 克，杜仲 12 克，茯苓 12 克，狗脊 12 克，泽泻 12 克，黄柏 10 克，清半夏 10 克，栀子 10 克，大腹皮 10 克，何首乌 10 克，甘草 6 克，琥珀 1 克，朱砂 0.6 克。后 2 味同研冲服。

连服 2 周，睡眠好，腰酸痛显著减轻，全身已不浮肿，饮食正常。尿化验：蛋白（±），红细胞 0～1，白细胞 0～2，管型（-），脓球（-），上皮细胞 2～6。非蛋白氮 38 毫克%，二氧化碳结合力 56 容积%，住院 2 周后出院。

【按】水肿为病，据《黄帝内经·素问》"肾者胃之关也，关闭不利，故聚水从其类也"的理论，是指水肿之病因在肾，其标在胃，基本在肾。中医认为：体内之气、血、水三者是互相转化的，水能生气，气能化水；水能病血，血能病水；水得温则化气，气遇寒则化水。脾为水之防，脾病则病水，胃为水谷之海，所以胃强则心强，心强则利尿，尿利则水肿消。水与气关系密切，治水须治气，肾主水，肺为水之上源，故其本在肾，其标在肺。因此治水须顾及肺气。本例全身浮肿，据脉症合参为湿热壅滞，阻碍气机，复感外寒，肺气郁闭，清肃不行，水道不通，致湿热深陷肾中。治宜宣肺透邪，清化湿热，利水消肿为主。方中用杏仁、佩兰、清半夏，可宣肺开郁，清肺开胃。石膏、黄芩、木通、栀子清化湿热，利窍降火，尤以栀子清肺火，利小便，肺清则化行，膀胱是津液之腑，得此气化而出。麻黄、泽泻、地肤子、抽葫芦渗湿利窍，利水除湿，行水可消水胀，黑白丑为水行峻下之剂，可消肿满。待湿热清化，肺气清肃，肿满好转后，再给以补肾调理。

## 水肿 5 例

**病例 1**　乔某，男，68 岁，农民。

病史：半年来周身轻度浮肿，不甚注意，后因劳动过多，肿势日渐加剧，胃脘膨满，食欲减退，小便少，大便溏稀，周身倦怠无力。

检查：周身浮肿，两腿肿胀，按之指痕凹陷而不起，头面亦有轻度浮肿，腹部膨隆有移动性浊音，腰以下有重度指凹性水肿。脉缓而稍弦，舌质胖嫩，苔白滑。

辨证：脾阳不足，水湿停留。

治法：健脾助阳，逐湿消肿。

处方：冬瓜皮 24 克，生黄芪 18 克，茯苓 15 克，生薏苡仁 15 克，炒白术 15 克，生山药 12 克，大腹皮 12 克，猪苓 10 克，泽泻 10 克，桂枝 16 克，生姜皮 10 克，五加皮 10 克，砂仁面 3 克（冲）。

连服 5 剂，小便显著增加，胸脘不满，两腿水肿渐消，食欲好转，腹水无明显变化。后予原方加黑白丑面 4.5 克，晨起空腹冲服。

连服 2 剂，每服黑白丑面后，水泻五六次，约泻水 2 500 毫升。服 2 次后，腹水全消，小便通畅，饮食增加，脉沉数。复以补气健脾，利水消肿法治之。

处方：生黄芪 15 克，炒白术 12 克，大腹皮 12 克，茯苓 12 克，泽泻 10 克，猪苓 10 克，干姜 6 克，木香 6 克，油桂 4.5 克。

连服 1 周，下肢水肿全消，饮食恢复，体质健壮而愈。

【按】水本畏土，因土虚不能利水，则寒水侮所不胜，反乘脾土，泛滥为邪。《黄帝内经》云"土主燥湿"，是说脾能吸收水分。今脾阳不足，不能吸收水分，使水湿停留肌肉组织之间而成水肿。水湿过盛影响脾脏之功能，二者相互影响则水肿不易消退。脾虚故身倦无力，运化失职，胃脘膨满，食欲减退。小便少，大便溏，是水湿停潴，脾不燥湿，脉缓为脾阳不振，舌胖为湿邪之潴留。故以健脾助阳，逐湿消肿法治之而获愈。

**病例 2**　常某，男，72 岁，退休工人。

病史：5 个月来，全身浮肿，日益加重，两小腿肌肉胀痛，小便减少，大便溏稀，每日三四次，腹满纳呆，消化迟钝，周身倦怠无力。

检查：发育营养较差，精神好，颜面轻度浮肿，腹部膨隆有中等腹水，腰以下有重度指凹性水肿，心肺无异常，肝脾未触及。脉弦缓，舌质胖，无苔光滑，尿常规正常。

辨证：脾胃虚寒，脾失健运。

治法：补气健脾，行水消肿。

处方：茯苓 24 克，生薏苡仁 24 克，抽葫芦 24 克，猪苓 15 克，泽泻 15 克，生黄芪 15 克，生山药 15 克，炒白术 12 克，生姜 10 克，地肤子 10 克，桂枝 6 克，甘草 3 克。

连服 4 剂，浮肿明显消退，小便增多，有嗜睡感。宜原方加人参 2.4 克，琥珀 1 克，同研冲服。

连服 4 剂，全身水肿消退，只残留两下肢胫骨前部有轻微指凹性水肿和两小腿肌肉胀痛。考虑年高气虚，继服原方 10 剂而痊愈。

【按】《景岳全书》云："凡水肿证，乃脾肺肾之脏相干之病"，但患者无气息喘促肺虚之症状。今患者大便稀，脘满食少，纳呆，脉弦缓，舌质胖，无苔光滑，表示中焦脾胃虚寒，脾失健运，因而水湿停留于皮肤，而引起全身性浮肿，以五苓散合五皮饮加减治之。

**病例 3** 王某，女，42 岁，工人。

病史：由于工作繁忙，饮食不节，脾虚胃弱，闭经已 4 个月，相继身倦无力，头面及下肢浮肿。3 个月后肿势加剧。渐至延及全身，腹胀脘满，食少纳呆。脉沉滑重按无力，舌质淡尖红，苔薄而润。

辨证：脾阳不振，水湿潴留。

治法：补气健脾，利水消肿。

处方：生黄芪 30 克，生薏苡仁 30 克，泽泻 24 克，茯苓 24 克，滑石 24 克，炒白术 18 克，大腹皮 15 克，地肤子 12 克，木通 10 克，黑白丑 10 克。

连服 2 剂，小便显著增多，腹部不胀，腿肿见消，行动轻便月经来潮。仍宜原方加调经药。

处方：益母草 24 克，生黄芪 18 克，当归 15 克，丹参 15 克，泽泻 15 克，滑石 15 克，赤芍 12 克，大腹皮 12 克，炒白术 12 克，黑白丑 6 克。

连服 3 剂，浮肿全消，腹部轻松，食欲恢复，精神清健而愈。

【按】患者由于工作繁忙，饮食不节，而出现浮肿，多为脾阳虚弱所引起，脉象沉细虚软，为脾阳不振，运化失常，水湿潴留所致。健脾利水，脾阳振奋，水行而肿消。治宜补气健脾以资健运，使水利肿消。以浮肿日久，曾服健脾利水之药甚多，肿势不退，必须采用攻补兼施法，使攻水而不伤正，补正而水不泛溢，临床治疗取得较满意的效果，

**病例 4** 李某，男，41 岁，教员。

病史：身倦无力，脸面及下肢浮肿已有 4 个月，大便溏稀，小便频数而量少，腰酸腿软，失眠，头眩，有时右手指麻木。

检查：头面及下肢浮肿按之有指凹痕，尿常规正常，右脉虚软，左弦细无力，舌质红而略有黄苔。

辨证：脾肾两虚，水湿停滞。

治法：补肾健脾，利水消肿。

处方：熟地黄 15 克，茯苓 15 克，生薏苡仁 15 克，生山药 12 克，炒白术 10 克，山茱萸 10 克，泽泻 10 克，大腹皮 10 克，厚朴 10 克，附片 10 克，肉桂 6 克。

连服 4 剂，小便显著增多，胃脘不满，食欲稍增，肿势见消，身觉有力，唯口干心烦。脉弦大，是肾阳已见恢复，脾气稍有好转，而虚阳上泛，恐生他变。宜减桂、附之温燥，而益以利水消肿之法。

处方：生地黄 15 克，茯苓 15 克，生薏苡仁 15 克，冬瓜皮 15 克，生山药 15 克，泽泻 12 克，防己 12 克，炒白术 10 克，生杜仲 10 克，大腹皮 10 克，苏梗 10 克，砂仁 6 克，木香 6 克。

连服 1 周，小便通畅，下肢浮肿全部消失，胸脘不满，饮食增加，大便不溏，腰腿酸痛已觉轻松，脉沉弦，虽脾阳已复，肾气充盈，可再以健脾益肾、利水消肿法治疗，则脾肾自愈，水肿即消。

【按】水肿应首先考虑脾肾两脏，脾虚不能运化、燥湿，肾虚不能行水，都能使水湿停滞而为水肿。今患者素有失眠头眩，为心肾两虚，虚阳上泛，继而发生水肿。肾主下焦而司腰膝，故腰痛腿酸；肾主行水而司收摄，肾气已虚，则收摄不固而小便频数。肾阳为命门及中焦腐熟水谷之根源，若命门已虚，则脾土失运，不但吸收水分和营养之能力降低，而整个消化系统亦必受到巨大的影响。右脉虚软是脾阳不振，左脉弦细为肝肾两虚之征。由此而知水肿之发生，以肾虚为主而影响到脾不健运，使水液潴留发为水肿。

**病例 5** 黄某，男，38 岁，干部。

病史：平素脾胃衰弱，饮食稍有不节，即脘满腹泻，突于两月前发现浮肿，先始于阴部，后及两腿，逐渐波及周身、头面及四肢，有指凹性浮肿，腹部胀满，体倦纳呆，小便少而赤涩。脉沉细无力，舌质胖嫩，苔薄白。

辨证：脾肾两虚，水湿停滞。

治法：滋补脾肾，利水消肿。

处方:生黄芪24克,生地黄24克,生薏苡仁15克,生山药15克,冬瓜皮15克,泽泻12克,猪苓10克,大腹皮10克,黑白丑6克,木香6克,砂仁5克。

连服5剂,肿势全消,胸腹不满,食欲增加,小便通畅,唯身体有时倦怠,脉弦虚,是脾气已健而肾阳未复,宜健脾扶肾、利水消肿法。

处方:生地黄15克,山茱萸12克,乌附子10克,猪苓10克,炒白术10克,砂仁5克,肉桂3克。

连服5剂,诸症全消而愈。

【按】患者平素脾阳不振,对于水分吸收和营养之运化都受到一定的影响,故脾阳虚水行不畅。水势停滞必至酿成浮肿,水滞体内影响脾土的健运,脾土不运造成潴留之势,二者相互影响,成为一种恶性循环,若不设法分解必无恢复之日,必扶脾土以培根源。

## 风水2例

**病例1** 王某,男,55岁,农民。

病史:患者3周来发热伴有恶寒,右胸痛,胸痛彻背,胸闷气短。曾服西药,汗大出,因居室不严有漏隙而受风,突然一身面目悉肿,骨节烦痛,恶风微热,不渴,小便不利。

检查:全身呈指凹性浮胖,舌苔白腐,脉浮弦,尿常规正常。

辨证:风邪中表,腠理闭阻。

治法:解表清热,疏胸通阳。

处方:瓜蒌15克,麻黄12克,生石膏12克,防己12克,生姜10克,白术10克,薤白10克,桂枝10克。

服药3剂,全身肿胀消失,热减轻,渴而欲饮,小便自利。后以柴胡疏肝散与瓜蒌薤白汤加减,服药12剂,右胸痛自愈。

【按】患者原有发热恶寒之表证,服西药使之腠理大开汗外泄,风中于表,使汗液欲出不得,停滞于腠理而出现一身面目悉肿及骨节烦痛,恶风,脉浮之表证。患者原有胸痛彻背之胸痹证,故脉兼有弦象。

**病例2** 余某,男,51岁,农民。

病史:患者因外感,发热恶寒近2周,时轻时重,同时右部胸胁串痛,胸满气闷。曾服麻黄汤2剂,大汗淋漓,表证已解。因外出当风,冷热又作,一身面目浮肿。现发热恶寒,关节痛,心烦不渴,胸中满痛,小便短赤,一身面目悉肿,按之有指凹痕。脉浮数,苔白滑。

辨证：胸阳阻滞，卫气不宣，湿热内蕴。

治法：疏胸阳，宣表邪，清热散湿。

处方：瓜蒌仁24克，滑石24克，生石膏15克，麻黄12克，薤白12克，桂枝12克，苍术10克，生姜皮10克，羌活、独活各10克。

服药2剂，周身汗出，冷热已解，水肿消失，渴而欲饮，小便通利，胸中轻松不痛，脉浮而不数。唯身倦心烦，食欲稍差，是胸阳已通，表邪宣解，水湿涣散。汗出之后，津液损伤，胃气不和，虚阳上泛，宜清热生津和胃。

处方：茯苓30克，生薏苡仁15克，泽泻15克，苍术12克，生栀子10克，麦冬10克，白芍10克，生姜皮6克。

连服3剂，心不烦而食欲增加，精神清健，体力恢复，身体清健而愈。

【按】患者因受外邪，服疏表宣邪药后，汗出过多，卫气不固，腠理疏松，外邪复侵袭致外出之汗，为风所搏，滞于皮下而成浮肿。风湿阻滞，关节壅塞，故现骨节烦痛。患者以前胸满作痛，是胸阳不畅，胸阳为防御外邪之总司，也就是卫气之来源，如胸阳阻滞则卫气不宣，是感受外邪的主要原因。今脉浮数是风邪在表，苔白滑为邪未入里。

## 血淋2例

**病例1** 朱某，男，9岁，学生。

病史：春节时因过食肥腻，出外玩耍，彻夜未眠。次日即感发热，头眩痛，咽痛，恶心，呕吐，小便混浊而量少，嗣即发生血尿。面色苍白，胸脘满闷，食欲不好，腹部膨隆胀大如鼓，腹壁无青筋，眼睑浮肿，四肢皮肤有湿疹，尿血日三四次，呈殷红色，尿道不痛，无迫坠感。舌质淡红，有红点，脉沉滑虚软。

辨证：湿热壅滞，脾虚失运。

治法：清利湿热，健脾止血。

处方：鲜茅根30克，牡丹皮15克，滑石15克，茜草根15克，鲜佩兰12克，蒲黄10克，白蔻10克，苍术10克，黄柏10克，栀子10克，木通10克，阿胶6克，甘草6克。

连服3剂，胸脘胀闷减轻，食欲略展，知饥思食，小便较畅，尿血减轻，有时恶心气逆，尿血色淡，每日发作一两次。脉滑象稍敛，重按仍空。是湿热外宣，阳气犹虚，宜醒脾清化止血法。

处方：鲜茅根30克，鲜佩兰10克，鲜菖蒲10克，栀子炭10克，蒲黄10克，黄柏 10 克，木通 10 克，滑石 10 克，生地黄 10 克，茜草根 10 克，白蔻 6 克，生地榆 6 克，阿胶 6 克。

连服 3 剂，胸脘满闷消失，食欲锐增，血尿大减，有时仍有，色淡如茶，肿势全消。脉已不滑，尚虚软无力，是湿热肃清，脾已健运。仍宜健脾逐湿消胀为主，而补以育阴止血。

处方：生地黄 12 克，茯苓 12 克，仙鹤草 12 克，黄柏 10 克，蒲黄 10 克，苍术 10 克，大腹皮 10 克，泽泻 10 克，龟甲胶 6 克，甘草 6 克。

连服 3 剂，诸症消失，尿血停止，食欲恢复，精神清爽。

【按】过食油腻，贪玩劳累，而现头眩痛，发热，可能由两种原因所造成：一为食热郁滞，二为风寒外袭。如系伤食外感，脉必滑数而浮，食热郁滞，脉多沉滑。该患儿脉沉滑虚软，舌质红，苔黄腻，是伤食外感发热，诱起下焦之伏邪，湿热壅滞，陷入阴分而尿血，阴血虚损，则脉象弦虚。

**病例 2** 崔某，男，65 岁，农民。

病史：尿血已有近月，血色红紫如丝如条，小便通畅无热痛感。有痔疮史，饮食尚好，大便正常，无其他不适感。舌红，舌尖尤甚，苔白腻，脉弦数。

辨证：湿热内蕴，血热妄行。

治法：清热到湿，凉血止血。

处方：鲜茅根 15 克，竹叶 12 克，生地黄 10 克，小蓟 10 克，泽泻 10 克，蒲黄 10 克，甘草 10 克。

服药 2 剂，血丝血条大大减少，舌红苔腻。脉弦如故，按原方连服 2 剂。

服药后基本痊愈，唯尿道时有微痛。此为投药后，小肠导致心热下行，尿道烁伤而疼痛。又给予鲜茅根 150 克煎汤服之，取其茅根益肺气利小便止痛之效，冀获全功。

【按】溺血之症，痛者为淋血，不痛者为尿血，此为肾阴虚君相之火妄动，心热下移于小肠伤及血络，逼血下行故小便尿血。肾水亏水不涵木，肝阳亢盛故脉弦数，相火妄动扰动君火则舌尖红，舌苔白腻为湿邪所致。

## 血淋（慢性膀胱炎）3 例

**病例 1** 廖某，女，68 岁，退休工人。

病史：患者小便淋痛已有半年，尿频、尿急，近 2 个月来时有尿血。曾用西药治疗效果不显。而改用中药治疗。现患者小便淋痛，尿急迫而频数，经常尿血呈淡红色，心烦口干，头部眩痛，身倦乏力，腰脊酸痛。脉弦大有力，舌红光润无苔。

辨证：上焦湿热，下注膀胱。

治法：清利湿热，凉血解毒，利尿止血。

处方：鲜茅根 30 克，滑石 24 克，大小蓟各 15 克，茜草根 15 克，藕节 15 克，牡丹皮 12 克，黄柏 12 克，生栀子 10 克，木通 10 克，蒲黄 10 克，泽泻 10 克，生地黄 6 克，甘草梢 6 克，琥珀 1.5 克（冲）。

连服 3 剂，尿血已止，淋痛减轻，心不烦热，唯头仍眩痛，尿仍急迫。脉弦大是心热已渐下行而肝热犹在炽盛。宜重用苦寒清肝之品，以宣散肝热，减轻湿热对膀胱之威胁，而止淋痛尿血。

处方：鲜茅根 24 克，生地黄 24 克，滑石 24 克，黄柏 15 克，板蓝根 15 克，生蒲黄 15 克，龙胆草 12 克，木通 12 克，牡丹皮 12 克，栀子 10 克，海金沙 10 克，仙鹤草 10 克，甘草梢 6 克，琥珀 2 克（冲）。

连服 1 周，淋痛显著减轻，尿血未作，头部眩痛已全部消失，小便亦不迫促，脉象虚软，舌质转淡。唯身倦无力，食欲不好，是湿热已清，脾胃未健。宜于原方减苦寒之量，以防其损伤胃气，并加健脾滋阴之剂。连服 8 日，诸症消失，食欲恢复，精神清健，体力增加。3 个月后复查亦未复发。

【按】血淋之证多由心肝之热下注膀胱所致。今患者心烦口干，头痛眩痛，系心中郁热，肝火上冲之征。脉弦大有力，舌红而光润属于肝中郁热，阴气损伤，心肝之热通过循环达于肾脏而下注膀胱。如心肝之湿热过盛，下注膀胱之后，其湿热之毒灼烁膀胱，每至酿成淋痛尿血之证。

**病例 2**　宗某，女，35 岁，会计。

病史：患膀胱炎已近 2 年，时好时犯，如工作劳累或感冒易诱发，每隔月余发作一两次。身体羸瘦，饮食减少，腰部酸痛不敢久立。此次发作较重而来服中药治疗。现身发冷热，尿频，尿急，尿道涩痛，尿呈暗红色，腰痛酸楚，小便不畅，下腹部坠痛拒按。脉弦细数，重按有力，舌质红，舌苔黄腻。

辨证：湿热壅滞，损伤阴络。

治法：清利湿热，通淋止血。

处方：小蓟 30 克，蚤休 24 克，桑寄生 18 克，车前草 18 克，金银花 15 克，生地榆 15 克，牡丹皮 15 克，黄柏 12 克，茜草根 12 克，海螵蛸 12 克，蒲黄 10 克，栀子炭 10 克，海金沙 10 克，泽泻 10 克，木通 10 克，琥珀 1.5 克，朱砂 0.6 克。

后 2 味冲服。

连服 3 剂，身冷热退，尿血减轻，仍尿急，尿频下坠，膀胱有隐痛和压痛。脉两尺沉滑而软，舌淡红苔黄腻。拟清利湿热，通淋理气止痛法治疗。

处方：金银花 24 克，萆薢 24 克，车前草 15 克，赤芍 12 克，黄柏 10 克，栀子炭 10 克，蒲黄 10 克，乳香 10 克，瞿麦 10 克，木通 10 克，生大黄 6 克，甘草梢 6 克，琥珀 1.2 克，朱砂 1 克。后 2 味冲服。

每日 1 剂，头煎 1 次服，2 煎置便盆中趁热熏洗尿道。

连服 3 剂，熏洗 3 次，尿中无血，尿急、尿频不作，饮食恢复，身觉有力，精神清爽。脉弦细，舌不红，黄腻苔已净。因其腰酸痛，遇感冒即发。宜育阴固腰，益气扶正法治之，以防复发。

处方：地骨皮 24 克，元参 18 克，萆薢 15 克，狗脊 15 克，板蓝根 12 克，金银花 12 克，桑寄生 12 克，牡丹皮 10 克，贯众 10 克，黄柏 10 克，生地榆 10 克，海金沙 10 克。

隔日 1 剂，连服半年，后每周服一二剂，痊愈从未复发。

【按】此系湿热壅滞下焦，损伤膀胱阴络，故尿频、尿急又尿血，屡次反复发作，累及肾脏，影响整体，所以腰痛较重，身体虚弱，长期未能恢复。

**病例 3** 王某，女，74 岁，家庭妇女。

病史：患者近 4 个月来尿血、尿痛、尿急，曾用西药治疗，未效，并反复发作。近 3 日来又复发如前，尿呈淡红色，尿急，淋痛，心烦口干，头晕头痛，身痛乏力，食欲正常，但无冷热感。西医诊断为慢性膀胱炎，准备做膀胱镜检查，患者不同意。脉弦滑数，舌质红，苔薄黄稍腻。

辨证：湿热蕴结，热伤血络。

治法：清利湿热，止血通淋。

处方：鲜茅根 30 克，车前草 24 克，滑石 24 克，连翘 15 克，大蓟、小蓟各 15 克，蒲黄 15 克，墨旱莲 12 克，海螵蛸 10 克，黄柏 10 克，木通 10 克，地榆 10 克，甘草梢 10 克，琥珀 1.5 克（冲）。

服药 3 剂后，尿血已止，淋痛减轻，但仍尿急、头晕、口干，脉象沉弦数。又原方去茅根加茜草 10 克，萆薢 15 克，金银花 12 克。

服药 3 剂，头不晕，有轻度尿急外，诸症皆愈，血淋基本痊愈，脉仍弦滑，再用原方服 3 剂，以资巩固。

【按】血淋之发生，系属于湿热乘虚侵袭下焦，深入膀胱，使膀胱发生热性病变，而现尿急、尿频、尿血、淋痛等症。

## 血淋（肾盂肾炎）1 例

**病例**　魏某，女，52 岁，家庭妇女。

病史：患者在半月前腹泻鸭溏便，日三四次，饮食尚佳，未治泻止。后连续 5 日未大便，腹胀恶心，食少纳呆。后发高热，血淋 5 天，头晕，腰胀痛，小便频数、短赤涩痛，腹胀、烧心，口渴喜冷饮，大便干燥，继而脸、足浮肿，腿痛。遂住院治疗，诊为肾盂肾炎。

检查：体温 38.9℃。化验：尿蛋白（+++），红细胞 5～10，白细胞 6～8。脉沉弦滑，舌质红，苔黄腻。

辨证：下焦湿热，膀胱蕴毒。

治法：清化湿热，通淋止血。

处方：金银花 30 克，鲜茅根 30 克，滑石 24 克，苍术 15 克，桑寄生 15 克，黄柏 15 克，茜草根 12 克，生地榆 10 克，木通 10 克，蒲黄 10 克，山栀 10 克，大黄 6 克，黄连 6 克，甘草梢 6 克。

服药 2 剂后，体温降至正常，腰不痛，小便色黄，稍有涩痛。脉右弦细数，舌质红，苔黄腻。

连服上方 18 剂，小便已正常，脉沉弦，舌苔正常。因吃无盐饭，患者食欲不好，喜酸食，遂给以清利湿热，健脾开胃之品。

处方：金银花 30 克，生山药 15 克，薏苡仁 15 克，黄柏 12 克，白术 10 克，佩兰叶 10 克，半夏曲 10 克，炒麦芽 10 克，建曲 6 克，茯苓粉 1 克（冲）。连服 5 剂，食欲佳，诸症消失。

【按】小便频数、短赤、涩痛淋漓等为淋病。根据临床表现分为气淋、石淋、血淋、膏淋及劳淋 5 种。临床上可归纳为虚、实两类。实证以湿热为主，虚证以脾肾虚为主。本例归属实证血淋。临床表现先有腹泻后大便干燥，乃为脾湿泄泻而致湿邪化燥生热，湿热滞留于小肠。湿热壅结于下焦，下注膀胱蕴毒，故小便热涩、刺痛、短赤；湿热伤及血络，迫血妄行，热在下焦则溺血。本例属湿热下注膀胱而致血淋。治疗应以清化湿热为主。方中用苍术、黄柏，具有清热燥湿之妙用，苍术为燥湿强脾之主药，黄柏苦寒下降，入肝肾清下焦之湿热。滑石、甘草梢为六一散，有清热利湿之效。栀子、大黄为苦寒泻火药，湿热一清，诸症自然祛除，对热结膀胱、水通淋涩不畅、热淋尿血效果更显。生地榆乃除下焦热，治尿血证，专理下焦血证湿热之品，能除血中之热，热除则湿自去。再配以金银花清热解毒，茅根通淋止血清热泻火，茜草根降火凉血，清热止血，治疗血热妄行。桑寄生在处方中起补肾养血之作用。蒲黄炒用为补脾之药，摄血归原，使不妄行，具有止血作用。

## 淋浊（膀胱结石手术后）1例

**病例** 胡某，男，47岁，工人。

病史：两年前患排尿痛，尿线中断，经某医院诊为膀胱结石，施行手术。由于术后粘连，曾在半年内先后又行5次手术。于翌年3月，切除漏管以后，仍有排尿痛。尿线中断。近3个月来夜间遗尿，兼有淋浊，尿下白黄而黏，多有不断之长丝，偶有排尿痛，少腹胀满而痛，腰痛，头晕，气短无力，言语低微，甚或登楼即喘。便稀，口渴多汗，食少纳呆。脉弦虚无力，舌略红，苔薄黄。

辨证：肾气不固，湿热流注。

治法：滋阴补肾，清热止淋。

处方：桑寄生24克，生地黄15克，山药15克，白芍15克，山茱萸12克，海螵蛸12克，桑螵蛸10克，牡丹皮10克，泽泻10克，黄柏10克，茯苓10克，乳香10克。

连服3剂，多汗明显消失，遗尿减少，排尿爽快，疼痛好转。脉弦虚，舌质红。原方加杜仲12克，滑石12克。连服3剂，遗尿停止，多汗消失，倦怠减轻，但尿下白黄仍如前。系肾气转固，元气渐复，而湿邪未除。脉弦滑，舌红，苔黄腻。

处方：生地黄15克，川续断12克，山茱萸12克，木通10克，泽泻10克，茯苓10克，滑石10克，甘草梢6克。

连服4剂，小便畅利，尿无黄白黏丝，腹满痛均不显。又连服4剂，尿下通畅，白黄淋浊消失，仅少腹略胀满。

【按】淋浊为病，热在上焦，耗其津液，则为消渴。热在下焦，耗其津液则为淋。淋病多是肾虚而膀胱热，膀胱为津液之府。肾虚小便频数，膀胱热则水下涩，数而且涩，淋漓不畅为淋。本例系泌尿系手术后，肾气损伤，则气化不利而生湿热，肾失收摄而尿淋浊。治疗以滋阴补肾，清化湿热为主。方以六味地黄汤加减。生地黄养血补肾，固涩清气；山药健脾补肺；茯苓、泽泻渗利湿热；牡丹皮清泻胆火；乳香活血定痛，可治排尿病、少腹满病。肾为先天之根本，肾经虚损，则五脏气微。肾与膀胱相表里，肾得所养，则膀胱自固。

### 石淋（肾结石）1例

**病例** 谭某，男，41岁，干部。

病史：腰痛不时发作，后渐加剧，为坠痛或绞痛。经静脉肾盂造影，确诊为肾结石。患者身体尚健，食欲良好，有时出现血尿。脉沉弦有力，舌偏红，苔黄腻。

辨证：湿热壅滞，水液失调。

治法：清利湿热，通淋化石。

处方：金钱草90克，滑石30克，泽泻15克，生鸡内金15克，木通12克，冬葵子12克，桑寄生12克，海金沙10克，芒硝10克，木香10克，乳香10克，琥珀1.5克（冲）。

每日嚼服胡桃肉30克。连服3周，腰痛减轻，自觉轻松灵活，尺脉弦虚。原方去芒硝加健脾补肾药。

处方：金钱草90克，滑石24克，王不留行15克，狗脊15克，生山药15克，桑寄生12克，冬葵子12克，炒白术10克，海金沙10克，沉香10克，生鸡内金10克，五灵脂10克，木通10克。上方煎汤，送服火硝面1克，白矾面1克，每日2次。

连服4周，症状消失，腰酸痛和坠痛消失。后以补肾健脾、清利化石法连续服用，共服药近4个月。经X线平片检查，结石完全排出。

【按】本病由多食肥甘酒热，致湿热蕴积于下焦，复与尿中沉浊物互结，日积月累，遂缓缓结聚成块，小者为砂，大者为石，或留于肾，或在膀胱，或在尿道。下焦湿热，积结成石，不能随尿排出，阻滞尿路，故腰部绞痛，并沿输尿管向下放射至会阴部，有时出现尿血，在绞痛后更明显。如继发感染时，可出现身发冷热、尿急、尿频、尿痛、脓尿等肾盂肾炎的症状。治疗宜清利湿热，通淋化石法。如结石较大，非短期可能排出，在服用药物过程中，可现肾虚脾弱之症状，治疗时酌加健脾补肾之品，如桑寄生、川续断、白术、山药之品，或间断服药，或攻补交替使用，庶结石可以外排，而脾肾不致损伤。

### 石淋（尿道结石）1例

**病例** 罗某，男，51岁，教师。

病史：素有尿频史，近月来尿频又作，少腹下坠酸痛，小便不畅，有时尿液中断，腹胀坠不适，腰酸楚。脉弦细数，舌红无苔。经X线检查诊断为尿道结石。

辨证：湿热壅滞，水运失调。

治法：清利湿热，化石通淋。

处方：金钱草 90 克，滑石 30 克，通草 30 克，石苇 24 克，泽泻 15 克，瞿麦 12 克，冬葵子 12 克，海金沙 12 克，木通 12 克，鱼脑石 10 克，沉香 10 克，萹蓄 10 克，琥珀 1.5 克（冲）。

连服 3 剂，小便通畅，少腹不觉坠痛，腰不酸痛，尿流通畅无中断现象，腹部轻松舒适，脉沉细而不数，舌不红。后以此方减量服，用加健脾益肾药调理，终未发作。经 X 线检查，亦无结石踪迹。

【按】尿道结石多见于男性儿童和老年人，排尿不畅，尿时突然中断，伴有尿痛，活动后症状可缓解，能继续排尿，重者可致急性尿潴留或尿血。此系肾气虚损，湿热壅滞，水失通调畅达，致水液之陈浊郁积，日积月累，再受湿之煎熬，每至结为砂石。

## 石淋（膀胱结石）1 例

**病例** 吕某，男，5 岁。

病史：小便不畅，尿时淋漓疼痛，腹胀硬，有时作痛。经 X 线平片检查，后尿道有一黄豆大阴影。脉弦数，舌尖红，苔黄腻。诊断为膀胱结石症。

辨证：湿热郁滞，水运不调。

治法：清利湿热，化石通淋。

处方：金钱草 45 克，泽泻 12 克，瞿麦 10 克，冬葵子 10 克，海金沙 10 克，木通 10 克，通草 10 克，鱼脑石 6 克，乳香 6 克，穿山甲 6 克，沉香 6 克，琥珀 1 克（冲）。

连服 2 剂，小便通畅，腹胀痛减，尿未出现淋漓涩痛现象。又加芒硝 3 克，大黄 6 克。服后半日排出结石 1 块，症状消失，小便正常。后以此方减其量，去芒硝、大黄，加健脾和胃之药，隔日服 1 次，终未复发。

【按】此系湿热郁滞，气机不畅，水运不调所致。

## 癃闭（前列腺肥大）3 例

**病例 1** 高某，男，58 岁，工人。

病史：患者平素身体健壮，半年来时感下腹部不适，继而小便困难，须用力 10 分钟左右始能通下。近 20 日，小便费力，尿量甚少，点滴而下，自觉下腹部胀闷不适。

检查：形体肥胖，精神不振，面现痛楚。指肛检查前列腺大如胡桃。脉沉缓，舌红，无苔。

辨证：气虚阴盛，湿浊内蕴。

治法：补气活血，行水宣闭。

处方：生黄芪30克，泽泻12克，薏苡仁12克，赤芍12克，牡丹皮10克，炒白术10克，桃仁10克，茯苓10克，香附10克，红花10克，萹蓄6克，瞿麦6克，甘草梢6克，紫油桂3克。

连服3剂，尿量即见增多，排尿困难见轻，由点滴而变为涓涓。小腹不适亦见轻松，脉象较前有力。是阳气见充，水气已行。宜原方重用黄芪，以补气扶阳，畅通水道。

处方：生黄芪60克，生山药15克，泽泻12克，大腹皮12克，生地黄12克，炒白术10克，茯苓10克，赤芍10克，桃仁10克，三棱10克，二丑面6克，紫油桂3克。

连服5剂，小便通畅，小腹舒适，精神清健，饮食如常。后以此方配成丸剂，连服以防复发。

【按】癃闭是以排尿困难，甚则小便闭塞不通为主症的疾患。癃闭的部位在于膀胱。癃闭的形成，是由于膀胱气化不利。本例体质肥胖是气虚阴盛之象。气为血之帅，气行则血行，气虚则血行不畅，应以补气活血法治之。患者是以小便不利，点滴而短少为主症，故佐以利尿通闭之剂。方中重用生黄芪补气升阳，补气可以生血，气升则水自降，与肉桂同用则通血脉。膀胱是津液之府，气化则出。用白术以除其湿，气畅而津液生，燥湿则能小便利。泽泻可泻膀胱经之湿。薏苡仁清热利湿与茯苓同用均能通利小便。桃仁、红花、香附、瞿麦、萹蓄理气活血，利尿通淋。甘草梢为清热药，治阴茎作痛有明显效果。待诸症好转仍重用生黄芪，以补气升阳，畅通水道。

**病例2** 李某，男，65岁，工人。

病史：排尿困难1月余，尿量很少。近日来又形成点滴而下，小便及阴茎时时作痛。在某医院诊断为前列腺肥大，服药治疗效果不明显，外科建议手术治疗，患者不同意，而来中医就诊。

检查：形体健壮，面现痛楚，语言低怯，时作叹息声。指肛检查前列腺大如核桃。脉沉弦，舌红，苔黄腻。

辨证：肾虚气衰，水道不通。

治法：补气益肾健脾，行水通闭。

处方：生黄芪24克，生地黄15克，生山药15克，泽泻15克，生薏苡仁15克，王不留行15克，大腹皮12克，漏芦12克，白术10克，牡丹皮10克，甘草10克，附子6克，沉香6克，紫油桂5克。

连服2剂，小便增多，排尿时较前通畅。仿王清任重用黄芪、甘草之法，并加防风以助黄芪之功。将前方生黄芪加重至60克，甘草加重至15克，加防风12克。

连服2剂，患者自诉排尿已无困难，小腹及阴茎痛减轻，自觉轻松舒服。唯大便稍干燥。以原方加减，继续服用。

处方：生黄芪50克，生地黄15克，甘草梢15克，蒲公英12克，赤芍10克，大黄6克。

服药2剂后，有如常人，排尿通畅，大便正常，睡眠安定，精神愉快。续服前方以资巩固。

【按】"肾司开阖"，肾气从阳则开，肾气从阴则阖。肾阳虚阴盛，水道不通，即导致小便不利。老人气衰，肾阳不足，易出现此证。王清任治"老年人溺尿玉茎痛如刀割"，用"黄芪甘草汤"，不论年深月久，皆有效。取其补益元气以利血行而通小便也。本证治法，以黄芪甘草汤为主。王清任曾用黄芪120克，甘草24克，并提出"病重1日2付"的大剂量。本方用黄芪50克，甘草梢15克，即收奇效。

**病例3**　张某，男，68岁，农民。

病史：2年前初冬时节，偶感寒邪，即患癃闭之证，经治疗获愈。于10日前因夜卧受凉，旧病复发。每日夜间12点至早4点小溲点滴不出，只能忍痛导尿以缓其急。经某医院检查，诊断为前列腺肥大，劝其住院手术治疗，患者拒之，遂来我处求治。脉沉弦，右部尤甚，舌质紫暗，苔白腻。

辨证：肾气不足，水道闭塞。

治法：温阳利水。

处方：生地黄15克，芡实15克，杜仲12克，生山药12克，泽泻10克，桃仁10克，黄柏10克，茯苓10克，车前子10克，附子6克，紫油桂6克。

连服3剂，癃闭已通，小便通畅。仍用上法，以善其后。

【按】膀胱者，州都之官，津液藏焉，气化则能出矣。然肾气足则化，肾气衰则凝。今患者年近7旬，元阳已衰，复为寒邪所侵，少阴无火可知。无阳则无以化阴，出气不化，则闭塞下焦而为癃闭。治疗以温阳利水法，冀火归其原，水得其道。

方用济生肾气丸加黄柏、芡实标本兼治。

## 疝气2例

**病例1** 曹某，男，30岁，工人。

病史：患者睾丸抽疼2年之久，绵绵不断，左侧较重，夜晚尤甚，喜暖畏寒，夜寐欠安，大便正常，小便清长，精神不振。脉弦紧，舌边尖红，舌苔薄白。

辨证：寒凝气滞，郁结下焦。

治法：温经散寒，行气止痛。

处方：生地黄12克，川楝子12克，橘核12克，荔枝核12克，生薏苡仁12克，小茴香10克，益智仁10克，黄柏10克，赤芍10克，甘草6克。

服药2剂，睾丸抽痛减轻，精神愉快，睡眠较安。脉弦紧，舌质红，苔少滑润。属内有寒湿，外受风寒，肝郁筋紧为病。以原方加元胡10克，以入肝经引气止痛，乌药6克入阴温经散寒，赤苓10克和通草10克淡渗利湿，引湿从小便而去。

服药3剂，睾丸抽痛次数减轻，饮食增加，睡眠较好，大便日行1次，小便由白转黄。此为寒邪消散之象。仍宜暖肝散寒，柔肝止痛法，用济生橘核丸治之。

处方：川楝子12克，生薏苡仁12克，小茴香10克，橘核10克，海藻10克，乌药10克，厚朴10克，木通10克，元胡10克，赤芍10克，菊花10克。

服药7剂，睾丸只抽痛3次，疼痛程度较前减轻，睡眠较安静，饮食正常，大便稍干，目赤小便黄，舌尖红，苔少而滑润，脉弦稍数。宜原方加通利小便，通心火之药，服后病愈。

处方：川楝子12克，生薏苡仁12克，菊花12克，橘核10克，海藻10克，昆布10克，乌药10克，厚朴10克，木通10克，黄芩10克，赤芍10克，泽泻10克，元胡10克。

【按】疝气是一种常见的疾患，其发病的原因，是由于下焦阳虚寒邪入侵，寒凝气滞，郁结下焦而成疝。但也有久居潮湿或过劳、汗出，感受寒湿，水湿停聚而成。由于阴寒内盛，使肝脉拘结，牵引睾丸疼痛或少腹痛。所以在治疗上应以温散寒邪为主。厥阴经络于睾丸，正如张子和曰"诸疝皆归于肝经""疝乃厥阴肝邪，非胃病，以肝脉络于阴器也。"故以川楝、荔枝、橘核为君，专入肝经而舒筋柔肝，养肝散寒，温暖下元；配以元胡、乌药行气止痛；佐以赤苓、木通淡渗利湿导小肠之湿；昆布、海藻咸寒行水软坚；益智仁、小茴香暖胃散寒；黄柏、生地黄清血中之热。以达到温散寒邪，疏肝理气，柔肝止痛的功效。

**病例2** 王某，男，27岁，教员。

病史：睾丸疼痛，某医院诊断为左侧精囊鞘膜水肿，拟做手术，本人拒之，前来就诊。病已1个月，睾丸疼痛，工作繁忙疼痛加剧。胸闷，大便每日四五行，小便短少，睾丸卧则入腹，立则入囊，形体消瘦，睾丸形大如茄，坚硬如石。脉弦，舌苔薄白。

辨证：肝气不舒，寒邪凝聚。

治法：疏肝理气，温经散寒。

处方：昆布12克，海藻12克，吴茱萸12克，小茴香10克，附子10克，木通10克，车前子10克，川楝子10克，橘核10克，乌药10克，柴胡6克，黄芩6克，升麻6克，木香6克。

嘱患者多休息，避风寒，精神愉快。并以药渣煎汤熏洗，助其药力。后随症稍有加减，共服10剂，病已痊愈，并恢复工作，至今未发。

【按】"肝脉络于阴器上抵少腹，阴寒内盛逼入厥阴之络，故见阴囊冷痛"。寒主收引，收引则痛，坚硬如石。肝气失于疏泄，流注无定，聚散无常，故阴囊偶有大小，时上时下，卧则入腹，立则入囊。舌苔薄白主寒，弦脉为肝经之病。本病为肝气不疏，寒邪结聚于下而成。肝气乘脾，脾阳不振，清浊不分，故大便泄泻，小便短少。

疝气多发于气分，气虚则下陷，下坠而痛；实则气结，不通则痛。所以张景岳提出"治疝必治气"。气虚责在脾肾，多发劳累之后，治宜益气升举；气结责在肝郁，治宜理气祛邪，坚硬者可兼软坚。患者素常体虚，治疗宜以升麻升阳益气，尤能开脾胃肺之气，合柴胡升陷更彰。为助药力，用药渣熏洗局部，取效更快。

## 疝气（附睾结核）1例

**病例** 王某，男，51岁，干部。

病史：右侧睾丸肿大已有年余，时轻时重。近日因工作稍忙，睾丸肿痛日渐增加，外科动员手术治疗，患者因惧怕手术，始来中医治疗。

检查：现患者睾丸肿大，有时肿胀不适，按之硬而不痛，腰部酸痛，气短身倦，饮食尚可，午后潮热。右侧睾丸肿大，附着在右侧睾丸下，大如鸡卵，左侧睾丸如常人。脉弦细无力，舌质淡，苔薄白。

辨证：气虚气闭，湿热郁结。

治法：补气疏肝，燥湿消疝。

处方：功劳叶 24 克，百部 24 克，橘核 15 克，生黄芪 15 克，夏枯草 12 克，三棱 10 克，青皮 10 克，荔枝核 10 克，川楝子 10 克，焦槟片 10 克，炒白术 10 克，黄柏 10 克，木香 10 克，甘草 3 克，蜈蚣 2 条，狼毒 1.5 克，雄黄 1.2 克，朱砂 1 克。后 3 味同研冲服。

连服 1 周，右侧睾丸逐渐软缩、轻松，而感气短腰痛，是经气渐通，湿毒宣散，而身体因疏伐较重，正气虚衰，因辅以大量参、芪以补气，用杜仲、狗脊以固腰。

处方：生黄芪 30 克，狗脊 15 克，杜仲 12 克，橘核 12 克，茯苓 12 克，荔枝核 12 克，炒白术 10 克，川楝子 10 克，三棱 10 克，乳香 10 克，吉林参 3 克（单煎），蜈蚣 3 条，雄黄 1.2 克，朱砂 1 克。后 2 味同研冲服。

连服 20 余剂，右侧睾丸肿胀消失，腰亦不痛。后以此方配成丸药内服，调理而愈。

【按】睾丸肿大名为疝气，皆由病邪侵袭任脉所造成。《黄帝内经》云："任脉为病，男子内结七疝，女子带下瘕聚。"今患者睾丸肿大，按之石硬而不痛，舌淡，脉弦虚，为气虚湿热郁结，经气壅闭。宜遵丹溪补气疏肝，燥湿消疝法治之。

## 消渴（糖尿病）4 例

**病例 1**　吕某，女，48 岁，家庭妇女。

病史：患者因心情不畅，经常抑郁不欢，半年来日渐消瘦，心烦，口渴引饮，善饥嗜食，疲乏无力，小便频数，大便干燥，头晕，睡眠不好。

检查：形体消瘦，脉沉细数，舌质淡红、无苔。血糖定量 264 毫克%，尿糖(++++)。

辨证：肺肾阴虚，中焦蕴热。

治法：滋阴补肾，润肺清热。

处方：黄芪 30 克，生山药 24 克，沙苑蒺藜 24 克，生地黄 24 克，元参 18 克，山茱萸 18 克，五味子 10 克，知母 10 克，人参面 3 克（冲服）。

连服 1 周，饥饿感及口渴减轻，小便量减少，仍睡眠不好。前方减黄芪、知母，加玉竹 24 克，菟丝子 24 克，何首乌 18 克，麦冬 18 克。

前方根据脉症，略有加减，连服 2 周。脉虚软不数，口不渴，尿量减少，睡眠好，用补肾固摄法巩固疗效。

处方：生山药 24 克，山茱萸 24 克，桑螵蛸 15 克，枸杞子 15 克，玉竹 15 克，白芍 12 克，川续断 12 克，五味子 12 克，桑寄生 12 克，萆薢 10 克，知母 10 克，人参面 3 克，猪胰粉 5 克。后 2 味冲服。

此方连服 3 周，症状消失，血糖下降至 88 毫克%，尿糖阴性。后以此方改配丸剂，长期服用。

【按】本病属"消渴"范围。口渴多饮为上消，善饥多食为中消，多尿或尿混浊为下消。多因嗜酒厚味，损伤脾胃，运化失职，内热化燥而伤阴，阴不敛阳，燥阳上灼肺阴，则烦渴引饮。烁灼胃阴，则消谷善饥。肾阴虚损，固摄无权则多尿。总之不外阴虚阳亢，津涸热炽，但根本是真阴不足，应首先治肾以滋阴补肾为主。方中黄芪、人参益气养阴，生地黄、元参养阴增液，生山药、山茱萸、沙苑蒺藜、桑螵蛸补肾固摄，五味子滋阴生津，知母清热降火。症状减轻后，减黄芪等药，加玉竹、麦冬养阴生津，何首乌、菟丝子补肾益精，枸杞子、川续断、桑寄生补肝益肾。猪胰子粉，取"以脏治脏"之义，将猪胰子切碎末，以火焙干，每次服1汤匙（约5克）。治疗消渴，无论上、中、下消，首先宜从肾治，使阴精恢复，则病自愈。

病例2　郝某，男，50岁，教员。

病史：因思虑劳碌过度，3个月前，开始烦渴引饮，头眩身倦，日晡发热，形体消瘦。经某医院诊断为糖尿病，治疗效果不显，转中医治疗。

检查：现口燥咽干，烦渴多饮，五心烦热，善饥尿频，腰腿酸痛，失眠多梦。脉细数，舌红苔薄黄。

辨证：阴虚肝旺，肺燥肾亏。

治法：育阴清热，滋脾生津。

处方：沙苑蒺藜24克，麦冬24克，生地黄15克，玉竹15克，桑寄生15克，山茱萸15克，何首乌15克，肉苁蓉15克，桑螵蛸12克，五味子12克，覆盆子12克，猪胰子5克（冲服）。

连服8剂，口燥咽干及"三多"症状显著减轻，夜能安睡，腰腿酸痛减轻。脉象弦虚，舌质转淡，是肾阴已复，而脾阴未充，仍拟原方加减。

处方：沙苑蒺藜24克，玉竹24克，元参24克，菟丝子24克，山茱萸15克，知母15克，何首乌15克，五味子12克，甘草6克，猪胰粉5克，人参3克。后2味冲服。

连服3周，烦渴、善饥、溲频诸症均解，腰酸腿疼减轻，脉变细缓。舌不红，舌净无苔。原方配成丸剂，长期服用，以资巩固而防复发。

【按】糖尿病，是以三多一少为主症。其病因，虽有饮食不节，房劳纵欲，情志不调等，但其发病的主导环节，当责肾虚。肾为水火之脏，肾虚则金水不生，水火不济，蒸腾输布运化转枢无权，乃发本病。亦有因脾虚失运，中气不治，脾汁下流，而致发的尿甜消渴症，历代亦有记载。在临床辨证中，多分三型论治：一为肺肾阴虚型，以加味玉泉散治之；二为燥热炽盛型，以集灵膏化裁；三为肾虚液涸型，病属危重，当以生脉散合龟鹿二仙加味，煎服频饮以挽垂危。（附玉泉散方：生地黄、麦冬、沙参、五味子、甘草、天花粉。集灵膏方：生熟地黄、枸杞子、山茱萸、天冬、天花粉、知母、山药、人参）。明代戴思恭著《证治要诀》治肾消方剂中，关于脉象虚大，以补脾肾为主，辅以益脾阳养脾阴之法，是综合补元神、益肾、健脾三方面。益肾柔肝酸敛之品，如元菟丹、小菟丝丸之类。脉现细弱，为脾虚气弱，用益气健脾，养阴固摄法，如鹿茸丸或加味安肾丸。经临床实践，都能增加体力，恢复精神，减轻症状，降低血糖，控制尿糖，效果明显。

**病例3** 鲁某，男，35岁，干部。

病史：患糖尿病近2年，曾用胰岛素治疗半年，"三消"症状减轻。现心悸气短，身倦，失眠消瘦，手足灼热，心烦不宁，口渴尿频。脉细数无力，舌质红无苔。血糖定量215毫克%，尿糖（＋＋＋＋）。

辨证：肾阴虚损，脾不健运。

治法：养阴健脾，固摄潜纳。

处方：沙苑蒺藜30克，菟丝子30克，山茱萸24克，玉竹24克，五味子24克，何首乌24克，桑螵蛸24克，桑寄生24克，生山药15克，炒白术12克，猪胰粉10克，人参2.4克，琥珀1克，朱砂0.6克。后4味同研冲服。

连服1周，夜能安寝，心悸气短减轻，身觉有力，烦热口渴不显，脉数渐缓，唯腰痛不减。是肾阴渐复，腰肾不固，仍宜养阴健脾潜纳法治之。

处方：沙苑蒺藜30克，山茱萸30克，菟丝子30克，狗脊24克，元参24克，生山药24克，玉竹24克，紫河车15克，桑螵蛸15克，何首乌15克，生杜仲15克，五味子15克，炒白术10克，猪胰粉6克，人参3克，朱砂1克。后3味同研冲服

连服2周，夜能安睡，无心悸气短现象，心不烦热，口不渴，尿不频，身觉有力，精神清爽，脉虚大而不数，舌转淡，是阴复脾健。后以此方为基础，根据脉症有时略为增减。

5周后，身体健壮，精神清爽，无自觉症状。血糖定量128毫克%，尿糖（±）。继用原方，共治疗3个月。后以此方加鹿鞭粉15克配成丸药，长期服用，以资巩固而防复发。并嘱其注意饮食、睡眠，情绪稳定，克服不良情绪的干扰，节房事，戒烟酒。

【按】本例属肾阴虚损，脾不健运所致之消渴病，治以养阴为主，健脾固摄为

辅。以阴生于谷，如患者食欲不好或消化吸收欠佳，即大量服育阴之剂，亦很难使阴气滋长，故健脾气、助消化为不可缺少之法。如消化吸收虽好，而机体摄取之营养尽从小便遗失，机体亦无法恢复。固摄之法是固摄肾气，使精液不致外泄，机体方能顺利恢复。此证经治疗后，如能细心防范，可不致复发。

**病例4** 梁某，男，42岁，工人。

病史：因工作不遂，家事烦恼，终日愠郁不乐，逐渐精神疲倦，身体消瘦，肢酸腰痛，经某医院检查诊断为糖尿病。现精神疲惫，身体消瘦，肢酸腰痛，心空嘈食，口干喜饮，小便频数，心悸气短，时出虚汗，四肢酸麻，心中烦闷，有时失眠。

检查：脉弦数有力，舌红苔黄燥。血糖定量910毫克%，尿糖（++++）。

辨证：脾肾阴虚，肝大炽盛。

治法：养阴健脾，清肝润燥。

处方：生地黄30克，元参24克，山茱萸24克，生山药24克，知母15克，白芍15克，牡丹皮12克，桑螵蛸12克，黄连10克，黄柏10克，炒白术10克，麦冬10克，吉林参4.5克（单煎兑服）。

连服1周，心烦减，夜能安眠，虚汗顿减，精神稍佳，体觉有力而口燥咽干亦大见减轻。脉象左部已不弦数而亦较软。是肝阳已敛，阴气渐充之象。宜稍减苦寒清肝而着重健脾益阴之法。

处方：生地黄24克，山茱萸24克，生山药24克，元参18克，何首乌18克，杜仲15克，菟丝子15克，桑螵蛸15克，炒白术10克，牡丹皮10克，五味子10克，茯苓10克，黄连6克，吉林参4.5克（单煎兑服）。

连服2周，精神清健，体觉有力，腰酸肢麻亦觉减轻，脉象虚软。于原方加生黄芪24克。以此方为基础，根据脉症略有加减。连服4周诸症消失，血糖定量已下降为105毫克%。以此方配成丸剂长期服用，避免精神刺激和情绪紧张，1年后复查未复发。

【按】消渴证古人皆认为脾阴损伤，肾阴虚耗，不能濡润固摄，使肝阳妄动而造成。今患者体瘦肢麻，心空嗜食，心悸气短是脾阴虚损，不能营养心肺所致。脾虚则心空嗜饥不能濡润四肢补充身体，体瘦肢麻、神疲腰痛、失眠皆为脾阴虚损所致，肝气愠郁则肝火弛张，肝火盛则心烦，舌红而苔黄燥；脉弦数有力更为肝阳炽盛。故以养阴健脾，清肝润燥法治之。

## 上消（尿崩症）2例

**病例1** 高某，女，19岁，学生。

病史：因学习紧张，曾一度失眠，精神疲倦。近4个月来头晕失眠，心悸气短，胃纳减退，心烦，嗜饮水，饮过又渴，尿频量多，体重减轻。每日饮水约15 000毫升，仍口渴思饮不已，夜间须饮水五六次，烦渴不能入睡。月经3个月未潮。

检查：精神不振，形体消瘦，皮肤干燥，尿比重1.002～1.008。脉虚软无力，舌质淡红，苔薄白。确诊为尿崩证，收住院治疗。

辨证：肺肾阴虚，下元不固。

治法：养阴生津，补肾固下。

处方：生地黄24克，山茱萸24克，菟丝子24克，生山药15克，五味子15克，元参15克，天花粉15克，玉竹15克，肉苁蓉15克，杜仲15克，茯苓12克，人参面3克（冲服）。

连服3剂，烦渴稍减，身觉有力，脉虚数，是真阴未复，虚热仍在熏蒸。宜在养阴生津之中加清热润燥之知母15克。又服5剂，口渴又减，尿量减少，每日尚须饮水10 000毫升左右。精神较好，体力稍恢复，心悸气短消失。大便稍溏，每日2次。脉虚软不数，是虚热已退，阴气渐复。宜减苦寒之知母及滑润之苁蓉，防止溏泻伤脾，加黄芪扶脾气而生津液。

处方：生地黄30克，生山药24克，山茱萸24克，元参24克，黄芪18克，五味子15克，麦冬15克，菟丝子15克，杜仲15克，桑螵蛸15克，天花粉15克，牡丹皮12克，人参面3克（冲服）。

连服5剂，口渴大减，每日饮水4 000～5 000毫升，睡眠好，已无渴醒现象，大便正常，脉沉实有力。

原方又服2周，饮水已恢复正常，唯月经仍未来潮，遂在育阴生津的基础上加化瘀通经之品，如桃仁、莪术、生水蛭之类。服5剂而烦渴引饮诸症复发。又按原方服用2周始恢复。后以此药配成丸药出院继服，经1年来复查未复发。

【按】本病为上消。烦渴而不善饥，口渴嗜水，甚至饮后即渴或夜中渴醒，主要是燥热伤阴，久之则阴损及阳，致肾阳衰微，下元不固，故尿频量多而清。根据脉象、舌苔无实热证象，应以治肾为主。方中生地黄清热滋阴，生津止渴，甘寒养阴，使阴生热退；牡丹皮清热滋阴，清分透达，使热退阴生；生山药健脾固精缩尿；山茱萸温补肝肾，收敛精气；菟丝子补肾益精，补阳益阴；五味子生津止渴固精；元参滋阴壮水治心烦口渴；玉竹滋阴生津止渴；天花粉清热生津止渴，肉苁蓉、杜仲补肾助阳；茯苓宁心安神，益中健脾；人参生津止渴，宁神益智。本方既能益阴生津止渴，又能助阳以固下元。

**病例 2** 宋某，男，33 岁，工人。

病史：近 1 个月心烦口渴，一时不喝，即唇干舌燥，口渴难忍。食欲减退，日渐消瘦，疲乏无力，每日饮水约 4 200 毫升，尿量 4 300 毫升。尿比重 1.002。且有遗精、盗汗、腰酸痛、失眠等症状。脉虚数，舌质红绛，舌干无苔少津。

辨证：真阴耗伤，阴虚火旺。

治法：清热泻火，滋阴生津。

处方：生石膏 24 克，生地黄 24 克，粳米 24 克，知母 15 克，沙参 15 克，麦冬 15 克，天花粉 15 克，五味子 12 克，甘草 10 克，人参面 4.5 克（冲服）。

连服 8 剂，烦渴好转，夜能安睡，身觉有力，食欲渐增，尿量减少。脉弦虚，不任重按，舌质淡红，是燥热已退，阴气得复，津液不足之象。宜滋补肾阴，生津止渴。

处方：菟丝子 30 克，覆盆子 24 克，生地黄 24 克，元参 18 克，桑寄生 15 克，桑螵蛸 15 克，枸杞子 15 克，钩藤 15 克，肉苁蓉 12 克，五味子 10 克，甘草 6 克，人参面 4.5 克（冲服）。

连服 18 剂，已不烦渴，食欲正常，身觉有力，而遗精、盗汗亦自愈，后以此方连服 1 周，诸症消失。

【按】本例口渴，唇、舌干燥为阴虚内热，饮水量与尿量几乎相等，而饮一溲一乃是气阴亏耗。且有遗精、盗汗、腰酸痛等肾虚证候。方中生石膏、知母清胃热泻火；沙参、麦冬、天花粉等养阴生津；五味子敛阴滋阴；人参益气；甘草补脾润肺。烦渴好转后，加用覆盆子、菟丝子、桑寄生、肉苁蓉、桑螵蛸补肾益精缩尿；生地黄、元参滋阴生津，补阴助阳，使阴平阳秘，口渴等症消失。

## 肾劳（肾上腺皮质功能减退症）2 例

**病例 1** 陆某，女，41 岁，干部。

病史：2 年来疲乏无力，头昏失眠，心悸气短，食欲减退。面部及口唇色素沉着，皮肤粗糙，腰痛，毛发脱落，月经后期量少，便溏尿频，体重减轻（从 57 公斤降至 35 公斤）。曾用甘草流浸膏及皮质酮治疗，无明显效果。

检查：精神委靡，面色及口唇黝黑，发细干枯大半脱落，肌肤甲错。血糖 72 毫克%，

基础代谢率 −29%。脉弦细无力，舌质淡，苔薄白。

辨证：肾阴阳虚损，脾阳不振。

治法：补肾扶阳，健脾安神。

处方：何首乌 24 克，枸杞子 24 克，巴戟天 24 克，炙甘草 24 克，生山药 12 克，磁石 12 克，紫梢花 12 克，白术 10 克，仙灵脾 12 克，紫石英 12 克，鹿鞭粉 6 克，人参 2.4 克，琥珀 1 克，鹿茸 0.6 克。后 3 味同研冲服。

连服 3 周，心悸气短减轻，食欲增加，身觉有力，夜能安睡。脉弦细重按有力，舌质淡红，是肾阳渐复，肾阴滋长，脾气健运之象。

处方：巴戟天 24 克，桑寄生 18 克，何首乌 15 克，枸杞子 15 克，仙灵脾 12 克，白术 10 克，五味子 10 克，炙甘草 10 克，肉桂 3 克，人参 1.8 克，海马 1 克，琥珀 1 克，鹿茸 0.6 克。后 4 味同研冲服

连服 3 周，精神好转，面部及口唇色素渐退，毛发渐生。脉弦虚，舌淡红无苔。此方连续服用 3 个多月，症状消失。血糖到正常范围，基础代谢率 +18%，已恢复工作。

**病例 2**　狄某，女，34 岁，干部。

病史：1 年来头晕眼花，身倦无力，心悸气短，失眠多梦，性欲减退，月经后期，食欲不好，喜热饮，怕寒凉，四肢麻木。在某医院检查诊断为肾上腺皮质功能减退症。曾服甘草流浸膏效果不显。

检查：精神不振，毛发枯焦，面色晦暗，皮肤干燥。血压 85/60mmHg，血糖 45 毫克%，血钾 40 毫克%，血钠 330 毫克%，心电图呈低电压。脉沉涩，舌质绛有小红点。

辨证：肾阴不足，肾阳衰微。

治法：滋补肾阳、肾阴。

处方：菟丝子 24 克，玉竹 24 克，巴戟天 15 克，何首乌 15 克，枸杞子 15 克，五味子 12 克，胡芦巴 10 克，紫石英 10 克，阳起石 10 克，人参 4.5 克，鹿茸 1.5 克，朱砂 1.2 克，琥珀 1 克。后 4 味同研冲服。

连服 7 剂，头晕、心悸消失，食欲稍增，四肢转温已不麻木，夜能安睡，是肾阳渐复，肾阴仍虚。

处方：玉竹 24 克，何首乌 15 克，覆盆子 15 克，菟丝子 12 克，巴戟天 12 克，紫石英 12 克，磁石 12 克，龟甲胶 10 克，紫河车 10 克，人参 4.5 克，鹿茸 1.5 克，琥珀 1 克，朱砂 1 克。后 4 味同研冲服。

连服 8 剂，血压恢复正常，血钾、血钠已纠正，脉弦虚，舌质淡红少苔，是阳长阴复。继服原方 2 周，面色红润，毛发已有光泽，诸症消失，心电图已正常。按原方配成丸剂常服，巩固疗效。

【按】上述 2 例均属虚劳范围，是"五劳"中的"肾劳"。主要病因为脾阳虚，肾阳不足，命门火衰，以致肾阴阳俱虚，而产生一系列脏腑功能不足的症状。治则均以补肾为主。例 1 辅以健脾安神之剂，方中炙甘草益气补虚，治脾虚中气不足，因久服可引起水肿，故最初给大量以后减量停用。何首乌、桑寄生补肝肾养血益精；仙灵脾、巴戟天补肾助阳；磁石镇潜浮阳，摄纳肾气，肾虚不能养肝或不能纳气，用之适宜；紫石英温肾养肝；枸杞子补肾生精，阴阳双补；五味子滋肾阴止泄；山药、白术补脾肾（山药既补气又养阴，补而不滞，养阴不腻）；肉桂补火助阳，引火归原、海马、鹿茸补肾阳益精血；人参补气生津；琥珀镇心安神。

例 2 除用补肾助阳药外，加玉竹养阴生津；龟甲胶滋阴益肾；紫河车补血益气，与人参、龟甲胶同用，对一切虚损劳伤，气血不足之症，均有较好疗效。

患者肾阴不足或肾阴阳俱虚，与肝、脾均有联系。肾阴不足，阴损及阳，肾阳衰微，肾气不固，或肾阴亏损，则水不涵木，可导致肝阴不足、肝阳上亢，不能上温脾阳，脾气虚损，以致便溏等症状出现。故此 2 例均以治肾为主，如方中既有补肾阴、肾阳药，也有补肝肾生精血的药，兼有滋肾阴补脾的药，所以既补肾为主又兼顾肝、脾，使患者较快地消除各种症状，恢复健康。

## 食亦（甲状腺功能亢进）2 例

**病例 1** 苏某，男，35 岁，教员。

病史：平素性情急躁，更兼工作紧张，自觉身倦无力，形体消瘦，心悸嗜饥，失眠多梦，躁汗淋漓，夜不能安寝，大便溏稀、日 3 次。

检查：甲状腺肿大，质软无压痛，眼球略突出。基础代谢率 +90%。脉弦滑数，舌质红，苔黄腻。诊断为甲状腺功能亢进。

辨证：肝热郁结，肾阴虚损。

治法：清肝化郁，养阴安神。

处方：夏枯草 24 克，海蛤粉 24 克，山慈菇 18 克，海藻 15 克，钩藤 15 克，昆布 12 克，象贝 12 克，赤芍 12 克，生山药 12 克，炒白术 10 克，乳香 10 克，胆南星 10 克，琥珀 1.5 克，朱砂 1 克。后 2 味同研冲服。

连服 3 剂，心不烦热，夜能入睡，心悸气短减轻，大便溏稀好转。脉弦虚，数象稍缓。唯甲状腺不见缩小，是肝中郁热减轻，而肾阴未复之候，宜原方加重养阴宣郁，而辅以清肝消瘿。同时予金黄散膏外敷甲状腺肿大处。

处方：元参 24 克，海藻 24 克，生牡蛎 24 克，生地黄 18 克，夏枯草 18 克，山慈菇 15 克，炒白术 10 克，胆南星 10 克，牙皂 10 克，半夏 10 克，没药 10 克，琥珀 1.5 克，朱砂 1 克。后 2 味同研冲服。

金黄散膏方：胆南星 15 克，苍术 15 克，黄柏 15 克，姜黄 15 克，大黄 15 克，栀子 15 克，朱砂 1 克，梅片 0.6 克。共研极细面，量肿块面积大小，用药面 15～30 克，调入凡士林内，摊于纱布上敷肿块处。

连服 2 周，症状消失，睡眠正常，眼球突出症状已不明显，甲状腺肿已显缩小，嘱原方继服 2 周，金黄散膏重新调配，继续贴服 1 月后，甲状腺肿大完全消失，其他症状亦消失，身体健壮，精神清爽。以原方配成丸剂，经常服用，以资巩固。复查基础代谢率亦恢复正常范围，1 年后未复发。

【按】甲状腺功能亢进，简称"甲亢"。本病的发生，多由于饮食五味的偏嗜，胃内郁热，痰火积聚；或精神刺激，情志不调，肝郁气滞，痰湿郁结所致。临床常见五大症状，即双手震颤、眼球突出、甲状腺肿大、心搏加快和基础代谢率增加。本病初起，脉多弦滑、弦数，或弦滑数，舌质红，苔黄腻。亦有舌淡苔白滑者，多见于脉弦细、弦虚之患者。本例症现心烦易怒，多食善饥，口苦胸闷，皆属于肝热扰动，真阴虚损，真阳不敛之候。治宜清肝养阴、潜镇消瘿法，宜玉壶海藻汤加减，如甲状腺肿大可外敷金黄散膏于肿处。本病的治疗，应首先补充碘不足，然后再以化痰散结，软坚解毒之法，以消瘿肿，予消瘿解毒汤治之。

**病例 2**　许某，男，35 岁，技术员。

病史：2 个月前发热，心悸手颤，身倦乏力，情绪易激动，继而食量增多，身体逐渐消瘦。在某医院检查，基础代谢率 +66%，诊断为甲状腺功能亢进。曾服甲硫氧嘧啶、甲硫咪唑等药，无明显好转。

检查：体温 37.5℃，消瘦，表情兴奋，双手震颤，睑裂增宽，眼球突出，甲状腺肿大，局部可触及震颤，并听到血管杂音。脉虚数，舌质红，苔黄腻。

辨证：肝肾阴虚，痰热郁结。

治法：滋阴养肝，潜镇散结。

处方：夏枯草 24 克，元参 18 克，钩藤 18 克，山慈菇 15 克，海藻 15 克，磁石 15 克，昆布 15 克，象贝 10 克，胆南星 10 克，清半夏 10 克。

连服 3 剂，烦热减轻，手颤好转，食量减少，脉细无力，舌淡苔微黄。是肝热减轻，阴气恢复之候。

处方：夏枯草 15 克，元参 15 克，钩藤 15 克，桑寄生 15 克，海藻 12 克，昆布 12 克，磁石 12 克，象贝 10 克，胆南星 10 克，黄连 6 克。加芋芳丸 10 克。

连服 5 剂，诸症消失，食量不多，性情不躁，甲状腺肿已消，眼不外突。脉虚软，舌淡无苔。基础代谢已恢复正常。以此方改为丸剂常服巩固疗效。

【按】本病多因肝肾阴虚，肝失疏泄，痰热郁结。方用夏枯草、山慈菇清热散结；海藻、昆布、象贝化痰软结；元参滋阴生津，壮肾水以制浮游之火，可清上彻下，且有除烦散结之功效；钩藤、磁石平肝清热镇敛；清半夏、南星除痰散结。

## 瘿瘤（甲状腺功能减退）1 例

**病例** 殷某，女，28 岁，工人。

病史：甲状腺肿，有心悸气短，性情急躁，食多消瘦，手颤等症。诊为甲状腺功能亢进。用碘治疗 2 个月，症状消失。但出现精神委靡，倦怠乏力，浮肿，尿少，嗜睡，食欲减退，怕冷，腰痛酸软，四肢厥逆，大便溏稀等症，后经检查，甲状腺吸碘率低于正常，诊为甲状腺功能减退。

检查：面色晦暗，颜面浮肿，皮肤粗糙，表情淡漠，嗜睡，毛发无光泽，甲状腺不大，无震颤，下肢轻度浮肿，脉沉细，舌质淡，边缘有齿痕。

辨证：肾阳虚损，脾阳不振。

治法：温补肾阳，健脾利湿。

处方：覆盆子 18 克，狗脊 15 克，菟丝子 15 克，桑寄生 15 克，杜仲 15 克，泽泻 15 克，胡芦巴 12 克，巴戟天 12 克，白术 10 克，仙灵脾 10 克，紫石英 10 克，附子 10 克，紫油桂 6 克，人参 4.5 克（单煎兑服）。

连服 5 剂，精神好转，食欲增加，四肢回温，已不怕冷，小便增多，浮肿消退。脉弦虚，舌质淡红，是肾阳渐复，脾气健运之象。仍宜补肾阳益肾阴，健脾利水法治疗。

处方：菟丝子 15 克，覆盆子 15 克，巴戟天 12 克，楮实子 12 克，紫石英 10 克，紫河车 10 克，鹿角胶 10 克，附子 6 克，紫油桂 6 克，人参 3 克（单煎兑服）。

连服 4 剂，精神清健，食欲正常，浮肿消退。以此方配成丸剂，长期服用以巩固疗效，半年追访未复发。

【按】本例属于中医"瘿瘤"范围。因气血虚损，不能滋养脏腑，使各脏腑的功能衰退，而出现各种虚损症状。本例脾肾阳虚，肌肉失荣，则肢体倦怠无力；

脾失运化，肾阳衰微，水湿停聚而现浮肿及溏泻等。治疗以温补肾阳，健脾利湿为主。方中用覆盆子、菟丝子、狗脊、巴戟天、杜仲、仙灵脾等补肾助阳；人参、白术补气健脾；泽泻利水祛湿；附子、肉桂补火助阳温中，鼓舞气血滋长；紫石英、鹿角胶温补肝肾；楮实子为补脾肾之要药，补脾肾而不温，利小便而不伤正。使脾肾之阳恢复，振奋生机，则脏腑功能旺盛，症状消除恢复健康。

## 虚劳（再生障碍性贫血）7 例

**病例 1** 吴某，男，22 岁，学生。

病史：半月来自觉周身乏力，头眩，心悸，气短，经血液研究所诊断为再生障碍性贫血。曾用可的松、氯化钴，以及输血等法治疗无明显效果。经常身发高热，倦怠无力，食欲不振，齿龈出血和衄血。

检查：面色苍白，身倦无力。脉弦数，重按尚有力，舌质红，苔薄白。化验：血红蛋白 4.3 克%，白细胞 $2 \times 10^9/L$，血小板 $45 \times 10^9/L$，骨髓增生程度降低。

辨证：肾阴虚损，热毒郁闭。

治法：育阴凉血，祛邪解毒。

处方：生地黄 30 克，重楼 24 克，紫草根 24 克，龟甲 24 克，菖蒲 18 克，海螵蛸 15 克，赭石 15 克，生山药 15 克，茜草根 10 克，阿胶 6 克，犀角 1 克，琥珀 1 克，朱砂 1 克，血竭 0.6 克，玳瑁 0.3 克。后 5 味同研冲服。

连服 5 剂，衄血已止，热退，夜能入寐，食欲好转，身觉有力。脉虚软不数。唯大便溏稀，有时肢厥。是肾阴渐复，而肾阳不振。仍宜补益肾阴肾阳，辅以健脾养血之剂。

处方：生山药 15 克，巴戟天 15 克，何首乌 15 克，当归 12 克，川续断 10 克，补骨脂 10 克，磁石 10 克，紫石英 10 克，白术 10 克，五味子 10 克，鹿角胶 6 克，甘草 6 克，人参 3 克，鹿茸 0.6 克，麝香 0.12 克。后 3 味同研冲服

连服 3 周，心悸气短减轻，夜能入睡，食欲恢复，身觉有力，唯齿龈仍有时出血。于原方加生地黄、牡丹皮，送服犀角面 0.6 克。外用止血粉，以治齿衄。

外用止血粉方：煅石膏 6 克，枯矾 1 克，儿茶 1 克，血竭 1 克，冰片 0.15 克。共为极细面，搽牙龈出血处。

以后处方根据症状，略有加减，连服 6 周，心悸气短减轻，心不烦热，夜能安眠，脉沉敛不数，是郁热清解，阴气渐复之象。改用凉血镇冲止衄法。

处方：生地黄 24 克，小蓟 24 克，生赭石 24 克，珍珠母 18 克，生龙齿 18 克，

磁石 18 克,海螵蛸 18 克,阿胶 10 克,栀子炭 10 克,犀角 1 克,玳瑁 1 克,血竭 0.6 克。后 4 味同研冲服

连服 5 剂,诸症消失,食欲增加,身觉有力。脉沉缓,舌质淡。唯脘满,便溏日二三次,四肢逆冷,为脾肾阳虚之象。宜健脾补肾,育阴养血。

处方:枸杞子 15 克,当归 12 克,生山药 12 克,何首乌 10 克,补骨脂 10 克,鹿角胶 10 克,磁石 10 克,巴戟天 10 天,白术 10 克,紫油桂 4.5 克,甘草 3 克,人参 3 克,鹿茸 1 克,麝香 0.12 克。后 3 味同研冲服

连服 2 周,鼻衄未作,食欲增加,大便不溏,身觉有力,面色红润光泽,血象上升,脉象虚弱。后以补气健脾,益肾养血调理而愈。化验:血红蛋白 8.4 克 %,白细胞 $5.5 \times 10^9/L$,血小板 $80 \times 10^9/L$,骨髓增生活跃。脉沉弦细,加海马 1.5 克,银耳 1.5 克,研面冲服。以后根据脉症,略有加减,共服药 400 剂,历时年余,症状消失。化验:血红蛋白 10.4 克 %,白细胞 $6.4 \times 10^9/L$,血小板 $74 \times 10^9/L$,网织细胞 0.07,骨髓增生明显活跃。病愈恢复工作。

【按】再生障碍性贫血属于中医的"虚劳""血证"等范围。根据患者的脉象看,肾虚较突出。按一般原则,虚则宜补。但有的患者多有不同部位和不同程度的出血,应先止血,然后再育阴养血。出血往往与发热关系密切,所以止血须先清热。脉滑数而浮者,宜清热解毒;脉虚数或细数者,应育阴清热,同时兼顾止血。发热脉现弦数或虚数有力者,是外邪侵袭,应用清热解毒和育阴养血法。热退后,脉细数或虚数,为阴虚血热,或阴虚阳亢,治宜凉润育阴,取其凉以清热,润以滋燥,凉润之剂能制止出血。俟热退血止,病情稳定,再用温润养阴法。迨脉象沉敛,证无热象,方可用温补(即阴阳双补法)。

患者初期,贫血较严重,而脉象沉细,若无发热及出血者,可用温养和阴阳双补法;如脉沉细无力,心悸气短,便溏肢冷,胸闷者,是脾肾阳虚,宜温补脾肾之阳,兼顾肺。根据具体情况,扶阳益阴,方能收效。

本病的治疗原则:凡发病初期发热脉弦数者,多用清热解毒,热退血止,宜用凉润。脉沉细无热象,宜用温养,治疗应以补肾健脾养血为主。

肾阴虚者,经育阴健脾养血后,肾阴逐渐恢复。但肾阳相对不足,同时由于长期用甘寒育阴,也可影响肾阳。故本病缓解过程常由肾阴虚转化为肾阳虚。病情危重阶段,机体阴阳平衡失调,造血障碍,血液虚损,出现血虚之脉症。机体的阴阳是相互维系的,阴虚则阳不能独存,所以阴虚之后,阳气亦相对衰弱,故宜益阴以和阳,或益阳以养阴。病情较重,发热出血时,是阴虚阳亢,以养阴益阳为主,凉血止血为辅。病情缓解之后,又可能出现新的平衡,方能达到机体的

整个平衡，以期治愈。

患者面色苍白，身发高热，并有齿龈出血和鼻衄，脉虚数。此为热毒郁闭营分，肾阴虚损，脾气受困所致。

治疗先以清热解毒，凉血止血为主。方剂中以重楼、紫草根、玳瑁等清热解毒，滋阴凉血；阿胶、海螵蛸补血止血；生地黄、茜草根、犀角、赭石凉血止血；山药补脾益肾，养阴生津；龟甲滋阴潜阳治阴虚血热；血竭活血止血；琥珀、朱砂镇心安神（琥珀兼可活血、朱砂兼可解毒），热清血止后用补肾法。方中以补骨脂、巴戟天、川续断、鹿茸温补肾阳，益精养血；何首乌、当归、鹿角胶温补肝肾，补血益精；人参、白术、五味子补气健脾止泻；麝香活血通经。患者症状继续减轻，只齿衄不止，改凉血镇冲止衄法。用生地黄、牡丹皮、栀子炭、犀角等剂凉血止血；珍珠母、磁石、赭石凉血止血；龙齿重镇安神；犀角、玳瑁、血竭、朱砂研末冲服，镇心平肝、凉血止血。最后方以健脾补肾，补气养血巩固疗效。

**病例2** 齐某，男，32岁，干部。

病史：平素脾胃衰弱，消化不良，大便溏泻，身体逐渐消瘦，精神疲惫。经血液检查、骨髓穿刺，诊为再生障碍性贫血。

检查：面色苍白，体倦无力，心悸气短，头晕失眠，大便溏泻，日二三次，四肢不温，脉左沉细无力，右脉弦细，舌质淡、胖嫩润滑。化验：血红蛋白7.0克%，红细胞$3.1 \times 10^{12}$/L，白细胞$3.8 \times 10^{9}$/L，中性粒细胞0.45，网状细胞0.011，血小板$18 \times 10^{9}$/L，骨髓增生尚活跃。

辨证：脾肾阳虚，心血不足。

治法：健脾补肾，养血安神。

处方：黄芪24克，生山药24克，当归18克，山茱萸18克，桑寄生15克，五味子12克，补骨脂12克，白术12克，鹿角胶10克，紫石英10克，吉林参6克（另煎），紫油桂6克，鹿茸0.6克，琥珀1.2克。后2味同研冲服。

连服3剂，便溏泻止，每日大便1次。胃脘松畅，食欲渐增，身觉有力，四肢已温。脉象渐浮有力，是脾阳渐复，运化改善之象，仍依前法治疗。

处方：黄芪30克，生山药24克，山茱萸18克，当归18克，何首乌12克，紫河车12克，白术10克，莲子10克，紫石英10克，鹿角胶6克，人参4.5克，琥珀1.2克，鹿茸0.6克。后3味同研，每日2次冲服。

连服1周，睡眠好，精神清健，食欲好转，身觉有力，是脾气健运，肾阳渐充之象，仍继服原方。20日后，唯身倦乏力，上楼时仍觉心悸气短，面色略现红润，血象无变化，是脾肾阳复。脉现虚数，舌尖红，宜加育阴养血之剂。

处方：熟地黄24克，当归15克，山茱萸15克，何首乌15克，海螵蛸12克，川续断12克，白术10克，紫河车10克，阿胶10克，人参3克，鹿茸1克，自然铜0.6克，血竭0.6克，麝香0.1克。后5味同研冲服。

以此方为基础，根据脉症变化，随时略有加减，连服4周，身觉有力，面色红润光泽，食欲增加，血象好转，血色素升至10克%，白细胞$4×10^9/L～5×10^9/L$，红细胞$4×10^{12}/L$，唯血小板变化不大。脉象弦虚，舌红，是阳气已复，阴气偏弱。宜着重养阴补血，并辅以补气健脾。

处方：生地黄18克，玉竹18克，山茱萸15克，地骨皮15克，生山药12克，白术10克，牡丹皮10克，紫河车10克，五味子10克，吉林参3克，鹿茸0.3克，海马0.3克。后3味共为细面每日2次冲服。

此方有时略为加减，连服2月，精神、体力恢复。化验：血红蛋白14克%，红细胞$4.5×10^{12}/L$，白细胞$4.8×10^9/L$，血小板$80×10^9/L$。

【按】患者身倦无力，心悸气短，精神疲惫，脉虚弱者，皆称为血亏。如血亏长期不能治愈，而身现发热者，古人多称为虚劳。今患者身体衰弱，仍坚持工作，致虚弱之体已无法维持平衡，而再大量消耗，亦能摧残精气，枯竭生机。今血亏之症状亦甚明显，因脾胃衰弱，不能运化精微，以营养脏腑百骸。患者大便溏泻，四肢厥冷，脘满纳呆，脉象沉细，舌胖嫩，属脾肾阳虚，心血不足所致。

治疗先以健脾补肾为主，方中人参、黄芪、白术、山药补气健脾；补骨脂、桑寄生温补肝肾；肉桂温中补阳，与山药、山茱萸同用治脾肾阳虚之溏泻。肉桂辛甘大热，能补火助阳，因偏于血分，所以理血用肉桂，其性较附子性缓，有鼓舞气血生长的功效。鹿角胶、当归补血益精；莲子补脾益肾；紫河车补血益气。患者症状好转，但血象不升，又用海螵蛸、鹿茸、自然铜、血竭、麝香等药，可长期服用使红、白细胞增加。唯自然铜中病即停，以保脾胃。

**病例3** 徐某，男，24岁，工人。

病史：近2年来因胃肠不好，食欲不振，消化迟钝，身体逐渐消瘦。前3月因劳累过度，复感风寒，发热达六七日。发热后，体弱日渐加剧，不断口鼻衄血，后经血液研究所检查，确诊为再生障碍性贫血。现体倦无力，不欲活动，心悸气短，盗汗，有时失眠，食欲不振，头眩，午后五心烦热，两颧绯红，口干不欲饮，视力欠佳。

检查：面色苍白，身体消瘦，牙龈出血，鼻腔亦有时出血，上身皮肤满布出血点，眼底双侧大量出血，波及黄斑部。脉虚数而浮，舌质淡，苔薄黄。血液检查：血红蛋白 4.0 克%，红细胞 $1.35 \times 10^{12}/L$，白细胞 $1.540 \times 10^9/L$，中性粒细胞 0.018，网织细胞 0.01，血小板 $1.4 \times 10^9/L$，骨髓细胞增生极度降低。

辨证：阴虚阳亢，血热妄行。

治法：养阴凉血，镇逆止血。

处方：生地黄 30 克，龟甲 24 克，小蓟 24 克，元参 18 克，牡丹皮 15 克，赭石 15 克，地骨皮 15 克，海螵蛸 15 克，茜草根 12 克，阿胶 10 克，犀角粉 1 克（冲）。

外涂药：煅石膏 10 克，儿茶 6 克，五倍子 6 克，煅龙骨 6 克，血竭花 3 克，濂珠粉 1.5 克，冰片 0.6 克。同研细面，涂于出血之齿龈缝，每日三四次。

连服 3 剂，五心烦热消失，颊不绯，牙龈出血已止，眼底出血逐渐吸收，唯睡眠不沉，夜仍盗汗，脉虚软不数。是虚热敛戢，真阴未复，仍宜镇补真阴，潜镇止血。

处方：山茱萸 24 克，元参 24 克，生地黄 24 克，五味子 15 克，白芍 12 克，赭石 12 克，海螵蛸 12 克，龟甲胶 12 克，茜草根 12 克，阿胶 10 克，人参 3 克，琥珀 1.2 克。后 2 味同研冲服。

连服 1 周，盗汗止，夜能安寐，精神好转，食欲稍增，眼底出血已全部吸收，上身出血点亦无新的出现，齿龈亦无血痕。脉沉细无力，是虚阳敛戢，真阴渐复之候，宜培补中气，养阴补血法。

处方：生地黄 24 克，当归 18 克，玉竹 18 克，生山药 15 克，海螵蛸 15 克，何首乌 15 克，白芍 12 克，炒白术 10 克，紫河车 10 克，阿胶 6 克，甘草 3 克，人参 3 克，海马 1.2 克，血竭 1 克，自然铜 0.5 克，麝香 0.12 克。后 5 味同研冲服。

连服 1 周，自觉身体清爽，食欲增加。至第 6 日外出活动过量，自觉体倦神疲，心烦口干舌燥，脉虚数而浮，而身无表证。是因活动过剧，损伤真阴，虚阳又复上泛。本病在治疗过程中，脉宜沉敛缓和，而忌虚浮，因虚浮之脉易见出血，急予第一方，药未服，鼻衄又作，眼底又见出血。连服 3 剂，血止脉静，诸症消失。因脉沉弦虚软，复拟健脾育阴，潜镇养血之剂。

处方：龟甲 30 克，生地黄 24 克，女贞子 24 克，生山药 15 克，当归 15 克，何首乌 15 克，海螵蛸 12 克，赭石 10 克，阿胶 10 克，吉林参 3 克，海马 1.2 克，朱砂 0.6 克，鹿茸 0.3 克，麝香 1 克。后 5 味同研冲服。

以此方为基础，根据脉症的变化，有时略有加减。如脉虚浮而数时，着重在育阴潜镇，养血止血。脉沉细或沉缓时，则着重在补气健脾，育阴养血。并结合现有症状，相机加减，服药近半年，精神清健，体力恢复，面色红润光泽，无自觉症状。血液检查：血红蛋白 13.5 克%，红细胞 $4.8 \times 10^{12}/L$，白细胞 $5.4 \times 10^9/L$，血小板 $80 \times 10^9/L$。

后以补气健脾，育阴养血法，配成丸药，经常服用，并嘱其节饮食，忌房事，避免精神刺激和剧烈劳动，以防复发。

【按】本病由于身体极度衰弱，无法维持机体自身的平衡。又感受外邪之侵袭，发热达1周之久，使机体遭受严重损伤，致血液消耗迨尽，生机濒于衰竭，而现此疲惫衰弱之现象，所幸中气尚未颓败，如能治疗得当尚可挽救。现患者由于血亏过甚，无以维阳，致机体出现一种阴虚阳亢之局面。五心烦热，两颧绯红，口干不欲饮，夜间盗汗，皆为阴虚阳亢之现象。脉虚数而浮，亦属阴虚不敛，浮大妄动之象。阴虚火动为失血之根源，血热则妄行。若损伤阴气，水不制火，最能动冲任阴分之血，说明失血证致病之根源多为阴虚火动。故治宜首先止血，止血则必须养阴清热，俟血止阴复，再施补血之策。

**病例4** 曲某，女，32岁，家庭妇女。

病史：5年前因分娩失血过多，经常心悸气短，面色苍白，头目眩晕。近年来，月经期不准，量多，行经8～9日方能净尽，并心悸气短，身倦无力，日益加重。后因发热赴医院检查，诊断为再生障碍性贫血。现仍觉心悸气短，食欲不振，胃脘胀满，失眠多梦，盗汗，午后心中烦热，有时发热，行经量多。

检查：面色苍白，神疲乏力，两颊绯红，脉虚数，舌质红，苔薄黄。化验：血红蛋白3.0克%，红细胞$1.24 \times 10^{12}$/L，白细胞$1.8 \times 10^{9}$/L，血小板$9 \times 10^{9}$/L。

辨证：阴虚阳亢，肾不收摄。

治法：养阴清热，固摄升陷止血。

处方：地骨皮30克，桑寄生24克，小蓟24克，生地黄18克，元参18克，青蒿15克，川续断15克，海螵蛸15克，牡丹皮12克，棕榈炭12克，柴胡10克，阿胶10克，五倍子10克，人参3克，琥珀1.5克，犀角1.2克。后3味同研冲服。鲜茅根30克，藕节15克（煎汤代水饮）。

连服3剂，身热退，心不烦热，夜能安睡。唯食欲不好，胃脘膨闷，脉虚数。是热邪已退，阴气渐复。宜改用养阴健脾，固肾止血法。

处方：生地黄30克，元参15克，川续断15克，生山药15克，海螵蛸15克，地骨皮15克，山茱萸15克，白芍12克，炒白术10克，棕榈炭10克，阿胶10克，柴胡6克，人参面3克（冲服）。

此方根据脉症，有时略为加减。连服10剂，脉沉敛，舌质转淡，胸脘不满，食欲略增，精神清健，自觉有力，是肾阴已复，虚热敛戢之际，可乘机补气育阴，健脾养血。

处方：生地黄24克，生山药24克，地骨皮18克，黄芪15克，当归15克，川续断 15 克，海螵蛸 12 克，肉苁蓉 12 克，炒白术 10 克，阿胶 10 克，牡丹皮 10 克，紫河车 10 克，人参 3 克，鹿茸 1 克，麝香 0.12 克。后 3 味同研冲服。

此方根据脉症略有加减，共服 4 周，食欲恢复，面色红润，身觉有力，能下地活动。唯脉偏浮而上行有力，为阳气偏亢之象。遂改用养阴潜镇，健脾补血法。

处方：生地黄 24 克，元参 15 克，炒白术 15 克，龟甲 15 克，地骨皮 15 克，生山药 12 克，海螵蛸 12 克，川续断 10 克，阿胶 10 克，茜草根 10 克，紫河车 10 克，人参面 1.5 克（冲服）。

连服 3 周，脉渐沉敛，无其他症状。改用健脾和胃，补气养血法。连续服用，共治疗 7 个月，症状完全消失，血象接近正常。血液检查：血红蛋白 13.5 克%，红细胞 $4.70 \times 10^{12}$/L，白细胞 $5.36 \times 10^9$/L，血小板 $80 \times 10^9$/L。

后以补气健脾，育阴养血之剂，配成丸药，经常服用，以资巩固。

【按】此为阴虚阳亢之证，阴虚不敛而致失眠、盗汗，虚阳上泛两颊绯红，肾不收摄则经血淋漓。故今之治宜先退热止血为主，俟血止热退，再治他症。

**病例 5**　徐某，女，38 岁，工人。

病史：因发热鼻衄，身倦无力，曾去某医院检查，诊断为再生障碍性贫血。曾用西药治疗，效果不甚显著，后改用中药治疗。患者头眩，失眠，不时发热，每三四日鼻衄 1 次，量较多，齿龈常附有血块，心烦，食欲不振，动则心悸气短。

检查：面色苍白，精神不振，脉虚大而数，重按尚有力，轻取较浮。骨髓增生程度重度降低。血液检查：血红蛋白 4.0 克%，白细胞 $4.6 \times 10^9$/L，血小板 $18 \times 10^9$/L。

辨证：阴虚阳亢，毒热内壅。

治法：育阴凉血，解毒清热。

处方：鲜生地黄 30 克，元参 24 克，重楼 24 克，茅根 24 克，金银花 15 克，赭石 15 克，紫草 12 克，海螵蛸 12 克，茜草根 12 克，蒲黄 10 克，牡丹皮 10 克，广角 6 克，玳瑁 6 克。

连服 1 周，脉虚数，心不烦，夜能入寐，鼻衄未作，齿龈出血减少，食欲略展，身觉有力。宜养阴健脾补血法治之。

处方：生地黄 24 克，玉竹 24 克，海螵蛸 15 克，元参 15 克，龟甲胶 12 克，生山药 1J2 克，磁石 12 克，当归 12 克，阿胶 6 克，玳瑁 6 克，琥珀 1.5 克，吉林参 1.5 克。后 2 味同研冲服。

连服 1 周，心浮气短减轻，食欲大增，出血未作，夜能入睡。唯头眩，腰酸，大便溏，脉细数不任按。是肾阴渐复，而肾阳衰微，宜用肾阴阳双补法。

处方：桑寄生18克，生山药15克，当归12克，海螵蛸12克，川续断12克，紫石英10克，鹿角胶10克，补骨脂10克，炒白术10克，阿胶6克，吉林参面1.5克（冲服）。

连服10剂，诸症均减，身觉有力，面色红润。化验：血色素7.6克%，白细胞$7.2×10^9/L$，血小板$74×10^9/L$，脉沉细。改用补肾阴、扶肾阳、健脾养血法，连续服用25剂，症状消失，血象基本恢复正常。

【按】患者面色苍白，心烦，头眩失眠，不时发热，脉虚代而数，均为阴虚阳亢，毒热内壅之症，治以育阴凉血，解毒清热法。

**病例6** 郭某，男，42岁，干部。

病史：患者因心悸气短，头眩，鼻衄，到某医院检查，确诊为再生障碍性贫血。曾用西药治疗，效果不显著，后改用中药。

检查：面色苍白、晦暗，经常鼻衄。脉虚数，舌尖红，苔薄黄。化验：血红蛋白4.3%，白细胞$2×10^9/L$，血小板$45×10^9/L$，骨髓增生程度降低。

辨证：阴虚阳亢，热毒内壅。

治法：凉血解毒，养血止血。

处方：生地黄24克，重楼18克，赭石15克，阿胶10克，黄连6克，玳瑁1.2克，琥珀1.2克，犀角0.6克，朱砂0.6克。后4味同研冲服。

连服5剂，心悸气短减轻，心不烦热，夜能安眠，脉沉敛不数。是郁热清解，阴气渐复之象。改用凉血镇冲止血法。

处方：生地黄24克，赭石24克，小蓟24克，珍珠母18克，生龙齿18克，磁石18克，海螵蛸18克，牡丹皮12克，阿胶10克，栀子炭10克，犀角1克，玳瑁1克，朱砂1克，血竭0.6克。后4味同研冲服。

连服5剂，诸症消失，鼻衄未作，食欲增加，身觉有力。脉沉缓，舌淡。唯脘满便溏，日二三次，四肢逆冷，为脾肾阳虚，宜扶脾阳，补肾阳，育阴养血法。

处方：枸杞子15克，生山药12克，当归12克，炒白术10克，何首乌10克，紫石英10克，磁石10克，补骨脂10克，巴戟天10克，鹿角胶10克，紫油桂5克，甘草3克，人参3克，鹿茸1克，麝香0.1克。后3味同研冲服。

连服2周，鼻衄未作，食欲增加，大便不溏，身觉有力，面色红润光泽，血象上升，脉虚弱，后以健脾益肾，补气养血调理而愈。化验：血红蛋白8.4克%，白细胞$5.5×10^9/L$，血小板$80×10^9/L$，骨髓增生活跃。

【按】脉症合参，为阴虚阳亢，热毒内壅之证。治以凉血解毒，养血止血。用药经常保持沉降，如赭石、磁石、寒水石、紫石英，此类药含有铁的成分，对补血也有一定作用。用防止出血药，首先要考虑何部出血，用药如何照顾。止血药兼滋补性的，如珍珠母、龟甲、阿胶、海螵蛸、生龙齿、仙鹤草、儿茶、枯矾之类。必要时珍珠粉、血竭花、生地黄、元参、犀角粉等，皆可酌情使用。

**病例7**　杨某，男，40岁，工人。

病史：患者于2年前发现大便出血；因量少未引起注意。此次中午1时许，忽然大便出血增多，约50毫升，颜色鲜红。觉周身无力，疲惫不堪，心悸气短，失眠，到某医院检查诊断为再生障碍性贫血。曾用针灸、中药治疗，并无显效。病情继续发展，进而出现手、足、面部浮肿，注射维生素 $B_{12}$、丙酸睾酮、维生素B无效。化验检查：血红蛋白5克%。红细胞 $2.1 \times 10^{12}/L$，白细胞 $3.8 \times 10^9/L$，血小板 $70 \times 10^9/L$。在此期间，又大便出血，约50毫升，色鲜红，而来我院就诊。

辨证：肾阴阳俱虚，下焦湿热。

治法：阴阳并补，清热止血。

处方：何首乌15克，五味子15克，当归12克，磁石12克，川续断12克，牡丹皮12克，茯苓10克，紫河车10克，地榆炭10克，紫石英10克，阿胶6克，肉桂3克，甘草3克，吉林参1.5克，琥珀1.5克，朱砂0.6克。后3味同研冲服。

开始时仍配合维生素 $B_{12}$、丙酸睾酮，后单用中药治疗，历经1个多月的治疗，患者体力有所恢复，精神好转，睡眠安静，食欲增加，后大便又有少量出血，改用育阴养血止血法治疗。

【按】患者为阴阳俱虚，下焦有湿热而大便下血，宜用阴阳并补法兼清热止血法治疗。

## 皮衄（血小板减少性紫癜）7例

**病例1**　卢某，女，52岁，教师。

病史：患者素有关节疼痛史，近1年来皮肤瘙痒，搔抓后皮肤出现血斑，以后发现出血点，以四肢与胸部为多。近3日来突然齿龈出血，约200毫升，晚间溢血更多。发热，头痛，关节痛，尿血，便血，精神疲惫，食欲顿减。曾用止血药及维生素等治疗，均未控制出血。

检查：神志昏惑，齿龈溢血，四肢及胸部有散在出血点。化验：血色素9.8克%，

红细胞 $3.96×10^{12}$/L，白细胞 $13.5×10^9$/L，血小板 $25.74×10^9$/L，出血时间 15 分未止，凝血时间 2 分。脉浮弦而数，舌质红，苔薄黄。

辨证：毒热郁营，热迫血溢。

治法：清热解毒，凉血止血。

处方：金银花 24 克，大青叶 24 克，藕节 14 克，鲜茅根 24 克，连翘 15 克，大蓟 15 克，小蓟 15 克，牡丹皮 12 克，鲜菖蒲 10 克，鲜佩兰 10 克，黄连 6 克，银柴胡 4.5 克，犀角粉 1.5 克（冲服）。

连服 2 剂，汗出身热渐退，齿龈出血减轻，神志清楚，脉弦数，是外热已清，营分之郁热尚未宣散，宜清营凉血止血。

处方：鲜茅根 30 克，金银花 24 克，生地黄 24 克，藕节 24 克，牡丹皮 15 克，仙鹤草 15 克，龟甲 15 克，茜草根 15 克，大蓟 15 克，小蓟 15 克，栀子 10 克，槐花 10 克，阿胶 10 克，黄连 6 克，犀角粉 1.5 克（冲服）。

连服 5 剂，身热已退，齿龈已不出血，周身出血点已吸收，无新出血点，精神及食欲已恢复。仍倦怠无力，有时心悸气短。脉细软，舌淡红。是营分之热已清，而中气仍虚弱。改用健脾养阴止血法。

处方：鲜茅根 24 克，生地黄 15 克，龟甲 15 克，生山药 12 克，海螵蛸 12 克，大蓟 12 克，小蓟 12 克，牡丹皮 10 克，白术 10 克，仙鹤草 10 克，茜草根 10 克，阿胶 6 克，人参 3 克（冲服）。

连服 4 剂，诸症痊愈，血液检查亦恢复正常。血红蛋白 11.5 克%，红细胞 $4.54×10^9$/L，白细胞 $8.9×10^{12}$/L，血小板 $164.85×10^9$/L，出血时间 2 分，凝血时间 2 分。

【按】血小板减少性紫癜，是以出血为主的病证。皮肤出现紫斑，属于"发斑""红疹""肌衄"的范围。本例由于外感邪热过盛，内伤正气，致阴虚内热，毒热伤及营血，损伤络脉，迫血妄行，溢于脉外，引起出血。血瘀于皮肤成为紫斑。治疗首先应清热解毒、凉血止血。先使外邪毒热清解，再凉血止血。凉血是主要方面，有如釜底抽薪，使内热清退，脉络不再受损，血液不再溢出；止血主要应先滋阴使血液归经。用甘寒及苦寒清热解毒之剂兼起凉血化斑作用，如金银花、大青叶、鲜茅根、连翘等。用甘凉的大小蓟等凉血止血，犀角入营血，清血分毒热，解毒化斑，凉血止血。佐银柴胡清热凉血兼退虚热。二诊时外热已退，主要滋阴清营，加用生地黄、龟甲等，使虚火下降，血可归经，用仙鹤草、茜草根凉血、止血化瘀。三诊时因瘀血已吸收，无新的出血，加用健脾益气剂，如生山药、白术等，又加大补元气的人参，使脾健中气充足，气能摄血，仍配以滋阴凉血止血化瘀之剂，以巩固疗效。

**病例2** 毕某，女，29岁，工人。

病史：患者8年前服西药，10日后全身出现出血点，停药后出血点消退。5年后妊娠4个月时，全身又发现出血点，血小板减少，不久自愈。产后8个月因跌倒，右膝关节撞破，双下肢出现六块紫斑。头晕，心悸，无力，全身又有出血点，齿龈及舌面出血不止，急诊住院。

检查：面色苍白，头面四肢及躯干布满出血点，黏膜下有血肿，直达咽部。脉细数无力，舌红无苔。化验：血红蛋白11克%，红细胞 $4.04 \times 10^{12}/L$，白细胞 $5.75 \times 10^9/L$（中性粒细胞0.80，淋巴细胞0.20），血小板 $30 \times 10^9/L$，出血时间已超过12分，凝血时间2分。

辨证：阴虚内热，迫血妄行。

治法：养阴清热，凉血止血。

处方：藕节30克，生地黄24克，侧柏叶15克，茜草根15克，生赭石15克，海螵蛸12克，大蓟12克，小蓟12克，仙鹤草12克，元参12克，龙眼肉12克，太子参10克，栀子10克，阿胶10克，茯苓10克，人参3克（冲服）。

另用：冰片0.6克，枯矾0.3克，儿茶0.3克，牛黄0.3克，研极细面擦齿龈及嗅入鼻中止血。

连服4剂，出血已止，原出血点逐渐吸收，上腭血肿明显缩小。脉细数虚软无力，舌红无苔。血小板 $13.1 \times 10^9/L$。原方加牡丹皮24克。

连服5剂，出血点已完全吸收。脉虚数，苔微黄腻。血小板 $160 \times 10^9/L$。将原方改配丸剂，长期服用，以防复发。

【按】本例主要为口鼻出血，是阴虚阳盛，有升无降，血随气上，溢出上窍。治疗应先养阴清热，凉血止血，方中除用凉血止血化瘀等药外，加赭石清热降逆，凉血止血；元参滋阴解毒，用于咽痛发斑；太子参益气生津；龙眼肉养心补脾。治疗血证，常用苦寒、甘寒剂以凉血止血，久服必伤胃气，脾胃气伤，则脾不能统血，血不归经，则又出血。故宜顾及胃气，多采用甘寒养阴药剂，又应在适当时机补气，使血随气行，阴阳调和，则血自止。

**病例3** 吕某，女，25岁，干部。

病史：自幼发育不良，经常衄血。每至行经期间，经常出现衄血，经中、西医治疗，时轻时重，未能治愈。现觉头部眩晕，身倦无力，心悸气短，心中烦热，近二三日来出现尿血，多时竟达600毫升。

检查：体质虚胖，面色无华，鼻衄不止，伴有齿龈渗血，全身有散在大小不等紫斑。脉滑数有力，舌淡苔薄黄。血红蛋白 3.8 克%，血小板 $5 \times 10^9/L \sim 2.8 \times 10^9/L$，出血时间 15 分未止，血块 20 分钟未收缩，大、小便隐血强阳性。

辨证：阴虚热郁，伤及阳络。

治法：清热凉血，调气止血。

处方：生地黄 24 克，龟甲 18 克，海螵蛸 15 克，牡丹皮 12 克，元参 12 克，大蓟 12 克，小蓟 12 克，生栀子 10 克，黄柏 10 克，蒲黄 10 克，赭石 10 克，茜草根 10 克，仙鹤草 10 克，阿胶 6 克，犀角粉 1.2 克（冲服）。

连服 3 剂，鼻衄减轻而溺血不作，齿龈仍不断出血，胸中有时烦热，周身紫斑逐渐吸收，新的斑点未再出现。脉滑数有力，舌质转红，是郁热尚未肃清，血热仍在妄行。宜原方重用苦寒清热、镇坠止衄药治疗。

处方：生地黄 24 克，龟甲 24 克，牡丹皮 15 克，赭石 15 克，海螵蛸 15 克，黄芩 12 克，侧柏叶 12 克，大蓟 12 克，小蓟 12 克，鲜茅根 12 克，白芍 10 克，元参 10 克，黄柏 10 克，阿胶 10 克，藕节 10 克，黄连 6 克，犀角粉 1.2 克（冲服）。

连服 4 剂，鼻衄顿止，齿龈渗血亦不出现，心不烦热，精神好转，食欲增加，脉弦大无力。是郁热已清，阴气已宁，故改用育阴凉血止血之剂。

处方：生地黄 24 克，龟甲 18 克，元参 15 克，海螵蛸 15 克，茜草根 15 克，牡丹皮 12 克，生山药 12 克，仙鹤草 10 克，白芍 10 克，侧柏叶 10 克，阿胶 6 克，甘草 3 克。

连服 1 周，失血不见，紫斑吸收，精神清健，体力恢复。血液检查：血红蛋白 12.5 克%，血小板 $59 \times 10^9/L$，出血时间 2 分。

【按】患者自幼即有衄之病史，是其平素阴虚。阴虚则阳亢，这是失血病发生的有利条件。《黄帝内经》云："阳道实，阴道虚。"是说机体在正常情况下，阴阳是平衡的，而一般人多偏向阳气较盛，阴气较虚的局面。今患者心中烦热，脉滑数有力，是其阴虚热郁，血热则妄行，伤及阴络，故现鼻衄，身现血斑等症，宜以清热凉血，调气止血法治之。

**病例 4** 杨某，女，15 岁，学生。

病史：自幼衄血，2 个月前行经时复有衄血，量不多而自止。10 余日前又现鼻衄，伴齿龈渗血及身发紫斑，四五日未溲血、便血。

检查：神疲嗜睡，面白无华，体质虚胖，身现大块紫斑，鼻及齿龈均渗血不止。脉滑数有力，舌质淡，苔薄黄而燥。血液检查：血红蛋白 $2.5 \sim 4.7$ 克%，血小板 $3 \times 10^9/L \sim 3.7 \times 10^9/L$，出血时间 15 分未止，血块收缩时间 20 分未收缩，大、小便隐血强阳性。

辨证：阴虚阳盛，血热妄行。

治法：滋阴清热止血。

处方：鲜生地黄 60 克，鲜茅根 30 克，海螵蛸 24 克，赤芍 15 克，龟甲 15 克，赭石粉 15 克，阿胶 10 克，元参 10 克，血余炭 10 克，墨旱莲 10 克，没石子 10 克，大蓟 10 克，小蓟 10 克，甘草 10 克，广角 5 克。

连服 9 剂，衄、溺均不止，又改方如下：

鲜生地黄 15 克，白芍 15 克，麦冬 15 克，槐花炭 15 克，黑枣仁 15 克，沙参 10 克，元参 10 克，大黄炭 10 克，柏子仁 10 克，黄连 6 克，黄芩 6 克，远志 6 克，枳壳 6 克，童便为引。

服药后次日尿血即减少，衄血亦轻，精神大为好转。连服 7 剂后，衄血已止，尿呈黄色，仍按原方加减，加滋阴之品，至血液检查恢复正常。血红蛋白 11.2 克%，血小板 $90 \times 10^9$/L，出血时间 2 分。

【按】此例上有衄血、下有溺血，并身有紫斑，脉滑数有力。为血热已极。常人之血行于经络之内是谓循经，血热则不循经而妄行，出于上为衄血，出于下则为溺血，《黄帝内经》曰："阳络伤则血外溢，血外溢则衄血；阴络伤则血内溢，血内溢则后血。"又云："胞热移于膀胱，则癃闭溺血。"均指阳盛阴虚、经血因热妄行所致。

**病例 5** 金某，女，32 岁，干部。

病史：于 5 年前因感冒服西药后，发现周身有出血点，停药后出血点逐渐消失。后于产后 8 个月，因不慎失足倒仆于地，将右膝关节摔伤，两小腿有大片出血斑数块，相继齿龈及咽喉溢血，鼻中衄血方来就诊。

检查：面色苍白，有时齿龈及鼻腔衄血不止，全身遍布出血点，下肢出现大块血斑，大者如铜钱，小者如米粒，出血时间 12 分未止，凝血时间 2 分，红细胞 $4 \times 10^{12}$/L，血红蛋白 10 克%，白细胞 $4.75 \times 10^9$/L。脉细弱，舌红苔薄白。

辨证：肝阴虚损，虚阳上泛，血热妄行。

治法：补脾气养肝阴，凉血止血。

处方：生地黄 15 克，元参 15 克，白芍 12 克。生山药 12 克，牡丹皮 12 克，大蓟 12 克，小蓟 12 克，炒白术 10 克，茜草根 10 克，海蛸螵 10 克，鹿角胶 6 克，龟甲胶 6 克，阿胶 6 克，藕节 6 克，吉林参 3 克（冲服）。

连服 3 剂，齿龈、鼻腔出血均止，下肢出血点逐渐吸收，脉略见滑数。是脾阳渐复，肝血充盈之象。宜健脾养血、凉血之剂治之。

处方：生地黄 24 克，龟甲 24 克，元参 15 克，茅根 15 克，海螵蛸 15 克，牡丹皮 12 克，仙鹤草 12 克，炒白术 10 克，生山药 10 克，桂圆肉 10 克，侧柏叶 10 克，茜草根 6 克，藕节 6 克，吉林参 5 克（冲服）。

连服 1 周，出血症状基本消失，面色红润，体力增加，血小板 $160 \times 10^9/L$。后将原方改为丸剂调理，以防复发。

【按】肝藏血，脾统血。如肝虚不能藏血，脾虚不能统血，则血气流溢而为齿龈出血，鼻腔衄血，以及咯血之症。今患者面色苍白，四肢厥冷，心悸气短，脉象细弱，属于脾气不足；舌红，头眩是由于肝阴虚损，虚阳上泛。脾气虚则血无所统，肝阴虚则热血妄行，皆为造成出血的主要原因。

**病例6** 魏某，男，15 岁，学生。

病史：突然面部发现紫斑，四肢有散在性大小出血点，曾鼻衄 2 次。在某医院住院，经骨穿检查，诊断为继发性血小板减少性紫癜。经用多种维生素，并输血 2 次，未见效果。皮肤经常出现出血点及血斑，鼻衄不断发作，腰腿酸痛，食欲尚可，二便正常。

检查：面色苍白，身倦神疲，皮肤可见大小不等之出血点，颈部有血斑多处。脉细数，舌质红，苔薄黄。血液检查：血小板 $15.7 \times 10^9/L$，出血时间 5 分 30 秒，凝血时间 1 分 30 秒。

辨证：肾阴虚损，血热泛溢，阴气不摄。

治法：养阴潜敛，凉血止血。

处方：生地黄 24 克，茜草根 24 克，墨旱莲 24 克，桑寄生 15 克，生赭石 15 克，桑螵蛸 15 克，牡丹皮 12 克，狗脊 12 克，阿胶 10 克，太子参 10 克，元参 10 克，栀子炭 10 克，琥珀 1 克，朱砂 1 克。后 2 味同研冲服。

连服 5 剂，夜能安寐，食觉有味，腰腿酸痛，鼻衄未作，出血点及血斑显著减少，脉弦虚略数，舌淡红无苔。唯头时眩，食不多，大便稍溏。是肾阴渐复，脾阳不振之象。宜育阴潜镇，健脾止血法。

处方：生地黄 18 克，牡丹皮 15 克，海螵蛸 15 克，紫贝齿 15 克，山茱萸 15 克，桑寄生 15 克，生赭石 12 克，茜草根 12 克，墨旱莲 12 克，生山药 12 克，炒白术 10 克，五味子 10 克，太子参 10 克，阿胶 6 克，甘草 3 克，琥珀 1 克，朱砂 0.6 克。后 2 味同研冲服。

连服 5 剂，睡眠、饮食正常，鼻衄未作，四肢出血点有时隐约可见，血斑未见，身较有力，精神清健。脉弦虚不数，舌淡无苔。是阴复热退，虚阳潜敛，脾阳健复。

仍以养阴潜镇、凉血健脾法治之。

原方再服 3 剂，诸症消失，未见鼻衄及出血斑。血液检查：血小板上升至 $114 \times 10^9/L$，出血时间 3 分 10 秒，凝血时间 3 秒。

【按】血小板减少性紫癜，分原发性和继发性两种类型。继发性可见于其他血液病，如再生障碍性贫血、白血病，以及某些急性感染、药物中毒、脾功能亢进等。原发性病因，迄今尚未阐明，多见于青年女性，发病可急、可缓，主要为皮下出血，有点状瘀斑，或乌青块，一般不隆起，分布不一，多见于四肢，躯干较少，常见于鼻腔、齿龈，有时出现吐血、便血，或阴道出血（以月经多为表现）。皮肤出血，开始为鲜红色，很快变为紫色，最后为褐色，以至消失。如长期出血，量较多者，可出现贫血征象。

该患者为肾阴虚损、血热泛溢、阴气不摄所致，宜以养阴潜敛、凉血止血法治之。

**病例 7** 孙某，女，32 岁，干部。

病史：近半年来经常发现下肢出现紫斑，继之牙龈出血，月经先期而量多，经期有时两周仍淋漓不断。后经某医院检查，血小板 $32.5 \times 10^9/L$，血红蛋白 7 克%，诊断为血小板减少性紫癜。曾输血 1500 毫升，并服西药两周效果不显，又服中药治疗，亦未见效。现紫斑不断出现，齿龈经常附有血块，周身酸痛，腰痛尤甚，动则心悸气短，食少，纳呆，消化迟钝，失眠多梦。

检查：面色苍白，形体消瘦，语言低微，身有紫斑，齿龈附有血块，脉沉细无力，舌淡苔薄白。化验：血小板 $52 \times 10^9/L$，出血时间 5 分，凝血时间 30 秒。

辨证：气弱脾虚，气陷不举。

治法：补气健脾，升陷止血。

处方：黄芪 24 克，生山药 15 克，川续断 15 克，桑寄生 15 克，海螵蛸 15 克，茜草 15 克，炒白术 10 克，五味子 10 克，阿胶 10 克，甘草 3 克，吉林参 1.8 克，琥珀 1.2 克，朱砂 0.6 克。后 3 味同研冲服。

连服 3 剂，夜能安睡，食欲好转，腰痛减轻，月经不见，心悸气短不显，下肢仍有紫斑，齿龈仍有血块。脉虚数略软，舌尖红无苔。是气升脾健，而肾气不摄所致。宜补气健脾、益肾固摄止血法。

处方：黄芪 24 克，生山药 15 克，川续断 15 克，海螵蛸 15 克，山茱萸 15 克，茜草根 15 克，紫贝齿 15 克，仙鹤草 15 克，牡丹皮 12 克，五味子 12 克，炒白术 10 克，阿胶 6 克，人参 1.8 克，琥珀 1 克，朱砂 1 克，血竭 1 克。后 4 味同研冲服。

外用：儿茶 1 克，枯矾 1.5 克，五倍子 1 克，冰片 0.3 克，血竭 1 克。共为极细面，擦齿缝内，1 日 2 次。

连服 5 剂，睡眠好，食欲增，无心悸气短，月经 25 日未见，紫斑逐渐消退。擦药后齿龈未再出血，精神清健，身觉有力。脉象弦虚，舌尖红。是脾虚不摄，肾失潜敛，仍宜健脾育阴、潜阳化斑法治之。

处方：龟甲 24 克，川续断 15 克，山茱萸 15 克，紫贝齿 15 克，海螵蛸 15 克，白术 10 克，太子参 10 克，五味子 10 克，人参 1.5 克，血竭 1 克，琥珀 1 克。后 3 味同研冲服。

连服 1 周，月经正常，腰不酸痛，紫斑不见，眠、食正常，无自觉症状。脉弦虚，舌不红，是阴复脾健，肾气尚虚。仍用原方继续服用 2 周，以资巩固。

2 周后检查：血小板 $104 \times 10^9$/L，凝血时间恢复正常。

【按】本例属气弱脾虚型，气弱血虚，统血失职，气陷不举，致肢发紫斑，经行过多。宜补气健脾、升陷止血法治之。

血小板减少性紫癜，临床常见的可分为三种类型：一为湿热郁滞型；二为阴虚血热型；三为血亏脾虚型。这三种类型可单独出现，或错综交差，即湿热和阴虚血热结合为病，有的湿热脾虚。辨证时，必须分清类型，是独病，或兼病，再根据病人脉症和体征，立法方药，符合病情，方能收到满意效果。对于湿热郁滞型：四肢出现紫斑，有的伴有红色结节痛痒不适，身倦无力，心烦热，睡眠不好，周身串痛，紫斑时轻时重，除结节外，尚有散在的瘀斑，治宜清湿热，解毒活血。对于阴虚血热型，治宜养阴凉血止血法。对于血亏脾虚型，治宜补气健脾，凉血止血法。总之，紫斑的治法，应以清热解毒，养阴凉血，健脾养血为主，同时辅以止血。

## 齿宣（急性白血病牙龈出血）1 例

**病例** 王某，男，38 岁，干部。

病史：患者身倦无力，心悸气短，发烧已有 2 个月，到某医院检查，诊断为粒细胞型急性白血病。皮肤及齿龈出血，服用各种西药，身热不退，心烦躁扰不安，齿缝出血已有 3 日，昼夜不止，向外流溢，大便正常，小便赤涩。

检查：体温 37.5℃，面色苍白，牙龈红肿疼痛，口津分泌物较多，与齿血混合流溢。脉弦数而浮，舌质红，苔黄厚。

辨证：热血壅迫，血热妄行。

治法：清热解毒，凉血镇逆止血。

处方：生石膏24克，生地黄24克，夏枯草24克，龟甲24克，连翘18克，山慈菇15克，金银花15克，牡丹皮15克，茜草根15克，海螵蛸15克，犀角1.5克，朱砂1.2克，雄黄1.2克。后3味同研冲服。

连服4剂，服第2剂后身热即退，齿龈出血显著减少，服第4剂后出血全止而肿痛已消，身不热，病势一时缓解。

【按】发热，齿龈肿胀疼痛，齿龈出血不止。齿龈为手足阳明循行之部位，阳明热盛，故齿龈肿痛。出血一证《内经》谓为"阳盛阴虚"，又谓"阳络伤则血外溢，阴络伤则血内溢"，血外溢窜于上则为吐衄、牙宣，皆说明失血为热邪壅迫，血热妄行所致。今发热六七日不退，热邪壅滞于阳明、厥阴之间，致冲气上逆，热邪上涌，使牙龈肿痛出血。治宜退热镇逆，凉血止血为主。急性白血病之发热，是热毒深陷骨髓及血液所致。宜犀角地黄汤加清热镇逆止血之品。

## 热痹（风湿性关节炎）2例

**病例1** 吕某，女，25岁，教师。

病史：四肢关节疼痛已年余。近2个月来，发热，关节肿痛，活动受限，局部灼热。伴头晕、口渴、出汗、全身倦怠、食欲不好。经注射吃药热势不退。

检查：体温38℃，两膝关节红肿，有触痛。血沉58毫米/1小时，抗链"O"试验1∶800单位。脉弦数偏沉，右部沉滑数，舌红，苔黄腻。诊为风湿性关节炎。

辨证：风湿毒热，痹阻关节。

治法：散风清热，利湿通络。

处方：寒水石30克，生石膏24克，重楼24克，连翘24克，滑石24克，防己18克，麻黄18克，山慈菇18克，木通15克，栀子12克，乳香10克，生大黄7.5克，大戟7.5克。

连服3剂，身热渐退，头晕及关节痛减轻，知饥思食。脉弦数，舌淡红无苔。是风湿宣散，毒热清解之象。仍宜疏风除湿、清解毒热、通络活血法治疗。

处方：老鹳草25克，重楼15克，菖蒲15克，海桐皮15克，防己15克，山慈菇12克，寒水石12克，地肤子12克，生栀子10克，乳香10克，木通10克，大戟6克。

连服1周，体温正常，关节肿痛消失，食欲恢复，身觉有力，脉弦虚不数，舌淡无苔，是湿热宣散，阴津未复之象。继以养阴清热剂服用，以防复发。

【按】本例属热痹，风湿之邪郁久化热引起。风湿毒热，蕴于经络，而致热痹。

方中寒水石、生石膏清热泻火，除烦止渴，为清解肺胃气分实热之要药；重楼、连翘、山慈菇清热解毒，散结消肿；滑石清热渗湿；木通通利而清降，使湿热之邪，下行从小便出，多用于湿热痹痛；麻黄开腠理，透毛窍，配石膏可宣泄热邪；防己泄下焦湿热，利水祛风，通络止痛；但易伤胃气或引起腹痛，不宜久服；大黄泄血分实热，又清火解毒消肿；乳香伸筋活络止痛；大戟消肿散结，体虚者忌用。待风湿宣散，毒热清解，可减石膏、麻黄、连翘等药，加祛风除湿、通经活络之剂，如老鹳草、海桐皮、地肤子、菖蒲化湿开胃。再以养阴清热剂，助正气之恢复。

**病例2** 张某，男，35岁，干部。

病史：劳动后，周身、肢体疼痛，近1周来疼痛日渐加剧，两手不能握拳，卧床难以转侧，步履艰难，行走蹒跚，右膝肿而不痛。口干不欲饮，脘满纳呆，溺黄便燥，曾服西药症状不减，方来我院就诊。脉弦细略数，舌质淡红，舌苔白腻。

辨证：风湿阻滞，郁血壅塞。

治法：疏风湿通经络，活血清热止痛。

处方：秦艽12克，丹参12克，生薏苡仁12克，防己12克，防风10克，羌活10克，川芎10克，苍术10克，桃仁10克，没药10克，木通10克，牡丹皮10克，栀子10克，地龙10克，威灵仙10克。

连服2剂，大汗出，彻夜淋漓，湿透衣被，周身酸痛减轻，虚汗不止，心悸气短，头眩。脉沉微。是出汗过多，胸阳衰微所致。宜于疏风除湿、活血通络药中，加补气固表的黄芪以佐之，庶能扶阳固表而不伤正。

处方：生黄芪18克，当归12克，桃仁12克，秦艽10克，川芎10克，乳香10克，苍术10克，地龙10克，黄柏10克。

连服5剂，症状大见好转，周身酸痛消失，两手恢复正常，步履轻松灵活。

【按】劳动过度，汗出当风，风湿相搏，侵袭经络，肢节烦痛。当风湿留滞经络，阻碍气机，致脏腑的功能和气血之循行都发生异常变化。阴虚阳亢之体，其素体即偏重于热，故此病发病不久，即现略数之脉，为病已化热之征，故治疗以疏风湿通经络、活血清热止痛法。

## 热痹（风湿热）4例

**病例1** 谭某，男，43岁，干部。

病史：患关节疼痛已有年余，阴雨天疼痛加剧。近半年来身发热，体温经常波动在 37.5℃～38℃ 之间。经住院治疗 3 周，身热不退，左臂出现环形红斑，头眩，心中烦热，胸满不思食，因疗效不显而服中药治疗。现周身关节疼痛，以两下肢为重，左臂仍有环形红斑，左膝关节红肿，身热头眩，胸脘满闷，饮食无味。

检查：左臂可见散在的环形红斑，左膝关节红肿，体温上午常在 38℃ 以上，血沉 86 毫米 /1 小时，抗链 "O" 试验 1：800 单位。脉弦数，右盛于左而偏浮，舌红，苔黄腻。

辨证：风湿化热，留滞关节。

治法：疏风湿，利关节，解毒清热。

处方：重楼 24 克，滑石 24 克，防己 18 克，寒水石 18 克，生石膏 15 克，海桐皮 15 克，麻黄 15 克，连翘 15 克，木通 12 克，白芷 12 克，乳香 10 克，川芎 10 克。

连服 3 剂，脘满头眩减轻，身热略减，体温 37.5℃，食欲增加，腿疼不甚。脉弦数，舌淡红，苔薄黄。是风湿外宣，毒热涣散。仍宜清解毒热、疏散风湿、通络止痛法。

处方：滑石 30 克，松节 30 克，薏苡仁 30 克，防己 24 克，寒水石 18 克，重楼 15 克，海风藤 15 克，豨莶草 15 克，连翘 15 克，地肤子 15 克，木通 12 克，栀子 10 克，乳香 10 克，黄柏 10 克，白芷 10 克。

连服 5 剂，身热已降至 37℃，左膝关节红肿已消，关节不疼，脘不满，食欲增加。脉弦虚不数，舌淡红，无苔，是风湿外宣，毒热疏解，关节通利。唯风湿之毒留滞日久，一时不易肃清。仍须疏利风湿，清解毒热，以资巩固而防复发。

处方：重楼 15 克，川芎 15 克，寒水石 15 克，土茯苓 15 克，防己 12 克，连翘 12 克，木通 12 克，乳香 12 克，地肤子 12 克，栀子 10 克。

连服 2 周，诸症消失，体温正常，关节不痛，精神清健。继服此方 2 周，痊愈。

【按】风湿热，治疗应以疏风湿清热为主。如脉偏浮，风湿应由表解；脉偏沉者，应由里解。疏表应重用防己、麻黄，宣表行湿，表里双解。脉沉宜用红芽大戟、滑石、木通之属，再佐以疏风湿、通经络、宣湿邪之品为妙。

**病例 2** 白某，女，25 岁，教师。

病史：患者素有四肢关节疼痛史，阴天时加重。近 2 个月来不时发烧，左臂出现环形红斑。现发热，四肢关节疼痛，身倦乏力，胸闷不思食。

检查：体温 39℃，左臂可见环形红斑，血沉 57 毫米 /1 小时，抗链 "O" 试验 1 900 单位。

辨证：风湿郁滞经络，气血不畅，蕴热酿毒。

治法：疏风湿，解毒清热。

处方：桑枝 30 克，寒水石 24 克，重楼 24 克，防己 15 克，滑石 15 克，海桐皮 15 克，山慈菇 15 克。生石膏 15 克，木通 12 克，菖蒲 12 克，麻黄 10 克，栀子 10 克，银柴胡 10 克，红芽大戟 10 克。

连服 3 剂，汗不出，热不作，关节痛已减轻。原方再服 3 剂，身不发热，午后仍有低烧，体温波动在 37.3℃～37.5℃ 之间。脉象弦数转浮，舌淡红，苔不黄腻，知饥思食，困倦思睡，是风湿外宣，余热未清，津液损伤所致。宜疏风湿，清热生津和胃法治疗。

处方：生薏苡仁 24 克，寒水石 18 克，防己 15 克，海桐皮 15 克，茯苓 12 克，苍术 12 克，重楼 12 克，地肤子 12 克，山慈菇 12 克，菖蒲 10 克，佩兰 10 克，红芽大戟 10 克，木通 10 克。

连服 6 剂，身不热，知饥思食，精神清爽。后以清化湿热、和胃解毒法调理而愈。复查血沉 15 毫米 /1 小时，抗链 "O" 试验 1：800 以下，后随访，未再复发。

【按】患者素体阳气偏盛，内有蕴热，感受风寒湿邪之后，易于化热，关节出现红肿热痛症状，称 "热痹"。此外亦有因风寒湿痹，蕴久化热，而成 "热痹"。脉弦大滑数，舌红，苔黄腻。治宜苦寒清热，燥湿行水，可加木通、黄柏、生栀子、滑石，此四味药可清利湿热，消肿止痛。

**病例 3** 朱某，女，35 岁，售货员。

病史：患者发热恶寒，隔六七日发作 1 次，多在傍晚时发作，时间约数小时，后即汗出而解。同时伴有腿痛及关节肿痛。近手足关节处有蚕豆大小之红色皮下结节，按之有压痛。每逢阴雨天气，两腿及关节疼痛加剧，而结节时隐时现。近日来发热恶寒发作频繁，每隔一二日即发作 1 次，每次长达五六个小时，后即汗出而解。食欲不振，胸脘膨满，两腿及关节疼痛较前加剧，皮下之红色结节明显，形体日渐消瘦。脉弦数，舌淡红，苔薄润。血沉 66 毫米 /1 小时，抗链 "O" 试验 1：800 单位。

辨证：风湿热阻，遏于经络。

治法：祛风胜湿清热，活血通络。

处方：丹参 24 克，金银花 18 克，重楼 15 克，生石膏 15 克，防己 15 克，山慈菇 15 克，土茯苓 15 克，寒水石 15 克，麻黄 12 克，赤芍 12 克，牡丹皮 12 克，菖蒲 12 克，红芽大戟 10 克，乳香 10 克，木通 10 克。

此方根据脉症略有加减，连服 10 剂，寒热大减，两腿及关节疼痛基本消失，皮下之红色结节已不明显。脉象已由弦数转为细数,重按尚属有力。食欲好转,胸脘不闷,是风湿外宣,湿热犹未肃净。四五日后患者仍不时发热,颈部淋巴结红肿,头眩胸闷,便燥纳呆,口渴不欲饮。舌质红,苔黄燥,是湿热循经窜入少阳,深陷厥阴。宜清肝胆之郁热,活血通络,养阴解毒法。

处方:滑石 24 克,夏枯草 15 克,连翘 15 克,木通 15 克,金银花 15 克,牡丹皮 12 克,地骨皮 12 克,赤芍 10 克,白芍 10 克,红花 10 克,桃仁 10 克,黄柏 10 克,栀子 10 克。

连服 3 剂,体温逐渐下降,淋巴结肿痛已完全消失,寒热不作。后依此方,参考脉症,连续服 2 周,诸症消失。后以育阴健脾和胃之剂调理而愈。

【按】患者素有风湿腿痛之病史,虽经多次治疗,终未将风湿肃清。由于风湿阻滞,正气日渐摧残,而伏邪趋于鸱张,壅滞阻遏于经络、关节之间,化热酿毒,致关节肿痛,红斑密布,身热时作,皆由风湿化热酿毒所致,治宜疏风湿、清化湿热、活血通络法。

**病例 4** 章某,女,55 岁,家庭妇女。

病史:患者素有咳嗽吐痰之病史,每于气候突变,痰咳必发。今于 5 日前,因外感风寒,身发冷热,而痰咳又作,伴有四肢关节疼痛,来院治疗。现四肢关节疼痛,两腿浮肿,并伴有红色结节,按之硬痛,两腿沉重疼痛,行路困难,夜间睡眠时往往痛醒,肿痛处以右腿为重,午后自觉发热,脘满纳呆,大便溏稀,每日 1 次,小便短赤。脉濡数,舌质红,苔黄腻。

辨证:风湿热郁结不解,留滞关节。

治法:疏风清热利湿,活血止痛。

处方:忍冬藤 30 克,滑石 15 克,丹参 15 克,络石藤 12 克,苍术 10 克,生栀子 10 克,木通 10 克,桃仁 10 克,红花 10 克,川芎 10 克,牛膝 10 克,犀黄丸 6 克(送服)。

连服 2 剂,下肢浮肿及腿部红色结节显著见消,四肢关节疼痛大减,亦能安眠,脉稍浮。为湿热外达之象,遂于原方加疏风药以促外透。

处方:忍冬藤 24 克,滑石 18 克,丹参 15 克,防己 12 克,地龙 12 克,牡丹皮 12 克,川芎 12 克,红花 12 克,秦艽 10 克,独活 10 克,苍术 10 克,木通 10 克,乳香 10 克,桃仁 10 克。

连服 5 剂,浮肿全消,胸脘不满,四肢关节疼痛不显,两腿红包结节完全消退,大便成形,小便量多,后加健脾和胃之剂,调理而愈。

【按】患者素有痰咳旧病，是素湿盛而再外受风邪，风与湿痰相搏结，往往化为湿热，湿热郁结不解，每至留注关节，传入营分。今四肢疼痛，两腿浮肿，是湿邪留注关节，下肢有红色结节，为湿热侵入营分，故脉濡数，舌红赤，苔黄腻，悉由湿热壅滞、营气不行所致。宜清化湿热，活血止痛。

## 寒痹（风湿性关节炎）3 例

**病例 1** 张某，男，30 岁，工人。

病史：2 年前感受风寒，关节肿痛，每逢寒冷则疼痛加剧，屈伸受限，得热则舒适。近半个月来各关节肿胀疼痛，以膝踝关节为重。

检查：下肢关节肿痛，活动时明显。脉弦紧，舌淡红，苔薄白。

辨证：风寒湿邪，痹阻关节。

治法：祛风散寒，利湿通痹。

处方：独活 24 克，桑寄生 24 克，秦艽 15 克，防风 15 克，川芎 15 克，当归 15 克，赤芍 15 克，茯苓 15 克，桂枝 10 克，牛膝 10 克，甘草 6 克，细辛 3 克。

连服 7 剂，关节疼痛大减，能下地活动。脉弦缓，舌淡红少苔。前方减当归、赤芍、茯苓、细辛，加制川乌 10 克，苍术 10 克，桑枝 30 克，杜仲 15 克，海风藤 15 克。

又服 7 剂，关节肿痛又减轻，仍依前方略有加减，再服 7 剂，症状消失。继服散风活络丸，巩固疗效。

【按】本病属于痹证，古代医家为易于掌握，将痹证分为三种类型，有"行痹""痛痹""着痹"。若风偏胜则成行痹；寒偏胜则成痛痹；湿邪偏胜则成着痹。如《素问·痹论篇》云："风寒湿三气杂至，合而为痹也。"在临床上根据脉症，风、寒、湿邪偏胜不同，治疗也有侧重。本例属痛痹（寒痹），寒邪偏胜，因寒性凝滞，故痛有定处；气血受寒邪凝滞，故疼痛剧烈，得热血行流畅，故疼痛减轻；寒性收引，故关节屈伸受限，脉弦紧为寒凝疼痛证候。方用独活寄生汤加减，独活祛风胜湿止痛，细辛入肾搜风通痹，当归、赤芍、川芎和营养血，桂枝温经祛寒止痛，秦艽、防风胜湿，茯苓健脾渗湿，牛膝补益肝肾、舒筋利湿。复诊减剂，又加制川乌祛寒止痛，桑枝祛风通络，苍术祛风胜湿，下肢痛重加杜仲补益肝肾可治腰膝疼痛，上肢痛重加海风藤以祛风湿通经络。最后服丸剂，以善其后。

**病例 2** 孔某，男，45 岁，农民。

病史：20 年来患寒腿病，反复发作，时好时犯。腿痛屈伸不利，两膝关节尤甚，因感寒而发，双腿觉凉，腰部酸疼不适，胃脘不适，饮食欠佳，大便微溏，口渴欲饮，舌淡红，苔白腻，脉沉弦。

辨证：风寒湿邪，壅塞脉络。

治法：祛风散寒除湿。

处方：伸筋草12克，白芍12克，赤苓12克，川乌10克，生黄芪10克，桑寄生10克，桑枝10克，防风10克，当归10克，麻黄6克，甘草6克。

连服3剂，邪退正虚，两腿疼已减，但酸软无力，仍口渴鼻干。脉较前有力，舌质红，苔薄白。宜养血舒筋，补养脾胃，用五味异功散加味以收全功。

处方：桑枝12克，党参10克，茯苓10克，陈皮10克，桑寄生10克，泽泻10克，伸筋草10克，白术10克，厚朴6克，甘草3克。

【按】患者平素脾阳衰微，津液不行，四肢不得禀气于胃，致脉道不利，而风寒湿邪乘虚客着，稽留不去，脉络壅塞，阳闭不通，故腿痛而冷，屈伸不利。故用乌头汤合防风汤加减治之。用乌头汤以散寒为主，佐以祛风除湿，防风汤以祛风通络为主，佐以散寒利湿。两方合用祛风散寒除湿作用尤佳。乌头散寒作用极大，但多用会燥热伤津，以致出现口干、鼻燥等症，见此症可佐清热润燥之品清润上焦。痹证必待服药后，腿出热黏汗方可见效，乃邪随汗出故也。邪退正虚，必当养血益气，调理后天，以扶正气。

**病例3** 石某，男，63岁，工人。

病史：因负责供给清凉饮料，经常与冰水相触，3年前开始左踝关节肿痛，旋即右踝关节亦作肿痛，无灼热发赤，症状时轻时重。去年两手、肘、膝、髋关节均作痛，两手需经常放入浴水中片刻始能屈伸，手不能握物，手足不举，体重无力，疼痛昼轻夜重，甚则难以转侧。舌质淡红，苔白腻，脉弦紧。

辨证：寒湿外侵，痹于筋脉。

治法：温寒祛湿，通络止痛。

处方：防己18克。生黄芪15克，白芍10克，川乌10克，威灵仙10克，乳香10克，桂枝10克，川芎10克，麻黄6克，白芷6克，甘草6克。

连服3剂，痛骤减，肿消大半，脉弦，苔白腻。是寒湿见退，经络滞行之象。宜原方加疏风湿之药。

处方：桑枝30克，秦艽12克，海桐皮12克，羌活10克，独活10克，木瓜10克，松节10克，草乌6克。

连服10剂，手足肿消，关节微痛，屈伸已近常人。仍用原方隔日服1剂，以彻底治愈。

【按】此乃因于工作之际，当汗出腠理疏豁，而触冰水，寒湿之邪侵袭，痹于筋脉关节、肌肉之间而成。关节肿胀、体重无力为湿，痛剧而不可屈伸，喜温畏寒，因寒邪阻于经脉，故脉弦紧，苔白腻。宜金匮乌头汤加减治之。

## 血痹（结节性红斑）7 例

**病例 1** 刘某，女，34 岁，工人。

病史：两下肢起红色小结节已四五个月，局部疼痛，劳动后加重，休息后减轻，反复发作，两下肢浮肿，无寒热感，经常全身关节疼痛，头晕，头痛，心中烦躁。西医诊断为结节性红斑，服西药无明显效果。有痛经史，量中等，有小血块，经期少腹胀痛。

检查：精神尚佳，面色不华，下肢两侧有数在性小结节，约一二厘米大小，位置靠近膝及踝关节，为圆球状突起，边界清楚，色红，有压痛。脉弦略数有力，舌质红，苔薄黄。

辨证：湿热壅遏，血脉不通。

治法：清利湿热，疏通经络，活血化瘀。

处方：赤芍 24 克，丹参 24 克，滑石 24 克，牛膝 12 克，木通 12 克，牡丹皮 12 克，独活 10 克，秦艽 10 克，当归 10 克，川芎 10 克，桃仁 10 克，红花 10 克，五灵脂 10 克，乳香 10 克，黄柏 10 克，苍术 10 克。

连服 3 剂，下肢肿痛减轻，红斑亦见减退。唯近日牙痛，咽痛，脉弦数，舌红，咽部轻度充血，是湿热上犯所致。前方去苍术，加桔梗 8 克，射干 10 克，连翘 12 克，锦灯笼 10 克，重楼 15 克。

连服 3 剂，咽痛已愈，结节大半消退，全身疼痛减轻，无新的结节出现。脉、舌同前，宗前法加减。

处方：滑石 24 克，防己 15 克，丹参 15 克，赤芍 15 克，牡丹皮 15 克，重楼 15 克，连翘 15 克，栀子 10 克，川芎 10 克，乳香 10 克，木通 10 克，地肤子 10 克，威灵仙 10 克，甘草 3 克。

连服 3 剂，肿胀尽消，结节全部消退，身痛不明显。以原方配丸剂常服。

【按】本例为血痹，是因风寒湿三气侵袭经脉气血，被湿热所扰而瘀滞不行，除常见有周身疼痛、月经不调、痛经等症外，皮肤局部可出现红色小结节，痛有定处，乃血脉不通，湿热壅遏所致。

病例2　姬某，女，51岁，家庭妇女。

病史：两腿及肩臂疼痛，已近10年，时轻时重，痛重时，左腕亦经常作痛，曾用疏风湿药治疗无效，天气变化痛势无异常。现两腿串痛，有时关节痛，肩臂及左腕痛较剧，两腿痛重时，步履困难，身倦食少，精神疲惫。近2年来于两小腿后侧，出现铜钱大小肿块数处，呈紫红色，质硬而痛，按之有压痛。午后有低热，心烦汗出，至夜间三四点钟，热势方退。脉弦细数，舌质红，苔白腻。

辨证：湿热内陷，血气阻滞。

治法：清热利湿，活血通络。

处方：丹参15克，桃仁12克，红花12克，赤芍12克，牡丹皮12克，牛膝10克，川芎10克，当归10克，重楼10克，生栀子10克，刘寄奴10克，穿山甲10克，木通10克，土鳖虫10克，乳香10克。

连服5剂，肩臂及两腿疼痛均减，寒热显著减轻，局部红紫色结节亦见消退。原方略为增减，继续服用7剂。四肢疼痛大减，平时不觉疼痛，行路时足跟略痛，下肢红紫结节全部消失。后复用原方，小其量，服1周，以巩固之。

【按】四肢疼痛为时已久，风湿留滞经络，久而不解，影响血液循环，血气阻滞，经络不通，则壅滞为痛。脾主四肢，功能燥湿，湿邪盛则脾伤，四肢之防卫不固，邪气乘虚袭入四末，而四肢作痛。脉弦细数，弦细为虚，数为湿热陷入血分，故午后有低热；小腿后侧有紫红色肿块，皆湿热酿毒，陷入血分之明证。治宜清热利湿，活血通络法。

病例3　佟某，女，43岁，工人。

病史：患者于10年前，因秋季当风乘凉，自发冷热，继而下肢关节疼痛，身倦厌食，两腿发现结节性红斑，曾服中药治愈。4个月前因劳累感风，红斑又复发作，来院就诊。两腿浮肿，经常周身关节作痛，尤以下肢为甚，每当工作劳累，久立远行时，两腿关节疼痛更为明显。有时头部眩痛，心中烦躁，两腿局部有结节性红斑，约一二厘米大小，位置以靠近膝及踝关节为最明显，形如圆球状，边缘清楚，色红有压痛。脉弦数有力，舌质红，苔薄腻。

辨证：湿热内蓄，血滞不行。

治法：清利湿热，疏风湿，活血通络。

处方：忍冬藤30克，牡丹皮15克，丹参15克，滑石15克，秦艽12克，桃仁12克，防己12克，黄柏12克，当归12克，连翘12克，重楼12克，独活10克，苍术10克，木通10克，川芎10克，红花10克，乳香10克，生栀子10克。

连服 3 剂，周身漐漐汗出，疼痛减轻，结节开始消退，头不眩痛，烦热未作。是风湿外宣，湿热清化，脉弦不数，仍宜前方加减。

处方：忍冬藤 24 克，丹参 24 克，牡丹皮 15 克，川芎 15 克，赤芍 15 克，重楼 15 克，木通 12 克，地龙 12 克，秦艽 10 克，苍术 10 克，桃仁 10 克，没药 10 克，黄柏 10 克，牛膝 10 克。

连服 1 周，下肢红色结节全部消失，全身关节疼痛显著减轻，身体灵活，食欲恢复，精神清爽。后以此方减活血之忍冬藤、丹参、桃仁，加生薏苡仁 15 克，木瓜 15 克，威灵仙 15 克。服 2 周，诸症痊愈。

【按】本病为风湿化热袭于血分，湿热郁蒸，血滞不行，湿热与瘀血相搏，每使营分壅遏酿毒，阻于内则阻滞为痛，发于外凝结为斑，皆由湿热壅闭，血滞不行所致。湿热内蓄，心中烦热，上冲则头部眩痛，入营则舌红，脉弦数。治宜清利湿热、凉血化瘀、通络消斑。

病例 4  李某，女，53 岁，家庭妇女。

病史：两腿、肩、左腕痹痛已久，时而反复，痛则步履困难。近年来于两小腿后侧出现铜钱大小肿块数处，紫红色，质硬而疼。午后低热汗出，直至夜间，天明即退。按风湿证治疗无效。

检查：腿部可见结节性红斑，暗紫色，有压痛。脉弦细而数，苔白腻。

辨证：湿热内蕴，血瘀不通。

治法：清利湿热，活血化瘀。

处方：丹参 24 克，滑石 24 克，防己 15 克，刘寄奴 15 克，重楼 15 克，桃仁 12 克，红花 12 克，牛膝 12 克，赤芍 12 克，生地黄 12 克，木通 12 克，豨莶草 12 克，乳香 10 克，当归 10 克，土鳖虫 10 克，川芎 10 克，栀子 10 克，穿山甲 10 克，蒲黄 10 克，黄柏 10 克，甘草 6 克。

连服 3 剂，疼痛及寒热均减，局部红紫结节逐渐消退，膝关节痛已不显。仍以前方服 8 剂，疼痛明显减轻，仅行路足跟稍痛。按原方继续服用，以资巩固。

【按】此证绵延 20 年，风寒湿留于经络，久而不退，则气血凝滞，血瘀不通，不通则痛，瘀久化热，故实属血瘀化热之候。

病例 5  张某，女，54 岁，家庭妇女。

病史：患者素有咳嗽吐痰史。于 5 日前外感风湿，冷热咳嗽，关节疼痛。后发现两下肢浮肿伴有红色结节，质硬且痛，两下肢沉重，行路困难，影响睡眠，夜间甚至痛醒，以右足为重。午后发热，欲饮水，胃纳欠佳，大便溏，日 1 次，小便赤黄量少。脉濡数，舌质红，苔黄腻。

辨证：痰湿内阻，外感寒邪，脉道瘀结。

治法：疏风清湿热，通络活血止痛。

处方：忍冬藤30克，丹参15克，六一散15克，牛膝12克，苍术10克，黄柏10克，桃仁10克，红花10克，当归10克，乳香10克，木通10克，醒消丸1丸（送服）。

连服3剂，下肢浮肿及红斑结节大部消退，疼痛大减，行动自如。后按原方再服1周而愈。

【按】患者平素有痰饮湿停于体内，外感寒邪，未能及时宣散，郁结化热，流注关节，阻碍气机，出现浮肿并有红肿之结节疼痛。

**病例6** 乔某，女，25岁，职员。

病史：19岁时患过两下肢疼痛。2年前生第二胎，产后迄今尚未行经。同年5月及11月间曾患过2次恶寒发热，未经医治而自愈。于今年2月中旬又恶寒发热，间隔六七日发作1次，多在傍晚，约数小时后即汗出而解。同时伴有腿疼及关节肿痛，近手足关节处有蚕豆大小之红色皮下结节，稍按即痛。以后每逢阴雨，两腮及关节即感疼痛，结节时隐时显，近日来恶寒发热渐频，每隔一二日发作1次，饮食、二便正常，唯形体日渐消瘦。

检查：面唇色泽欠荣，形体消瘦，两下肢皮肤占数个指甲大小的暗赤褐色斑，血压95/70mmHg，血沉68毫米/1小时。脉左弦数，右脉弦细数。舌质淡红，苔薄黄而润。

辨证：风湿热流注关节，气滞血瘀。

治法：疏风湿利关节，通络止痛。

处方：桑枝24克，防己15克，赤芍15克，丹参15克，鸡血藤15克，川芎12克，牡丹皮12克，秦艽10克，黄芩10克，乳香10克，木通10克，海风藤10克，荆芥6克，柴胡6克。

连服4剂，症状无明显减轻，下肢结节稍软，疼痛减轻，冷热未作。脉弦细数渐缓，舌淡。是风湿外宣，毒热清化，仍宜疏风湿，通络止痛。

处方：生石膏24克，生薏仁24克，防己15克，桑枝15克，土茯苓15克，秦艽12克，牛膝12克，苍术10克，黄柏10克，乳香10克，赤芍10克，地龙10克，络石藤10克，羌活10克，白芷10克。

依据脉症略有加减，连服半月后，恶寒发热不作，关节肿痛及红色皮下结节基本消失。2个月后患者又有时发热、颈部淋巴结肿痛、咳嗽、咽痛等症状。脉弦细而浮，是肝热郁结，外感风邪。宜原方加蒲公英、板蓝根、夏枯草、连翘、前胡、牛蒡子、土贝母。服药后诸症逐渐消失，食欲正常，身觉有力。前方连续服用，以资巩固而防复发。

【按】患者早有腿痛病史，虽经医治，余邪未尽，产后更加气血虚损，外邪乘虚内陷，日久化热酿毒，风、湿、热流注关节及肌肤，或稽留经络，阻碍气血之循行，血瘀气滞，湿热窜犯，导致关节肿痛，并发生暗红色之皮下结节，正邪相争，阴阳失调，乃发生寒热。

**病例7** 朱某，男，33 岁，技术员。

病史：阴分素亏，肝木火旺，时有头晕，耳鸣，腰酸旧疾。1 个月前劳动后周身不适，两臂酸痛，数日后周身酸痛，肢节烦痛，呈游走性，以膝、髋、指关节为甚。近 1 周痛苦更甚，两手不能握拳，卧床难以转侧，行步艰难蹒跚，自觉身重，口干而不欲饮，纳呆腹胀，溲黄便干，病后曾服西药水杨酸钠及其他对症药物治疗，均未获显效。

检查：颜面微有浮肿，左膝肿而不红，拒按，触之咯吱有声。脉弦数，舌红苔黄腻。

辨证：风湿相搏，阻碍气血。

治法：疏风湿，通经络，清化止痛。

处方：防己 15 克，豨莶草 12 克，连翘 12 克，地龙 12 克，威灵仙 10 克，秦艽 10 克，川芎 10 克，桃仁 10 克，红花 10 克，木通 10 克，没药 10 克，薏苡仁 10 克，苍术 6 克，五灵脂 6 克。

服药 2 剂，周身酸痛减轻，左膝仍痛。服药后晚间汗出淋漓湿透背心，身觉轻松灵活。脉变弦大，是风湿外宣，热邪清化，仍宜疏风湿，清化通络止痛。

处方：络石藤 15 克，防己 12 克，桃仁 12 克，牛膝 12 克，秦艽 10 克，羌活 10 克，川芎 10 克，红花 10 克，乳香 10 克，五灵脂 10 克，苍术 10 克，黄柏 10 克，地龙 10 克，犀黄丸半丸（送服）。

连服 4 剂，症状大见好转，服药后微有潮汗，周身肌肉疼痛已消失，右上肢完全恢复正常，左膝疼痛亦减轻，精神爽快，小便短赤，脉象沉缓，苔黄腻。嘱原方再服 3 ～ 5 剂，以资巩固。

【按】患者劳动汗出当风，风湿相搏，郁闭化热，流注关节，阻碍气血之循行而成痹证。

### 痹证 2 例

**病例 1** 佟某，男，48 岁，农民。

病史：关节痛 10 余年，时轻时重，每遇阴雨天气，疼痛加剧。今因突患感冒，疼痛发作，行路困难，家人扶持来院就诊。周身关节疼痛，以右膝及跟踝部疼痛较重，颈背部亦作痛，甚则颈项强直不敢转动，两手麻木，有时抽搐，头眩痛。血压 185/110mmHg。脉弦滑有力，舌质红，苔黄腻。

辨证：风湿化热，肝阳上冲。

治法：疏风湿，通经络，清肝潜镇。

处方：夏枯草 24 克，钩藤 24 克，青葙子 15 克，海风藤 15 克，海桐皮 15 克，威灵仙 12 克，防己 12 克，滑石 12 克，炒杜仲 12 克，地龙 12 克，秦艽 10 克，川芎 10 克，乳香 10 克，木通 10 克，木瓜 10 克，胆南星 10 克，全蝎 6 克，甘草 3 克。

连服 5 剂，周身疼痛减轻，右半身麻木和抽搐未发作，头部眩晕消失。脉弦虚，舌质淡，苔薄黄。是风湿外宣，肝热清解，仍宜疏风湿通经络，清肝活血法。

处方：夏枯草 24 克，忍冬藤 24 克，赤芍 15 克，防己 12 克，五加皮 12 克，地龙 12 克，木通 12 克，炒杜仲 12 克，木瓜 12 克，秦艽 10 克，蜈蚣 3 条，川芎 10 克。

连服 6 剂，痛势大减，头不眩，唯身倦无力，心悸气短，自汗，食欲减，血压下降至 150/80mmHg。是风湿外宣，肝热清解，汗出气短是邪去正虚，苦寒伤胃。改用补气和胃，疏风湿，通经活络法。

处方：黄芪 18 克，生薏仁 15 克，威灵仙 12 克，五加皮 12 克，丹参 12 克，络石藤 12 克，苍术 10 克，川芎 10 克，防己 10 克，桃仁 10 克，没药 10 克，吉林参 3 克（单煎），甘草 3 克。

连服 1 周，关节疼痛消失，身觉有力，虚汗不作，食欲增进，脉象有力。唯头眩又作，血压 175/110mmHg。是卫气渐充，脾气渐壮，风湿外宣，经络通畅，由于减苦寒清肝育阴药，增益补气药，致血压复升。因清肝药能损伤胃气，摧残中气，宜育阴补气，培补中州，俟脾胃健壮，再清肝降压才能有济。今脉象已复，风湿外透，应于宣通风湿之中稍加清肝育阴潜镇法。

处方：忍冬藤 24 克，桑寄生 18 克，黄芩 18 克，地龙 12 克，磁石 12 克，青葙子 12 克，川芎 10 克，络石藤 12 克，赤芍 12 克，秦艽 10 克，桃仁 10 克，乳香 10 克。

连服 2 周，头不眩，血压下降，关节疼痛不明显，血压保持在 140/80mmHg。后以此方加减调理而愈。

【按】患者关节疼痛已有 10 年，由于风湿壅滞经络，阻碍气血之循行，不通则痛，风湿留滞经络关节不得外宣，故疼痛不解。更兼患者平素肝阳偏盛，有高血压病史，其头眩，肢麻抽搐，都与高血压有关。今脉弦滑，舌质红，苔黄腻，是肝阳上冲之见症。故治宜疏风湿，通经络，清肝热，缓痉潜镇法。

**病例 2**　刘某，男，56 岁，干部。

病史：关节疼痛已 10 余年，以右膝关节及跟腕部疼痛较重，从无红肿。后由于感受风寒，颈部又痛，痛甚时则转颈均感困难，每逢冬天症状加重。近年来如坐低处须慢慢顺势始能立起。既往有高血压史，现仍两手麻木，时有抽搐感，头晕，血压 180/120mmHg，脉浮弦滑，有力，舌质红苔薄黄。

辨证：风湿闭阻，肝阳上亢。

治法：祛风湿，通络止痛，平肝潜镇。

处方：夏枯草 24 克，桑寄生 15 克，络石藤 15 克，威灵仙 12 克，杜仲 12 克，伸筋草 12 克，川续断 12 克，秦艽 10 克，木瓜 10 克，五加皮 10 克，胆南星 10 克，牛膝 10 克。

服药 2 剂，疼痛减轻，血压稳定，头不眩晕。因考虑疼痛日久，气血瘀滞较重，故在上方基础上加活血通络药物地龙 12 克，桃仁 10 克，红花 10 克，蜈蚣 3 条。

服药 3 剂，痛略减，左半身麻木，头晕。近 3 日来又患外感，脉浮大无力，舌红苔黄腻。故先治外感，给以疏风清热，化痰止嗽，稍兼治痹证。

服药 3 剂后，外感痊愈，关节又痛，头晕，脉弦大无力，血压 160/90mmHg。仍以祛风湿，活血通络祛瘀，养阴平肝法治之。

服药 6 剂后，疼痛减轻。1 周后又痛甚不能入睡，头晕，心悸，脉弦略数，舌质红，苔黄腻。血压 170/90mmHg。是因外感诱发肝热，仍宗前法，加重平肝镇逆药物。

处方：夏枯草 24 克，忍冬藤 24 克，秦艽 15 克，防己 15 克，黄芩 15 克，桑寄生 15 克，赤芍 15 克，石决明 15 克，五加皮 12 克，木通 12 克，葛根 10 克，木瓜 10 克，地龙 10 克，全蝎 3 克，蜈蚣 1 条。

服药 2 剂，头晕、心悸减轻，全身酸软无力，头不眩，疼痛大减，肿胀消失，颈项灵活，血压下降，症状消失。血压 130/80mmHg。

【按】此证是由风寒湿闭阻经络与关节，影响血液循环而疼痛。患者又有多年高血压史，头晕，肢体麻木，脉浮弦滑，为肝肾阴虚，水不涵木，致使肝阳浮越于上，年高之人，慎防中风，故治以祛风湿通络止痛，平肝潜镇法。

## 痹证 3 例

**病例 1** 郝某，男，35 岁，干部。

病史：2 月前曾感冒数次，最后 1 次身热汗出，周身关节酸痛，两腿沉重而痛，上臂亦酸重而痛，涉及后背。曾服西药，针灸治疗 10 余次，初期见轻，后日渐加剧，转中医治疗。现上臂酸痛，脊背及两腿关节酸重疼痛，脘满气短，食欲不振，转动困难，关节不红不肿，按之不痛。脉沉缓，舌胖，有齿痕，苔淡薄。

辨证：卫气不固，风湿内侵。

治法：补气健脾，疏风湿利关节。

处方：生黄芪 15 克，防己 15 克，赤芍 12 克，苍术 10 克，独活 10 克，秦艽 10 克，川芎 10 克，川乌 10 克，桂枝 10 克，威灵仙 10 克，细辛 5 克，甘草 3 克。

连服 5 剂，身见微汗，周身酸重疼痛显著减轻，体力健壮，精神恢复，食欲增加。后减独活为 6 克，细辛为 3 克，连服 15 剂，疼痛消失，身体健壮而愈。

【按】本例因屡次感冒，卫气损伤，风湿得以从表深入。本方黄芪能补卫气宣表邪，使正气固，而表邪外宣，为补气除邪法。苍术能健脾燥湿，更能辛散透邪，桂枝、独活、秦艽都能宣湿利关节而止疼痛，风散湿行，气机自通；川芎、赤芍能疏风行血止痛；防己能疏风行湿为痹证必用之药；杜仲、桑寄生能治腰脊疼痛，为固摄止痛法。总之，本方以黄芪、苍术、茯苓扶正祛邪为君，疏风行湿为臣，固腰止痛为对症。所以对于治疗一切疾病，必须治其本兼顾其标，方能收效迅速，治疗彻底。

**病例 2** 贾某，男，57 岁。

病史：于 1 周前曾患感冒，经服西药后稍减。现周身疼痛，尤以肩背为甚，两腿酸软无力，出虚汗，恶风，口干鼻燥，口渴欲饮，食后胃脘满闷干哕，大便干燥，小便黄，舌质淡红，苔薄白，脉缓无力。

辨证：卫气虚，寒邪束表。

治法：调和营卫，疏散寒邪。

处方：生黄芪 15 克，桂枝 10 克，赤芍 10 克，防风 10 克，知母 10 克，生姜 10 克，大枣 5 枚。

连服 2 剂，基本痊愈。因其口苦食少，故复以小柴胡汤善其后。

【按】卫气虚，寒邪侵之，则痹阻经络、气血运行不畅，必周身疼痛。卫气虚，寒邪束表，则身疼汗出而恶风。又太阳经输在背，邪犯之，经气不舒故背痛尤甚。邪阻胃气，胃失和降，故不欲食，食则上逆而为干哕。其便燥，溲黄，口渴欲饮水，口干鼻燥，为邪气入里化燥之征。因伤及营阴，故脉缓无力，舌质为之淡红。

黄芪桂枝五物汤治疗卫气不固，营阴内伤而致痹，除调和营卫，外散寒邪，又能温补气血。方中桂枝解肌表散外邪，芍药益阴敛汗内和营气，生姜协桂枝解表以和卫，枣助芍药以和营，黄芪益气固表以实卫气，加防风以祛风寒，佐知母清解内热，而用甘草以调和诸药。

**病例 3** 罗某，女，31 岁，干部。

病史：产后月余，数日前曾因劈过 1 次木柴，以后突感左侧大腿根部疼痛，相继右侧同部亦发生疼痛，逐渐加剧，甚至卧床时不敢转侧，下地时不敢迈步。

检查：面唇色泽失荣，形体较为消瘦，两大腿根部皮肤无红肿及压痛现象。脉两尺、寸沉细，两关弦细，舌质淡，苔薄白。

辨证：气血双亏，气滞血瘀。

治法：补气养血，活血化瘀，通络止痛。

处方：黄芪 30 克，当归 30 克，党参 15 克，丹参 15 克，益母草 15 克，赤芍 12 克，桃仁 12 克，川芎 10 克，红花 10 克，牛膝 10 克，没药 10 克，泽兰 10 克，茜草 6 克，桂枝 3 克。

服药 2 剂，疼痛显著减轻。后以此方加减连服 6 剂，患者已能自己走路来院就诊。共服药 20 余剂，完全治愈。

【按】患者因产后气血双亏，更兼劈柴劳伤肢体，筋骨、血脉气滞血瘀，经络阻塞而致痛。经补气养血，活血化瘀，通络止痛法治疗后获愈。

## 痹证（类风湿性关节炎）2 例

**病例 1** 张某，男，46 岁，工人。

病史：周身关节痛已 10 年之久，两膝关节、左肘关节及右手关节相继肿大，近 4 个月来加重，下肢活动很困难，行路须扶双拐。近来感口渴多饮，善饥多食及多汗。曾用激素治疗 4 个月，并常用外科手术在关节肿处开刀放水，无甚疗效。且曾因激素使用过多，有"库欣综合征"表现，全身肥胖，面色深红，全身皮肤满布黑毛，后用针灸治疗亦无效，故住院治疗。

检查：发育营养尚佳，两侧膝关节、手指关节及踝关节肿大较明显，X线检查有增生性变化，全身皮肤毛发增多，面红。脉沉滑，舌红苔燥而无津。

辨证：风湿化热，伤津烁液，血不荣筋。

治法：疏风湿清化，育阴生津，通络开痹。

处方：生地黄 30 克，忍冬藤 24 克，老鹳草 24 克，地龙 15 克，络石藤 15 克，生石膏 15 克，知母 15 克，防己 15 克，牛膝 15 克，乳香 10 克，没药 10 克，蜈蚣 4 条，犀角粉 1 克（冲）。

连服 4 剂，关节痛大减，关节活动已较灵活。后原方加连翘 15 克，蒲公英 12 克以助清热，去犀角粉，又服 4 剂，则关节痛及肿大均收显效。下肢已能活动，较前自如，出院后继续在门诊定期观察。

【按】此例患者属于风湿化热深陷经络，伤津烁液，血不荣筋所致。故以疏风湿清化，育阴生津，通络开痹法治之，住院共服药 45 剂，症状减轻。嘱出院后继续门诊治疗，以彻底治愈。

**病例 2** 佟某，男，42 岁，工人。

病史：患周身关节痛已六七年，两膝关节及肘关节相继肿大，但不红、不痛。近 2 个月来肿势逐渐加重，疼痛日甚 1 日，尤以两腿为重，渐至步履艰难，行路须扶双拐。曾服激素治疗，无明显效果，并行外科手术，在关节肿处开刀放水。因用激素过多，出现"库欣综合征"，表现全身肥胖，全身皮肤满布黑毛。后改用中药治疗。现周身关节肿痛，以两膝关节及两手关节肿痛较重，步履困难须人扶持，心烦热，口渴善饥多饮。脉弦有力，舌红黄燥少津。

辨证：风湿化热，胃营两伤。

治法：清热生津，通经络，疏风湿。

处方：生地黄 30 克，滑石 24 克，忍冬藤 24 克，桑枝 18 克，络石藤 15 克，牡丹皮 12 克，地龙 12 克，知母 10 克，木通 10 克，犀黄丸 6 克（送服），犀角粉 1 克（冲）。

连服 5 剂，关节肿痛大减，活动较前灵活，肘、膝肿亦显著见消，是热去津生，病情好转。左脉不似以前有力，舌质略淡，遂去犀黄丸，加桃仁 10 克、红花 10 克。连服 1 周，关节疼痛、肿胀减轻，心不烦热，口不渴，舌不红，行动灵活，食欲增加，是热退津复。唯膝、腿酸软。改用补气固腰，疏风湿，通经络法。

处方：桑枝 24 克，生薏苡仁 18 克，忍冬藤 15 克，生黄芪 15 克，杜仲 15 克，威灵仙 12 克，五加皮 12 克，络石藤 12 克，秦艽 10 克，木瓜 10 克，桃仁 10 克，乳香 10 克，没药 10 克，送服犀黄丸 6 克。

以此方为基础，根据脉症，有时稍为加减，共服 28 剂，关节肿痛消失，下肢运动自如，饮食如常，精神清健，停药休息而愈。

【按】关节疼痛多属风湿流注关节，故治风湿痹证，多以疏风湿、活血通络为主。今患者四肢关节肿痛，心烦热，口渴喜饮，脉沉弦有力，舌质红，苔黄燥少津，皆属风湿化热，阻碍气机，邪袭胃肠营血所致。风湿化热阻碍气机，水运不畅，故关节肿痛，热伤胃津，口渴喜饮。总由风湿化热，胃营两伤。故宜疏风湿，通经络，清热生津法治之。

## 痿证 3 例

**病例 1** 杨某，男，42 岁，工人。

病史：于溽暑季节，阴雨连绵，湿热郁蒸，更兼住处低洼，潮湿较重。后觉身倦，胸脘胀闷，食少纳呆，腰重肢酸，不甚介意。突然身发冷热，肢体疼痛，不思饮食，延医诊治，谓系风湿郁闭，用辛温疏表，甘温燥湿之品。服后汗出甚多，而体痛加剧，下肢行动因之困难，又因循五六日，渐至下肢无力，不能屈伸活动。现午后发冷热，体温达 39℃ 以上，身痛体重，脘满、纳呆、有汗，小便赤涩，大便间日 1 行，下肢无力不能屈伸，腰痛身疼，转侧困难。脉弦数有力，舌质红，苔黄腻。

辨证：湿热酿毒，深陷腰督，损伤经络。

治法：清利湿热，通经络，利关节。

处方：生薏苡仁 30 克，桑寄生 24 克，忍冬藤 24 克，滑石 24 克，重楼 24 克，牛膝 18 克，泽泻 18 克，地龙 18 克，黄柏 12 克，苍术 12 克，连翘 12 克，木通 10 克，豨莶草 10 克，黄连 10 克，佩兰 6 克，安息香 1 克（分冲）。

连服 3 剂，冷热渐退，脘满松畅，腰肢痛减轻，知饥思食。脉弦数偏浮，而数象稍缓，是湿热有外宣之机，拟原方再服 3 剂。服药后冷热退，胸脘不满，食欲逐渐恢复，腰肢痛重均觉轻松，两腿不能活动，转动须人扶持，是湿热宣透，宗筋未复。应清利湿热以治病因，通筋活络以启痿酸，如历时稍久，宗筋弛缓，治疗更为困难，用疏清湿热、通络启痿法。

处方：生薏苡仁 30 克，忍冬藤 30 克，牛膝 24 克，伸筋草 18 克，苍术 15 克，木瓜 15 克，地龙 15 克，木通 12 克，黄柏 12 克，桃仁 12 克，乳香 10 克，红花 10 克，羚羊角 1.5 克，血竭 1 克，安息香 0.6 克，苏合香 0.6 克，麝香 0.2 克。后 5 味同研冲服。

连服 5 剂，两腿较前灵活，略能轻微屈伸，但觉无力，足心灼热，心中烦。舌淡红，苔薄黄腻，脉弦细数。是湿热尚未肃清，经络仍在阻滞。仍宜清利通络宣痹法治之。

处方：忍冬藤 30 克，牛膝 24 克，滑石 24 克，生薏苡仁 15 克，地龙 15 克，牡丹皮 12 克，黄柏 10 克，木通 10 克，黄连 6 克，羚羊角 1.2 克，琥珀 1 克，安息香 0.6 克。后 3 味同研冲服。

连服 5 剂，足心不发热，心不烦，脉弦细不数，舌质淡，苔不黄。是湿热肃清，治宜改用补气健脾舒筋宣络法。

处方：忍冬藤 30 克，生薏苡仁 24 克，生黄芪 15 克，地龙 15 克，伸筋草 15 克，木瓜 12 克，苍术 10 克，桃仁 10 克，乳香 10 克，蜈蚣 2 条，羚羊角粉 1 克，安息香 0.6 克，苏合香 0.6 克，麝香 0.15 克。后 4 味同研冲服。

连服 5 剂，下肢较前灵活稍能用力，可作屈伸活动，精神清健，食欲正常。脉虚软，舌淡无苔。遂拟补气健脾、渗湿宣络启痿法。继服中药 35 剂后，始能扶杖步履中庭，后以此方服食丸药调理 20 余日，恢复正常。

【按】痿证是指肢体筋脉弛缓，软弱无力，日久而致肌肉萎缩的一种病证。临床上以下肢痿弱较为多见。本例患者由于久处湿地，感受外来之湿邪，湿留不去，郁久化热，致湿热浸淫筋脉，影响气血的运行，使筋脉、肌肉弛纵不收，因而成痿。患者腰痛身重，脘满纳呆，为湿邪留滞，身发冷热，腰肢痛重，为外邪侵袭。然脉不浮，自汗出，舌红苔黄腻，脉弦数有力，下肢痿痹，不能屈伸活动，是邪由内发，而非从表入。根据居住、气候的自然条件，和脉症的体现，是湿热酿毒，深陷腰督，损伤经络。《黄帝内经》谓：筋脉寒则反折而急，热则弛纵而缓，宗筋痿酸悉由湿热所致。

**病例 2**　苏某，女，27 岁，护士。

病史：7 年前因腰椎间盘突出而影响活动，走路障碍，疼痛剧烈而失眠，右腿不能伸直，被迫卧床休息。后经按摩、针灸治疗，并服中药，症状无明显好转，右腿不能外旋，肌肉萎缩，右腿比左腿细短，经常卧床休息。

检查：右腿细短，腓肠肌萎缩，右小趾与无名趾不能活动，站立身向前方倾斜。

辨证：湿热郁闭，肾阴虚损，宗筋失润。

治法：清化湿热，养阴柔筋。

处方：牛膝 24 克，狗脊 24 克，黄柏 12 克，地龙 12 克，乳香 10 克，川芎 10 克，桃仁 10 克，蕲蛇 6 克，蜈蚣 2 条，马钱子 0.6 克，安息香 0.6 克，麝香 0.15 克。后 3 味同研冲服。

配合芒针治疗。主穴：环跳、足三里、阳陵泉。配穴：丘墟、侠溪、昆仑、阿是穴（连皮刺）。

针刺取穴：申脉、悬钟。平补平泻。留针15分钟。

在服药的同时，隔日针刺1次，12次为1疗程，共2个疗程，两疗程之间间隔半月。治疗后，肌肉已不萎缩，痛觉恢复，走路如常，两足趾能活动但不甚灵活，已恢复工作，基本痊愈。

【按】本病取穴多取胃、胆二经穴位，主要是清泻胃胆经湿热，其中起主要决定作用的穴位是芒针的环跳穴，芒针刺进4～5厘米，深刺达坐骨神经，患者马上有剧烈的触电感，并从大腿外侧往后下小腿放散，迅速直达足趾尖，此时可继续捻针，至病人将不能忍受时即可起针，只要这一针刺中，立刻下肢轻松，走路轻快，有效时间可维持一二周。

**病例3** 刘某，男，45岁，工人。

病史：患者平素体质健壮，肌肉丰满，忽于下班时砸伤腰部，不甚介意，后觉下肢麻痛，行路不便，1周后手扶拐杖方能勉强跛行，再过10日后两腿不能活动，知觉日渐麻痹，两脚感觉迟钝，由踝膝至腿根至少腹都麻木，经各医院脑系科检查未能确诊。又过1周后，下肢及臀部不能活动，两腿不能屈伸，脚趾不能活动，转侧需人搬动。经中西医治疗无效，遂邀予诊视。脉弦滑有力，尺部较弱，舌质红，苔黄腻。腰椎穿刺无异常。

辨证：湿热壅滞，脉络闭阻。

治法：清化湿热，化瘀通经，启痹振痿。

处方：生黄芪24克，丹参24克，桑寄生15克，地龙15克，生地榆12克，三棱12克，䗪虫10克，乳香10克，没药10克，生大黄6克，藏红花1克（嚼服），血竭1克，苏合香0.6克。后2味同研冲服。

连服5剂，感觉两腿酥酥如虫行，膝踝觉痛稍减，脉弦劲，舌红苔薄黄，是湿热宣散，壅滞欲行之象。仍宜清湿热，活血化瘀，振痿启痹法。

处方：生黄芪30克，丹参24克，赤芍15克，连翘15克，黄柏12克，土鳖虫12克，三棱12克，乳香12克，没药10克，生栀子10克，木通10克，郁金10克，藏红花1克（嚼服），苏合香1克，血竭1克，安息香0.6克。后3味同研冲服。

外敷：三黄散15克，麝香0.3克，冰片0.3克。同研，敷腰椎压痛处。

连服8剂，觉肢体轻松，痛感消失，身觉灵活，然仍不能活动。原方再服7剂，服至 3 剂时，两腿已能屈伸活动。嘱其继续服药，勿急于活动，安心静养，以恢复肢体活动。

【按】两腿及臀部突然发生痿痹，腰椎按之有压痛，舌红苔腻，脉弦滑有力，是湿热壅滞，腰椎为湿热瘀闭梗阻不通，致下肢痿痹不能活动。更兼坠物砸伤腰椎，肿胀焮红，血瘀气滞，阻碍腰椎之传导，亦能使腰腿痿痹不能活动。为今之治，宜补气活血，清利湿热，化瘀通经，振痹启痿，外用三黄散加麝香、冰片敷于腰椎压痛处，内外交治，庶可为力。

## 腰痛 3 例

**病例 1**  杨某，男，51 岁，售货员。

病史：患者体质素弱，腰酸腿痛已有五六年之久，时轻时重，每逢阴雨骤寒，痛势加剧。近半年来腰痛加剧，甚至行动困难，方来就诊。现腰部疼痛，不能起俯，自感腰部重坠，两膝酸软作痛，上肢有时麻木，手指关节屈伸欠灵活。精神不振，身体倦怠，面色萎黄，失眠多梦。脉浮缓，两尺虚软无力，舌质胖嫩，苔薄白，边缘有齿痕。

辨证：肾脏亏损，风湿内陷。

治法：疏风湿，通经络，补肾利腰。

处方：生黄芪 18 克，生杜仲 15 克，桑寄生 12 克，威灵仙 12 克，络石藤 12 克，狗脊 10 克，秦艽 10 克，木瓜 10 克，桃仁 10 克，红花 10 克，川芎 10 克，羌活、独活各 6 克，甘草 3 克。

连服 2 剂，全身有力，腰痛减轻，关节轻松，唯腰部仍屈伸不便，以晨起为重。脉仍浮缓，两尺较前有力。是肾气渐充，经气不畅。宜于大补卫气，增益活血通络。

处方：生黄芪 30 克，生杜仲 15 克，丹参 15 克，桑寄生 12 克，地龙 12 克，络石藤 12 克，威灵仙 10 克，苍术 10 克，川乌 10 克，木瓜 10 克，乳香 10 克，桃仁 10 克，红花 10 克，蜈蚣 2 条，甘草 6 克。

连服 2 周，以上方为基础，根据脉症略有加减。服药后自觉有力，腰痛大减，晨起腰已不痛，腰部亦能伸挺，能做轻微家务劳动。后以此方连服 13 剂，不但腰已不痛，上肢已不麻木，且手指关节亦较灵活，恢复工作。

【按】患者腰腿痛已五六年，今腰痛加重，自感腰部重坠，为湿邪犯肾之特征，以腰为肾之府。《黄帝内经》云："肾者腰之府，转摇不能，肾将惫矣。"今患者腰痛之前，即有膝酸肢麻，手指关节不灵活之病史，知患者素有风湿之宿疾，因肾虚而风湿内陷。故治以疏风湿，通经络，补肾利腰法。

**病例 2** 王某，男，43 岁，工人。

病史：患者体质素弱，腰痛 7 年，时轻时重，每逢感寒则疼痛加重。近 1 年两膝亦酸软作痛，上肢时有麻木，手指关节屈伸欠灵活，面色苍黄，精神不振，腰背弯屈，转动则疼甚，久立则腿不支，故持拐杖帮助支撑。脉缓滑，两尺无力，舌质胖，苔薄白，有齿痕。

辨证：肾气不足，风邪外侵。

治法：固肾强腰，蠲痹疏风。

处方：桑寄生 20 克，生杜仲 15 克，牛膝 15 克，威灵仙 12 克，防己 12 克，川续断 12 克，秦艽 10 克，防风 10 克，乳香 10 克，桃仁 10 克，红花 10 克，甘草 3 克。

连服 3 剂，自觉身上有力，疼痛略减，唯腰屈不能伸，脉弦虚，舌尖红。遂将原方加黄芪 24 克、山茱萸 15 克。

连服 3 剂，顿觉全身有力，疼痛略减，腰能挺伸，能做轻微家务劳动。继以原方加黄芪 30 克、川芎 10 克。病情日渐轻减，走路可不扶拐杖。

**【按】** 腰为肾之府，凡外感风寒湿邪，若身不痛而以腰痛为重者，多为肾气先虚外邪内侵所致。《丹溪心法》云："腰者肾之外候，诸经皆贯于肾而络于腰脊，肾气一虚，则寒、湿、伤、冷种种腰痛，迭见而层出矣。"患者素弱，腰痛日久，尺脉无力，舌质胖淡，腿软不支，肾虚证俱。而每逢天寒加重，关节作痛，舌苔薄白等又为风寒之征。

腰痛牵延日久，最不易治，该患者 7 年来曾经中、西医长期诊治，服各种风湿药无效，《黄帝内经·素问》云："阳气者，精则养神，柔则养筋。开阖不得，寒气从之，乃生大偻。"鉴于患者身形背屈不能挺伸，除肾虚外亦有阳气不足之征，遂于原方中重用黄芪 30 克，果见其效，可见方中黄芪，有极重要之作用。

**病例 3** 阮某，男，35 岁，工人。

病史：四肢疼痛已三四年，时轻时重，重时步履艰难，腰部亦时发剧痛，转动困难，与气候变化无明显关系，经中、西医抗风湿病治疗无效。瓦氏反应阳性（+），四肢疼痛无定处，按之麻木不适，右侧较重，脉沉弦有力，舌质红无苔。诊断为梅毒性腰腿痛。

辨证：毒邪内陷，窜犯经络。

治法：搜梅毒，通络止痛。

处方：土茯苓 24 克，金银花 18 克，连翘 15 克，重楼 15 克，生大黄 15 克，牡丹皮 15 克，蜈蚣 5 条，木通 10 克，乳香 10 克，没药 10 克。

净轻粉 1.5 克，晨起空心送服，晚上服汤药。

汤药连服 2 剂，以解轻粉之毒，同时可解血中之热毒，后以通络止痛法以治腰腿疼痛。

处方：土茯苓 24 克，忍冬藤 24 克，地龙 15 克，生薏苡仁 15 克，牛膝 15 克，川芎 12 克，白芷 12 克，威灵仙 12 克，蜈蚣 4 条，乳香 10 克，没药 10 克，甘草 10 克。

连服 4 剂，再服第 1 方，隔 5 日服轻粉 1 次，服 2 次后检查血液，瓦氏反应已减至（+）。服 3 次后，四肢疼痛显著减轻，关节亦觉轻松。唯腰痛较重，故于前方加杜仲 18 克，狗脊 30 克，桑寄生 24 克。又服 2 周，四肢及腰痛，均大见好转。后隔 2 周，又服轻粉 1 次，同时伴以通经络，利关节，解毒固腰膝之剂，轮回服用，共服 7 周，霍然痊愈。

【按】四肢疼痛、腰痛，与风湿痹证相似，然服用痹证方药，而病不减，同时用西药治疗亦无效果。风湿病在天气骤变时，常疼痛加剧，而此证与天气无关，知非一般之痹证。今脉沉弦，沉为在里，弦脉主痛，是病邪深伏于里，非用猛悍痛剿不易见效，今据化验结果知为梅毒深伏骨髓，窜犯经络。

梅毒属于顽固性的疾病，须用毒悍峻猛之药方能见功。对梅毒最有效的中药，莫过于轻粉，能清骨髓之毒邪，使之排出体外，然该药毒性较剧，不能长服、久服，用量亦须准确，最多不能超过 1.5 克，不然易致牙根腐烂，损伤脾胃。在用轻粉时，须辅以清血解毒荡滞之品，以洗涤血分之毒邪，使从二便排出体外，然后斟酌情况，通络解毒止痛，消除梅毒以治本，通络止痛以治标，标本兼治，方能收到满意效果。


## 腿痛 1 例

**病例**　屠某，女，43 岁，家庭妇女。

病史：项部瘿瘤（甲状腺肿大）已近 1 年，心悸气短，急躁出虚汗，食欲亢进。突然下肢肿痛，皮肤光亮殷红，用手按其皮肤即疼痛叫嚷，心中烦热，食欲减退，大便 3 日未行，小便赤涩。因腿痛影响彻夜不能入睡，腿胫的部位，由足踝部至膝上。胃脘胀满。脉弦数有力，舌红苔黄腻。

辨证：湿热壅滞，脉络闭阻。

治法：清利湿热，活血通络。

处方：赤芍 24 克，蒲公英 15 克，红藤 15 克，川芎 15 克，地龙 15 克，滑石 15 克，鸡血藤 15 克，牛膝 15 克，金银花 15 克，生薏苡仁 15 克，乳香 12 克，木通 12 克，桃仁 12 克，络石藤 12 克，送服犀黄丸 10 克。

服药 2 剂，大便溏泻每日二三次，小便通畅，胸脘胀满顿减，两腿肿痛显著减轻，心不烦热，能任按摩而不甚疼痛，夜间能坦然入睡。然腿胫部仍有指凹痕，脉弦大而数势缓和。遂以原方继服 2 剂，小便势如涌泉，腿肿全消，疼痛不作，饮食恢复，精神清健。唯仍有甲状腺肿大，故改用育阴潜镇、清肝安神法加治瘿瘤药物。调理月余，诸症消失而愈。

【按】两腿肿痛，发作急剧，皮肤殷红，疼痛拒按，脉弦数有力，舌红苔黄腻，都属于湿热壅滞，经络阻塞，血运不畅。若不急于清利湿热、通络活血，两腿恐有痛溃之危！

## 火带疮（带状疱疹）1 例

**病例** 黄某，男，18 岁，学生。

病史：患者平素体健，近 5 日来，时感右侧腰部不适，围腰各处灼热隐痛，继而加剧，影响饮食和睡眠。大便干燥，小便短赤，胸闷头眩。

检查：腰部皮肤出现许多小水疱，累累如珠，围绕腰部形如皮带，局部皮肤轻度发红。脉象弦数，舌红苔白腻。

辨证：肝火内炽，血热酿毒。

治法：清热解毒，凉血行湿。

处方：金银花 15 克，连翘 15 克，牡丹皮 12 克，大黄 12 克，栀子 10 克，赤芍 10 克，木通 10 克，山慈菇 10 克，龙胆草 10 克，蒲公英 10 克，白芷 6 克，乳香 6 克。

外敷化毒膏（即化毒散配制成膏）：生大黄 24 克，黄连 15 克，雄黄 15 克，乳香 15 克，没药 15 克，贝母 15 克，甘草 15 克，血竭 6 克，梅片 5 克。共研细末和凡士林调膏涂患处

连服 2 剂，每日大便溏泻二三次，疼痛大减，夜能入寐，知饥思食，丘疹和水疱已渐趋干涸，亦无新疱疹出现。于原方去大黄加养阴凉血之品。

处方：大青叶 24 克，紫花地丁 15 克，金银花 15 克，连翘 15 克，生地黄 15 克，牡丹皮 12 克，蒲公英 12 克，滑石 12 克，木通 10 克，龙胆草 10 克，赤芍 10 克，甘草 10 克。

连服 5 剂，腰部灼痛消失，皮疹干涸，食欲恢复，精神清健而愈。

【按】火带疮由肝火内炽、血热酿毒而成，其热毒壅于血分。由于肝火，故脉现弦数，而舌质发红。皮肤发生水疱，多由湿热酿毒所致。

## 风湿性皮疹（脓疱性皮炎）1例

**病例** 吕某，男，28岁，工人。

病史：患者手足溃烂，流黄水已有2年，手背、手心和脚背、脚心较为严重，曾经皮肤科确诊为脓疱性皮炎，用西药治疗多日无效。

检查：手足溃烂，时轻时重，以足心、足背和手心、手背较为严重。初发时在患处起小米大之水疱，呈混浊状，经常瘙痒，抓破后即开始溃烂，流脓水有臭味，疮面呈糜状，冬愈夏发，反复发作，面积逐渐扩大，痛苦异常。脉缓，舌淡无苔。

辨证：脾虚湿盛，风邪闭阻。

治法：健脾行湿，疏风解毒。

处方：金银花15克，生薏苡仁15克，连翘12克，苍术12克，大青叶12克，防风10克，川芎10克，茯苓10克，乳香10克，羌活10克，独活10克，白芷6克，细辛3克，桂枝3克，雄黄1.5克（冲）。

外用：紫花地丁15克，蛇床子12克，防风12克，黄连10克，黄柏10克，乳香10克，没药10克，生大黄10克，白芷10克。煎汤，每日洗3次。

连服3剂，手部之溃烂已见好转，足部仍流黄水。是风邪外宣，而湿气仍盛，于前方增行湿清热之剂。

处方：蒲公英18克，紫花地丁15克，金银花15克，苍术12克，白芷10克，木通10克，防己10克，苦参10克，生栀子10克，独活6克，羌活6克。

连服7剂，皮肤已基本愈合，手脚已无黄水流溢，为预防再发，减原方之量，连续服5剂，观察3个月未再复发。

【按】风湿性皮疹病因皆由风湿之毒留滞皮肤，风湿之所以停滞，或由汗出当风，或由脾湿水滞（在内先有水湿之停潴，在外感受风邪）使之不能外透皮肤以宣达外出，又不能循经络以下输膀胱，壅滞既久温热酿毒而发疱疹。其发于手足者，因脾主四肢，脾虚不运，湿邪每流于四肢。风湿之证为病既久，每多蕴热酿毒转化为湿热。今患者脉缓，舌淡无苔，是脾虚湿蓄尚未化热之征。

## 瘾疹〔荨麻疹〕3例

**病例1** 穆某，女，36岁，护士。

病史：夏令溽暑季节，赴农村劳动，因工作劳累，汗出当风，宿舍潮湿，3日后周身出现扁平疹块，瘙痒难忍，越挠越痒，入夜尤甚，辗转床头不能成寐。

检查：周身散在扁平形疹块，呈深红色，多相融合成片，周围多绕以充血环，表面灼热，瘙痒异常，挠后遂见疹块扩大。其疹块多在胸背、四肢，而臀部尤为稠密，脉浮弦略数，舌红无苔。

辨证：风湿化热，陷入血分。

治法：疏风清热，行湿解毒。

处方：金银花24克，蒲公英24克，牡丹皮15克，连翘15克，生地黄15克，滑石15克，元参15克，重楼15克，浮萍10克，羌活10克，赤芍10克，栀子10克，木通10克，刺猬皮6克。

连服4剂，瘙痒显著减轻，夜能安睡，疹块大部隐没、消退。第四日阴云密布，细雨濛濛，患者冒雨外出，身被雨淋，归屋后觉恶寒，胸闷，腹痛，大便溏泻，而周身残余之疹块骤然消失，脉象沉弦。此系外冒湿寒，皮肤敛缩，疹块内陷。风湿之毒，外出肌表为顺，内陷经腑为逆，今因湿寒外袭，循经进腑，故胸脘胀满，便溏泻，脉沉弦。治宜宣表透邪，使疹块外出，胸满腹痛自然消散。

处方：紫花地丁12克，葛根12克，金银花1.2克，浮萍10克，防风10克，秦艽10克，白鲜皮10克，银柴胡10克，苍术10克，刺猬皮10克，桃仁10克，蝉蜕6克。

2剂后，胸背、四肢又出现不少疹块，而脘满腹痛全消。因去葛根、防风、苍术辛燥之品，加连翘、蒲公英以清解毒热。连服3剂，诸症消失，恢复健康。

【按】荨麻疹在我国医籍名称尚多，李梴《医学入门》多称瘾疹，俗称为鬼饭疙疸，他对本病论述颇详，他说："瘾疹迹微红，或随出随没，或随没又出，红靥隐隐皮肤表分，欲出不出，但作痒，全无肿痛。"病因多由风湿热外邪之侵袭，或蕴伏营分，或发于皮肤，或陷入胃肠，根据不同的部位，表现种种不同的症状。其治疗虽以疏风行湿活血为主，关键要分清风盛、湿盛、偏寒、偏热；在气分、在血分，外袭于表，邪郁于中，内陷于腑。辨清主次，着重在疏表，或着重在行湿，或着重在清热。如风湿内蕴，阻滞经络，最易酿毒化热。治疗时如患者无明显之寒证，一般应佐清热解毒。常见瘾疹盛出，瘙痒较剧时，每伴有恶寒不适现象。患者身觉灼热，此即湿热和风邪郁蒸化热所致，此时必大量清热解毒，宣表活血行湿，才能透邪外出，减轻症状。所以治疗瘾疹，采用疏表行湿，活血解毒清热，是治疗本病的唯一方法。同时要根据脉症辨清风湿偏胜、毒热大小、部位浅深，再分清主次，立法遣药，自无不愈之症矣。另有一种慢性顽固性的瘾疹，多因久病气虚，腠理不固而经常发作，多年不愈。治疗时除疏表祛风、清热行湿解毒外，须辅以固表，同时尚须佐以特殊达表解毒药物，如刺猬皮、皂角刺、蛇蜕、雄黄、苦参、重楼之类，经久服之，方能有效。如操之过急，立即求成，则很难奏效。

病例2　虞某，女，31岁，工人。

病史：近1周来，皮肤发现红色的风疹块，时隐时现，大小不等，瘙痒异常，昼轻夜重，挠之则疹块随之而起，有时身觉恶寒不适。如受风寒之刺激，则疹块更为明显。饮食正常，大便溏稀。曾服西药效果不显，方来中医就诊。

检查：周身散在红色之风疹块，时隐时现，以两腿内侧和胸背为甚，形如豆瓣堆积成片。脉浮数，舌质红，苔薄白。

辨证：湿热内蕴，风邪外侵。

治法：清利湿热，宣散表邪。

处方：金银花15克，连翘15克，大青叶15克，牡丹皮15克，白鲜皮12克，滑石12克，浮萍10克，蝉蜕10克，木通10克，刺猬皮10克，桃仁10克，皂角刺6克。

服药1剂，症状未减，且皮疹加多而肿，以头面为甚，伴有发热、头眩，体温38.5℃，脉仍浮数。是体内郁滞之风湿外宣，而血分之湿热犹待清解。今乘风湿外宣之机宜偏重疏表解毒，佐以清热利湿。

处方：金银花24克，连翘18克，大青叶15克，白鲜皮15克，浮萍10克，薄荷10克，蝉蜕10克，荆芥穗10克，泽泻10克，地肤子10克，牡丹皮10克，木通6克。

连服3剂，瘾疹全消，身不发热，瘙痒已消而愈。

【按】瘾疹之病因多由风湿之侵袭，由于患者机体强弱之不同，外邪程度之差异，病情表现之形势多不一致。以瘙痒来说，日痒甚者多由于风盛热重，夜痒甚者多属于血热湿盛。皮疹之颜色，赤者属风热，白色属湿寒。风盛热重的脉多浮数，治疗应着重宣表清热，而辅以解毒利湿止痒；血热湿盛的脉多弦数，或弦大有力，治疗应着重清肝利湿、解毒止痒；证属湿寒，脉多沉缓，治宜宣表利湿。只要辨证清晰，立法适当，瘾疹治疗效如桴鼓。今患者脉现浮数，浮则为风，数者为热，昼轻夜重，是风湿侵袭于血分，时感恶寒不适，是风邪郁表，卫气不宣。大便溏稀为湿邪偏胜。治宜清湿热，宣表邪，解毒利湿。

**病例3**　许某，女，48岁，家庭妇女。

病史：于10日前，颜面红肿，两眼模糊红肿，瘙痒难忍，继而周身俱作，入夜瘙痒不能入睡，而来中医就诊。

检查：瘾疹发于颜面，红肿瘙痒，眼睑肿胀，视物模糊，颈肩部出现平面疱疹，颜色殷红，挠后疹块更为明显。

辨证：风湿壅滞经络。

治法：疏风利湿，清热解毒。

处方：金银花18克，板蓝根15克，白鲜皮12克，连翘12克，牡丹皮12克，牛蒡子10克，马勃10克，桃仁10克，佩兰10克，蝉蜕6克，黄连6克，桔梗6克。

连服5剂，颜面红肿已消，瘾疹明显消退，但入晚仍觉瘙痒，影响睡眠。胸脘时觉满闷，脉仍沉弦不扬，是风热之毒已渐清解，经络之邪尚未外宣，因脉仍沉弦，如风湿外透，则脉现浮象。宜于前方重用疏风宣表药。

处方：金银花15克，板蓝根15克，连翘12克，桃仁12克，地肤子10克，木通10克，浮萍10克，白僵蚕10克，白鲜皮10克，防风6克，蝉蜕6克，马勃6克，黄连6克。

连服6剂，症状基本痊愈。

【按】患者初起发于颜面，为风盛可知，红肿瘙痒，为风湿化热酿毒，邪郁经络，气机不畅，脉现沉弦。治宜宣邪外出、解毒通络，普济消毒饮加减。

# 第三章　外科医案

## 颈痈（颌下淋巴腺炎）1例

**病例**　邱某，女，26岁，工人。

病史：两个月来曾两次面部红肿，有丘疹瘙痒，而后成皮疹，经治疗而愈。第二次皮疹后，继发颌下肿物，红肿疼痛，发冷发热。曾用抗生素治疗3周，热退，疼痛减轻，但肿物一直不消。

检查：颌下有6厘米×4厘米肿物，表皮粉红色，中等硬度，中心有波动感。脉滑数，舌苔黄腻。

辨证：毒热郁结，阻隔经络。

治法：清热解毒，通络消肿。

处方：丹参24克，金银花15克，夏枯草15克，连翘12克，皂角刺12克，乳香10克，没药10克，赤芍10克，穿山甲6克，防风6克，白芷6克，桔梗6克，甘草3克。

连服5剂，颌下肿物已缩至3厘米×1.5厘米，波动已不明显，继服原方2剂。

颌下肿物已基本消失，仅局部尚有1平方厘米大小硬结。脉弦滑无力，舌胖嫩。是邪祛阴虚之象，前方减穿山甲、皂角刺，加党参、白术各10克，继服5剂，肿物消失。

【按】病人素有皮肤"湿疡"，后继发颌下肿痛，是湿热毒邪郁结经络而成痈。治则为清热解毒，通络消肿。方中金银花、甘草清热解毒；防风、白芷散风除湿消肿；丹参、赤芍、乳香、没药活血散瘀止痛；穿山甲、皂角刺通经消肿；夏枯草清火散结；桔梗为引经药。

本例肿物属阳性，在毒热已退肿物渐消后有阳虚之象，应加党参、白术补气健脾，使邪祛正扶痊愈。

## 腹痛（急性胃扩张）1 例

**病例** 孙某，男，38 岁，工人。

病史：患者因饮食不节，2 日来饭后腹痛，恶心呕吐，心烦口渴，大便不通，小便量少。中午饮食过饱，1 小时后腹痛剧烈，胸腹满闷而住院。

检查：腹部膨隆，叩诊胃泡鼓音区可达脐下 2 指，上腹有压痛，腹部有明显震水音。肠鸣音稍亢进。腹部 X 线片见胃呈轻度扩张，胃长 17 厘米，有大量食物潴留。胃液潜血阳性，脉洪大有力，舌苔微黄而厚。

辨证：腑气不通，实热郁结。

治法：荡涤积滞，通里通下。

处方：厚朴 24 克，芒硝 18 克，大黄 15 克，枳实 12 克，甘草 6 克，大枣 5 枚。

经胃肠减压、输液，腹部胀满不减，欲吐。服第 1 剂，全部吐出。原方又服 1 剂，服后 1 小时半许，泻下大量灰白色腐臭大便，腹部胀痛消失，震水音明显减少，禁食 1 日而愈。

【按】患者因饮食不节，损伤脾胃，胃气未复又饮食过量。脾胃过伤，运化失职，留滞于胃，腹痛拒按，结合脉症，为阳明腑实证。方用大黄泻热攻积、荡涤积滞、通便以缓解腹中实痛；厚朴宽中下气、除满消胀；枳实破结行气、导滞消痞；芒硝软坚润燥、缓解肠中热结燥屎，助大黄泻下；甘草其性甘缓，可缓急止痛，益气补虚，并缓承气汤剧烈之药性；大枣缓和药性，以免伤及脾胃。承气汤的运用，要结合脉症，属实热者方能应用。除急性胃扩张外，对其他急性腹痛，及热病出现高热、神昏谵语、惊厥、狂躁而有胃肠燥实证者，亦可用承气汤加减治疗。

## 腹胀（巨结肠症）3 例

**病例 1** 苏某，男，3 岁。

病史：1 个月来因饮食不节，腹部胀满，大便秘结，五六日排便 1 次。饮食减少，服用消食化滞通便药，每日大便二三次，黄色稀便。腹胀不消，反膨胀加重，而来就诊。

检查：面黄消瘦，精神不振，腹膨隆，腹部皮肤光亮，肚脐突出。叩诊鼓音，无压痛。脉沉细，指纹淡红透关，舌淡无苔。钡剂灌肠诊为巨结肠症。

辨证：脾虚食滞，运化失常。

治法：健脾和胃，消食导滞。

处方:炒白术 6 克,生山药 6 克,陈皮 6 克,神曲 6 克,厚朴 6 克,莱菔子 6 克,枳实 4.5 克,紫蔻仁 3 克,甘草 3 克。

前方连服 4 剂,腹胀减轻,食欲好转,原方加鸡内金 6 克,大腹皮 6 克。

又服 4 剂,腹胀大减,食欲增加,精神稍振,唯腹部青筋暴露。是脾气运化,浊气下行,瘀血未除。宜健脾消胀化滞,原方加活血通络之剂。

处方:炒白术 10 克,青皮 10 克,莱菔子 10 克,生山药 8 克,枳实 8 克,槟榔 8 克,丹参 8 克,桃仁 6 克,红花 6 克,厚朴 6 克,砂仁 4.5 克,沉香 1.5 克(冲)。

连服 4 剂,腹壁青筋消失,面色较前红润,唯腹部稍胀。是脾胃逐渐恢复,瘀血渐次涣散。宜健脾导滞,以消腹部之胀满。处

处方:生山药 10 克,莱菔子 10 克,炒白术 6 克,厚朴 6 克,大腹皮 6 克,神曲 6 克,枳实 4.5 克,紫蔻仁 4.5 克,砂仁 4.5 克,吉林参 1 克(冲服)。

连续服 10 余日,腹胀全消,饮食如常,面色红润,肌肉丰盈而愈。

【按】本例腹胀如鼓,因脾失健运,清浊相混,正气不行。脾有瘀滞因而鼓胀,治宜健脾和胃,消胀导滞。浊气下行,唯腹部青筋暴露,是瘀血未通畅,加红花、桃仁、丹参等,活血通络。再以鸡内金、白术、生山药、枳实理气健脾,除满泄痞等剂,以获治愈。

**病例2** 张某,男,4 个月。

病史:出生后六七日无大便排出,伴有腹胀,经西医治疗后,每日大便二三次,黄色夹有白块不成形,腹部日益胀大,脐向外突,腹部皮肤发亮,不吐、食少,不发热。每次喂奶前必用肛管排气方能进食。

检查:面色苍黄,发育欠佳,消瘦,腹部膨大,脐向外突,皮肤发亮,可见明显肠型,且有明显静脉怒张。叩之呈鼓音,不拒按,按之无肿块。脉沉细,指纹淡红透关,舌质淡,无苔。X 线平面及钡剂灌肠检查,诊断为巨结肠症。

辨证:脾胃虚寒,气滞不行。

治法:健脾温通行气。

处方:厚朴 10 克,陈皮 10 克,枳实 10 克,莱菔子 10 克,白术 6 克,木香 6 克,砂仁 6 克,沉香 6 克,香附 3 克。

服药 2 剂后,病情好转。于原方加檀香 6 克,蔻仁 5 克,共服 8 剂,腹胀全消,食欲增加,腹部胀大显著减小,皮肤不再透亮,脐不突出。吃奶前不用肛管排气,面色较前红润,腹部静脉怒张消失,大便仍每日二三次。脉较前有力,改用健脾理气整肠法治疗。

处方：木香 6 克，广陈皮 6 克，枳壳 6 克，党参 5 克，白术 5 克，当归 3 克，砂仁 3 克，黄连 3 克，鸡内金 3 克，莱菔子 3 克，吴茱萸 3 克，粉甘草 3 克。

连服 12 剂，大便每日一两次，腹部不胀，精神好转。停中药观察 1 周，痊愈。

【按】"诸腹胀满，皆属于脾。"今患儿腹胀，大便稀，为脾不健运，乳食留滞，而生气胀。脉沉细，沉主虚阳，指纹淡红，面色苍黄，属虚寒气滞不行之证。

**病例 3** 殷某，女，25 岁，工人。

病史：浴室内燠热，汗出较多，津伤便燥，大便常四五日行，突现腹部胀满，胸脘膨闷，饮食减少。两个月后，腹部逐渐膨胀，按之不硬，由心下至少腹如怀孕状。大便五六日 1 次，尽为燥屎，重时伏俯不便，身倦嗜卧。

检查：面色萎黄，消瘦，腹大如鼓，重按不痛，叩之呈隆隆声，脉沉滑有力，舌淡，苔薄黄。

辨证：胃肠壅滞，浊气不行。

治法：荡滞排浊。

处方：厚朴 24 克，枳实 24 克，生大黄 18 克，白术 15 克。

连服 2 剂，排泄燥粪甚多，继以溏泻 5 次，而腹胀不减，腹硬如故。脉弦大而软，是积滞已去，腹满不消，弦虚之脉不任再攻，因病历时稍久（8 个月），非短时所能取效。因其腹部虽硬，而按之不痛，且呈隆隆之声，皆属虚象，是脾阳虚损，运化失职，浊气填塞，宜攻补兼施。用白术健脾以资运化，枳实荡积滞，而排出阴浊，脾阳健运，清浊分消，胀满自愈。

处方：炒白术 24 克，枳实 24 克，厚朴 15 克，生山药 15 克，青皮 15 克，大腹皮 15 克，莱菔子 15 克，紫蔻仁 10 克，木香 10 克，黑白丑各 6 克。

以此方为基础，有时根据脉症略有加减。15 剂后，腹胀逐渐减小，食欲恢复，身觉有力。服 28 剂后，腹围由 87 厘米减至 72 厘米，腹部柔软如初，诸症消失而愈。

【按】腹胀大，按之不硬，便燥，脉沉滑，都属于阳明燥实证。《黄帝内经》谓："胃气实则胀"，是胃肠壅滞，浊气不行，而成此腹部胀满之证。

## 腹痛（肠扭转）1 例

**病例** 余某，男，68 岁，农民。

病史：前一二日腹部有时隐约作痛，于第三日下午饭后突觉全腹疼痛，痛势难忍，遂来就诊。腹痛为持续性钝痛与阵发性绞痛，恶心作呕，腹胀便秘，口渴不思饮。

检查：体温36℃，血压130/80mmHg，右下腹部可见明显肠型，肠鸣音较弱，白细胞$11.45×10^9$/L，中性粒细胞0.83。脉弦紧，苔白厚而燥，请外科会诊，诊断为小肠扭转。

辨证：实热壅滞，肠中郁闭。

治法：通阳明，荡积滞，消胀止痛。

处方：厚朴24克，生大黄18克，芒硝18克，赭石18克，枳实15克。

服药后旋即吐出，急令速煎原方1剂，服后病人遂入睡，翌日腹胀痛减轻，肠鸣出现，肠型隐迹，然大便仍未通行，小便短赤，脉仍弦而有力，舌苔薄黄，是壅滞渐通，而阳明之燥结仍未通行，仍宜大力猛攻以通燥结，辅以补气益阴之剂。

处方：生大黄30克，当归30克，赭石30克，厚朴18克，枳实15克，芒硝15克，吉林参6克（单煎）。

服药后3小时，排泄稀便4次，腹部胀痛消失，肠鸣音恢复而愈。

【按】患者疼痛急骤，体质素壮，腹部胀痛拒按，大便秘结，口渴苔燥，脉弦紧有力，都属于实热壅滞，肠中郁闭不通，做胃气上逆而为呕吐，肠气不降，故大便秘结不通。宜荡积疏滞，以通阳明。

## 腹痛（肠粘连）1例

**病例** 方某，女，34岁，农民。

病史：患者于阑尾炎手术后，全腹部阵发牵扯样疼痛，腹胀。10余日后疼痛渐以右少腹为甚，痛时肠鸣，喜按，按之则矢气而痛减。四肢清冷，恶寒自汗，恶心食少，胃脘满闷，大便溏薄，每日二三次。既往有胃脘痛，怕食冷食。某医院诊为手术后肠粘连，转来就诊。脉沉细略数，舌质紫而尖红，苔薄白。

辨证：脾胃虚寒，气血郁滞。

治法：温中散寒，活血止痛。

处方：白芍24克，乳香12克，桂枝10克，厚朴10克，白术10克，乌药10克，五灵脂10克，炙甘草10克，干姜6克，半夏6克，元胡10克，木香6克。

连服2剂，腹胀痛减轻，大便成形。脉左沉略弦，右滑数，舌质紫色已退。是郁滞化热之象，原方加栀子6克，连服3剂，腹胀消失，胃脘仍稍满闷。脉弦细滑数，舌质正常。略加休养恢复工作。

【按】本例为手术后肠粘连的腹痛，结合脉症系"络伤血瘀""久痛入络"，而兼脾胃虚寒征象。故治疗以温中散寒，治血散瘀止痛为主。处方用桂枝、干姜、厚朴温中散寒止痛；白芍、甘草和里缓急止痛；乌药、木香行气消胀止痛，乳香、五灵脂活血散瘀止痛；连服 4 剂后症状基本消失。

## 肠痈（慢性阑尾炎）1 例

**病例** 董某，女，21 岁，学生。

病史：右少腹疼痛，手按或活动则痛势更甚，右腿屈伸不利，腹皮拘急。初起发热不恶寒，头痛，胃脘疼痛，1 日后转入右少腹疼痛，阑尾处有压痛，痛势较急，不欲饮食，大便泄泻，日行五六次。胸闷，口不渴，小便正常。经检查诊断为慢性阑尾炎。脉弦数，舌质红，苔黄腻。

辨证：湿热内蕴，气血凝滞。

治法：清热利湿，活血止痛。

处方：败酱草 15 克，紫花地丁 15 克，红藤 15 克，冬瓜仁 15 克，牡丹皮 12 克，桃仁 12 克，红花 10 克，金银花 10 克，连翘 10 克，没药 10 克，大黄 6 克。

服药 2 剂后，右少腹疼痛大减，然按则痛，动则痛甚，饮食已增，大便泻止。脉弦滑，舌苔白腻。宜按原方加佩兰 12 克，以化湿浊开胃，大黄用量减为 4 克。

又连服 4 剂，饮食恢复正常，右少腹疼痛亦减，右腿屈伸自如，原方继服 3 剂，痛止病除而愈。

【按】脉症合参，可知患者因生活起居失常，饮食不节，饱食之后，奔走负重，以致肠络受伤，肠道传运不利，败血浊气壅遏而成痈肿。湿热内蕴，阻于肠胃，气血凝滞，肠络不通，不通则痛，故肠痈，多属实证，乃为湿热内蓄而致。

## 肠痈（急性阑尾炎并发弥漫性腹膜炎）2 例

**病例 1** 孙某，男，42 岁，农民。

病史：患者于两日前，饭后出现脐周阵发性疼痛，伴恶心呕吐 2 次，发热。翌日上午突然腹痛，进行性加重，剧痛难忍，全身汗出，两小时后腹痛由上腹部转向右下腹部，曾有 1 次稀便，小便短赤，高热不退而入院。

检查：体温 39.9℃，下腹部压痛，反跳痛，肌紧张，但以右下腹部明显，肠鸣音减弱。化验：白细胞 $16.7 \times 10^9/L$，中性粒细胞 0.92。脉洪数有力，苔黄腻。

辨证：热毒炽盛，血气壅滞。

治法：清解毒热，活血散结。

处方：金银花 24 克，连翘 24 克，牡丹皮 24 克，重楼 15 克，大黄 12 克，乳香 12 克，五灵脂 10 克。

服药后当晚排水样便 10 多次，泻后腹痛大减，壮热渐退，恶心呕吐消失。前方连服 3 剂，体温降至 37.5℃，脉弦数有力，苔黄腻。腹满胀痛减轻，因热退，肠痈已溃，以清热解毒排脓法治之。

处方：金银花 30 克，牡丹皮 30 克，败酱草 30 克，连翘 15 克，地榆 15 克，重楼 15 克，薏苡仁 15 克，黄柏 12 克，元参 12 克，黄连 10 克，黄芩 10 克，乳香 10 克。

连服 6 剂，脉弦微数，黄苔已退。腹痛已局限于右下腹部，形减 5 厘米 ×4 厘米大的肿块。此为大肠气血瘀滞，郁结成块，肠痈不得消散，应用活血理气、排脓消肿法治之。

处方：紫花地丁 30 克，败酱草 30 克，蒲公英 15 克，薏苡仁 15 克，桔梗 15 克，川芎 12 克，赤芍 12 克，红花 12 克，枳壳 10 克，桃仁 10 克，冬瓜仁 10 克，五倍子 6 克。

按上方稍加减药味连服 9 剂，腹痛缓解，右下腹肿块消失，只有轻度压痛。

【按】阑尾穿孔引起腹膜炎，是因气滞郁热，进而发展为血瘀热毒壅盛，热盛肉腐而成脓。方中金银花、连翘、重楼清热解毒，排脓消痈；牡丹皮凉血活血消瘀，配以乳香行血止痛；大黄清泻血分实热，荡涤胃肠积滞；五灵脂散瘀止痛。二诊方中仍有金银花、连翘、败酱草、重楼、黄连、黄芩、黄柏清热解毒、燥湿，泻三焦之火；败酱草并活血散结泻热，配薏苡仁、桔梗排脓消痈。三诊方中除败酱草及薏苡仁外，加蒲公英、紫花地丁清热解毒，散结消肿；冬瓜仁利湿排脓；川芎、当归、赤芍、桃仁、红花活血化瘀；枳壳行气消积；五倍子酸涩收敛。连续三诊对症用药，各有侧重，最后以清热解毒，散结消肿排脓，加活血化瘀，行气消积，酸敛之剂，调理善后而愈。

**病例2** 陈某，男，45 岁，农民。

病史：于两日前晚饭后，开始腹部脐周疼痛，时痛时止，次日晨腹痛加剧，伴有恶心，呕吐两次。午后身发高热，腹部疼痛剧烈难忍，全身汗出，两小时后腹痛，部位转向下移。曾有稀便 1 次。

检查：腹部平坦，无肠型，全下腹部较为明显。脉弦数有力，舌红苔白腻，小便短赤。胸腹透视正常，白细胞 $16.7 \times 10^9$/L，中性粒细胞 0.92，体温 39.9℃。

辨证：湿热蕴结，气滞血瘀。

治法：清热解毒，排脓消肿。

处方：桃仁 30 克，冬瓜仁 24 克，牡丹皮 24 克，生大黄 15 克，芒硝 10 克（冲）。

服药后，当晚排泄水样便 11 次，腹痛大减，壮热渐退，恶心呕吐，症状完全消失，次日体温已降至 37.5℃，脉弦数有力，舌苔黄腻，是肠中湿热之秽毒已向外宣，而肠中之痈肿尚待清化。今以加减附子苡仁败酱汤服之。

处方：败酱草 30 克，金银花 15 克，连翘 15 克，紫花地丁 16 克，赤芍 12 克，牡丹皮 12 克，生地榆 10 克，黄柏 10 克，黄连 10 克，乳香 10 克，没药 10 克。

连服 6 剂，腹痛已不明显，唯右下腹部时有局部疼痛，按之有如鸡卵大之肿块脉弦而略数，舌苔已退，是湿热壅滞之毒邪，瘀血凝滞，成为肿块，应于清热解毒之中，重以活血化瘀，排脓止痛。

处方：败酱草 24 克，紫花地丁 15 克，金银花 15 克，连翘 15 克，冬瓜仁 15 克，生薏仁 15 克，赤芍 12 克，红花 12 克，川芎 12 克，当归 10 克，桃仁 10 克，牡丹皮 10 克，乳香 10 克。

此方根据脉症略有加减，连服 9 剂，脉已弦细无力，肿块缩软，腹痛消失，食欲恢复，精神清爽，二便正常，而愈。

【按】患者食后腹部疼痛拒按，身发高热、自汗出，恶心作呕，应首先考虑肠痈，《千金方》中说："肠痈之为病，小腹重而强，抑之则痛，小便数似淋，时时汗出，复恶寒其身皮肤皆甲错，腹皮急为肿状，其脉数者已有脓血。"小腹重而强是形容少腹胀痛不适之状；抑之作痛，即腹痛拒按；如病程较久，由于营养梗阻，往往出现皮肤甲错；腹皮急为肿状，即腹壁紧张，反跳病即包括于拒按之中。今患者所现症状，与肠痈相吻合，故诊断为肠痈。宜用大黄牡丹皮汤急服之，以疏通瘀滞，扫荡秽毒，为缓解病势发展的唯一方法。今脉弦数而舌红，身发高热是热毒壅滞，故先以大黄牡丹皮汤扫荡秽毒，后以加减附子苡仁败酱汤以清热排脓消肿。

## 关格（急性肠梗阻）5 例

**病例 1** 艾某，女，46 岁，干部。

病史：患者平素肝气偏盛，经常怒气暴发，一二日不饮不食，一有时暴饮暴食，腹部不时疼痛。1 个月前因盛怒之后，饮食不当发生剧烈腹痛，诊断肠梗阻，经手术治疗。今又因暴怒之后，腹痛又作，遂来就诊。

检查：腹部胀满，以右下腹为重，拒按，向上腹部放射。脐右下方有明显的肠蠕动波,肠鸣音亢进。面色苍白,四肢逆冷。脉沉细欲绝,舌红无光亮。血红蛋白9.8克%,白细胞$23 \times 10^9$/L,中性0.88。X线检查有肠管充气及液平面。

辨证:肝郁气滞,阳气欲脱之象。

治法:温通回阳,疏气止痛。

处方:白芍12克,厚朴10克,枳实10克,干姜10克,槟榔10克,五灵脂10克,附子6克,木香6克,甘草6克,紫油桂4.5克。

针灸取穴:足三里、天枢、中脘、上脘、内庭、公孙。

针灸及服药后,腹胀逐渐减轻,腹痛未作,精神好转,脉沉细变为虚缓无力,是壅滞已通,中气畅行。而脉沉虚缓,身体倦怠为气虚不振之象。宜温通回阳加补气健脾之剂。

处方:白芍12克,炒白术10克,附子10克,陈皮10克,吉林参6克(单煎),干姜6克,厚朴6克,枳实6克,元胡6克,甘草6克。

连服2剂,腹部胀痛全消,柔软而不拒按,食欲增加,精神清健。后调理1周而愈。

【按】五脏六腑之间,在生理功能上有相互依赖、相互协调的关系。肝与脾主要是疏泄与运化的关系。脾主运化必须依赖肝的疏泄。本例平日肝气素盛,经常暴饮暴食,从而影响脾的运化。尤其发病是在暴怒之后,饮食不节,而出现腹痛,是肝气侮土。肝气郁滞,疏泄失常,影响脾的正常运化,食滞不行,升降失调,气血不通则痛,肠道不利则闭,滞塞上逆则呕,而通降下行则顺。因此应是"以通为用"的治疗原则。但据脉症,又属一派虚寒现象,因此在治疗上不单温通回阳,还应疏气止通。附子、干姜、肉桂温中散寒,回阳救逆;厚朴除满降逆;枳实泄痞除积;木香、白芍、槟榔、五灵脂平肝破积,行气止痛。俟寒气已通,中气畅行,气虚不振之时,在温通回阳之中,而给以补气健脾剂。补气必从脾胃着手,脾胃健强,消化旺盛,五脏六腑、四肢百骸也就得以营养。吉林参能养心益脾肺,大补元气;白术健脾益气;甘草和中补土。脾气得以健运,病情得以好转。

**病例2** 邢某,男,50岁,农民。

病史:因饮食过量胃脘稍觉膨胀,至夜间开始腹痛,痛势难忍,胀满拒按,痛剧时辗转床头呼号万状。有时胃气上逆,连续呕吐10余次,皆系未消化之食物。

检查:体温37℃,全腹胀满,有明显的膨隆,肠型尤为显著,脐周有压痛,叩之呈鼓音,肠鸣音亢进。脉弦紧,舌质淡红,苔白腻。

辨证:食邪停滞。

治法:通涤荡积。

处方：芒硝 24 克，生大黄 18 克，厚朴 18 克，枳实 12 克，赭石 12 克，法半夏 10 克。

服药 5 小时后排泄稀便 1 次，量颇多，腹痛顿减，周身舒适，腹胀减轻。脉弦而不紧，是肠气已通，食滞下行，宜用理气和胃、化滞止痛法治之。

处方：白芍 12 克，炒白术 10 克，枳实 10 克，厚朴 10 克，槟榔 10 克，神曲 10 克，法半夏 10 克，郁金 10 克，莱菔子 10 克，甘草 3 克。

连服 3 剂，腹部胀痛消失，食欲恢复，下腹部重按略有压痛，按原方连服 2 剂而愈。

【按】患者因饮食过量而引起腹痛时呕吐食物，胃脘胀满拒按，脉弦紧，是因饮食过量，损伤脾胃，运化不行，致食邪停滞，壅阻为痛。脾胃为中焦之枢纽，胃气已伤，则冲气每夹食物而上逆，故有呕吐之症状；气逆于上，而浊气不降，故无矢气而大便不行；腹部膨胀，胃脘满闷，皆由食物壅滞所致。腹部剧痛，故脉现弦紧。

**病例 3** 郭某，男，45 岁，农民。

病史：因吃米饭过量，当夜即开始腹痛，痛势难忍，呕吐 10 余次，皆为食物，腹痛后无大便及虚恭。

检查：体温 36.9℃，血压 140/90mmHg，全腹明显膨隆，有明显肠型，脐周有压痛，拒按，叩之如鼓，有高调肠鸣音。脉弦紧，苔薄白。X 线检查见上腹及左下腹有部分肠管充气扩大，并有液平面。

辨证：食积停滞。

治法：涤荡积滞。

处方：芒硝 30 克，大黄 24 克，厚朴 15 克，枳实 10 克，半夏 10 克。

配合腹部按摩，并由胃管注入液体石蜡 200 毫升，均无效。针刺穴位：脾俞、三焦俞、气海、中脘、合谷、曲池、足三里。留针半小时后腹痛减。但仍胀，洗肠后有少许硬便。

服药 1 剂后，稀便 1 次，便后腹已不痛，胀亦减，夜间又大便 2 次，为黄色稀便，量多。

连服 3 剂后，腹痛、腹胀消失，只有右下腹有深压痛，食流质，继用调胃承气汤加神曲 10 克、炒麦芽 10 克。连服 5 剂而愈。

【按】由于饮食过量而腹痛、腹胀、呕吐，均为食积停滞。宜用承气汤以涤荡积滞，食后便积滞下，浊气降而愈。

病例 4　卢某，男，50 岁，工人。

病史：前两日因吃冷食后，感受寒冷而腹痛，全身发冷，腹痛自下腹延至全腹疼痛，呈阵发性，腹部胀满，恶心作呕，便秘，不思食，身倦嗜卧。

检查：体温 35.5℃，脉搏 67 次／分，面色苍白，手足厥冷，腹部膨隆，可见肠型及濡动波，无压痛及反跳痛，肠鸣音可听到，无高调。X 线检查见空回肠大量充气，并有阶梯状液平面。

辨证：寒气阻滞，浊气不行。

治法：温通涤荡。

处方：芒硝 24 克，生大黄 15 克，厚朴 15 克，枳实 15 克，附子 15 克。

服药后，旋即吐出，是寒邪阻滞，药难通下。继用针强刺中脘、脾俞、大肠俞、关元俞等穴。针刺时，即出虚恭 3 次。又将原方煎服 1 剂，服药后半小时，腹痛加剧，夜间泻便 3 次，翌晨又排便 3 次，均为黑色稀便，腹痛减轻，四肢回温，腹胀消失，精神好转。脉象弦而有力。是肠气已通，寒气宣散。仍宜通肠荡积、和胃散寒之剂。

处方：枳实 15 克，厚朴 12 克，木香 10 克，陈皮 10 克，乌药 10 克，生姜 3 片，大黄 3 克，甘草 3 克。

服药后又排便 3 次，腹胀痛消失，食欲恢复，精神清健。后以调理脾胃之剂调理而愈。

【按】腹部胀痛，便秘，恶心作呕，是肠中寒气阻滞，浊气不行。宜用扫荡之品以开肠中之壅滞。唯以身倦嗜卧，面色苍白，手足逆冷，脉弦细，舌淡无苔。脉症合参，全属一片虚寒之象。宜以温通涤荡，大承气汤加附子主之。

病例 5　阮某，男，32 岁，工人。

病史：阵发性腹痛伴呕吐腹胀 7 日，已 2 日未排便，腹部喜暖。4 年前曾做阑尾切除术。

检查：神清气弱，面色苍白，痛苦呻吟，辗转不安，心肺正常，腹部脐下正中有陈旧性手术切除瘢痕，腹胀未见肠型与蠕动波，小腹有轻度压痛，不拒按，肠鸣音密集，偶有高调。X 线检查：印象肠梗阻。脉沉数，舌质红，苔薄白燥。

辨证：寒热并作，壅滞不行。

治法：峻利温下。

处方：芒硝 15 克，厚朴 15 克，大黄 10 克，枳实 10 克，吴茱萸 6 克，干姜 3 克。

服药后 5 小时阵发性腹痛加剧，出现肠型，呕吐时将中药吐出一部分，仍未排便。

第二日腹部仍胀，每隔 10 分钟腹痛 1 次，肠鸣音亢进，有气过水音，脉细数，苔微黄。

针刺：曲池、合谷、足三里。服中药后半小时又将中药吐出。

后病情加重，阵发性疼痛频繁，每 5～10 分钟发作 1 次，呕吐粪样物，腹部肠型蠕动明显，高调肠鸣音与气过水音密集。苔腻白，舌质红，脉细数，血压正常。再予峻利攻下，大承气汤与木香槟榔丸加减。

处方：芒硝 30 克，大黄 15 克，厚朴 15 克，枳实 10 克，木香 10 克，陈皮 10 克，槟榔 10 克，青皮 6 克。

水煎 200 毫升，由胃管缓慢滴入，约 90 分钟未吐。服药后排出暗红色稀便 6 次，症状明显好转，腹不痛，有饥饿感，梗阻基本解除，但仍有腹胀。

【按】肠粘连性肠梗阻，病情多顽固，若采取综合治疗，难以迅速奏效，甚至病情逐渐恶化，体力不支，仍堪峻剂攻伐。呕吐为肠梗阻必有症状，口服中药，易引起呕吐，不能发挥药效。故在临床实践中，探索出由胃管缓慢滴入中药(60～90 分钟)，能防止呕吐，使药达病所，而发挥疗效。

## 血痹（静脉血栓形成）2 例

**病例 1** 许某，男，31 岁，工人。

病史：病人患急性阑尾炎，术后曾于右侧大隐静脉处输液，术后 11 日下地活动时突感右腿麻木不适，行动不甚灵活。发现右腿颜色变紫，内踝大隐静脉处有硬结，沿静脉上行部位有压痛。外科会诊为右下肢深部静脉栓塞。

检查：右下肢呈紫绀色，行动僵滞，步履不稳，内踝有硬结及压痛。脉弦细，舌无苔。

辨证：瘀血阻滞，经络不通。

治法：活血化瘀，通经活络。

处方：当归 24 克，丹参 24 克，赤芍 15 克，桃仁 15 克，牛膝 15 克，虻虫 15 克，乳香 12 克，川芎 10 克，红花 10 克，水蛭 10 克，三棱 10 克，郁金 10 克，牡丹皮 10 克。送服活络丹 1 丸。

连服 5 剂，右腿稍见灵活，紫绀转淡。唯腰酸痛，食少身倦，心悸气短自汗。脉细无力，是瘀血见行，正气不足，脾气损伤，应急于补气健脾，以防虚衰。宜补气健脾为主、养血化瘀、理气通络为辅。

处方：生黄芪 30 克，当归 24 克，生山药 15 克，赤芍 15 克，白术 12 克，川芎 10 克，桃仁 10 克 1 红花 10 克，水蛭 10 克，牛膝 10 克，吉林参 6 克（单煎）。送服活络丹 1 丸。

前方略有更改，连服 2 周，身觉轻健有力，食欲增加，虚汗已止，腰不酸痛，心悸气短消失，下肢觉轻便灵活，紫绀轻淡。脉弦细，是瘀血已行。后以前法服 20 余剂而痊愈。

【按】本例因手术后瘀血壅滞经络，又因术中失血，以致气血循行不畅，右腿僵滞麻木。治疗除活血化瘀外，尚需疏气通络。方中当归、赤芍、桃仁、红花、川芎活血破瘀通络；丹参，三棱、虻虫、水蛭活血破瘀行气；乳香活血止痛；牛膝活血通经引血下行；郁金、牡丹皮活血行气祛瘀。经服药病人下肢瘀血见行，因脾虚气弱，方中加参、芪补气健脾，待正气恢复，瘀血更好下行，经络通畅，病始痊愈。应用活血祛瘀药剂，通常需加理气药物，有助于血行瘀散。

**病例 2**　尹某，女，27 岁，护士。

病史：因左侧输卵管妊娠行手术治疗，术后曾在左侧大隐静脉处输液，术后 6 日下地活动，突觉左侧大腿颜色紫绀，内踝大静脉处有硬结形成，沿静脉上行于小腿部位有压痛，于大隐入腔静脉处亦有压痛。请外科会诊，诊断为左下肢深部静脉栓塞。脉弦细，舌无苔。

辨证：瘀血阻滞，壅结经络。

治法：活血理气，通络止痛。

处方：丹参 30 克，牛膝 24 克，地龙 15 克，丝瓜络 15 克，当归 15 克，桃仁 15 克，红花 15 克，赤芍 12 克，白芍 12 克，乳香 12 克，川芎 10 克，木香 10 克，水蛭 10 克，甘草 10 克，安息香 1 克，血竭 1 克，麝香 0.12 克。后 3 味同研冲服。

连服 4 剂，疼痛显著减轻，硬结软化，脉弦细无力。后因体虚加黄芪 30 克，人参面 2.4 克（冲服）。继在原方基础上加土鳖虫 10 克，鸡血藤 24 克，木香 10 克。服药后 3 周，下地活动 5 分钟后左腿颜色仍有紫绀。

服药 45 剂后，下地活动如常人，偶于下地 20 分钟后，左腿稍见紫绀，但再继续活动，紫绀却又消失。依上方配丸药常服，以巩固疗效。

【按】本病由于子宫外孕后，恶血瘀滞少腹，术后腹胀静卧少动，血流缓慢，术前失血，术后气血损伤，正气虚弱，加以输液炎症反应作为诱因，因而于大隐静脉、股静脉处有血栓形成，瘀血壅遏经络，气血失其疏通，不通则痛。故症见紫绀、疼痛。

### 血痹（股动脉栓塞）1例

**病例** 方某，女，37岁，工人。

病史：4年来时感心跳气短，多见于过劳之后。近2年来症状加重，曾有4次咯血。这次发病在产后第十日，突觉右下肢发凉、发胀，伴有阵发性疼痛，日轻夜重，不能行动。

检查：右腿自膝以下发凉，未触到股及腘动脉搏动。脉弦细时有结代。唇微紫，舌边缘有紫色瘀斑，舌苔薄白。诊断为股动脉栓塞。

辨证：气血瘀滞，经络闭塞。

治法：补气活血，祛瘀通络。

处方：黄芪60克，桃仁15克，红花15克，地龙15克，牛膝15克，元参15克，当归12克，川芎12克，蒲黄10克，五灵脂10克，乳香10克，没药10克，菖蒲10克，甘草3克，苏合香1克（冲服）。

针刺穴位：委中、承山、阳陵泉、阴陵泉、足三里（灸）。前方服5剂，症状逐渐减轻，右下腿自觉温暖，疼痛次数减少，时间缩短。黄芪用量加重至90克，治疗1个月后疼痛消失，可触及股动脉搏动，能下地活动。继服中药调养。

【按】病人4年来既有心跳气短等心阴不足的症状，又值胎产，气血亏虚，"气为血之帅"，气不足可导致血瘀脉络不畅，甚则脉络闭塞，而出现肢冷疼痛。唇紫，舌有瘀斑，为气滞血瘀明证。

方用补阳还五汤合芍药甘草汤加减。黄芪大补元气而起痿酸；当归、川芎、桃仁、红花、地龙、牛膝活血祛瘀，通经活络；元参滋阴软坚清上彻下；方中加失笑散活血祛瘀止痛；乳香、没药散瘀止痛；苏合香冲服止痛镇痉。并配以针灸治疗，使病人很快恢复健康。

### 脱疽（血栓闭塞性脉管炎）1例

**病例** 王某，男，46岁，职工。

病史：患者于13年前发现两脚麻木疼痛，逐渐加重，诊断为血栓闭塞性脉管炎，曾做手术加药物治疗而好转。近1年来右足趾疼痛，夜间尤甚，不能入睡，喜热恶寒，有时气短。

检查：右侧足趾发凉，第二、第三趾缺无。脉弦细，舌质紫，苔薄白。

辨证：阳气虚弱，气血瘀滞。

治法：补气活血，解毒镇痛。

处方：黄芪 30 克，牛膝 30 克，党参 24 克，金银花 24 克，川芎 15 克，桃仁 15 克，红花 15 克，三棱 15 克，莪术 15 克，路路通 15 克，苏木 15 克，丹参 12 克，连翘 12 克，乳香 10 克，安息香 0.6 克，苏合香 0.6 克。后 2 味同研冲服。

连服 2 剂，疼痛减轻，夜间已能入睡。但服药后感有头眩。脉舌同前。将原方黄芪改为 15 克，党参加至 30 克。

服 2 剂，疼痛大减，时有麻木感。脉较前稍沉，其他如前。又服 2 剂，下肢除走动过久有麻木感外，无其他不适，可恢复半日工作。

【按】本病在中医学中属"脱疽"范围，病因为肾虚，肾气不足，气血不足，又感寒湿，气血凝滞不畅，经络闭塞不通，四末濡养失调，而发生肢端坏死。治疗应补气活血，解毒镇痛。方中黄芪、党参补气活血；丹参、川芎、桃仁、红花、乳香、安息香、苏合香行气活血止痛；三棱、莪术、苏木活血祛瘀止痛；牛膝活血通经下行；路路通活血通络。病情好转，疼痛减轻或消失，可在原方中酌加补肾药，以巩固疗效。

## 蛔虫、绦虫 1 例

**病例** 吕某，女，31 岁，家庭妇女。

病史：患腹痛，食欲不佳，消瘦，身倦神疲，曾 2 次发现大便中有绦虫节片，并有蛔虫卵。曾用各种驱虫药无效，身体日渐衰弱不支，腹痛不时发作。脉弦无力，舌淡红，苔腻。

辨证：脾胃虚损，虫积不下。

治法：健脾和胃，扶中气杀虫。

处方：乌梅 24 克，生山药 15 克，乳香 12 克，党参 12 克，炒白术 12 克，茯苓 12 克，木香 10 克，甘草 10 克。

连服 3 剂，食欲好转，身觉有力，腹痛不作。脉弦虚，舌淡。是脾胃渐充，仍宜驱虫，以图根治。

处方：生槟榔 60 克，南瓜子粉 60 克，苦楝根皮 15 克，榧子 10 克，木香 10 克，番泻叶 10 克。

清晨空心先将南瓜子粉白水送服，2 小时后服汤药。服药 3 小时后觉腹痛便泻，排出蛔虫 5 条，约 7 米长绦虫 1 条，及若干节片。以后症状消失，半年后大便检查已无虫卵。

【按】蛔虫多因误食沾有虫卵未经洗净的生冷瓜果蔬菜及其他不洁食物，使虫卵随饮食入口而成病。绦虫又称寸白虫，多由偶食含有囊尾蚴未经煮熟的猪牛或牛肉所致。《金匮要略·禽兽鱼虫禁忌并治篇》有"食生肉……变成白虫"之说。意即食生肉可引起绦虫病。饮食不节，损伤脾胃，和降失常，湿热壅滞，是诸虫生存和繁殖的有利条件。

诸虫初起，多无明显症状，患病日久，由于消耗体内的营养，影响胃肠的功能而食欲减退，腹痛时作，睡眠不安，致形体逐渐消瘦，或鼻中作痒，睡中龄齿，唇内有小点如粟粒状或脸上有白色虫斑，亦有突发腹中剧痛，按之有块，或脘部剧痛，甚至汗出肢冷而厥，呕吐蛔虫。治疗多以驱虫为主，健脾化湿为辅。

## 蛔虫 1 例

**病例**  李某，男，38 岁。

病史：胃病 20 余年，时好时犯，近几年来疼痛次数加频，持续时间增长，痛时胃脘部聚而起块，喜按，得热则舒，口中和，颜面有白色虫斑，白睛有褐色斑点，面色萎黄，下唇内有粟状白点。10 日前曾吐蛔虫 1 条。脉弦，舌质淡红，苔薄白。

辨证：脾虚失运，湿热内蕴。

治法：温脏，安蛔，杀虫。

处方：苦楝根皮 15 克，乌梅 12 克，党参 10 克，黄柏 10 克，肉桂 6 克，附子 6 克，川椒 6 克，细辛 3 克，干姜 3 克，甘草 3 克。

服药 1 剂后，虫未下，腹痛反剧，详询患者，缘煎药加水较少，煮沸欠时，药不如法，药效未发挥出来，虫反扰动。继用前方加使君子 12 克，芦荟 6 克，并嘱其改进煎法。

于次日晨 8 时空腹服药，11 时大便 1 次，排蛔 1 条，1 头色黑。胃已不痛，周身无力，饮食欠佳，为绝其源，原方加重杀虫药品，继服 2 剂，以巩固疗效。

【按】人体内诸虫寄生，湿热内郁是条件，饮食不洁是原因。蛔虫病是一种常见的寄生虫病。由于脾胃虚弱，多食不洁的食物，损伤脾胃，运化呆滞，留而为积，久而蕴生湿热。复加食入不洁之物，虫卵随之而入肠胃，发育成虫，吮吸水谷精微，耗伤人之气血，扰于胃腑，逆乱气机，故脘痛无常，面色萎黄。

治病审因辨证，立法遣药虽很重要，但煎药服法亦不可忽视。此患者服第 1 剂药时，因煎药加水较少，煮沸欠时，结果服药后，药力未及，虫被扰动，腹痛反剧，嘱患者改进煎法，空腹服药，药后蛔虫排出，诸症皆愈。

## 钩虫 1 例

**病例**　庞某，女，35 岁，工人。

病史：半年来身倦无力，心空思食，腹时痛，头眩，耳鸣，逐渐消瘦，胃脘胀满不适，食欲欠佳，下肢浮肿。

检查：面色苍白，脉细数，舌淡，苔薄白。粪便检查有钩虫卵。

辨证：脾虚血少，钩虫骚扰。

治法：健脾养血，杀虫。

处方：党参 15 克，当归 15 克，玉竹 15 克，何首乌 12 克，五味子 12 克，炒白术 10 克，乳香 10 克，木香 10 克，甘草 6 克，阿胶 6 克。煎汤送服驱虫丸。

驱虫丸方：青矾 60 克，鹤虱 45 克，榧子肉 30 克，白术 30 克，雷丸 30 克，生山药 24 克，苦楝皮 24 克（共为细面），枣肉 120 克（煮烂捣泥）以上诸药制成丸，每丸重 10 克，每次 1 丸，每日 2 次，汤药送服。

连服 20 日，腹痛胃脘不适不显，食欲增加，身觉有力，心悸、耳鸣不作，面色红润，脉象虚软不数，舌淡红无苔，是脾气渐充，阴血增益，钩虫被控之象。嘱其原方继服，并注意饮食，稳定情绪。共服 2 个多月，身体恢复，大便检查虫卵阴性而愈。

【按】钩虫病主要是由钩虫丝状蚴经皮肤入侵人体，或因吞食被钩虫丝状蚴污染的食物而引起。钩虫病多有上腹部隐痛或胀闷不适，消化不良以及口唇苍白，耳鸣，眼花，头眩，心悸，浮肿等贫血症状，个别患者有嗜异物癖。大便涂片或漂浮法可找到虫卵。血常规检查可有红细胞减少，并示大小不均，嗜酸性细胞轻度增多。宜以健脾驱虫汤加减治疗。余曾用此方加减治疗钩虫病 13 例，均症状消失，身体健壮，粪便检查虫卵阴性。

## 囊虫 1 例

**病例**　程某，男，38 岁，干部。

病史：患囊虫病已二三年，周身皮下有很多囊虫结节，不时发现癫痫。

检查：身体健壮，周身皮下及头颅部有很多囊虫结节。脉弦滑，舌淡，苔薄白，病理切片，证实为囊虫病。

辨证：脾虚失运，虫踞于内。

治法：健脾理气杀虫。

处方：冬瓜仁 30 克，槟榔 24 克，雷丸 18 克，鹤虱 15 克，百部 15 克，白术 15 克，使君子 12 克，苦楝根皮 12 克。共研细面,炼蜜丸,每丸重 10 克,每次 15 克,日服二三次。

外用熏洗药：川椒 15 克，苦楝皮 12 克，硫黄 6 克，轻粉 3 克，冰片 0.3 克。

上药除冰片外煎汤熏洗囊虫结节，每日一两次，或轧成细面置结节上热敷。

连用半年，结节消失，癫痫发作大减，仍有时发作。后以育阴潜镇，息风止搐法以治癫痫。

处方：钩藤 15 克，磁石 12 克，元参 12 克，硫化铅 12 克，白附子 12 克，胆南星 10 克，清半夏 10 克，甘草 6 克，全蝎 6 克，琥珀 1 克，朱砂 1 克。后 2 味同研冲服。

连服 3 日，癫痫未作。嘱经常服用中药，1 年痊愈。

【按】囊虫病是由猪肉绦虫的囊尾蚴寄生于人体组织或器官所引起的。临床症状或有或无，视囊虫形成过程中累及的器官或组织而异，如发现于皮下肌肉结节，可用活组织检查确诊。治疗可根据具体脉症以杀虫为主，而辅以辨证疗法，内外兼治有较好效果。

# 第四章　妇科医案

## 带下 1 例

**病例**　徐某，女，36 岁，农民。

病史：1 年来白带较多，往往浸湿内裤，初为白色后变黄色，黏稠有臭味，少腹隐痛胀闷，有时阴中胀痛，腰腿酸痛，弯腰不便。头眩身倦，食欲不好，失眠，溺赤便燥。脉象虚滑尺部有力，舌淡红，苔薄润。

辨证：脾阳不振，湿热下陷。

治法：健脾利湿，升陷止带。

处方：芡实 30 克，生山药 24 克，黄柏 15 克，薏苡仁 15 克，海螵蛸 15 克，白芍 12 克，炒白术 10 克，黄连 10 克，牡丹皮 10 克，泽泻 10 克，木通 10 克，升麻 6 克。

连服 2 剂，症状减轻。黄带减少，少腹胀痛减轻。脉象沉敛，是湿热下行而肾虚未固，宜减苦寒药剂量，予健脾补肾药。

处方：芡实 24 克，生山药 24 克，杜仲 18 克，海螵蛸 15 克，川续断 12 克，白芍 10 克，苍术 10 克，黄柏 10 克，知母 6 克，木通 6 克，黄连 4.5 克，甘草 3 克。

连服 5 剂，腹痛不作，黄带不见，腰痛减轻。后以此方配成丸剂，共服 4 周，症状消失。

【按】带下多由湿热所造成，湿热之所以下陷，往往与脾阳不振有关。脾气主升，脾气不足则不升而反降，致湿热之毒下趋而发生带证。本例初为脾虚运化失常，不能化水谷以成精微，聚湿流注下焦，伤及任带，带脉失约，任脉不固，而形成白带。后逐渐因脾湿郁久化热，热盛伤络，湿热熏蒸，蕴于任脉，而成黄带。据脉症本病治则以健脾升阳、除湿为主，佐以清热。由于黄带日久，出现气虚故现腰痛。腰痛为带证所影响，而带证又为湿热所侵袭，是湿热为因，白带腰痛为果。治疗必先治其因，后及其果；或既治其因兼顾其果。在用药上以升麻升举阳气；山药、薏苡仁、白术、苍术健脾燥湿；黄连、黄柏清热燥湿；泽泻、木通清热利湿，俟湿热下行后，再以海螵蛸、芡实固涩止带，杜仲、川续断固肾。使热清湿去，脾健肾固，则带下可止。

## 痛经1例

**病例** 佟某，女，38岁，工人。

病史：3年前产后正值暑期，因贪食瓜果及生冷食物，经前感觉小腹不适，行经期及经后少腹作痛，曾服调经药多剂无效。此后，至经期时腹痛逐渐加剧，伴有恶心，心悸，气短，腰痛，紫色血块，白带多，腹胀拒按。脉沉缓，舌淡。

辨证：气滞血瘀，寒邪凝滞。

治法：行气活血，化瘀散寒。

处方：当归24克，赤芍15克，香附12克，川芎10克，三棱10克，祁艾10克，桃仁10克，红花10克，五灵脂10克，肉桂6克，附子6克，甘草6克。

连服5剂，腹痛消失，腰痛亦减，小腹轻松，食欲增进。又按原方加补气健脾之剂。

处方：当归24克，黄芪15克，白术10克，紫石英10克，香附10克，艾叶10克，赤芍10克，五灵脂10克，桃仁10克，肉桂6克，甘草3克。

每月经前服药1周，连服3个月，痛经基本消失，随访观察半年未复发。

【按】痛经主要由于气血运行不畅，气滞血瘀，肝气不疏，经血滞于胞中而作痛。本例是由产后气血虚损，寒邪乘虚内侵，下焦寒气壅塞，故经后少腹有寒凉感。寒气凝滞胞中，血行不畅凝结为瘀血，则腹痛拒按。治疗宜行气活血，化瘀散寒。用附子、肉桂、艾叶温经散寒，附子祛寒止痛；赤芍、当归、川芎、桃仁、红花、五灵脂活血化瘀止痛；三棱、香附理气止痛。因本例病程已达3年，须长期以补气健脾，重用生黄芪补气；白术健脾；紫石英温肾暖宫。故每月经前服药1周，连服3月，痛经止。

## 月经失调（经行过多）1例

**病例** 甄某，女，28岁，家庭妇女。

病史：素日月经正常，因与邻居口角，遂致经行过多。月经来潮持续2周，仍淋漓不断，色黑紫量多，气味恶臭。伴有黏液样物，头痛，腰酸痛，少腹胀满。

脉沉弦有力，舌淡红，苔薄黄。

辨证：肝气郁结，血热妄行。

治法：疏肝解郁，滋阴凉血。

处方：海螵蛸15克0，白芍15克，牡丹皮12克，川续断12克，当归12克，茜草根12克，龙胆草10克，栀子10克，樗白皮10克，白术10克，黄芩10克，柴胡6克。

连服3剂，月经色变鲜红，量减少，少腹无胀痛，眩晕消失。唯腰腿酸痛，脉虚软，是肝热已清，血虚未复，肾气未固，宜补气血，固腰肾。

处方：黄芪15克，海螵蛸15克，生山药15克，川续断12克，杜仲12克，石榴皮12克，牡丹皮10克，白术10克，五倍子10克，黄柏10克，柴胡6克，阿胶6克，木香6克。

连服3剂，月经正常，腰痛显著减轻，饮食增加。嘱其下月经前1周服养血固经方，以防复发。

【按】本例行经期延长，是肝气郁结，扰动肝火而迫血妄行。肝藏血，主疏泄，喜条达，怒动肝火能耗损肝阴或致肝阳上亢，而影响冲脉。冲为血海，血海的蓄溢正常与否，主要由肝来调节。又肾为冲任之本，肾气盛，冲任才能充盛。故临床应理肝肾以调冲任。龙胆草、柴胡、黄芩、栀子清肝泻火；以樗白皮、茜草根、海螵蛸固下止血；牡丹皮清肝活血消瘀。俟肝热清肝气疏畅，再以补益气血，疏肝固肾法治之。以生杜仲、川续断、阿胶强腰膝补肝肾外，再加补气、止血、健脾药，如黄柏、五倍子、石榴皮、黄芪、山药、白术等。冲任二脉由来自脏腑的气血滋养，因此治疗中应注意补益气血，俾冲任复，气顺血活，而流血自止。本例系由扰动肝火而致，故治疗必先以清肝热泻火为主，再配以调经养血，若单纯调经养血，不清肝热则热久而化瘀，月经亦终不调。

## 经闭 3 例

**病例1** 黎某，女，29岁，干部。

病史：1年来经常少腹疼痛，有少量白带，胸胁有时作痛，身倦无力，经水愆期。5个月前闭经，胸胁及少腹胀痛，食少纳呆，心悸气短，下腹部有压痛。脉象细涩，舌质淡蓝。

辨证：气滞血瘀，经闭腹痛。

治法：疏肝理气，活血化瘀。

处方：丹参 24 克，生山药 15 克，益母草 15 克，赤芍 12 克，当归 12 克，香附 12 克，牛膝 12 克，桃仁 10 克，红花 10 克，川芎 10 克，三棱 10 克，柴胡 6 克，甘草 3 克。

连服 4 剂，腹部、胸胁胀满消失，食欲好转，身觉有力。脉弦偏浮，不似以前郁涩。是肝气疏畅，胃气恢复，宜健脾胃，疏气化郁通经法治之。

处方：益母草 24 克，生山药 15 克，丹参 15 克，香附 12 克，牛膝 12 克，白术 10 克，三棱 10 克，川芎 10 克，桃仁 10 克，生水蛭 8 克，甘草 6 克。

连服 2 周，症状消失，身体健壮，食欲增加。脉弦大有力。是脾胃恢复，气血通畅。仍宜活血化瘀通经法治疗。

处方：生山药 24 克，当归 15 克，紫石英 12 克，赭石 12 克，香附 12 克，川芎 10 克，桃仁 10 克，水蛭 10 克，三棱 10 克，肉桂 6 克，莪术 6 克。

连服 3 剂，月经来潮。后以小剂量健脾活血调经药，调理 1 周而愈。

【按】经闭而见胸胁胀满，身倦无力，食少纳呆，此系肝气郁结，血瘀不行，而致胞脉不通。如妄用补药，可使季肋胀满加剧。故应先以疏肝理气为主，化瘀通经为辅，用白术、生山药健脾和胃。久病体虚，胃气不行，食少纳呆，故先从健运脾胃着手，使脾胃运化功能恢复，给丹参、益母草、桃仁、红花、牛膝、赤芍等活血祛瘀通经药。待脾胃恢复、气血通畅后可重用活血药，如三棱、莪术、生水蛭等破血力强以化瘀通经。化瘀通经治法中，辅以肉桂、赭石有温经散寒，通利血脉之作用。在治疗中先调肝脾而后通经化瘀，但应注意在破瘀通经药中，必须佐以疏肝理气健脾药，使气血畅通，经血始能下行。

**病例 2**　隋某，女，32 岁，工人。

病史：因下乡参加农业劳动，工作较为紧张，体力过于疲乏，是月月经愆期未行，不甚注意，而后延续 7 个半月，仍然经闭不行。身体倦怠，腹部膨胀，腰酸腿软，食欲尚可，依然坚持工作。后经妇科检查未发现任何异常变化。唯头部眩晕，心烦气短，午后手足心胀热，下腹部按之不适。脉沉弦有力，舌质红，苔薄白。

辨证：肝气壅滞，脉络闭阻。

治法：疏肝化瘀，活血镇逆。

处方：当归 15 克，丹参 15 克，生地黄 15 克，赭石 15 克，香附 12 克，桃仁 12 克，牡丹皮 12 克，益母草 12 克，三棱 12 克，生山药 12 克，川芎 10 克，生栀子 10 克，白术 10 克。

连服 5 剂，腹胀减轻，头不眩，心不烦，午后手足心灼热亦不明显，是肝气已渐通畅，肝阳不再恣张。宜大力破瘀通经，以促进月经迅速来潮。

处方：丹参 24 克，益母草 24 克，赤芍 15 克，生山药 15 克，牛膝 15 克，炒白术 12 克，赭石 12 克，香附 12 克，三棱 10 克，酒大黄 8 克，生水蛭 3 克（冲）。

连服 3 剂，月经来潮，后以健脾和胃及养血调经药调理而愈。

【按】患者虽月经 7 个月未行，除腹部膨胀外，尚体健能食，仍坚持工作，脉沉弦有力。据脉按症，毫无虚弱之象征。心烦气短，是肝气上逆，肝阳偏胜所造成。头眩晕，是肝气冲逆之结果。脉沉弦有力，与肝气壅滞有关，所以发病虽日程较长，不应从虚论治。宜舒气化郁、镇逆通经，使肝气畅达，肝气下行，则月事自见。唯在用破瘀通经药中，必须佐以健脾和胃药，以防脾胃损伤，如脾气健壮，气血通畅对破瘀通经有莫大补助。

**病例 3** 田某，女，21 岁．学生。

病史：因过力劳动，喜饮冷水，而脘满、泄泻、消化不良。迁延 20 余日，身体日益消瘦。后经服用健脾、和胃化滞止泻药，泄泻止，出现浮肿、经闭之症。经闭半年，身倦无力，下肢浮肿，时轻时重，胃脘膨满，消化迟钝，大便溏稀，小便清畅。脉沉细，舌质淡而胖嫩。

辨证：脾虚血枯，任脉失调。

治法：健脾和胃，行水调经。

处方：生黄芪 30 克，当归 30 克，生山药 24 克，炒白术 15 克，茯苓 15 克，益母草 15 克，丹参 15 克，大腹皮 15 克，生薏苡仁 15 克，泽泻 12 克，川芎 12 克，香附 10 克，紫石英 10 克，甘草 6 克。

连服 5 剂，胃脘不满，食欲增加，身觉健壮有力，小便清长，下肢浮肿基本消失。脉象虚软较前有力，舌淡红。宜于补气健脾药中加重化瘀通经之品，以冀脾阳健运，经气通行。

处方：生黄芪 30 克，生山药 15 克，茯苓 15 克，益母草 15 克，当归 15 克，炒白术 12 克，香附 12 克，牛膝 12 克，三棱 10 克，桃仁 10 克，紫石英 10 克。

服至 8 剂，食欲增加，气足体健，浮肿消失，月经来潮。后以补气健脾、养血调经药，配成丸药，调理善后。

【按】由于饮食不节，损伤脾胃，致脾虚不能运化，而现腹胀脘满，消化不良之证候。脾为后天之本，生化之源，脾虚不能腐熟水谷，以化精微，则气血衰，而身倦怠，水不运化而现浮肿。由于气血衰弱，水邪阻滞，多影响月经之来潮。因此知经闭系因脾虚血枯任脉失调所致，故以健脾和胃，行水调理法治疗。

### 崩漏（功能性子宫出血）2 例

**病例 1** 吕某，女，45 岁，保育员。

病史：近 5 个月来，月经周期不准，量时多时少，经色深浅不等。有时头晕，心悸气短。今因搬重物，突然腹痛，子宫下血势如涌泉，当即送医院急救。经注射止血药后，血量减少，但仍淋漓不断。头晕，心悸气短，腰腿酸痛。近两日来身热不恶寒，脉沉细，左部弦虚，舌质红，苔薄黄。

辨证：脾不统血，冲任不固。

治法：健脾升阳，固摄冲任。

处方：黄芪 24 克，生地黄 24 克，川续断 15 克，杜仲炭 15 克，海螵蛸 15 克，白芍 12 克，当归 12 克，升麻 10 克，没石子 10 克，五倍子 10 克，茜草根 10 克，仙鹤草 10 克，棕榈炭 10 克，阿胶 6 克。

连服 2 剂，经血显著减少，腰腿酸痛减轻，头不眩，体温已正常。唯少腹仍感酸坠不适，是阳气已升，阴血渐充，宜原方加减。

处方：黄芪 18 克，生地黄 15 克，山茱萸 15 克，杜仲炭 15 克，棕榈炭 15 克，生山药 15 克，白芍 12 克，海螵蛸 12 克，生牡蛎 12 克，柴胡 6 克，阿胶 6 克。

连服 4 剂，经血不见，其他症状均消失。后以原方加减，服用 1 周，巩固疗效。

【按】患者平素脾虚不能统血，又任重过力，不能固摄，损伤冲任，致经血崩漏而下；脾虚则生化之源不足，由于出血多，不但冲任虚损，中气不足，脾阳不运，而肝肾之阴亦同时损伤。腰为肾之府，腰膝属肾，而冲任隶属于腰部。肝、肾、冲、任气虚故发生腰膝酸痛。方中重用黄芪大补中气以升举清阳，配用升麻升阳止血；生地黄、仙鹤草凉血止血；川续断、杜仲炭补肾固经；当归生血补血，配黄芪同用，用于失血后血虚补气生血；海螵蛸、棕榈炭、没石子、五倍子收敛止血；白芍柔肝补血敛阴；阿胶补血止血；茜草根化瘀止血。血止后，再固冲任，巩固疗效。

**病例 2** 黄某，女，21 岁，工人。

病史：闭经半年，于上月经血来潮，持续 8 日，量多。经净约半月，因工作过急，又与同事口角，心中烦闷，阴道又开始出血，持续 2 周，初来淋漓不断，时多时少，后至涓涓不停，有血块，呈紫黑色，右少腹坠痛不适，腰痛腿酸，心悸气短，头眩身倦，午后心烦热，胸部膨闷，食欲不振。脉沉数有力，舌质红，无苔。

辨证：肝热炽盛，气郁不升。

治法：清肝凉血，疏郁固经。

处方：生地黄 24 克，藕节 15 克，白芍 12 克，棕榈炭 12 克，杜仲炭 12 克，

邢锡波医案集

川续断 12 克，海螵蛸 12 克，龙胆草 10 克，地榆炭 10 克，黄柏 10 克，柴胡 10 克，阿胶 10 克，香附 6 克。

连服 3 剂，出血大减，有时有紫黑色小血块，为量极少，右下腹部不坠痛。唯腹稍胀，腰酸痛，脉沉略数，舌质淡。是肝热渐退，肝郁畅通，崩漏缓解。宜养阴固摄止血敛经法。

处方：生地黄 24 克，桑寄生 24 克，山茱萸 15 克，海螵蛸 15 克，川续断 12 克，杜仲炭 12 克，生龙骨 12 克，阿胶 10 克，樗根皮 10 克，棕榈炭 10 克，地榆炭 10 克，藕节 10 克，柴胡 6 克。

此方有时略有加减，连服 1 周，经血不见，腰腿不疼，腹胀已消，体力恢复，精神清健而愈。

【按】崩漏有虚实的不同。虚证中有脾虚不能统血；有冲任虚不能制约；有中气下陷不能固摄，都见虚脉。实证中有血热妄行；有肝气郁滞。今患者经来有血块，呈紫黑色，为血热气壅，更兼午后心烦热，脉沉数有力，舌质红，皆属于肝热炽盛，气郁不升所致。治宜清肝凉血，疏郁固经法。崩漏的治法，虽因寒热虚实之不同，而设不同的治法，其原则不外补气升阳，健脾固腰，止血固经。由于病因的不同，体质的差异，发病后脉症的不同，应在止血固经的基础上加不同的治疗方法。如脾虚的，加健脾升阳、止血固经法；冲任虚的，则补腰肾、止血固经法；中气下陷的，则以补中益气、止血固经法；如血热妄行的，则以凉血清热、止血固经法；肝气郁滞的，则以疏肝清热、止血固经法治疗。

## 恶阻（妊娠恶阻）1 例

**病例** 韩某，女，25 岁，护士。

病史：患者素有妊娠呕吐史，每次受孕即呕吐不能进食。今经闭 2 个月，呕吐 2 周，头晕，恶心，脘闷，无法进食，每日靠输液维持营养。妇科诊为妊娠恶阻。脉沉滑，不任重按，舌红无苔。

辨证：阴气素虚，冲气上逆，肝气犯胃，胃失和降。

治法：养血和胃，降逆止呕。

处方：枇杷叶 30 克，当归 15 克，生姜 15 克，白芍 12 克，生地黄 12 克，法半夏 10 克，旋覆花 10 克，枳壳 10 克，川芎 6 克，沉香 4.5 克（冲）。

连服 2 剂，呕吐不作，精神好转。仍以前法小剂量调理，以防复发。

处方：枇杷叶 24 克，当归 12 克，生杜仲 10 克，白芍 10 克，竹茹 10 克，法半夏 10 克，陈皮 10 克，旋覆花 10 克，生山药 10 克，生姜 6 克。

连服 1 周，饮食恢复，精神清健，后未复发。

【按】妊娠恶阻系因阴气素虚，冲气上逆所致。健康人之身体上下和内外之阴阳必须经常保持平衡，如阴气以虚，无以维阳，则虚阳易于上泛，虚阳逆于上则冲气亦随之而上逆。肝藏血，主疏泄，喜条达。本例为机体阳气不足，阴气素虚，冲气上逆，影响冲脉所致。冲脉为经脉之海，与任脉皆起于胞中。受孕后，精血留滞于子宫，影响冲脉之循行。另一方面由于阴血不足，冲脉之气较盛，影响气机的条达，不能维持升降之协调，肝气犯胃，胃失和降，则冲气上逆，这是妊娠呕吐的主要原因。故宜养血和胃、降逆止呕法治之。即可痊愈。

## 滑胎（习惯性流产）1 例

**病例** 李某，女，32 岁，工人。

病史：患者前 4 胎皆于 2—4 个月间流产。现经闭 1 个半月，恶心呕吐，食欲不振，近二三日因持重，阴道出血，伴有腹痛，少腹重坠感，腰酸。自以为月经来潮，不甚介意，但过数日后，乃淋漓不断，经医院检查为先兆流产。脉象微滑，重按弦硬。

辨证：脾胃气虚，肾气不足。

治法：益气健脾，补肾安胎。

处方：山茱萸 24 克，杜仲 24 克，生黄芪 15 克，菟丝子 15 克，桑寄生 15 克，川续断 15 克，生山药 15 克，海螵蛸 15 克，炒白术 10 克，黄芩 10 克，棕榈炭 10 克，阿胶 6 克。

连服 3 剂，腹已不痛，阴道不见出血，少腹重坠已基本消失。脉象弦虚，是脾气渐升，肾气不固，胎气安敛，仍依前法。

处方：生黄芪 24 克，生山药 24 克，生杜仲 24 克，菟丝子 24 克，桑寄生 15 克，海螵蛸 15 克，川续断 15 克，熟地黄 15 克，山茱萸 15 克，生龙骨 12 克，炒白术 10 克，五味子 10 克，樗根皮 10 克，白芍 6 克。

连服 7 剂，诸症消失，腹已不痛，经血未见。继服 2 剂，巩固疗效。

【按】肾藏精，胞宫系于肾，肾阴亏损或肾阳衰微，以致肾中阴阳失调冲任受损，易出现流产。本例系脾胃气虚，胎气失养，肝肾不足，胎本不固。在治疗中首先补肾，再调脾胃。补肾中重用杜仲，再配以菟丝子、川续断、山茱萸，以补肝肾安胎，待肾气已固，脾气渐升，胎气安敛后，仍用黄芪、白术补气健脾之药，使脾胃健运，输送水谷精微以营养全身，以固胎元。

### 子痫1例

**病例** 许某，女，28岁，干部。

病史：妊娠8个月，头晕头痛，心悸气短，下肢浮肿，小便不利。3日后突然头痛加剧，周身抽搐，昏不识人，急诊入院治疗。血压180/115mmHg，嗜睡，四肢不断抽搐。脉沉弦而数，右脉微浮，舌淡红，苔黄腻。

辨证：肝肾阴虚，肝风内动。

治法：养阴清热，镇痉息风。

处方：生地黄24克，石决明24克，钩藤15克，白蒺藜15克，白薇12克，杜仲12克，白芍12克，天麻10克，牡丹皮10克，龙胆草10克，磁石10克，僵蚕10克，全蝎4.5克，羚羊角粉1.8克（冲）。

连服2剂，头不晕痛，抽搐已止，知饥思食，脉浮弦而不甚数，是肝热已退，肝风已息，可改用育阴健脾，息风清热法。

处方：生山药15克，茯苓15克，何首乌15克，白蒺藜15克，白薇12克，牡丹皮10克，僵蚕10克，生地黄10克，龙胆草10克，磁石10克，羚羊角粉1.2克（冲）。

连服5剂，诸症消失，血压正常。

【按】子痫多因肝肾阴虚，阳气偏亢。孕后以阴血滋养胎儿，肝肾阴亏，肝虚血不荣筋，筋脉失养，则手足抽搐。阴虚生热，热极生风，肝风内动，痰火壅滞，风火相煽，发为子痫，治疗应宜养阴清热，镇痉息风。风病有内外之分，外风宜疏散，内风宜平息。本例用钩藤、天麻、全蝎镇痉息风；羚羊角粉、僵蚕清肝热息风；生地黄、白芍滋阴清热以敛阳；石决明、磁石平肝潜阳，则阳气下降；杜仲补益肝肾，白薇凉血退热，均有降压功效；牡丹皮清肝降压；龙胆草泻肝降火；白蒺藜疏肝祛风。病症消失后，仍宜注意气血两虚，培补脾胃，使水谷精微增强气血生化之源，以充养百脉，则筋脉柔和，不再发痉。

### 脱证（虚脱）1例

**病例** 于某，女，28岁，教师。

病史：患者平素体质瘦弱，经常胃脘膨闷，消化不良，大便溏稀，小便清白。产后2个月因患感冒，汗出不解，心烦无力，过用发散剂而引起大汗亡阳之虚脱。

检查：神志清楚，汗出淋漓，身不发热，面青唇白，手足厥冷，呼吸短促，气微不欲作声。脉沉细欲绝，舌淡苔薄白。

辨证：脾肾阳虚，真阳欲脱。

治法：补气回阳，敛汗固脱。

处方：山茱萸 30 克，生龙骨 20 克，生牡蛎 20 克，白芍 15 克，吉林参 10 克（单煎），附子 10 克，甘草 10 克，黑锡丹 10 克（送服）。

服药后阳回汗止，四肢转温，心烦已宁，呼吸均匀。脉沉缓有力，是阳气复，阴气敛，度过危险阶段，仍宜益气健脾敛阴固脱。

处方：生牡蛎 15 克，生山药 12 克，吉林参 10 克（单煎），茯苓 10 克，干姜 10 克，白术 10 克，山茱萸 10 克，五味子 10 克，甘草 6 克。

连服 5 剂，诸症消失，精神清健，饮食恢复而愈。

【按】患者平素有胃脘膨闷，消化不良，大便溏稀，是脾阳虚衰。脾阳不振则胃脘膨闷，大便溏稀，水谷精微而不能吸收，故身体衰弱而消瘦（其脾阳不振与真阳不足有直接关系）。

当患者脾肾之阳俱衰（在感冒时用疏表透汗剂时应注意亡阳），真阳欲脱之际，若不速回阳固脱，则大汗亡阳欲救不及，故治疗中以回阳救逆敛汗为主，附子用于阳衰欲脱，脉微欲绝。干姜温中回阳；附子、干姜可回阳救逆，以解亡阳虚脱之症。加山茱萸、龙骨、牡蛎以敛汗固脱；吉林参大补元气，再以黑锡丹补阳，便可扶阳镇逆，阳气充旺，阴霾自散。